"十二五"普通高等教育本科国家级规划教材

中国高等教育学会医学教育专业委员会规划教材
全国高等医学院校教材

供基础、临床、预防、口腔医学类等专业用

物理诊断学
Physical Diagnostics

（第 3 版）

主　编　马明信　贾继东

副主编　胡桂才　李海潮　刘晓菊

刘新兰　张永宏

编　委　（按姓名汉语拼音排序）

崔梅花（北京大学医学部）　　　　刘晓菊（兰州大学医学院）

窦春阳（宁夏医科大学）　　　　　刘新兰（宁夏医科大学）

付　蓉（天津医科大学）　　　　　刘艳阳（内蒙古医科大学）

洪　涛（北京大学医学部）　　　　吕凤华（新乡医学院）

胡桂才（承德医学院）　　　　　　吕秀章（首都医科大学）

黄　雯（首都医科大学）　　　　　马丽萍（中山大学中山医学院）

黄　琰（新乡医学院）　　　　　　马明信（北京大学医学部）

贾继东（首都医科大学）　　　　　童朝晖（首都医科大学）

李海潮（北京大学医学部）　　　　王　斌（北京大学医学部）

李鸿斌（内蒙古医科大学）　　　　夏书月（沈阳医学院）

刘保国（河北工程大学）　　　　　张永宏（贵阳医学院）

主编助理　王　妍（首都医科大学）

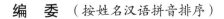

北京大学医学出版社

WULI ZHENDUANXUE

图书在版编目（CIP）数据

物理诊断学 / 马明信，贾继东主编 . —3 版 . —北京：
北京大学医学出版社，2013.12（2018.8 重印）

ISBN 978-7-5659-0742-5

Ⅰ . ①物… Ⅱ . ①马… ②贾… Ⅲ . ①物理诊断－高等学校－教材
Ⅳ . ① R443

中国版本图书馆 CIP 数据核字 (2013) 第 314782 号

物理诊断学（第 3 版）

主　　编：马明信　贾继东

出版发行：北京大学医学出版社

地　　址：（100191）北京市海淀区学院路 38 号　北京大学医学部院内

电　　话：发行部 010-82802230；图书邮购 010-82802495

网　　址：http：//www.pumpress.com.cn

E-mail：booksale@bjmu.edu.cn

印　　刷：莱芜市圣龙印务有限责任公司

经　　销：新华书店

责任编辑：赵　爽　　责任校对：金彤文　　责任印制：罗德刚

开　　本：850mm×1168mm　1/16　　印张：26.5　　插页：4　　字数：763 千字

版　　次：2013 年 12 月第 3 版　2018 年 8 月第 3 次印刷

书　　号：ISBN 978-7-5659-0742-5

定　　价：52.00 元

序

北京大学医学出版社组织编写的全国高等医学院校临床医学专业本科教材（第2套）于2008年出版，共32种，获得了广大医学院校师生的欢迎，并被评为教育部"十二五"普通高等教育本科国家级规划教材。这是在教育部教育改革、提倡教材多元化的精神指导下，我国高等医学教材建设的一个重要成果。为配合《国家中长期教育改革和发展纲要（2010—2020年）》，培养符合时代要求的医学专业人才，并配合教育部"十二五"普通高等教育本科国家级规划教材建设，北京大学医学出版社于2013年正式启动全国高等医学院校临床医学专业（本科）第3套教材的修订及编写工作。本套教材近六十种，其中新启动教材二十余种。

本套教材的编写以"符合人才培养需求，体现教育改革成果，确保教材质量，形式新颖创新"为指导思想，配合教育部、国家卫生和计划生育委员会在医药卫生体制改革意见中指出的，要逐步建立"5＋3"（五年医学院校本科教育加三年住院医师规范化培训）为主体的临床医学人才培养体系。我们广泛收集了对上版教材的反馈意见。同时，在教材编写过程中，我们将与更多的院校合作，尤其是新启动的二十余种教材，吸收了更多富有一线教学经验的老师参加编写，为本套教材注入了新鲜的活力。

新版教材在继承和发扬原教材结构优点的基础上，修改不足之处，从而更加层次分明、逻辑性强、结构严谨、文字简洁流畅。除了内容新颖、严谨以外，在版式、印刷和装帧方面，我们做了一些新的尝试，力求做到既有启发性又引起学生的兴趣，使本套教材的内容和形式再次跃上一个新的台阶。为此，我们还建立了数字化平台，在这个平台上，为适应我国数字化教学、为教材立体化建设作出尝试。

在编写第3套教材时，一些曾担任第2套教材的主编由于年事已高，此次不再担任主编，但他们对改版工作提出了很多宝贵的意见。前两套教材的作者为本套教材的日臻完善打下了坚实的基础。对他们所作出的贡献，我们表示衷心的感谢。

尽管本套教材的编者都是多年工作在教学第一线的教师，但基于现有的水平，书中难免存在不当之处，欢迎广大师生和读者批评指正。

王德炳　柯杨

2013年11月

第 3 版前言

　　《物理诊断学》教材自第 2 版出版至今又已历时近 5 年，在 2006 年入选教育部"十一五"国家级规划教材后，第 3 版又入选教育部"十二五"国家级规划教材，2 版教材在近 5 年的教学实践过程中得到了比较好的评价，但我们也了解和收集到一些建设性意见。根据 2013 年北京大学医学出版社组织召开的全国高等医学院校临床专业本科教材编写会议精神，我们又扩大了编著人员队伍，共组织了全国 10 个省、市中 12 所医学院校的 22 名教师在第 2 版的基础上对本教材进行了认真的编写，以进一步提高本教材的科学性和实用性，尽量满足培养合格临床医师的需要。为此，我们在继续坚持本教材特色的同时，进行了适当地修改和补充。

　　1. 症状学对初学者是非常重要的，是完成好问诊、诊断与鉴别诊断的重要基础和前提，第 3 版继续强调症状学中的问诊技巧（特别是医患沟通），强调诊断思路，以指导学生达到从"症"到"病"的认识飞跃，但不要求涉及过多具体疾病。

　　2. 体检诊断篇继续突出图文并茂，为达到最佳效果，更换了第 2 版中的一些图片，并增加了一些新图片，更有助于学生对体检方法基本功的学习和掌握。在病征分析部分，包括呼吸系统、循环系统和腹部常见病征分析中，继续强调分析病征，而不是分析疾病，以指导学生达到从"征"到"病"的认识飞跃，但不要求涉及过多具体疾病。

　　3. 辅助检查篇因超声心动图是当代心血管疾病诊断中不可缺少的辅助检查手段，本教材有别于其他诊断学教材，在第 1 版和第 2 版中都作了专章介绍，第 3 版更加图文并茂。在内镜检查部分，将支气管镜检查改为呼吸内镜检查，除仍包括支气管镜检查外，增加了超声支气管镜和内科胸腔镜检查等内容，可以获得气管壁及气道外的组织结构超声图像，可获取气管壁外病变组织标本及对肺、胸膜疾病的诊断等具有很重要的临床意义。

　　4. 病历书写与诊断方法一篇中继续强调了病历书写的重要性和病历书写的基本要求，强调了在临床诊断中的思维方法及循证医学的重要性。

　　5. 在附录一的临床常用诊断技术中，第 3 版又根据目前的临床要求做了一些必要的修改，取消临床已很少应用的诊断技术如静脉压测定和胃液采集术，将中心静脉压测定改为深静脉穿刺术及中心静脉压测定，将股（桡）动脉穿刺术改为动脉穿刺术及动脉压测定。为了与全国执业医师实践技能考试同步，增加了三腔二囊管置入等内容。

　　6. 第 3 版关键词和相关名词的对照英文，力求简明和实用。除诊断学专业名词、某些辅助检查、临床常用诊断技术名称及少数通用病名在首次出现时加括号进行英文注释外，非诊断学的专有名词一般不再加英文注释。

本教材第1版和第2版的编者们为编好这本教材倾注了大量心血，一些编者由于各种原因不再参加本教材第3版的编写工作，他们的贡献功不可没，在此向他们表示衷心的谢意。

由于本教材编写人员较多，学术水平有限，难免存在不足和错误。我们敬请使用本教材的广大师生和读者不吝赐教，批评指正，以便再版时修订。

马明信　贾继东

2013 年 11 月

目 录

第四篇　辅助检查

第五篇　病历书写与诊断方法

绪　论

物理诊断学概述

　　物理诊断学（physical diagnostics）是一门临床医学（clinical medicine）的入门课程，即由基础医学向临床医学过渡的一门必修的桥梁课，是专门研究诊断疾病的基础理论、基本知识、基本技能和临床思维方法的学科。诊断（diagnosis）一词来源于希腊文，有识别（identification）和判断（discernment）的意思，因此诊断学就是一门识别和判断疾病的科学，专为制订防治疾病的措施提供科学依据。作为一名临床医学专业的学生，未来将肩负着患者的"健康所系，性命相托"的重任，治病救人、解除患者疾苦和保护机体健康是神圣的天职，不管将来从事哪种临床专业，都必须首先学会通过病史采集（history taking），全面系统地了解患者的症状（symptom）；通过视诊、触诊、叩诊、听诊和嗅诊等基本的物理检查（physical examination）方法，全面仔细地发现和了解患者的体征（sign）；通过某些必要的辅助检查，协助全面揭示和发现患者的异常；再经过综合分析和判断，作出初步诊断（primary diagnosis），为进一步检查和制定防治措施提供科学依据，这一切就是物理诊断学。因此物理诊断学又是临床各专业的共同基础课程，为临床各专业学习迈出的重要的第一步。

　　临床医学是若干世纪以来人类同疾病作斗争的经验总结，而近年来循证医学的蓬勃发展，又为临床医学的发展注入了新的动力。其诊断方法即物理诊断学是严格遵循实践论和辩证唯物主义认识论的典范，诊断疾病的过程就是一个全面系统地调查研究的过程，只有从患者那里获取全部真实可靠的第一手资料，才能为诊断疾病和治疗疾病提供最准确无误的依据，即使是最有名望、最有经验的医学专家，在诊治疾病时也都毫无例外地先对患者进行询问和检查。在此基础上，运用医学基础理论和基本知识，以辩证唯物主义认识论的观点和方法，"去伪存真、去粗取精、由此及彼、由表及里"的加工和分析综合，形成初步诊断。所有这一切都是从物理诊断学的学习训练开始起步，并要运用终生，也就是说，不论你从事医学多少年，只要你还是一位临床医生，就离不开诊断学，足见其重要性。即使是在有大量高、精、尖的医学诊断手段（例如磁共振成像和分子生物学诊断方法等）不断问世的今天，物理诊断学仍具有不可替代的重要作用。例如临床心绞痛（angina pectoris）的诊断，只要有典型的症状，通过仔细认真地问诊就可确定，而心电图甚至冠状动脉造影等检查在早期特别是非发作期还可能正常。目前许多高、精、尖的诊断技术，不但需要贵重的仪器，而且检查费用很高，尽管能大大地提高临床的诊断水平，充分体现出医学诊断技术日新月异的发展和进步，是非常必要的，而且今后必定还要进一步发展，但物理诊断学的方法仍是最基础、最基本和最有效的诊断方法。

物理诊断学的内容

　　物理诊断学的基本内容是方法学（methodology），是学习如何问诊和检查患者的方法学，并把检查结果整理记录，即病历书写（case history clerking），最后对疾病做出初步诊断。

一、症状学和问诊

　　症状学（symptomatology）是研究各种症状的发生原因、发生机制、临床表现特点及其诊断价值的科学，而症状是指患者自身感受到疾病所引起的一些生理功能改变（如发热、头痛等）和病理形态的改变（如肿块等）。问诊是病史采集的重要手段，是医生通过对患者或相关人员进行询问获取与疾病有关的病史资料，并加以综合分析形成初步诊断或为下一步进行的体格检查提出重点的检查内容及为下一步选取必要的辅助检查项目提供线索。故问诊是物理诊断学的第一部分内容，也是医生向患者进行疾病调查研究的第一步，而问诊的主要内容则是由症状学来提供的。因此要完成好病史采集，必须首先学好症状学，这对刚步入临床的医学生来说尤其如此，否则到患者床边问诊时常常感到束手无策。这种通过问诊而进行病史采集的诊断过程，又称为症状诊断（symptomatic diagnosis）。

二、体格检查

医生利用自己的感觉器官（眼—视觉、耳—听觉和手—触觉等）和辅助工具（如听诊器、血压计、叩诊锤等）对患者进行系统全面的检查称体格检查（physical examination），借此以发现疾病所引起的客观的病态变化，如皮肤出血点、心脏杂音、肝脾大等，即称体征。这是在问诊的基础上，物理诊断学的进一步深入，也是物理诊断学的最基本、最核心的内容，并为进一步选取必要的辅助检查提供线索。由于体格检查主要是建立在医生感觉器官上的纯手工性的操作，具有很强的艺术性、技巧性和经验性，既要在有痛苦的患者身上发现异常的体征，又要不给患者增加痛苦，因此对初学者来说具有一定的难度，但只要具备良好的爱伤意识，踏实的基础理论和基本知识，遵循正规的操作规范和准确的操作方法，认真地钻研和反复地磨炼，一定会熟能生巧，也只有这样才能获得客观、准确的体征。通过体格检查提出的诊断又称体检诊断（physical diagnosis）。

三、辅助检查

辅助检查是利用一定的器械或精密仪器进行的检查，包括各种实验室检查和影像学检查及一些特殊检查如心电图、超声心动图、肺功能、各种内镜检查和临床上常用的各种诊断操作技术等。在问诊和体格检查的基础上，根据临床诊断的需要，选择适当的辅助检查项目，将会更准确地对病变进行定位和定性，在诊断中常发挥重要作用。但辅助检查项目一定要在问诊和体格检查的基础上，经过临床思维后提出，应避免过度依赖辅助检查和重复性检查及过度依赖高新技术和设备等问题。因为实验室检查和影像学检查不属于物理诊断学的内容，故不包括在本书之内，将分别在实验诊断学和影像诊断学中编写。

四、病历书写

这是根据问诊和体格检查及辅助检查所获得的资料及以后在诊断和治疗过程中的全部资料，经过加工整理，按规定格式记录而成，是全部诊断和治疗工作的书面记录。它既是医疗、教学和科研工作的基本资料，又是涉及医疗纠纷和诉讼的重要依据，它既反映书写者的业务水平和工作态度，又反映医院的医疗质量和各级医生的工作作风。病历书写是初学物理诊断学者的重要学习内容之一。

五、诊断疾病的步骤和临床的诊断思维方法

诊断疾病是严格按照"实践—认识，再实践—再认识"的认识论规律进行的。因此做好病史采集和体格检查（已如上述）是极其重要的，但如何对获取的疾病资料分析归纳综合、逻辑推理，得出符合事实的结论，即得出正确的临床诊断甚至更重要，这是学习诊断学的最终目

的。它不仅需要具有丰富的医学专业知识和熟练的临床技能，而且需要具有正确的思维方法和运用循证医学的能力，这不是一朝一夕能够达到的，但物理诊断学的学习则是一个良好的开端，应加强这方面能力的训练和培养。

物理诊断学的学习方法和要求

一、物理诊断学的学习方法

物理诊断学主要是学习问诊（病史采集）和体格检查的方法学，因此它与学习基础医学的方法有很大的区别，除部分在教室讲课外，大量的学习过程是在医院的病房和门诊，是在患者身上完成的，特别是病态体征，只有在患者身上才能真正学到。但是不知道正常，也很难判断何为异常，因此为了先掌握正常情况及熟悉所采用的方法，也为了避免或减少因物理诊断学学习给患者造成痛苦，学习通常分为两步进行。第一步是在正常人身上反复练习，如学习问诊时，老师可先模拟病人，或用训练过的"标准化病人"（standard patient），同学在症状学学习的基础上进行反复练习如何问诊。学习体格检查时是在教师指导下，同学间先相互反复检查练习，以熟悉视、触、叩、听等正规的查体方法和掌握正常的体检结果，这对初学者来说是极其重要的。待经过反复练习达到正确熟练掌握和考核合格后，转入第二步到病房或门诊向患者学习。初次接触患者的医学生最大的忌讳是把患者看作"学习的标本"，因此在问诊和检查患者时，一定要以严肃认真、耐心体贴、谦虚好学的态度面对患者，同情患者的疾苦，虽然一时尚不能治疗患者的疾病，但应以全心全意为患者服务的思想为指导，才能取得患者的信任和合作，才能真正问好病史和做好体格检查，而且还要牢记只有勤学苦练才可熟能生巧。尽管如此，在短短的物理诊断学学习期间，面对有限的患者和同期学习的大批同学，要想真正能够熟练掌握问诊技巧和掌握全部病态体征还是比较困难的，除增加多媒体教学课件和模型教具等辅助教学形式外，物理诊断学的学习内容应延伸到临床各科见习阶段的全过程，而且在今后的临床实践中还应不断补充和提高。

二、物理诊断学的学习要求

物理诊断学是医学生学习临床医学的入门课程，是进入临床医学课程学习的重要开端，"万事开头难"，开头开好了，对以后临床医学的学习是极端重要的，因此要求如下：

1．学习物理诊断学应尽快完成两个转变。一个是由学习基础医学到学习临床医学的学习方法的转变；另一个是由医学生到临床医生的转变，即在课堂面对老师时是学生，而在病房或门诊面对患者就是医生了，应该具有良好的医德医风，并自觉养成对患者的高度责任感和同情心。

2．熟练掌握问诊的方法、技巧和内容，特别应强调医患沟通的重要性。同时为了能够独立地进行全面系统的问诊，还应熟悉各种症状的病因、发生机制、临床特点和诊断思路等。

3．熟练掌握规范化的视、触、叩、听、嗅的基本检查法，并能运用其进行全面系统的体格检查。熟练掌握正常体格检查的各种正常值，掌握常见的病态体征及其临床意义。

4．关于辅助检查，应熟悉心电图机的操作程序，熟练掌握正常心电图的测量方法及其正常值，掌握常见异常心电图的图形改变；了解超声心动图检查、肺功能检查及各种内镜检查的适应证和临床意义。

5．能将通过问诊采集的病史资料及通过体格检查得到的查体结果进行全面系统的整理和归纳，书写出合格的住院病历或门诊病历，同时对住院患者住院后的诊断和治疗情况也应会进行准确的记录，使之真正能够成为临床医疗工作和教学、科研的基本资料及医疗纠纷和诉讼时的重要依据。

6. 能根据病史、体格检查和相关的辅助检查资料，通过分析综合和逻辑推理的方法提出印象（impression）或初步临床诊断。因为正在进行此阶段学习的医学生，临床课程尚未学习，仅有病理生理学和病理学等基础知识，因此不可能对临床上各种疾病作出准确而全面的诊断，所以重点要求掌握临床各系统的病征分析及诊断疾病的步骤和临床的诊断思维方法，为即将开始的临床课程学习作好充分地准备。

7. 注意医学专业英语词汇的学习。现代医学生的普通公共英语已达到了一定的水平，但专业医学英语词汇量少，难以顺利地阅读专业英语文献和书籍，因此在本书撰写时，力图在每一个第一次出现的有关物理诊断学的专业词汇和重要的疾病名称的后面加注英语全称，要求学生学习时能够掌握。

（马明信）

第一篇

常见症状

第一章 发　　热

发热（fever）是指各种原因所致体温调节中枢功能障碍，使人的体温（body temperature）超过正常高限。发热是体温调节异常的结果。人的正常体温随测量部位不同而异，成年人清晨安静状态下腋温为 36 ~ 37℃，口温为 36.3 ~ 37.2℃，肛温为 36.5 ~ 37.7℃。正常人体温可存在生理变异（physcial variation），一般上午体温较低，下午体温较高，24 小时内波动幅度一般不超过 1℃；妇女排卵期及妊娠早期体温有轻度增高，月经期体温较平时低；运动或进食后体温略高；老年人体温略低。

一、病因

发热的病因通常分为感染性和非感染性两类。

（一）感染性发热（infective fever）

临床上最常见，不论是急性、亚急性或慢性感染，还是局部感染或全身感染均可引起，例如各种病原体，包括细菌、病毒、真菌、支原体、立克次体、螺旋体和部分寄生虫等所引起的发热。

（二）非感染性发热（non-infective fever）

主要有以下几类原因：

1. 无菌性坏死物质吸收　组织坏死、细胞破坏后引起的发热，如大面积烧伤、大手术组织损伤、内出血、巨大血肿、急性溶血及各种恶性肿瘤等。

2. 抗原抗体反应　如风湿病（rheumatic diseases）、结缔组织病（connective tissue disease）、药物热等。

3. 内分泌代谢疾病　甲状腺功能亢进症、重度脱水等。

4. 皮肤散热减少　广泛性皮炎、大面积重症烧伤愈合后、鱼鳞病、慢性心力衰竭等，临床一般表现为低热。

5. 体温调节中枢功能异常的中枢性发热（centric fever）　中暑（heat stroke）、重度安眠药中毒、脑出血（cerebral hemorrhage）、脑外伤等，可直接损害体温调节中枢，致使功能失常引发发热，高热无汗是此类发热的特点。

6. 自主神经功能紊乱影响正常体温调节，可产生功能性发热。这可见于两种情况：①感染后低热：急性传染病或其他细菌、病毒感染引起的高热痊愈后，可有持续数周的低热，可能与下丘脑体温中枢的功能轻度紊乱有关。此型低热应与潜在感染病灶（如结核）活动或出现新的感染相鉴别；②神经功能性低热：由自主神经功能紊乱所致，24 小时内体温波动范围小，不超过 0.5℃，而且腋温、口温、肛温差别不大，甚至口温高于肛温，体力活动后体温不升高或反而下降，有时低热可于每年夏季出现，入秋后自然恢复正常，在长期动态观察中身体状况并无变化。但需要注意一定要除外器质性低热。

二、发生机制

正常人体温是由大脑皮层和下丘脑的体温调节中枢（下丘脑后区的产热中枢和前区的散热中枢）所控制，通过神经、体液因素调节产热和散热过程，保持其动态平衡，使体温处于相对恒定的状态。由于各种原因导致产热增加或散热减少，就会出现发热。

（一）致热源机制

引起发热的机制主要是由于外源性致热源（exogenous pyrogen）和内源性致热源（endogenous pyrogen）。外源性致热源是一类大分子物质，如各种病原体和内毒素及坏死组织和抗原抗体复合物，特别是细菌内毒素分子量非常大，不能通过血脑屏障直接作用于体温调节中枢，但可刺激机体白细胞、单核巨噬细胞产生可透过血脑屏障的小分子的内源性致热源，如白细胞介素-1（interleukin-1，IL-1）、白细胞介素-6（IL-6）、肿瘤坏死因子（tumor necrosis factor，TNF）和干扰素（interferon）等，当它们作用于体温调节中枢后，兴奋交感神经使皮肤血管收缩，散热减少，兴奋运动神经使骨骼肌周期性收缩，发生寒战（rigor），使产热增加，结果使体温上升。

（二）非致热源机制

非致热源性发热是由于：①体温调节中枢损伤，直接引起发热；②产热过多或散热障碍疾病所致发热。

一般说发热是机体有较强反应能力的一种表现，发热本身可以增强机体内吞噬细胞的活力及肝的解毒功能。但另一方面发热可给人体带来不适和危险，如常发生头痛、无力、全身酸痛，小儿可发生呕吐、惊厥，严重发热可因大量出汗而引起脱水、电解质紊乱，可因心率快而诱发或加重心力衰竭，体温在42℃以上可使一些酶的活力丧失，使大脑皮层产生不可逆的损害，最后导致昏迷直至死亡。

三、临床特点

（一）发热的分度

根据体温的高低不同，把发热分为如下四度：

1. 低热（low-grade fever）温度 37.3 ～ 38℃

2. 中等热度（middle-grade fever）温度 38.1 ～ 39℃

3. 高热（hyperthermia）温度 39.1 ～ 41℃

4. 超高热（hyperpyrexia）温度 41℃以上

（二）发热的分期（stage）

自发病起可分为前驱期、体温上升期、高热期和体温下降期。

1. 前驱期　根据发热病因的不同，此期可持续数小时至数天不等，表现各异，多数为全身不适、乏力、头痛、四肢酸痛和食欲缺乏等。

2. 体温上升期　有骤升和渐升之别，体温骤升者常在数小时内达39 ～ 40℃或以上，常伴有寒战，见于肺炎球菌肺炎（pneumococcal pneumonia）、疟疾（malaria）、败血症（septicemia）、输液反应等；渐升者则开始先呈低热，数天内达高峰，见于伤寒（typhoid fever）、布氏杆菌病（Brucella abortus disease）等。

3. 高热期　指发热的最高阶段，其持续时间随病因不同而异，如疟疾仅数小时，肺炎球菌肺炎为数天，而伤寒可达数周。此期常表现为皮肤潮红，并有灼热感，呼吸加快、加深，开始出汗或出汗较多。

4. 体温下降期　此期常表现为多汗和皮肤潮湿。有骤降（crisis）和渐降（lysis）两种方式。体温在数小时内降至正常为骤降，常见于疟疾、肺炎球菌肺炎和输液反应等；体温在数天内逐渐降至正常为渐降，常见于伤寒、风湿热等。

（三）常见热型及其临床意义

发热患者在每天不同时间测得的体温数值分别记录在体温单上，将数天的各体温点连接成体温曲线。该曲线的不同形态（形状）称为热型。反应高热持续期的体温变化特征，不同的疾病可表现为不同的热型，但由于抗生素、肾上腺皮质激素和解热药的应用及个体的差异等原因，有时热型可不典型。临床上常见的热型如下：

（1）稽留热（continued fever）：体温持续在39～40℃以上达数天或数周，24小时内波动范围不超过1℃。见于伤寒、肺炎球菌肺炎等（图1-1-1）。

（2）弛张热（remittent fever）：因常见于败血症，又称败血症热，体温常在39℃以上，而且波动幅度大，24小时内波动范围达2℃以上，体温最低时仍高于正常水平。除见于败血症外，还可见于风湿热、重症肺结核和化脓性炎症等（图1-1-2）。

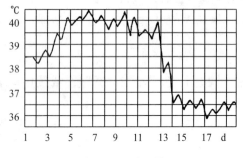

图1-1-1　稽留热

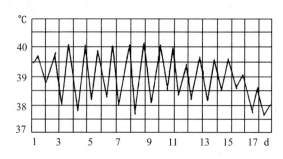

图1-1-2　弛张热

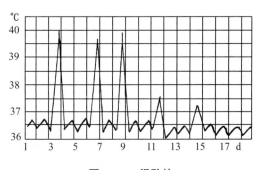

图1-1-3　间歇热

（3）间歇热（intermittent fever）：体温骤升达高峰，持续数小时后，骤降至正常，经过1天至数天后又骤然升高，如此高热期与无热期反复交替发作。见于疟疾、急性肾盂肾炎（acute pyelonephritis）等（图1-1-3）。

（4）波状热（undulant fever）：体温逐渐升高达39℃或以上，持续数天后逐渐下降至正常水平，数天后又逐渐上升，如此反复发作多次。常见于布氏杆菌病（Brucella abortus disease）（图1-1-4）。

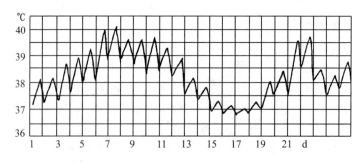

图1-1-4　波状热

（5）回归热（recurrent fever）：体温骤升达39℃或以上，持续数天后骤降至正常水平，数天后又骤然升高，持续数天后又骤降，如此反复发作。可见于回归热、霍奇金淋巴瘤（Hodgkin's lymphoma）、周期热（periodic fever）等（图1-1-5）。

（6）不规则热（irregular fever）：发热无一定规律。见于结核病（tuberculosis）、风湿热、支气管炎（bronchitis）等（图1-1-6）。

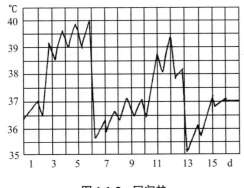

图 1-1-5 回归热

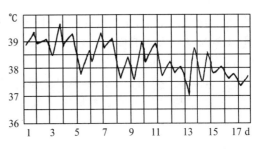

图 1-1-6 不规则热

四、诊断思路

（一）问诊要点

1. 针对发热本身的问诊

（1）询问发热起病的缓急、病程的长短及起病诱因和加重或缓解的因素：急性起病，发热病程少于两周者为急性发热，主要由感染引起；两周以上且体温在 38.1℃ 以上者为长期发热，常由感染、肿瘤和结缔组织病引起，但仍以感染为主；体温在 38℃ 以内的非生理性发热，持续 1 个月以上者，称慢性低热，可能是器质性低热，也可能是功能性低热。

（2）询问热度和发热的特点，即知道热型，对诊断和鉴别诊断有帮助，这些可见上述临床特点部分。

2. 伴随症状问诊

（1）伴有寒战：①一过性寒战：即先寒战后发热，发热后不再发生寒战，见于肺炎球菌肺炎、输血反应（transfusion reaction）及输液反应（infusion reaction）；②反复性寒战：见于疟疾、败血症、急性胆囊炎（acute cholecystitis）、感染性心内膜炎（infective endocarditis）、钩端螺旋体病（leptospirosis）和某些淋巴瘤。

（2）伴出血现象：见于肾综合征出血热、某些血液病（如急性白血病、重型再生障碍性贫血）、弥散性血管内凝血（disseminated intravascular coagulation）、钩端螺旋体病、炭疽、鼠疫等。

（3）伴明显头痛：见于颅内感染（intracranial infection）、颅内出血等。

（4）伴有胸痛：常见于肺炎球菌肺炎、胸膜炎、肺脓肿等。在心包炎、心肌炎、急性心肌梗死时也可有发热伴胸痛。

（5）伴有腹痛：可见于急性细菌性痢疾（acute bacillary dysentery）、急性胆囊炎、急性阑尾炎、急性肾盂肾炎、肠结核、肠系膜淋巴结结核、肝脓肿、急性病毒性肝炎、急性腹膜炎及腹部肿瘤如淋巴瘤、肝癌、结肠癌等。

（6）伴有明显的肌肉痛：可见于肌炎、皮肌炎（dermatomyositis）、旋毛虫病、军团菌病（legionnaires disease）、钩端螺旋体病等。

3. 诊疗经过问诊　患病以来检查和治疗情况如何？可为诊断和鉴别诊断提供线索。

4. 相关既往及其他病史的问诊　既往有无糖尿病（diabetes mellitus）、结核病、结缔组织病病史，有无传染病接触史、药物过敏史，有无创伤、手术、流产、性病史等。

（二）体格检查要点

除全面体格检查外，特别要注意如下方面：

1. 意识状态　伴有意识障碍者常见于颅内感染、感染中毒性脑病（infective toxic encephalopathy）等。

2．有无皮疹　有皮疹者见于如下情况：

（1）发疹性传染病：发热与皮疹出现的时间常有固定关系：发热1天出现皮疹，见于水痘；2天后出现皮疹，见于猩红热（scarlet fever）；3天后出现皮疹，见于天花（smallpox）；4天后出现皮疹，见于麻疹（measles）；5天后出现皮疹，见于斑疹伤寒（typhus fever）；6天后出现皮疹，见于伤寒。

（2）非传染性疾病：见于风湿热、药物热、系统性红斑狼疮、败血症等。

3．有无黄疸　伴黄疸者常见于病毒性肝炎（viral hepatitis）、急性梗阻性化脓性胆管炎、钩端螺旋体病、败血症和其他严重感染、急性溶血（acute hemolysis）等。

4．淋巴结肿大

（1）局部淋巴结肿大有压痛，多见于炎症。

（2）局部淋巴结肿大、较硬、无压痛，见于转移癌或某些全身性淋巴结肿瘤性增大的早期，如淋巴瘤等。

（3）全身性淋巴结肿大有压痛，多见于传染性单核细胞增多症（infectious mononucleosis）、组织细胞坏死性淋巴结炎（后者有时压痛不显著）。

（4）全身性淋巴结肿大无压痛或偶轻压痛，多见于急性和慢性淋巴细胞白血病、淋巴瘤、血管滤泡性淋巴结增生症（Castleman病）等。

5．肝脾大　可见于淋巴瘤、某些急性白血病（acute leukemia）、疟疾、黑热病（kala-azar）、伤寒及某些结缔组织病、慢性肝炎等。

（三）辅助检查要点

1．血象　感染性发热可有白细胞总数增高及分类核左移，某些血液病的发热可有相应血液病的血象异常。

2．尿、粪便常规　可为泌尿系统和肠道的感染等提供诊断依据。

3．中性粒细胞碱性磷酸酶（neutrophil alkaline phosphatase，NAP）染色有助于鉴别细菌感染性发热与非细菌感染性发热，前者NAP染色的阳性率和积分增高，而后者正常。

4．高热、寒战时做血培养和血涂片找疟原虫，为败血症和疟疾诊断提供依据。

5．疑有呼吸系统疾病者，应进行胸部X线片或CT检查。

6．胆道疾病、肝脾大和腹痛者应做腹部B型超声检查，注意腹腔脏器情况和腹腔淋巴结是否肿大，必要时做腹部CT检查。

7．肝肾功能检查，以了解肝肾病变情况。

8．有神经系统症状、体征者应检查眼底，行腰椎穿刺检查或头颅CT检查或磁共振检查等，以了解颅内病变情况和性质。

9．发热原因未明者应根据病情选择检查肥达反应（widal reaction）、外斐反应（weil felix reaction）、布氏杆菌凝集试验、抗链球菌溶血素"O"测定、结核菌素纯化蛋白衍生物（purified protein derivative，也称结核菌素PPD）试验、C反应蛋白、抗核抗体谱、血红细胞沉降率、免疫球蛋白定量、血清蛋白电泳和补体检查等。

（黄　琰）

第二章 呼吸困难

呼吸困难（dyspnea）是指患者主观感觉胸闷、气短、空气不足或呼吸费力，客观上表现为呼吸频率、节律和深度的改变以及辅助呼吸肌参与呼吸等。

一、病因、发生机制和临床特点

呼吸困难与多种因素有关，其发生机制较为复杂。凡参与氧的交换、转运以及利用等多个环节的器官或系统病变时均可发生呼吸困难。呼吸困难的感觉来源于两个部分：一是来自于特殊感受器如分布在呼吸系统不同部分（主要是上呼吸道，其他包括肺、呼吸肌、胸壁）的感受器和化学感受器的感觉冲动传入到大脑皮层。二是对感觉的感知，在很大程度上取决于患者个人的心理特征。一般认为参与呼吸困难发生的感受器分布于肋间肌的肌梭或腱梭中，呼吸负荷的增加会造成肌梭内外肌纤维排列紊乱，从而对肌梭形成刺激，并通过肋间神经和脊髓传入大脑。另外，肺毛细血管旁受体（J受体）可以感知肺毛细血管张力和肺间质内液体的变化，在间质性肺疾病、肺血管病和肺水肿所致的呼吸困难中起作用。缺氧、高碳酸血症和代谢性酸中毒可以刺激呼吸中枢或外周的化学感受器，使呼吸频率增快、幅度增加。精神因素引起的呼吸困难，患者常无器质性疾病的基础，又称为心因性呼吸困难。

根据病因、发生机制和临床特点可将呼吸困难分为以下六种类型：

（一）肺源性呼吸困难

呼吸系统疾病引起通气功能和（或）换气功能受损，达到一定程度时即会出现呼吸困难。根据呼吸困难发生的时相分为：

1. 吸气性呼吸困难　呼吸困难发生于吸气相。常见于：①上呼吸道疾病，如急性喉炎、喉头水肿、喉头痉挛等；②气管疾病，如气管异物、肿瘤、气管外压性狭窄等。患者常有刺激性干咳或吸气性干鸣音（喘鸣），查体可见吸气相延长和"三凹征"（three depressions sign）。三凹征即吸气时呼吸肌为克服气道阻力用力收缩而使胸腔负压增大，造成胸骨上窝、锁骨上窝和肋间隙的明显凹陷。

2. 呼气性呼吸困难　呼吸困难发生于呼气相。常见于：①慢性阻塞性肺疾病，是呼吸困难最常见的原因。常有慢性咳嗽、咳痰病史，后期逐渐出现劳力性呼吸困难。小气道阻塞和肺泡弹性回缩力下降是呼吸困难发生的主要机制。体检可有呼吸音减低和呼气相延长。②支气管哮喘，常表现为发作性呼吸困难，接触过敏原、感染、运动等可诱发，体检常有哮鸣音。

3. 混合性呼吸困难　呼吸困难在吸气相和呼气相均发生。常见于：①肺实质病变如重症肺炎、肺结核、肺泡出血、急性呼吸窘迫综合征等；②肺血管病变如肺栓塞、各种原因所致肺动脉高压等；③肺间质病变如特发性肺纤维化、尘肺、结缔组织病所致的肺部病变等；④胸膜病变如气胸、大量胸腔积液等。主要发生机制为气体交换面积减少、弥散功能下降等换气功能障碍。体检常有呼吸频率增快、呼吸音异常和病理性呼吸音。

（二）心源性呼吸困难

最常见的原因为慢性充血性心力衰竭，见于冠状动脉粥样硬化性心脏病、高血压、心脏瓣膜病（尤其是二尖瓣狭窄）、心肌病等各种心脏疾病的晚期。慢性充血性心力衰竭时呼吸困难的发生机制包括：①心力衰竭导致肺淤血造成间质性肺水肿和肺泡性肺水肿，使肺的顺应性下降，肺弥散功能受损；②支气管黏膜充血水肿使气道阻力增加；③通过刺激 J 受体刺激通气。患者表现为劳力性呼吸困难（exertional dyspnea）、夜间阵发性呼吸困难（paroxysmal nocturnal dyspnea）或端坐呼吸（orthopnea）。体检时常可发现心脏扩大、病理性杂音、奔马律等器质性心脏病的体征。

劳力性呼吸困难即随着体力活动强度的增加呼吸困难的程度加重。夜间阵发性呼吸困难是慢性充血性心力衰竭的特征性表现，患者于睡眠中憋醒、出汗，必须坐起或站立方可使呼吸困难缓解。主要原因为睡眠时迷走神经张力增高，冠状动脉收缩使心肌供血减少，心功能下降，以及平卧时肺淤血加重、膈肌上抬影响呼吸代偿等。坐起后回心血量减少，肺淤血减轻，膈肌下降，呼吸困难可随之好转。严重病例夜间无法平卧，为缓解呼吸困难，患者被迫采取坐位。

急性左心功能不全时，由于肺水肿和严重的低氧血症，患者常表现为面色青紫、大汗淋漓、端坐呼吸。发展为严重的肺泡性肺水肿时，可咳粉红色泡沫样痰，肺部可闻及大量湿性啰音。另外，由于支气管黏膜充血水肿引起气道狭窄，在肺部可闻及哮鸣音，酷似支气管哮喘发作，又称为"心源性哮喘"（cardiac asthma）。

先天性发绀型心脏病的主要病理改变为心脏解剖结构异常，形成右向左分流，如法洛（Fallot）四联症。患者常在出生后即出现发绀，活动时由于血氧饱和度进一步下降常感觉呼吸困难和乏力，常采取蹲踞位以缓解呼吸困难。其他如肺动脉瓣狭窄，可因心输出量下降出现呼吸困难。

（三）血源性呼吸困难

常见于重度贫血、高铁血红蛋白血症、一氧化碳中毒等，表现为劳力性呼吸困难。其发生机制是因红细胞携氧能力下降造成机体缺氧，引起代偿性呼吸增快、心率增快，从而发生呼吸困难。贫血所致的呼吸困难症状与贫血的发生速度和严重程度有关，贫血发生越快、程度越重，症状越明显。相反，如果是慢性贫血，可能因为红细胞携氧能力的代偿性增强而使组织缺氧程度减轻，呼吸困难可不明显。

（四）神经性呼吸困难

主要见于重症颅脑疾病，如脑血管意外、脑炎、脑膜炎等。其发生机制是由于呼吸中枢受增高的颅内压和供血减少的影响，导致呼吸变为慢而深，并常伴有呼吸节律的改变。如抽泣样呼吸、呼吸遏制（吸气突然停止）等。

（五）中毒性呼吸困难

代谢性酸中毒所致的呼吸困难表现为深长而规则的呼吸，可伴有鼾音，称为酸中毒大呼吸（Kussmaul 呼吸）。是由于酸中毒使血中酸性代谢产物增多，刺激颈动脉窦、主动脉体化学感受器或直接兴奋呼吸中枢所致，见于尿毒症、糖尿病酮症等。吗啡类、巴比妥类等中枢抑制药和有机磷杀虫药中毒时，呼吸中枢受到抑制，呼吸变浅变慢，且常伴有呼吸节律的改变如潮式呼吸（Cheyne-Stokes 呼吸）和间停呼吸（Biot 呼吸）。

（六）心因性呼吸困难

是呼吸困难的常见原因之一，主要与紧张和焦虑有关，患者常无器质性疾病。呼吸困难多发生于静息状态下，常和体力活动无关。主要表现为呼吸快而浅，伴有叹息样呼吸、头晕眼花、手足麻木、心悸甚至晕厥等。这些症状的产生与自主呼吸调节的稳定性丧失有关，过度通气激发试验可诱发，因此又称为高通气综合征（hyperventilation syndrome）。癔症患者在发作时亦可出现严重的呼吸困难、高通气和呼吸性碱中毒。

二、诊断思路

（一）问诊要点

1. 针对呼吸困难问诊

（1）呼吸困难发生的快慢：气胸、肺栓塞、气管异物所致的呼吸困难起病最快；哮喘、急性左心功能不全次之；慢性阻塞性肺疾病、慢性充血性心力衰竭、贫血等慢性疾病所致的呼吸困难发生较慢。

（2）呼吸困难发生的诱因：劳力性呼吸困难强烈提示器质性病变，如严重心肺功能损害、重度贫血等；接触过敏原、烟雾或冷空气后出现发作性呼吸困难常见于哮喘。

（3）呼吸困难发生的时间：出生后或幼年时即出现呼吸困难者常见于先天性心脏病；冬春季发生者常见于慢性阻塞性肺疾病，花粉季节发生者常见于哮喘；夜间发生者多见于慢性充血性心力衰竭和哮喘。

2．伴随症状问诊

（1）伴慢性咳嗽、咳痰：常见于慢性阻塞性肺疾病、支气管扩张等慢性肺病。

（2）伴发热：常见于肺炎、胸膜炎、肺结核等感染性疾病。

（3）伴胸痛：见于肺炎、胸膜炎、气胸、肺栓塞、急性心肌梗死等。

3．诊疗经过问诊　有无进行过胸部影像学、心电图、超声心动等检查；有无进行过肺功能、血气分析等检查；是否接受过某些治疗，效果如何。

4．相关既往及其他病史问诊　有无慢性支气管炎、哮喘、高血压、心脏病、糖尿病、肾疾病和肺结核等病史；近期大手术、骨折、长期卧床以及恶性肿瘤患者常有高凝状态，疑诊肺栓塞时应详细询问；有无花粉、尘螨等过敏史；有无吸烟史；有无过敏性疾病家族史。

（二）体格检查及辅助检查要点

1．检查生命征，注意有无贫血貌、发绀等。

2．注意呼吸频率、节律及幅度　特殊的呼吸形式常常是诊断的重要线索，如 Kussmaul 呼吸提示代谢性酸中毒；呼吸浅慢且不规律提示可能有呼吸中枢抑制；吸气相延长及三凹征提示大气道狭窄；呼气相延长主要见于慢性阻塞性肺疾病和哮喘。

3．肺部异常体征　异常叩诊音、呼吸音变化和病理性呼吸音常提示有肺部疾病。

4．心脏体征　心脏扩大、异常心音、附加音和杂音的存在常提示器质性心脏病的诊断；双下肺湿性啰音随体位变化是左心衰竭的特征之一。

5．辅助检查　胸部 X 线片检查是呼吸困难患者的重要检查手段，可以发现明显的肺或心脏病变，如肺实质和胸膜的病变、心脏的异常形态和肺水肿征象等。胸部 X 线片正常的呼吸困难常见于哮喘和心因性呼吸困难等。心电图和超声心动图对于心源性呼吸困难的病因诊断具有重要价值。常规肺功能以及运动心肺功能对于肺源性、心源性以及心因性呼吸困难有重要的诊断和鉴别诊断价值。血气分析有助于呼吸困难类型的鉴别和呼吸衰竭的诊断。

（刘晓菊　包海荣）

第三章　咳嗽与咳痰

咳嗽（cough）是一种突然的、爆发式的呼气运动，有助于清除呼吸道内的分泌物或异物，其本质是一种保护性反射。可分为干咳和有痰的咳嗽。咳痰（expectoration）是借助气管支气管黏膜上皮细胞的纤毛运动、支气管平滑肌的收缩及咳嗽时的用力呼气将呼吸道内痰液排出的过程。

一、病因、发生机制和临床特点

咳嗽是由于延髓咳嗽中枢受刺激引起。引起咳嗽的三种常见刺激类型包括物理性、炎症性和心因性。来自耳、鼻、咽、喉、支气管、胸膜的感受区的上述刺激通过迷走神经、舌咽神经以及三叉神经等传入延髓的咳嗽中枢，然后激动再通过舌下神经、膈神经和脊神经下传，其中喉返神经引起声门闭合，膈神经和脊神经引起膈肌和其他呼吸肌收缩，产生肺内高压，相互配合产生咳嗽动作。表现为深吸气后声门紧闭，呼气肌快速收缩使肺内产生高压，然后声门突然开放，气体快速从气道中暴发性呼出产生咳嗽动作和发出声音。其中物理性刺激有吸入烟雾或颗粒、气道内新生物、支气管扭曲变形或气管支气管外压等，以干咳为主。炎症性刺激包括气道黏膜炎症、气道和肺实质渗出物等，常伴有咳痰。心因性刺激可以引起咳嗽，这时患者并未接受到外周感受器传入的具体刺激，咳嗽是由于中枢神经系统兴奋咳嗽中枢后发放冲动形成的。

正常支气管黏膜腺体和杯状细胞只分泌少量黏液，以保持呼吸道黏膜的湿润，当各种原因（如感染、理化刺激或过敏反应等）引起呼吸道炎症时，可致呼吸道黏膜充血、水肿，黏液分泌增多，毛细血管壁通透性增加，浆液渗出。渗出物和黏液、吸入的尘埃和某些组织坏死物等混合而成痰，随咳嗽动作排出。在肺淤血和肺水肿时，肺泡和小支气管内有不同程度的浆液漏出，也可引起咳痰。

（一）呼吸系统疾病

咳嗽是呼吸系统疾病患者就诊时最常见的主诉。干咳常是急性上、下呼吸道感染最开始的表现。有时可以通过伴随症状确定病变部位，如急性支气管炎常有胸骨后"憋闷感"。急性咽炎常伴有声音嘶哑和咽痛。干咳还见于支原体肺炎、胸膜炎、气胸、支气管内肿物、肺淤血、气管或支气管外尤其是纵隔肿物或主动脉瘤的压迫等。吸入刺激性烟雾或异物可引起持续性干咳。此外，慢性间质性肺病，尤其是各种原因所致的肺纤维化常表现为持续性干咳伴进行性加重的呼吸困难。胸部X线片正常的慢性干咳的常见原因有药物（血管紧张素转换酶抑制剂）引起的咳嗽、上气道咳嗽综合征、咳嗽变异型哮喘等。

呼吸道感染是引起咳嗽、咳痰最常见的原因。急性感染伴咳痰时，痰液的性状常对诊断有提示作用。如铁锈色痰是肺炎球菌肺炎的常见表现；砖红色胶冻样痰可见于肺炎克雷伯杆菌肺炎；带有臭味的脓性痰常见于厌氧菌感染，如肺脓肿。慢性咳嗽、咳痰最常见的原因是慢性支气管炎。慢性支气管炎缓解期痰液外观为白色，黏液性，合并急性感染后痰液常变为黄色，剧烈咳嗽时可以痰中带血。持续咳脓性痰见于支气管扩张继发感染及其他的肺化脓性病变。支气管扩张以及肺脓肿的痰液往往较多，留置后可出现分层，上层为泡沫，中层为半透明的黏液，下层为坏死性物质。任何原因所致的长期支气管刺激都可以出现黏液样痰，对诊断帮助不大，但如果痰液变为脓性或颜色改变，则提示出现继发感染。大量白色泡沫样痰是细支气管肺泡癌一种少见但具有特征性的表现。

（二）心血管系统疾病

咳嗽是急慢性左心衰竭的临床表现之一。咳粉红色泡沫样痰见于急性左心衰竭。慢性充血性心力衰竭患者常于夜间咳嗽加重，其发生机制为肺淤血和肺水肿。肺栓塞时肺泡内渗出增多可出现咳嗽，但不是肺栓塞的主要表现。

（三）其他因素所致咳嗽

心因性咳嗽常为干咳，患者因为精神紧张而反复咳嗽。在注意力分散或紧张解除后咳嗽可以明显减轻或消失。器质性病变所致的咳嗽也会因为精神紧张而加剧。胃食管反流病患者因反流物吸入气道刺激气管—支气管黏膜而出现阵发性咳嗽和（或）气喘。服用血管紧张素转换酶抑制剂（ACEI）所致的咳嗽等。

二、诊断思路

（一）问诊要点

1．针对咳嗽、咳痰问诊

（1）咳嗽起病的急缓和持续时间：急性起病者常见于急性呼吸道感染。持续存在的咳嗽提示慢性疾病，反复发生、常出现于冬春季的咳嗽是慢性支气管炎诊断的重要线索。

（2）咳嗽的特点：病变部位在上呼吸道和大气道的咳嗽，往往是一种短促的刺激性咳嗽。上气道咳嗽综合征所致的咳嗽，患者常描述为清喉的动作，是一种短促而频繁的干咳，或告之有来自后鼻腔的分泌物。发生于较小气道和肺部的咳嗽则往往是深在的、非刺激性的咳嗽。

（3）咳嗽的性质：是干咳还是湿性咳嗽，如果有咳痰，痰液的性状如何。

（4）一天之中咳嗽发生的时间：慢性支气管炎、慢性肺脓肿、空洞性肺结核、支气管扩张等疾病引起的咳嗽、咳痰经常发生于早晨起床时。肺淤血、咳嗽变异性哮喘的咳嗽往往在夜间平卧位睡眠时发生。肺淤血所致的咳嗽常于坐起后明显缓解。在某些特定体位才出现的咳嗽见于带蒂的气道内肿瘤。进食时出现咳嗽见于吞咽功能紊乱（常由脑血管病变引起）、食管憩室炎或食管支气管瘘。

（5）咳嗽发作的诱因：接触冷空气或运动后出现咳嗽常提示哮喘。

2．伴随表现问诊

（1）伴发热：常见于急性支气管炎或呼吸道感染。

（2）伴双肺哮鸣音：见于哮喘、慢性阻塞性肺疾病。

（3）伴某一部位持续存在的局限性哮鸣音：见于气道狭窄，如气道内肿物或异物。

（4）伴杵状指：常见于慢性化脓性肺部疾病，如支气管扩张、肺脓肿等，也见于肺间质纤维化或支气管肺癌。

（5）伴烧心、反酸、嗳气：常见于胃食管反流病。

3．诊疗经过问诊

是否拍摄过胸部 X 线片，是否进行过其他检查如胸部 CT、肺功能和纤维支气管镜等。是否使用过药物治疗（尤其是抗生素），疗效如何。

4．相关既往及其他病史问诊

有无慢性支气管炎、肺结核病史；有无高血压、心脏病史；有无服用 ACEI 类药物史；有无慢性咽炎、鼻炎、鼻窦炎病史；有无胃食管反流病病史；有无长期吸烟史等。

（二）体格检查及辅助检查要点

1．鼻咽部检查，有无鼻窦压痛；心肺有无异常体征；有无杵状指。

2．胸部 X 线片检查对于肺部病变所致的咳嗽有重要意义；疑诊气管支气管腔内病变者

（如异物、肿瘤、支气管内膜结核等）还应考虑胸部 CT 和纤维支气管镜检查；对于咳痰患者，痰液的病原学检查和培养对于感染性疾病病原菌的确定有意义，如细菌（包括抗酸杆菌）、真菌等；痰细胞学检查可以发现肿瘤细胞。

3. 结合病史和体检选择性地进行超声心动图、肺功能、支气管舒张或激发试验、鼻窦影像学检查、24 小时食管 pH 监测等。

（刘晓菊　包海荣）

第四章　咯　　血

咯血（hemoptysis）是指喉以下的呼吸道或肺组织出血，经口腔咳出。咯血量较少时可仅有痰中带血，咯血量大时血液可以自口鼻涌出，一次达数百甚至上千毫升，严重者可阻塞呼吸道导致窒息。一般认为，24 小时咯血量在 100ml 以内为小量咯血，100～500ml 为中等量咯血，500ml 以上（或一次咯血超过 300ml）为大咯血。病变的严重程度与咯血量并不完全一致。

咯血需要与鼻腔、口腔、咽部出血鉴别。因为鼻腔、口腔、咽部出血可能被误诊为咯血。后鼻道出血可流至咽部，引起咳嗽，而将血液咳出类似于咯血。鼻咽镜检查可明确诊断，或是注意观察咽后壁可能会见到血液流下。

咯血需要与呕血鉴别。呕血为上消化道出血，出血来源于食管、胃和十二指肠。血中混有食物残渣、胃液。呕血和咯血的鉴别要点在于咯血往往伴有咳嗽，咯出的血多为鲜红色，可混有痰液或泡沫，常有胸闷、喉部发痒的感觉；呕血则常有恶心感，出血外观多为暗红色或咖啡色，可混有食物，多伴有黑便等。

一、病因、发生机制和临床特点

肺的血液循环中，95% 来自于肺动脉及其分支，5% 来自于支气管动脉，主要向气道和其支撑结构供血。大多数咯血来自于支气管血管。肺部疾病发生咯血的主要机制有：炎症或肿瘤破坏支气管黏膜或病灶处的毛细血管，使黏膜下血管破裂或毛细血管通透性增加，一般咯血量较小，如支气管炎和肺癌；病变引起小动脉、动静脉瘘或曲张的黏膜下静脉破裂，往往表现为大咯血，如支气管扩张或空洞性肺结核等；肺毛细血管炎可造成血管破坏和通透性增加，引起弥漫性肺泡出血，表现为程度不同的咯血，严重时可出现大咯血和呼吸衰竭。左心房压力急剧升高可造成肺毛细血管静水压显著升高，引起严重的肺泡出血，主要见于急性左心衰竭。

（一）呼吸系统疾病

1．支气管病变　急性或慢性支气管炎是咯血常见的原因。其他病因包括支气管扩张、支气管肺癌、支气管腺瘤、支气管结石、支气管异物等。吸入高温或有毒的烟雾也会使支气管内壁黏膜坏死而出现咯血。

2．肺部病变　各种原因所致的肺部感染性疾病均可引起咯血，如肺炎、急慢性肺脓肿、肺结核、肺部真菌感染、寄生虫病等。经常于月经期间出现的咯血，见于子宫内膜异位症。胸部创伤如肋骨骨折刺破肺，或肺挫伤引起支气管撕裂或断裂等也可以引起咯血。

（二）心血管系统疾病

肺栓塞和左心衰竭是咯血的常见原因。主动脉瘤破裂至支气管是引起致命性大咯血的罕见原因。

（三）血液系统疾病

血小板减少性紫癜、白血病、血友病、再生障碍性贫血等全身性出血倾向的疾病很少引起咯血，而一旦咯血，则可能演变为大咯血，常伴发内脏和皮肤的严重出血。

（四）其他系统性疾病

病变累及肺所引起的咯血主要见于肺血管炎，包括系统性红斑狼疮、抗基底膜抗体病和系统性小血管炎等多种疾病。主要分布在我国南方的钩端螺旋体病和北方的肾综合征出血热是引起咯血的重要传染病。前者的肺出血型可以引起致命性的大咯血，后者则因为全身的微血管受累而出现包括咯血在内的多部位出血。

二、诊断思路

（一）问诊要点

1. 确定是否咯血　首先需鉴别是咯血还是呕血。注意询问出血有无明显病因及前驱症状，出血颜色及其中有无混合物（食物残渣、痰液）等。

2. 针对咯血问诊　主要询问咯血的量、咯血持续时间及发生咯血时伴随情况。慢性支气管炎以咳嗽或咳痰为主要表现，咯血量少，多为痰中带血；肺癌所致咯血多为痰中带血，呈持续性或间断性，可伴有刺激性咳嗽，有时可引起大咯血；血痰中含有脓性成分多见于支气管扩张、肺炎和肺脓肿；肺梗死的咯血特点为纯血液，很少或不混有痰液，且可连续数天保持不变；左心衰竭可出现大量粉红色泡沫样痰。大咯血常见于支气管扩张、肺结核，偶见于肺癌。

3. 伴随表现问诊

（1）伴大量脓性痰：多见于支气管扩张和肺脓肿。少数支气管扩张患者仅表现为反复咯血，而没有咳嗽、咳痰病史，称为干性支气管扩张。

（2）伴发热：常见于肺部感染性疾病。如肺炎、肺结核、肺脓肿、肺出血型钩端螺旋体病、肾综合征出血热等。

（3）伴胸痛：常见于肺炎、肺栓塞、肺癌等。

（4）伴呼吸困难：常见于肺栓塞、大面积肺实质病变。大咯血伴严重呼吸困难可见于急性左心衰竭、系统性小血管炎、抗基底膜抗体病以及咯血所致窒息。

（5）伴肾损害或肾功能不全：常见于系统性小血管炎、抗基底膜抗体病和系统性红斑狼疮等。

（6）伴皮肤黏膜或内脏出血：常见于血液病、风湿病、肺出血型钩端螺旋体病、肾综合征出血热等。

（7）伴杵状指：常见于支气管扩张、慢性肺脓肿和支气管肺癌。

4. 诊疗经过问诊　是否进行过胸部影像学检查；是否进行过血气分析和支气管镜检查；是否使用过药物止血治疗，效果如何。

5. 相关既往及其他病史问诊　有无慢性呼吸系统疾病史（慢性支气管炎、支气管扩张、肺结核等）；有无心脏病和出血性疾病史；有无外伤史；幼年有无麻疹、肺炎和百日咳病史；有无溃疡病、肝硬化和肾脏病史；有无吸烟史及吸烟量多少；有无到过疫区等。

（二）体格检查及辅助检查要点

1. 首先除外鼻、口腔等上呼吸道出血。后鼻道出血量大时，借助照明可以见到咽后壁的血流。

2. 检查皮肤黏膜有无出血、发绀；进行仔细的肺、心脏和腹部体检；有无下肢水肿；有无杵状指等。

3. 检查血小板计数和出凝血功能。

4. 胸部X线片对于明确咯血，尤其是大咯血的病因具有重要作用，如支气管扩张、肺部空洞和二尖瓣狭窄等多数可以通过胸部X线片进行诊断或为诊断提供重要线索。对于小量到中等量咯血患者，纤维支气管镜检查是确定咯血部位和病因的主要手段。

5. 系统性疾病引起咯血伴呼吸困难需要检查自身抗体，如抗核抗体阳性见于系统性红斑狼疮，中性粒细胞胞浆抗体（ANCA）阳性见于系统性小血管炎，抗肾小球基底膜抗体阳性见于抗基底膜抗体病等。

（刘晓菊　包海荣）

第五章 胸 痛

胸痛（chest pain）是门诊患者就诊的常见原因。可以由心血管系统疾病、呼吸系统疾病、纵隔内其他器官或脊柱病变引起。部分腹腔脏器疾病也可引起胸痛。另外，有相当数量的胸痛和精神因素有关。

一、病因、发生机制和临床特点

各种炎症或物理因素刺激肋间神经、脊髓后根传入纤维、支配心脏及主动脉的感觉神经纤维、支配气管、支气管及食管的迷走神经感觉纤维和膈神经均可引起胸痛。最常见的胸痛为心脏疾病引起的胸痛。大部分非心源性胸痛源自于胸膜或胸壁，壁胸膜有痛觉神经分布，主要来自于肋间神经和膈神经，神经末梢对于炎症刺激和胸膜牵拉敏感。肺组织和脏层胸膜缺乏痛觉感受器，因此肺实质即使有严重的病变也可以没有胸痛发生。

根据胸痛的病因和性质可分为以下几类：

（一）胸膜性胸痛

胸膜性胸痛常见于胸膜疾病如胸膜炎、气胸，以及累及胸膜的肺实质疾病如肺炎、肺栓塞和恶性肿瘤等。特点为胸痛和呼吸有关，呈锐痛，深吸气或咳嗽时加重，呼气或屏气时减轻或消失。胸膜性胸痛的感觉源于壁层胸膜受到刺激，病变波及膈胸膜时可出现牵涉痛。膈肌中央部分的感觉神经由膈神经支配，感觉中枢位于第 3、4 颈髓，疼痛常放射到颈部和肩部，膈肌外周部分由下部肋间神经支配，感觉中枢位于第 7 ~ 12 胸髓，疼痛可放射到下胸部、腰部和上腹部。不同疾病引起胸膜性胸痛出现的速度和伴随症状不同，起病急骤的胸痛常见于气胸、肺栓塞；起病较快的胸痛伴咳嗽、发热见于肺炎或脓胸；起病缓慢的胸痛伴疲乏、体重下降见于结核和肿瘤。

（二）纵隔性胸痛

纵隔内脏器包括气管、食管、胸腺、心脏、大动脉和淋巴结等，这些部位的病变都可能引起胸痛。纵隔性胸痛由内脏神经传导，疼痛常位于胸骨后和心前区，可以放射到颈部、上臂甚至背部。

疼痛的性质、程度、放射部位以及疼痛的诱因对相应疾病的诊断具有重要意义。心绞痛是胸痛的常见原因，由心肌缺血引起，为压榨样或绞窄样疼痛、并可伴有窒息感，常由劳力或情绪激动诱发，患者被迫立即终止活动，休息后或含服硝酸甘油疼痛可缓解，最常见于冠心病，也见于主动脉瓣狭窄或关闭不全、肥厚型心肌病等。性质和心绞痛相近但更为严重而持久的胸痛见于急性心肌梗死。上述由于心肌缺血所引起的胸痛又称为缺血性胸痛。性质类似的胸痛还见于巨大肺栓塞，是由于肺动脉压力的急剧升高以及继发的冠脉痉挛所致。主动脉夹层时胸痛的特点为突然出现剧烈的撕裂样胸痛，可以放射到背部，延伸到腹部甚至下肢。二尖瓣狭窄或多发肺动脉栓塞引起的严重慢性肺动脉高压，亦可出现胸痛。急性心包炎所致的胸痛可因为呼吸、吞咽或弯腰而加重。食管疾病如反流性食管炎、食管痉挛均可引起胸骨后疼痛，反流性食管炎所致的胸痛常被描述为"烧心"感。剧烈干咳刺激气管黏膜上的神经末梢可引起胸骨后疼痛。

（三）胸壁痛

引起胸壁痛的原因包括胸壁皮肤、肌肉、骨骼和神经等病变。胸壁疾病所致的疼痛往往较局限，定位准确，按压疼痛部位往往可使疼痛加重，并且性质与患者的感觉相同。咳嗽和躯体运动则可明显加重胸壁疼痛，而且疼痛在两次咳嗽的间期持续存在。和胸膜性胸痛不同，深呼吸对胸壁痛基本没有影响。胸壁肌肉和其他软组织损伤常由剧烈干咳、拉伤或外伤所致。肋软骨炎好发于第2、3、4肋软骨，局部可出现肿胀或包块，有压痛。骨转移瘤、多发性骨髓瘤可累及肋骨引起疼痛。肋间神经炎可表现为表浅的刀割样疼痛，病变区域有痛觉过敏或麻木。带状疱疹在出现典型的皮疹前往往不易确诊，疼痛的性质为"烧灼样"，常发生于一侧，沿肋间神经走行部位分布，可以为一至多个肋间。

（四）脊柱疾病

神经后根受压或炎症刺激所引起的胸痛称为根性痛，性质为剧痛或钝痛，活动或咳嗽可使疼痛加重。病因包括椎间盘突出、强直性脊柱炎、脊椎肿瘤和脊髓炎症等。

（五）腹部疾病

腹部脏器病变可因炎症刺激膈胸膜而出现胸痛，见于胃肠道穿孔、膈下脓肿、肝脓肿、脾梗死等。

（六）其他

门诊常会见到一种发生机制不明的良性胸痛，疼痛部位主要位于心前区或心尖部，程度较重，性质为锐痛，常在吸气时出现，有时部位变化不定，多发生于休息或轻度活动时，情绪波动可诱发，持续时间约数秒至数分钟。呼吸对胸痛有一定的影响，随着患者保持较浅的呼吸疼痛会逐渐缓解。焦虑可以诱发或加重胸痛，并且常伴有呼吸困难和高通气。其意义在于和其他严重的胸痛，如心绞痛相鉴别。

二、诊断思路

（一）问诊要点

1. 针对胸痛问诊　询问胸痛的发病时间、起病缓急、胸痛部位、性质、诱因、持续时间和缓解方式，仔细区分胸膜性胸痛、纵隔性胸痛和胸壁痛可大致确定病变的性质。对于纵隔性胸痛发生部位、性质和放射特点的详细询问对心绞痛、心肌梗死、主动脉夹层、肺栓塞、气胸等危及生命的疾病的诊断有重要意义。

2. 伴随表现问诊

（1）伴咳嗽、咳痰：常见于气管、支气管和肺部疾病。

（2）伴发热：主要见于肺和胸膜炎症，也见于肺栓塞、急性心肌梗死。

（3）伴呼吸困难：见于重症肺炎、胸膜炎、气胸、肺栓塞、心肌梗死和高通气综合征。

（4）伴咯血：主要见于肺栓塞、支气管肺癌。

（5）伴吞咽困难、烧心、反酸：见于食管疾病。

（6）伴苍白、大汗、血压下降或休克：多见于心肌梗死、主动脉夹层、主动脉窦瘤破裂和大块肺栓塞。

3. 诊疗经过问诊　是否进行过胸部X线片、心电图、超声心动图等检查；是否进行过腹部B超、CT肺血管成像等其他检查；是否进行过治疗，效果如何。

4. 相关既往及其他病史问诊　有无冠心病、高血压及其他心脏疾病病史；有无慢性肺部疾病、肺结核等病史；有无食管炎、胃溃疡等消化系统疾病史；有无外伤史等。

（二）体格检查及辅助检查要点

1. 起病较急的持续性胸痛　应密切观察生命征；注意有无发热、发绀等。

2. 肺部异常体征　如呼吸频率和幅度，呼吸运动是否对称；有无胸壁压痛、皮疹；异常叩诊音、呼吸音改变和病理性呼吸音的出现常常提示有肺部疾病；胸膜摩擦音常见于胸膜炎早期，有时见于肺炎和肺栓塞。

3．心脏体征　P_2 亢进及分裂见于肺栓塞、原发性肺动脉高压、二尖瓣狭窄等；注意心脏杂音、心包摩擦音。

4．腹部有无压痛、反跳痛、肌紧张等。

5．其他　疑诊主动脉夹层时注意四肢脉搏及血压；注意有无深静脉血栓形成的体征（肢体肿胀、皮温增高、浅静脉充盈、局部压痛等）。

6．应针对可疑的疾病选择胸部 X 线片、心电图、超声心动图等检查。疑诊肺栓塞时可行肺通气灌注扫描、CT 肺动脉成像或肺动脉造影等。

（刘晓菊　包海荣）

第六章 发 绀

发绀（cyanosis）是指由于血液中还原血红蛋白增多或异常血红蛋白衍生物增加使皮肤、黏膜呈青紫色。常发生在毛细血管丰富、皮肤较薄、色素较少的口唇、指端（甲床）等部位。

一、病因、发生机制和临床特点

发绀的主要机制为血液中还原血红蛋白的绝对含量增加。还原血红蛋白浓度可用血氧的未饱和度来表示。正常血液中血红蛋白含量为150g/L，能携带200vol/L的氧，此种情况称为100%氧饱和度（SaO_2）。正常从肺毛细血管流经左心至体动脉的血液，其氧饱和度为96%（190vol/L），而静脉血液的氧饱和度为72% ~ 75%（140 ~ 150vol/L），氧未饱和度为50 ~ 60vol/L，在周围循环毛细血管血液中，氧的平均未饱和度约为35vol/L。当毛细血管内的还原血红蛋白超过50g/L（即血氧未饱和度超过65vol/L）时，皮肤黏膜可出现发绀。但临床实践资料表明，该说法并非完全可靠。因发绀的程度除与还原血红蛋白含量有关外，还受到血红蛋白含量、患者肤色和观察者等多种因素的影响。重度贫血时即使血氧饱和度很低、血中还原血红蛋白比例很高，但是由于还原血红蛋白的绝对含量仍然较低，因此很难出现发绀。真性红细胞增多症患者由于血红蛋白浓度高，在血氧饱和度较高的情况下就会出现发绀。不同医生对发现发绀的敏感度也有较大差异。因此，在临床上所见发绀，并不能全部确切反映动脉血氧下降的情况，必要时应进行血气分析测定对低氧血症进行判断。另外，血中异常血红蛋白如高铁血红蛋白和硫化血红蛋白增加时也可引起发绀。

根据病因和临床特点可将发绀分为以下三种类型：

（一）中心型发绀

发生的原因多为心、肺疾病引起肺通气与换气功能障碍、肺氧合作用不足导致 SaO_2 下降或异常血红蛋白衍生物增多所致。其特点是发绀为全身性，除四肢和末梢部位外，黏膜也可以见到发绀。

1. SaO_2 下降

（1）肺功能损害

呼吸系统疾病引起严重肺功能损害时，均可发生严重的低氧血症，出现发绀。常见疾病包括慢性阻塞性肺疾病、重症哮喘、重症肺炎、肺纤维化、肺水肿、肺栓塞、气胸、大量胸腔积液等。

（2）解剖分流

①先天性发绀型心脏病：心脏解剖结构缺损导致异常通道分流，部分未经氧合的静脉血（来自体循环的静脉系统）经异常通道和体循环的动脉血（来自肺静脉）混合，使体循环中的 SaO_2 显著下降，出现发绀。如 Fallot 四联症、Eisenmenger 综合征等。

②肺内动静脉分流：常见原因为先天性和获得性肺动静脉瘘，可以单发或多发。发绀的严重程度取决于瘘的数量和大小。部分肝硬化患者由于体液因素的作用出现多发的小的肺内分流，引起 SaO_2 下降和发绀，称为肝肺综合征。

2. 异常血红蛋白衍生物增加

（1）高铁血红蛋白：血红蛋白中的二价铁被三价铁所取代，形成高铁血红蛋白，失去与氧结合的能力。血中高铁血红蛋白浓度达到 30g/L 时即出现发绀。引起高铁血红蛋白血症的常见药物或化学物质包括伯氨喹、亚硝酸盐、氯酸钾、碱式硝酸铋、磺胺类、苯丙砜、硝基苯、苯胺等。其特点是发绀出现急、病情重，静脉血呈深棕色，氧疗后发绀不减轻。静脉注射亚甲蓝（美蓝，methylene blue）、硫代硫酸钠或大剂量维生素 C 后发绀可消退，通过分光镜检查可证实血中高铁血红蛋白的存在。亚硝酸盐中毒常见于误服亚硝酸盐或含亚硝酸盐较多的变质蔬菜，又称为"肠源性发绀"。先天性高铁血红蛋白血症少见，自幼即有发绀，病因为血红蛋白还原酶缺乏或珠蛋白肽链结构异常导致高铁血红蛋白不易被还原，前者为常染色体隐性遗传，后者为常染色体显性遗传。

（2）硫化血红蛋白：硫化氢作用于血红蛋白生成硫化血红蛋白，当血中含量达到 5g/L 时即可出现发绀。病因同高铁血红蛋白血症，部分患者同时存在肠道内硫化氢形成过多的因素，如便秘、服用硫化物（含硫氨基酸）等。由于硫化血红蛋白不能恢复为血红蛋白，需要红细胞破坏代谢后方能消除，因此发绀可持续存在数月，患者的静脉血呈蓝褐色，分光镜检查可证实血中硫化血红蛋白的存在。

（二）周围型发绀

发生的原因多由于周围循环血流障碍的所致。其特点是发绀常见于肢体末梢和下垂部位。由于无 SaO_2 下降，通常无口唇和颊黏膜青紫。生理条件下最常见的原因是接触冷空气或冷水后因为末梢血管收缩出现发绀。

1. 淤血性周围型发绀：发生机制为体循环淤血。由于静脉血流缓慢，血液中的氧被组织过度摄取使毛细血管和静脉血中氧含量下降，发生发绀。常见疾病有右心衰竭、心包积液、缩窄性心包炎、腔静脉阻塞、深静脉血栓形成等。

2. 缺血性周围型发绀：发生机制为心输出量下降或外周动脉收缩或狭窄。心输出量下降，如充血性心力衰竭或休克，由于交感神经反射性兴奋，使外周血管收缩，体内血流重新分布，使血液转移到重要脏器，如中枢神经系统和心脏，同时出现四肢冰凉，并有明显发绀。周围动脉病变（如闭塞性周围动脉粥样硬化、血栓闭塞性脉管炎、动脉栓塞等）时，由于动脉管腔狭窄或闭塞，使得肢端动脉血流受阻，组织缺血缺氧，常发生苍白和疼痛，并出现发绀。周围动脉痉挛所造成的阵发性指端发绀称为雷诺现象，主要病因为血管神经功能紊乱，见于结缔组织病等多种疾病。

（三）混合型发绀

中心型发绀和周围型发绀同时存在，如全心衰竭。肺淤血或肺水肿造成中心型发绀，右心衰引起体循环淤血出现周围型发绀。

二、诊断思路

（一）问诊要点

1. 针对发绀问诊　发病年龄、起病时间和发绀出现的快慢。出生时或幼年时即有发绀常见于先天性心脏病。是否接触过某些可以导致异常血红蛋白衍生物出现的药物或化学物质。

2. 伴随表现问诊

（1）伴呼吸困难：常见于心肺功能严重受损的疾病。

（2）伴杵状指：常见于先天性发绀型心脏病、肺动静脉瘘和肺纤维化等。

（3）肢体发绀伴同侧肢体肿胀：常见于深静脉血栓形成。

（4）肢体发绀伴间歇性跛行：常见于周围动脉病变。

（5）伴意识障碍：常见于某些药物或化学物质中毒、休克、急性呼吸衰竭或急性心力衰竭等。

3．诊疗经过问诊　是否进行过胸部 X 线片或血气分析检查；是否曾进行过心脏方面的检查；是否进行过其他的检查和治疗（如氧疗等），效果如何。

4．相关既往及其他病史问诊　有无心脏病、肺部疾病史。有无周围血管病变史。

（二）体格检查及辅助检查要点

1．观察生命征有无异常。通过观察皮肤黏膜的颜色初步确定是中心型发绀还是周围型发绀。

2．肺部有无异常体征。有无异常心音、附加音或杂音，有无杵状指。

3．行动脉血气分析检查进一步明确发绀的类型，中心型发绀 SaO_2 下降，周围型发绀正常。如果怀疑异常血红蛋白衍生物引起发绀的可能，应行分光镜检查。疑诊慢性心、肺疾病时，应进行胸部 X 线片、心电图、超声心动图等检查。

（刘晓菊　包海荣）

第七章　心　悸

心悸（palpitation）是一种常见的临床症状，患者可以主观感觉到自己的心脏跳动，并伴有不适或心慌感，心悸时常伴有心率和心律的异常，既可以是病理性的，也可以是生理性的。

一、病因、发生机制和临床特点

（一）心脏搏动增强

当心室肌和心脏瓣膜的紧张度在心脏收缩时由于心脏搏动增强而突然增加，会引起心脏跳动的不适感或心慌感，可见于生理性或病理性原因。

1．生理性　常见于健康人，由于①剧烈运动或精神过度紧张；②大量饮酒或喝浓茶、咖啡后；③应用某些改变心率的药物如肾上腺素、咖啡因、阿托品等。这时心悸一般是一过性的，原因过后一般会迅速恢复正常。

2．病理性　常由心脏疾病或心脏外疾病引起。

（1）心脏增大：见于高血压心脏病、各种心脏瓣膜病、先天性心脏病和心肌病（cardiomyopathy）等各种病因导致心脏增大，特别是心室肥大后心肌收缩力增强，引起心悸。除心悸外，临床还常伴有原发性心脏病的其他表现。

（2）心脏外疾病：通过增加心脏搏出量而致心悸，常见于甲状腺功能亢进症（hyperthyroidism）、各种原因的贫血和发热、低血糖和嗜铬细胞瘤（pheochromocytoma）等，特别是贫血时血液携氧量少，器官与组织缺氧，通过加快心率，增加心排出量以保证供氧。急性失血性贫血所致心悸尤为明显。而甲状腺功能亢进症由于基础代谢率增高，同时交感神经兴奋性增高，导致心率增快，引起心悸。

（二）心律失常（cardiac arrhythmia）

心动过速（tachycardia）、心动过缓（bradycardia）或其他心律失常均可因心率或心律的变化而引起心跳或心慌感，而慢性长期的心律失常常因逐渐适应，使得心悸症状表现减轻。

1．心动过速　见于各种原因的窦性心动过速、阵发性室上性心动过速或室性心动过速等，突然发生时心悸表现尤为明显。

2．心动过缓　见于各种原因的窦性心动过缓、病态窦房结综合征、高度房室传导阻滞（二、三度房室传导阻滞）等。由于心率减慢，心室充盈增加，心搏增强而心悸。

3．其他心律失常　常见于各种期前收缩和心房颤动或扑动等。由于心脏不规则跳动或有间歇而致患者心悸或有停跳感。

（三）神经精神因素

这是临床上很常见的非心脏器质性疾病引起心悸的原因，常由于自主神经功能紊乱所致，多见于青年女性，临床除有心悸外，常同时伴有心脏外的神经官能症表现，如易激动、焦虑、恐惧、记忆力减退、注意力不集中、头痛、头晕、耳鸣、全身乏力和失眠等。

二、诊断思路

（一）问诊要点

1．针对心悸特点问诊　阵发性或持续性、发作诱因、持续时间、频率、缓解因素、病程及发作时脉率和脉律情况等，阵发性室上性心动过速常为阵发性心悸，突然发生，突然终止，有器质性心脏病心脏增大者常可有持续性心悸，感染或劳累等可诱发加重，生理性心悸都有诱因，见于正常健康人。

2．伴随表现问诊　有利于心悸的病因诊断和鉴别诊断。

（1）伴心前区不适或疼痛：见于冠心病心绞痛或心肌梗死、心肌炎、心包炎、心脏神经症（cardiac neurosis）。

（2）伴呼吸困难：见于各种心脏病导致的心功能不全，重症贫血等。

（3）伴发热：见于各种感染性疾病、某些结缔组织病及心肌炎和心包炎等。

（4）伴晕厥或抽搐：常见于严重心律失常导致的心源性脑缺血综合征患者，如完全性房室传导阻滞、心室纤颤、阵发性室性心动过速和病态窦房结综合征等。

（5）伴贫血（anemia）：见于各种原因的急性失血或溶血后快速发生的贫血，而缓慢发生的贫血则心悸多发生于劳累后。

（6）伴消瘦（emaciation）和出汗（sweat）：见于甲状腺功能亢进症，可同时伴有食欲增加、性情急躁、喜冷怕热等表现。

（7）伴头晕、耳鸣、失眠、记忆力减退等神经衰弱症状者，应考虑神经精神因素引起的心悸，但首先应除外器质性心脏病可能。

3．诊疗经过问诊　患病以后是否到医院看过，曾做过哪些检查，特别是心电图检查，做过哪些治疗，用何种方法治疗会使心悸终止。

4．相关既往及其他病史的问诊　既往有无高血压、心脏病、甲状腺功能亢进症和糖尿病、贫血和神经官能症病史，有无传染病接触史及疫区居住史；有无服药史和药物过敏史；有无饮浓茶、咖啡嗜好及嗜烟酒情况。

（二）体格检查要点

除全面体格检查外，特别要注意如下几方面：

1．脉率、脉律和血压　心律失常时脉率和脉律可有异常。高血压病时血压会升高。

2．甲状腺　甲状腺肿大伴有血管杂音，见于甲状腺功能亢进症。

3．心脏　心脏增大说明有器质性心脏病。心律失常时可有心率和心律的异常。有器质性心脏杂音和心包摩擦音分别说明有心脏瓣膜病和心包疾患。左心功能不全时两肺底可闻及湿性啰音。右心功能不全时可见颈静脉怒张、肝颈静脉回流征阳性、肝大和下肢水肿。

4．周围血管征　主动脉关闭不全时患者常有周围血管征，如水冲脉、毛细血管搏动征、枪击音等。

（三）辅助检查要点

1．心电图、动态心电图、超声心动图、胸部X线片等可帮助了解心律失常类型和心脏病变情况。冠状动脉造影是诊断冠心病的重要检查。

2．血象　贫血时血红蛋白下降。有感染性发热时白细胞总数增高，多以中性粒细胞比例增高为主，外周血涂片可见核左移现象。

3．血糖和血 T_3、T_4、TSH 检查有利于确定有无糖尿病和甲状腺功能亢进症。

（黄　琰）

第八章 水　肿

水肿（edema）是指过多的体液在组织间隙或体腔中积聚所导致的组织肿胀。一般当体液积聚量达 4～5kg 时，临床上就可出现肉眼可见的水肿。水肿可分为全身性水肿和局限性水肿；可凹陷性水肿（pitting edema）和非凹陷性水肿。若水肿明显时，液体可积聚于体腔内称积水（hydrops）或积液，如胸水或胸腔积液（pleural effusion）、腹水（ascites）或腹腔积液、心包积液（pericardial effusion）。一般情况下，因形成机制特殊，肺水肿、脑水肿等内脏器官局部的水肿，不包括在本章水肿范畴内。

一、病因、发生机制和临床特点

（一）全身性水肿
全身性水肿是指液体在体内组织间隙中呈现弥漫性分布时的水肿。

1．心源性水肿（cardiac edema）

主要病因：各种原因导致的右心衰竭所致，包括各种心脏病引起的慢性心力衰竭、渗出性心包积液、慢性缩窄性心包炎、容量负荷过度等。

主要发生机制：①水钠潴留：右心衰竭时有效循环血量不足、肾血流量减少，致使肾小球滤过率降低、肾排钠减少，同时继发性醛固酮增多，更促进钠与水的潴留；②毛细血管滤过压升高：右心功能不全时的体循环淤血、静脉压增高，致使毛细血管静脉端静水压增高，组织液回吸收减少。

临床特点：水肿为对称、凹陷性；首先出现于身体下垂部位，以后逐渐、缓慢地上延至全身。水肿受体位变动和机体活动的影响，如经常卧床者以腰骶部明显，站立时以下肢和足部为明显，行走活动后加重，休息后减轻或消失，颜面部一般不肿。常同时伴有基础心脏病和体循环淤血的表现，严重者可出现胸腔积液、腹水。

2．肾源性水肿（renal edema）

主要病因：多见于各型肾炎和肾病。

主要发生机制：水钠潴留。①血浆胶体渗透压降低：长期、大量蛋白尿造成血浆蛋白过低，血浆胶体渗透压下降，液体从血管内渗入组织间隙，产生水肿；②"球 - 管失衡"：肾小球滤过率下降，而肾小管重吸收功能基本正常，导致"球 - 管失衡"和肾小球滤过分数（肾小球滤过率、肾血浆流量）下降，出现水钠潴留；③肾实质血供不足，导致肾素 - 血管紧张素 - 醛固酮系统活化；④肾内前列腺素（PGI_2、PGE_2 等）产生减少，致使肾排钠减少。

临床特点：初为晨起眼睑和颜面部水肿，可较迅速地发展为全身性水肿。肾病综合征时常有中、重度水肿。水肿部位与体位关系不大。常同时伴有尿检异常、高血压和肾功能损害。

3．肝源性水肿（hepatic edema）

主要病因：各种原因所致肝硬化，多见于肝硬化失代偿期。

主要发生机制：①门静脉压力增高，肝静脉回流受阻，肝窦内压力明显增高，滤出的液体主要经肝包膜渗出、流入腹腔，形成腹水；②肝蛋白质合成障碍致低蛋白血症，引起血浆胶体渗透压降低；③继发性醛固酮增多，促进水钠潴留；④肝淋巴液生成增多，超过胸导管引流的能力，渗出至腹腔促进腹水形成。

临床特点：以腹水为主要表现，也可先出现水肿，常先见于踝部，然后缓慢向上发展，一般头、面部和上肢常无水肿。同时，临床上有肝功能异常和门静脉高压的表现。

4. 营养不良性水肿（nutritional edema）

主要病因：进食过少（如长期饥饿或高度食欲缺乏）、吸收障碍（如严重胃肠疾病、吸收不良综合征等）、慢性消耗性疾病（如恶性肿瘤晚期）、重度烧伤等。

主要发生机制：营养不良导致低蛋白血症或维生素 B_1 缺乏，引起水肿，而皮下脂肪减少使组织松弛和组织压降低，可加重水肿。

临床特点：先出现消瘦和体重下降，而后出现水肿。水肿初见于踝部和下肢，以后可逐渐向上蔓延至全身，严重时出现浆膜腔积液（serous membrane fluid）。

5. 妊娠性水肿（pregnancy edema）

主要原因：正常妊娠后期、妊娠高血压。正常妊娠后期孕妇常出现双下肢轻度水肿，休息后减轻，此为生理性反应。若休息后水肿不减轻，且日趋严重者，应考虑为病理性，如妊娠高血压（其三大临床特点为高血压、蛋白尿和水肿）。

主要发生机制：钠水潴留，毛细血管通透性增加。

临床特点：正常妊娠时水肿较轻，而妊娠高血压时水肿较重，呈全身性，常伴有高血压和蛋白尿。

6. 黏液性水肿（myxedema）

主要病因：甲状腺功能减退症。

主要发生机制：组织液中黏多糖（主要由透明质酸和硫酸软骨素 B 组成）的含量增多、沉积，致组织液胶体渗透压增高，形成黏液性水肿。

临床特点：水肿呈非凹陷性，颜面及双下肢较明显，伴有其他甲状腺功能减退的表现。

7. 药物性水肿（pharmacal edema）

主要原因：应用肾上腺皮质激素、雄激素、雌激素、胰岛素、萝芙木制剂、甘草制剂等。

主要发生机制：钠水潴留。

临床特点：水肿发生于药物治疗过程中，较其他类型水肿发生的快，停药后逐渐消退。

8. 特发性水肿（idiopathic edema）

病因未明。

发生机制：可能与内分泌功能失调，毛细血管通透性增加和直立体位反应的异常等有关。立卧位水试验有助于诊断。

临床特点：多见于妇女。水肿发生于身体下垂部位，月经期或活动劳累后加重，常伴心悸、焦虑、失眠（insomnia）等症状，少数伴迅速肥胖和月经紊乱。

（二）局限性水肿

指局限发生于身体任何部位的水肿。其病因和发生机制如下：

1. 局部静脉回流受阻 如血栓性静脉炎及肢体静脉血栓形成、下肢静脉曲张、上腔静脉阻塞综合征等。

2. 淋巴回流受阻 如丝虫病引起的阴囊和下肢象皮肿（elephantiasic edema）、乳腺癌根治术后的上肢水肿等。

3. 感染中毒 如丹毒（erysipelas）、疖、痈、蜂窝组织炎（cellulitis）及蛇或虫咬中毒等。

4. 过敏性水肿（anaphylactic edema） 如血管神经性水肿（angioneurotic edema）和接触性皮炎等。

二、诊断思路

（一）问诊要点

详细及有针对性地询问病史，对于获得有关水肿的病因分析、发病过程、诊断思路和鉴别诊断具有重要意义。

1. 针对水肿问诊　除询问一般病史资料外，还应注意追问以下情况：①过去有无水肿？水肿的发展情况？是持续性或间歇性？目前是趋于好转或恶化？②本次水肿发生前有无诱因或前驱表现？水肿发生的部位、时间和快慢？是全身性还是局限性？③最近是否接受过某些制剂或药物治疗（如大量盐水注射、肾上腺皮质激素、钙离子拮抗剂、睾酮、雌激素）等。

2. 伴随表现问诊　如是全身性水肿，应注意询问有无心脏病、肾疾病、肝病、营养不良、内分泌功能紊乱等相关病史，以利于水肿的病因诊断和鉴别诊断。①水肿伴肝大者多为心源性和肝源性水肿，若同时伴少量蛋白尿、呼吸困难和发绀者，多为心源性水肿；②水肿伴蛋白尿、血尿、高血压者常为肾源性水肿；③水肿伴明显食欲缺乏、消瘦者多为营养不良性水肿；④水肿与月经周期有关者多见于特发性水肿。如为局限性水肿，则应注意询问炎症感染、创伤、手术、肿瘤、血管疾患和过敏等状况。

3. 诊疗经过问诊　仔细询问患病以来的检查和治疗情况，以为诊断和鉴别诊断提供线索。

4. 相关既往及其他病史的问诊　既往有无心、肝、肾、甲状腺疾病和过敏性疾病史，有无营养障碍性疾病史；其他病史如用药史、药物过敏史及月经生育史等。

（二）体格检查要点

对水肿患者需进行详细的全身检查，以助于了解水肿的来源与特征。如水肿伴端坐呼吸、颈静脉怒张、心脏扩大、心率增快、心脏杂音、肝淤血肿大、肝颈静脉回流征阳性和中心静脉压升高等，提示存在心功能障碍，水肿是由心脏疾病所致。脾大、腹壁浅静脉曲张、门脉高压合并腹水者，提示肝硬化。皮肤干燥和苍黄、毛发脱落、反应迟钝等，提示有甲状腺功能低下即黏液性水肿的可能。

查体时还应注意水肿的表现和以下特征：

1. 水肿的分布　通过查体进一步证实患者主诉的水肿情况，是局部还是全身。全身性水肿常为对称性，一般以下垂部位最明显，且多表现在组织松弛部位，如眼睑、面颊、踝部、阴囊等。局限性水肿则可发生在身体的任何部位。

2. 水肿的指压特点　用手指按压水肿部位有凹陷，抬手后数秒钟内不消失者称为可凹性水肿，临床上最常见；反之为非可凹性水肿。可凹性水肿凹陷的程度常反映水肿的轻重。非可凹性水肿少见，仅见于甲状腺功能低下所致的黏液性水肿和淋巴管阻塞所致的水肿。

3. 水肿的部位特征　水肿局限于胸廓以上伴胸壁静脉扩张充盈者，需考虑上腔静脉阻塞综合征。若仅一侧下肢水肿，常见于静脉曲张、静脉血栓、丝虫病、淋巴管阻塞等。若女性患者，每天午后出现水肿，次日晨起又消失，每天体重亦相应发生变化（在 1kg 左右），除外了其他疾病后，需考虑为特发性水肿。

4. 水肿部位皮肤的改变　水肿部位的皮肤常绷紧、弹性降低、组织重量增加；非炎症性水肿还表现为水肿部位颜色变白、温度偏低，严重者在皮肤破损处，可有组织液渗出；若局部皮肤有红、肿、热、痛，常提示有炎症感染。若水肿发生快而急，伴皮肤瘙痒，应注意有无接触史和过敏史。若水肿在下肢，同时伴有皮肤增厚、变粗、变硬，按压后凹陷，严重者呈疣状畸形，常提示丝虫病引起的象皮肿。

（三）辅助检查要点

水肿的辅助检查，除常规项目外，还需针对其病因进行检查，可选择进行：

1. 血、尿、粪便三大常规。

2．血浆白蛋白及总蛋白测定。

3．肝肾功能测定，醛固酮、肾素活性测定，甲状腺功能检测，自身免疫性疾病检测等。

4．心电图检查、胸部 X 线片、腹部 B 超和超声心动图检查等。

（黄　雯）

第九章　吞咽困难

吞咽困难（dysphagia）是指食物自口腔进入到胃的过程中受阻，在吞咽食物或饮水时感到费力或发噎，有食物停滞、被粘住或挂住的梗塞之感。可伴有胸骨后疼痛。假性吞咽困难是指咽部、颈部或胸骨后有团块样梗阻感，或有吐之不出、咽之不下的异物感，但吞咽时并不加重，进食、饮水时症状常可减轻，常有心理障碍与精神障碍的背景，应加以鉴别。

一、病因

（一）口咽性
口咽部炎症、神经肌肉障碍（神经系统病变、神经肌肉接头病变、肌病）、机械梗阻（咽部肿瘤、咽喉结核等）。

（二）食管机械性梗阻
1. 食管壁病变　食管癌及其他恶性肿瘤、食管息肉或平滑肌瘤等良性肿瘤、食管良性狭窄、反流性食管炎、食管溃疡、食管裂孔疝、食管憩室等。
2. 食管腔外病变　纵隔肿瘤、心血管疾病（如左房扩大、主动脉弓及其分支压迫颈部食管）、胸骨后甲状腺肿大、胸腺肿大等。
3. 食管内病变　食管内异物、食管蹼等。

（三）神经、肌肉病变所致食管动力障碍
1. 神经系统疾病　延髓麻痹、脑血管病、脑干肿瘤、帕金森（Parkinson）病、脊髓灰质炎、肌萎缩性侧索硬化、重症肌无力、贲门失弛缓症（achalasia）等。
2. 硬化性肌病　多发性肌炎、皮肌炎、系统性硬化病、眼 - 咽型肌营养不良症（oculopharyngeal muscular dystrophy）等。
3. 神经症　如癔球（globus hystericus）、抑郁症等。

（四）唾液分泌减少
由药物（如抗胆碱药物）、放射治疗、干燥综合征（Sjogren syndrome）等因素引起。

二、发生机制

食物由口腔到胃包括四个阶段：第一阶段食物经咀嚼后形成食团，被运送至舌背，舌肌在吞咽运动开始时迅速收缩，将食团送向咽后壁，此为随意运动。第二阶段为食团刺激咽后壁，引起一系列反射性协调运动，为不随意运动。使咽部通向鼻与喉的通道暂时关闭，食团即进入食管。第三阶段为食团由食管到贲门，吞咽反射引起的食管蠕动波推进食团迅速下达贲门，仅需数秒钟。第四阶段在吞咽反射开始后的 5 ~ 6 秒钟，食管下段平滑肌弛缓，贲门开放，食团进入胃内。未排尽的食物刺激食管壁引起的继发性反射动作以清除食管内容物。食物下段有一约 3cm 的高压区，是阻止胃内容物反流到食管的重要屏障。

原发性向前推进运动和支配吞咽动作的传入神经包括：软腭的三叉神经、咽后壁的舌咽神经、会厌和食管的迷走神经。支配肌肉运动的传出神经为三叉神经、舌咽神经和舌下神经。吞咽反射的中枢位于延髓。吞咽通道的梗阻性病变、炎症性病变、神经肌肉病变和功能性病变均可导致吞咽困难。

三、临床特点

因病因及梗阻部位不同而有不同的特点。

（一）口咽性吞咽困难

1．口咽部炎症引起的吞咽困难，常伴下咽时疼痛。

2．延髓麻痹时，出现舌咽、迷走和舌下神经功能障碍，引起舌肌、软腭、咽肌麻痹。表现为吞咽困难、咀嚼无力、饮水呛咳并由鼻孔流出，伴有构音障碍。

3．舌下神经麻痹引起舌肌运动障碍，出现咀嚼困难及吞咽困难，伴有构音障碍。

4．重症肌无力患者因有咀嚼肌、咽肌、舌肌无力而出现咀嚼和吞咽困难、饮水呛咳，吞咽困难随进食时间延长而逐渐加重。

5．多发性肌炎患者咽肌受累可发生吞咽困难，尚有发热、咽痛、肌痛、肌无力和肌肉压痛。眼 - 咽型肌营养不良症可出现吞咽困难和眼睑下垂。

6．口咽部肿瘤除引起吞咽困难外，尚有肿瘤压迫、侵蚀部位或远隔部位相应的表现。

7．位于上食管括约肌上方的 Zenker 憩室压迫食管引起吞咽困难，常伴有下咽时咕噜声，食物迅速返回到口腔。

（二）食管性吞咽困难

吞咽时常伴胸骨后不适、膨胀感。

1．食管癌引起的食管机械性梗阻，初期进固体食物困难，后期液体食物也吞咽困难，有进行性加重趋势。

2．反流性食管炎主要症状为烧心（胸骨后烧灼感）、反酸及胸骨后疼痛，由于反流的酸性胃内容物可刺激食管引起局部痉挛出现间歇性吞咽困难。各种原因引起的食管炎症后期若形成瘢痕狭窄则可出现不同程度的吞咽困难。

3．食管下端神经肌肉功能障碍引起的贲门失弛缓症，常表现为间歇性吞咽困难、胸骨后疼痛、反食。

4．系统性硬化病常发生食管溃疡、肌层萎缩、瘢痕组织形成。因食管蠕动减弱而出现吞咽困难和胸骨后闷痛。

5．Plummer-Vinson 综合征表现为缺铁性贫血、口角炎、吞咽困难。

（三）功能性疾病

吞咽困难间歇发生，病程长，症状时轻时重。进干食或流质同样困难，冷饮加重、热饮减轻，反复做吞咽动作或饮水可缓解。无贫血、消化道出血、消瘦等伴随症状。发病往往有精神因素。

四、诊断思路

（一）问诊要点

1．老年男性吞咽困难以食管癌最常见，儿童有吞咽困难当以食管异物为多。

2．前驱因素或诱因　询问吞咽异物史有利于判断食管异物，过去有误服腐蚀剂、食管和胃手术史有利于判断食管狭窄。了解精神因素有利于判断癔症或贲门失弛缓。

3．病程　近期出现症状、短期内进行性加重的吞咽困难多见于恶性肿瘤，病程超过一年，非进行性或间歇性发作者多为良性食管疾病。

4．初步判断阻塞部位　患者多可明确地指出阻塞部位，与病变的解剖部位符合，有助于定位诊断。如在食管上段除食管癌外，应想到内压性憩室或癔球；如在食管中段除食管癌外，以食管外压性病变较为常见；食管下段阻塞则以食管癌为主要原因，其次为贲门失弛缓症。

5．与食物性状关系　食管癌引起的腔内梗阻，早期进固体食物吞咽困难，呈进行性加重，至晚期进液体食物也发生困难。神经肌肉疾病引起的食管动力性障碍，进固体及液体食物均发生吞咽困难，吞咽流质食物反较固体食物困难。

6．伴随症状

（1）伴咽部疼痛：提示多为口咽性吞咽困难，常见与急性咽炎、口腔溃疡、咽后壁脓肿、急性扁桃体炎、扁桃体周围脓肿等。

（2）伴呃逆：常见于发生在食管下段的病变，如食管裂孔疝、贲门失迟缓等。

（3）伴胸骨后疼痛、烧灼感：见于食管反流病、食管溃疡。

（4）伴咀嚼无力、构音困难、呼吸困难、全身肌无力：见于重症肌无力、肌营养不良症、多发性肌炎等肌病。

（5）伴呛咳：见于食管憩室、咽神经病变、食管癌浸润并形成食管支气管瘘。

（6）伴哮喘、呼吸困难：见于大量心包积液、纵隔肿瘤压迫食管及气管。

（7）伴声斯：见于食管癌引起纵隔浸润侵犯喉返神经，甲状腺肿大、淋巴结肿大、主动脉瘤压迫喉返神经等。

（二）体格检查要点

应注意全身营养状态，有无口咽部炎症、溃疡，有无恶病质的表现，有无全身浅表淋巴结肿大，有无甲状腺肿大，有无皮肤硬化，仔细的神经系统检测发现的阳性体征，有助于诊断神经系统疾病引起的运动性的吞咽困难。

（三）辅助检查要点

1．食管 24 小时 pH 监测 食管腔内行 24 小时 pH 监测，对诊断酸性或碱性反流有重要帮助。

2．食管测压 食管测压可判断食管运动功能状态，一般采用导管侧孔低压灌水测压法，正常食管下括约肌（LES）基础压力在 12 ~ 20mmHg，LES 压力 / 胃内压 > 1.0，如压力 ≤ 10mmHg，LES 压力 / 胃内压 < 0.8，提示胃食管反流，但人们发现胃食管反流者与正常人 LES 压值多有重叠，后多改用导管抽出法测压，取呼气末期 LES 压值为准，食管贲门失弛缓症患者测压仅见非蠕动性小收缩波，吞咽动作后无明显蠕动收缩波；而食管痉挛患者可测出强的食管收缩波，LES 弛缓功能良好。

3．内镜及活组织检查 可直接观察到食管病变，如食管黏膜充血、水肿、糜烂、溃疡或息肉、肿瘤等；可观察食管有无狭窄或局限性扩张，有无贲门失弛缓等，胃镜下行活组织病理检查，对鉴别食管溃疡、良性肿瘤与食管癌有重要意义。

4．X 线检查 胸部 X 线片可了解纵隔有无占位性病变压迫食管及食管有无异物等；食管 X 线钡餐检查可观察钡剂有无滞留，以判断病变为梗阻性或肌蠕动失常性，必要时采用气钡双重造影了解食管黏膜皱襞改变。

5．胸部 CT 食管腔外压性病变，尤其是纵隔肿瘤、主动脉瘤或畸形，可经胸部 CT 等检查明确诊断。

6．血清免疫学检查 有助于判断结缔组织疾病。

7．头颅 CT、MRI 有助于确定中枢神经系统病变。

（张永宏）

第十章　恶心与呕吐

恶心（nausea）、呕吐（vomiting）是临床常见症状。恶心是一种想将胃内容物经口呕出的紧迫不适的主观感觉。呕吐是指胃的强烈收缩迫使胃内容物或部分小肠内容物经食管、口腔而排出体外现象。若仅有呕吐的动作过程但无胃内容物排出称为干呕（vomiturtion）。另外，需区别呕吐与反食（regurgitation），后者是指胃内容物不经用力就反流到食管，有时到达口腔，通常不伴有恶心以及呕吐常见的喷射过程。

一、病因

引起恶心与呕吐的病因很多，按发生机制可归纳为下列几类：

（一）反射性呕吐

1．咽部受到刺激　如吸烟、剧咳、鼻咽部炎症或溢脓等。

2．胸部器官疾病　急性心肌梗死早期、心力衰竭、肺栓塞。

3．胃、十二指肠疾病　急、慢性胃炎、消化性溃疡、功能性消化不良、急性胃扩张或幽门梗阻、十二指肠壅滞等。

4．肠道疾病　急性阑尾炎、各型肠梗阻、急性出血坏死性肠炎、腹型过敏性紫癜等。

5．肝胆胰疾病　急性肝炎、肝硬化、肝淤血、急慢性胆囊炎或胰腺炎、胆结石等。

6．腹膜及肠系膜疾病　如急性腹膜炎。

7．其他疾病　如肾输尿管结石、急性肾盂肾炎、急性盆腔炎、异位妊娠破裂、青光眼、屈光不正等亦可出现恶心、呕吐。

（二）中枢性呕吐

1．神经系统疾病

（1）颅内感染：如各种脑炎、脑膜炎、脑脓肿。

（2）脑血管疾病：如脑出血、脑栓塞、脑血栓形成、高血压脑病及偏头痛等。

（3）颅脑损伤：如脑挫裂伤或颅内血肿。

（4）癫痫：特别是持续状态。

2．全身性疾病　尿毒症、肝昏迷、糖尿病酮症酸中毒、甲亢危象、甲状旁腺危象、肾上腺皮质功能不全、低血糖、低钠血症及早孕均可引起呕吐。

3．药物　如某些抗生素、抗癌药、洋地黄、吗啡等可因兴奋呕吐中枢而致呕吐。

4．中毒　乙醇、重金属、一氧化碳、有机磷农药、鼠药等中毒均可引起呕吐。

5．精神因素　胃神经症、癔症、神经性厌食等。

（三）前庭障碍性呕吐

凡呕吐伴有听力障碍、眩晕等耳科症状者，需考虑前庭障碍性呕吐。常见疾病有迷路炎，是化脓性中耳炎的常见并发症；梅尼埃病，为突发性的旋转性眩晕伴恶心呕吐；晕动病，一般在航空、乘船和乘车时发生。

（四）神经性呕吐

如癔症、神经官能症等。

二、发生机制和临床特点

呕吐是需要中枢神经参与的复杂的反射动作。呕吐中枢位于延髓，它有两个功能不同的机构，一是神经反射中枢，即呕吐中枢（vomiting center），位于延髓外侧网状结构的背部，接受来自消化道、大脑皮质、内耳前庭、冠状动脉以及化学感受器触发带的传入冲动，直接支配呕吐的动作；二是化学感受器触发带（chemoreceptor trigger zone），位于延髓第四脑室的底面，接受各种外来的化学物质或药物（如阿朴吗啡、洋地黄、吐根碱等）及内生代谢产物（如感染、酮中毒、尿毒症等）的刺激，并由此引发出神经冲动，传至呕吐中枢再引起呕吐。呕吐中枢被激活后，通过支配咽、喉部的迷走神经，支配食管及胃的内脏神经、膈肌的膈神经、肋间肌及腹肌的脊神经，将呕吐信号传至各有关效应器官，完成呕吐的全过程。介导恶心的神经通路尚未阐明，但有证据表明其类似呕吐神经反射通路。认为轻微刺激产生恶心，强刺激引起干呕、呕吐。

临床特点：恶心、无胃内容物经口呕出，可伴有迷走神经兴奋的症状，如皮肤苍白、出汗、流涎、血压降低及心动过缓等。呕吐是由胃内容物排出体外。若仅有呕吐的动作而无胃内容物排出称为干呕。干呕时可伴有心动过缓、心房颤动和室性心律失常。恶心、干呕、呕吐可单独发生，也可以伴随出现。剧烈干呕、呕吐可引起贲门撕裂（lacerations）。剧烈、频繁的呕吐可引起大量胃液丢失、脱水、电解质紊乱和代谢性碱中毒。长期呕吐可引起龋齿、营养不良。呕吐物误吸可引起肺部感染。

三、诊断思路

（一）问诊要点

1. 起病缓急　急性恶心、呕吐由下列因素引起：头部外伤、急性中毒、急性感染（尤其是消化道感染）、内脏疼痛（继发于急性消化道梗阻、炎症或缺血）、妊娠早期等；慢性恶心、呕吐常由颅内病变（如脑肿瘤）、内分泌代谢障碍、消化道梗阻、动力障碍（如胃轻瘫）、精神因素等引起。

2. 呕吐的时间　餐后即吐见于贲门失弛缓症、神经性呕吐；餐后约 6 ～ 12 小时以上呕吐见于幽门梗阻、胃动力障碍（如糖尿病或迷走神经切断术后胃轻瘫）、晨吐；餐前恶心、呕吐见于妊娠早期、尿毒症、颅内压增高。

3. 呕吐物性状、量和气味　呕吐未消化的食物提示贲门失弛缓症或食管憩室；呕吐物酸味或隔夜食物表明幽门梗阻，呕吐血性或咖啡渣样物表明上消化道出血，呕吐物混有胆汁表明远端十二指肠梗阻、上段空肠梗阻（胃切除术后）或胆汁反流入胃，呕吐量大见于幽门梗阻、十二指肠或上段小肠梗阻、胃泌素瘤，呕吐物伴粪臭表明下段小肠梗阻、腹膜炎伴肠梗阻、胃结肠瘘、长期胃出口梗阻（胃内继发细菌过度生长）。

4. 呕吐伴随症状及其特点

（1）伴剧烈头痛的喷射状呕吐（projectile vomiting）：见于颅内压增高、青光眼等。

（2）伴眩晕：见于第Ⅷ对脑神经疾病、椎基底动脉供血不全、小脑后下动脉供血不全。

（3）伴胸痛：见于急性心肌梗死、肺栓塞。

（4）伴腹痛、腹胀：见于腹腔器官梗阻、炎症、破裂、幽门梗阻、肠梗阻。

（5）伴腹痛、腹泻：见于急性胃肠炎、食物中毒、霍乱和副霍乱。

（6）伴腹痛、发热、寒战、黄疸：见于胆结石、胆囊炎。

5. 相关既往及其他病史　需注意有无肝炎、肾炎、糖尿病、消化性溃疡、腹部手术史、用药史，近期头部外伤史，育龄妇女应询问月经史以排除早孕。

（二）体格检查要点

1. 神经系统　意识状态、瞳孔、眼球震颤、颈项强直、共济运动、病理反射、眼底视神经乳头水肿。

2. 腹部　有无胃型、肠型、胃肠蠕动波、腹部膨隆、压痛与反跳痛、肿块、振水音、肠鸣音、移动性浊音等。

（三）辅助检查要点

根据可能的病因选择以下检查：血常规、尿常规、粪便常规、血清、电解质、血糖、肾功能、肝功能、甲状腺功能、血淀粉酶、心电图、腹部 X 线片、腹部超声、CT、消化道内镜、头颅 CT、MRI 及脑脊液等。

（张永宏）

第十一章 呕血与便血

消化道以 Treitz 韧带为界分为上消化道和下消化道。上消化道部位包括食管、胃、十二指肠、肝、胆、胰及胃大部切除胃空肠吻合术后的空肠，这些部位的出血称为上消化道出血（upper gastrointestinal bleeding）；下消化道包括空肠、回肠、结肠、直肠和肛门，这些部位的出血称为下消化道出血（lower gastrointestinal bleeding）。血液经口腔呕出称为呕血（hematemesis），血液经肛门排出称为便血（hematochezia）。

一、病因

（一）上消化道出血

1. 食管疾病　食管静脉曲张、食管炎、食管贲门黏膜撕裂（Mallory-Weiss 综合征）、食管癌、食管异物、纵隔肿瘤破入食管等。食管异物戳穿邻近主动脉可造成大量呕血。

2. 胃和十二指肠疾病　消化性溃疡、慢性胃炎、药物（如阿司匹林和非甾体类抗炎药、抗血小板药、抗凝血药等）引起的胃十二指肠黏膜损伤、应激（stress）相关性黏膜损伤、胃肿瘤、恒径动脉（caliber-persistent artery）破裂即 Dieulafoy 病等，其他还可见于胃间质瘤、淋巴瘤、息肉、急性胃扩张等。

3. 上消化道相邻的肝、胆道和胰腺疾病及主动脉瘤　肝硬化门脉高压症可引起食管和（或）胃底静脉曲张破裂及门脉高压性胃病；胆道结石、胆管炎、胆道外伤和胆道肿瘤引起的胆道出血流入十二指肠；急性胰腺炎、慢性胰腺炎和胰腺癌等；主动脉瘤破入食管、胃或十二指肠也可引起大量出血。

4. 血液疾病　血小板减少性紫癜、白血病、血友病和遗传性出血性毛细血管扩张症等。

5. 急性传染病　肾综合征出血热、暴发型肝炎、钩端螺旋体病和败血症等。

6. 其他　慢性肺源性心脏病、呼吸衰竭、尿毒症和结缔组织病等。

（二）下消化道出血

1. 肛门、直肠疾病　痔、肛裂、肛瘘、直肠炎、直肠癌、直肠息肉等。

2. 结肠疾病　细菌性痢疾、阿米巴痢疾、溃疡性结肠炎、结肠癌、结肠息肉、缺血性肠病等。

3. 小肠疾病　急性出血坏死性肠炎、肠结核、小肠肿瘤、血管瘤、Crohn 病、Meckel 憩室炎、肠套叠等。

4. 血管病变　血管畸形、血管瘤、血管退行性变、静脉曲张等。

5. 其他　血液系统疾病、结缔组织病（如白塞病、小血管炎等）、尿毒症、败血症等。

二、发生机制和临床特点

消化道出血因出血部位、出血量多少、出血速度以及血液在胃肠道内停留的时间长短而表现各异。

（一）呕血

呕血前常有恶心和上腹不适，胃内储血量达 250～300ml 即可呕出。一般以幽门以上的部位出血多见，但幽门以下十二指肠部位的出血若出血量大、速度快，血液可反流入胃再呕出。

若上消化道出血量小、速度慢可仅有黑便（melena）而无呕血。呕血者因部分血液经肠道下行常伴有黑便，但黑便者不一定伴有呕血。呕血颜色视出血量的多少及在胃内停留时间长短以及出血的部位而不同。出血量多、在胃内停留时间短、食管部位的出血多呈鲜红色或暗红色；若出血量少或在胃内停留时间长，则因血红蛋白与胃酸作用形成酸化正铁血红素（hematin），呕吐物呈咖啡渣（coffee-grounds）样。

（二）便血

可来自上消化道和下消化道。便血颜色可因出血部位不同、出血量的多少、出血的速度以及血液在肠腔内停留时间的长短而不同。下消化道出血量多、速度快、部位低时多呈鲜红色；若出血量少、停留时间长、部位高则多呈暗红色。血液可与粪便相混合或单独便出。便血鲜红色附于粪便表面不与粪便混合，排便前后滴血或喷血者，表明肛门直肠疾病，如痔、肛裂和直肠肿瘤等引起的便血。上消化道出血或小肠出血超过 50ml 时，停留在肠内的血，其中血红蛋白与肠内硫化物结合形成硫化亚铁，使粪便呈黑色，形成黑便。肠腔内血量超过 300 ～ 500ml 时，形成较大量的硫化亚铁刺激肠黏膜分泌黏液使粪便黑而油亮，状如柏油，故称柏油样便（tarry stool）。细菌性菌痢多有黏液脓血便，阿米巴痢疾脓血便常呈暗红色果酱样。急性出血坏死性肠炎可排出洗肉水样血便。

（三）隐性出血

少量消化道出血，每日在 5ml 以下时，无肉眼可见的粪便颜色改变，需经隐血试验检验方可确定者称为隐性出血（occult blood），即粪便潜血。一般隐血试验虽然敏感性高，但有一定的假阳性，使用抗人血红蛋白单克隆抗体的免疫学检测，不受其他动物血液、铁剂等的干扰，可以避免假阳性。

（四）失血症状

消化道出血后可引起一系列失血后的症状。少量出血（失血量小于循环血容量 10% 以下时），可无症状，或出现轻微头晕、乏力。中等量出血（失血量占循环血容量 10% ～ 20%），出现头晕、冷汗、口渴、心慌、四肢厥冷、脉搏增快，可有晕厥发作。出血量超过 30% 的急性重度出血，常有神志不清、面色苍白、心率加快、血压下降等表现，甚至休克和意识障碍。有些出血早期可无明显血液学改变，大量出血者数小时内即出现贫血表现，急性消化道出血后可有低热，持续数日。

三、诊断思路

引起呕血或便血的疾病很多，为明确诊断应综合分析多方面线索。

（一）确定是否呕血和（或）便血

1. 应排除假性呕血　即排除鼻腔、咽喉和口腔出血直接经口呕出或下咽后呕出。服用铁剂、铋剂及某些中药、动物血、肉类等食物后出现假性黑便。上述药物引起的黑色粪便一般呈灰黑色无光泽，粪便隐血试验阴性。进食肉食或含动物血食物者可采用免疫学隐血检测方法（如抗人血红蛋白抗体、抗人红细胞基质抗体检测）避免假阳性。

2. 呕血应与咯血鉴别　参见第四章咯血（第 17 页）。

3. 某些消化道大量出血的患者，尚未出现呕血及便血就进入失血性休克状态，晕厥或休克可能为首发病征，应注意追踪检查。

（二）确定消化道出血的部位

根据出血方式初步判断上消化道出血与下消化道出血：呕血多来自上消化道，便鲜血或暗红色血便（非黑便）多来自下消化道。黑便多来自上消化道或高位下消化道（如上段小肠），提示出血至少在肠道已存留 14 小时以上。出血部位离直肠越远，出现黑便机会越多。回盲部以下结肠病变很少出现黑便。放置鼻胃管有助于判别，尤其是出血量大、速度快，无呕血仅有便血（来不及变黑）时，胃管内出现血性抽吸物提示上消化道出血，非血性抽吸物大致可排除食管和胃出血。但放置鼻胃管判断出血病灶部位不如内镜检查准确。

（三）估计出血量

根据呕血、便血的量和颜色，结合血红蛋白检测和全身表现综合估计出血量。

（四）判断出血是否停止

下列情况应考虑继续出血或再出血：①反复呕血、便血，或便次增多伴粪质变稀薄、肠鸣音亢进；②周围循环衰竭表现经充分补液输血无改善，或暂时好转而又恶化；③血红蛋白浓度、红细胞计数与血细胞比容继续下降；④补液与尿量足够的情况下，血尿素氮持续升高或再次升高。

（五）确定消化道出血的病因

1．问诊要点　特别注意以下病史：有无酗酒、服用非甾体抗炎药、剧烈呕吐等病史。应激状态如颅脑损伤或手术、大面积烧伤和各种严重创伤、严重感染、休克、多脏器功能衰竭等。既往慢性肝炎、溃疡病、血液病、肾炎、高血压病、缺血性心脑血管病、痔、肛裂和肛瘘等病史。

2．主要伴随症状、体征

（1）伴腹痛：慢性上腹痛，周期性与节律性发作，出血后腹痛减轻，提示消化性溃疡。急性持续性上腹痛伴腹部瘀斑见于重症急性胰腺炎。发作性腹痛伴便血见于缺血性肠病。中老年人慢性无规律性腹痛、食欲缺乏、消瘦、贫血、粪便隐血试验阳性者应警惕胃肠恶性肿瘤。

（2）伴发热：发热、便血见于急性出血性坏死性肠炎、急性传染病、白血病及其他恶性肿瘤。

（3）伴肝脾大、蜘蛛痣、肝掌、腹壁静脉曲张、腹水：提示肝硬化门脉高压或肝癌。

（4）伴里急后重（tenesmus）、肛门坠胀、屡有便意、排便未净感：提示为肛门、直肠疾病，也应警惕直肠癌。应作肛门指诊检查和内镜检查。

（5）伴全身出血倾向：除呕血、便血外，尚有皮肤黏膜出血、鼻出血、尿血、女性阴道出血等，应考虑血液病、肝病、肾综合征出血热和服用抗血小板药及抗凝血药等。

（6）伴腹部肿块：应考虑相应部位的恶性肿瘤、结核病灶、肠套叠及 Crohn 病等。

（7）血容量不足：出现头晕、心慌、口渴、出冷汗、尿少，卧位变坐位时出现头晕、心率增快、血压下降。

3．根据消化道出血发生概率思考

上消化道出血最常见于消化性溃疡、食管和（或）胃底静脉曲张破裂、急性糜烂性出血性胃炎和胃癌；下消化道出血常见于结肠炎或直肠炎、息肉、结肠癌或直肠癌、痔与肛门疾病。定性诊断宜从上述常见病考虑，结合解剖部位，上、下消化道各器官逐一考虑，排除可能的出血病灶。除消化道本身疾病外，要考虑到相邻器官和全身性疾病引起出血的可能性，全身性疾病多有原发病的背景和其他综合临床表现。病因未明时也应考虑少见疾病的可能性，如间质瘤、血液病、小肠疾病、血管畸形等。

4．辅助检查要点

（1）实验室检查：血、尿常规，粪便常规、潜血试验、病原体检查，肝、肾功能检查，凝血功能等。

（2）内镜检查：为消化道出血病因诊断的首选检查方法。急性消化道出血必要时在出血后 24～48 小时内急诊检查。

（3）X 线钡剂造影：主要适于内镜检查禁忌证或不愿接受内镜检查者，或作为内镜检查的补充检查，活动性出血期间为禁忌。

（4）选择性动脉造影检查：如出血每分钟大于 0.5ml 时，通过动脉插管注入造影剂，可见造影剂外溢到胃肠道内，有助于确定出血部位以及止血治疗。缺血性肠病发生血管痉挛、梗阻时可有特征性改变。

（5）B 型超声检查：是腹腔脏器病变重要的常规检查方法。

（6）其他相关检查。

（张永宏）

第十二章　腹　痛

腹痛（abdominal pain）多数由腹部脏器疾病引起，全身性其他疾病也可引起。引起腹痛的病变可为器质性，也可为功能性。疼痛程度既受病变性质和刺激程度的影响，也受神经和心理因素的影响。由于原因较多，在诊断时必须认真询问病史，全面体格检查和必要的辅助检查，才能明确诊断。临床上一般将腹痛按起病缓急、病程长短分为急性腹痛（acute abdominal pain）和慢性腹痛（chronic abdominal pain）。其中，需外科紧急处理的急性腹痛一般称为"急腹症"（acute abdomen）。

一、病因

（一）急性腹痛

起病急，病情重，变化快，其中"急腹症"是指不超过 24 小时的腹痛，其表现错综复杂，误诊漏诊时有发生，必须引起临床医生的高度注意。多由于：

1．腹腔脏器急性炎症　如急性胃肠炎、急性胰腺炎、急性出血坏死性肠炎、急性胆囊炎、急性阑尾炎等。

2．腹膜急性炎症　多数是急性胃肠穿孔引起的急性弥漫性腹膜炎，少部分为肝硬化、肾病综合症所致自发性腹膜炎。

3．腹腔脏器扭转或破裂　如肠扭转、肠系膜或大网膜扭转、卵巢扭转、肝破裂、脾破裂，异位妊娠破裂等。

4．腹腔脏器阻塞或扩张　如急性胃扩张、肠梗阻、肠套叠、胆道结石、胆道蛔虫症、泌尿系统结石梗阻等。

5．腹腔脏器血管病变　如急性肠系膜动脉栓塞、缺血性肠病、门静脉血栓形成等。

6．腹壁疾病　如腹壁挫伤、腹壁脓肿及腹壁带状疱疹。

7．胸腔疾病所致的腹部牵涉痛　如肺炎、肺梗死、胸膜炎、心绞痛、急性心肌梗死、急性心包炎等。

8．其他　如腹型过敏性紫癜、糖尿病酮症酸中毒、尿毒症、铅中毒、血卟啉病等均可引起腹痛。

（二）慢性腹痛

起病缓慢，病程长，或急性发病后疼痛迁延不愈或时发时愈。多由于：

1．消化性溃疡。

2．腹腔内脏器慢性炎症　如慢性胃炎、十二指肠炎、慢性胆囊炎及胆道感染、慢性胰腺炎、结核性腹膜炎、溃疡性结肠炎、Crohn 病等。

3．腹腔内脏器慢性扭转和不全性梗阻　如慢性胃、肠扭转，十二指肠壅滞，粘连性肠梗阻等。

4．腹腔内实质性脏器病变　实质性器官因病变肿胀，导致包膜张力增加而发生的腹痛，如肝淤血、肝炎、肝脓肿、肝癌等。

5．肿瘤压迫及浸润　以恶性肿瘤居多，与肿瘤不断生长、压迫和侵犯感觉神经有关。

6．中毒与代谢障碍　如铅中毒、尿毒症等。

7．慢性功能性疾病　如功能性消化不良、肠易激综合征及胆道运动功能障碍等。

二、发生机制

腹痛的机制可分为三种，即内脏性腹痛、躯体性腹痛和牵涉痛，分别介绍如下：

1．内脏性疼痛（visceral pain）　是腹内某一器官受到刺激，信号通过交感神经或副交感神经传入脊髓。其特点为：①疼痛部位不确切，很难定位，常位于腹部中线（上腹部、脐周或下腹正中）；②疼痛感觉模糊，常被描述为痉挛、烧灼、不适和虫咬感；③常伴恶心、呕吐、出汗、面色苍白等其他自主神经兴奋症状。④患者常常改变体位以试图减轻不适感。

2．躯体性疼痛（somatic pain）　主要由 $T_6 \sim L_1$ 的脊神经支配。各对脊神经末梢感受器主要分布于腹部皮肤、腹壁肌层和腹膜壁层，肠系膜根部也有少量的脊神经分布。当内脏病变累及腹膜壁层和肠系膜根部时，可产生躯体性疼痛。小网袋膜和膈肌也存在脊髓感觉神经，也可受理化刺激产生躯体性疼痛。其特点为：①定位准确，可在腹部一侧；②多为刺痛（stabbing）、刀割样痛（lancinating），程度剧烈而持续；③可引起局部腹肌紧张或强直；④腹痛可因咳嗽、体位变化或深呼吸而加重。

3．牵涉痛（referred pain）　指内脏性疼痛牵涉到身体体表部位，即内脏痛觉信号传至相应脊髓节段，引起该节段支配的体表部位疼痛。特点是定位明确，疼痛剧烈，有压痛、肌紧张及感觉过敏等。如胆囊疾病除右上腹痛外，尚可有右肩部痛和右肩胛下区痛。腹部内脏病变体表牵涉性痛部位详见表 1-12-1。

表1-12-1　腹部内脏病变疼痛的部位与神经分布

内脏	传入神经	进入脊髓节段	牵涉性疼痛部位
食管	内脏大神经	胸 5、6	胸骨后，剑突下
胃	内脏大神经	胸 7、8	上、中腹部
小肠	内脏大神经	胸 9、10	脐周围
阑尾	内脏大神经	胸 10	右下腹
升结肠	腰交感神经与主动脉前神经丛	胸 12，腰 1	下腹部与耻骨上部
乙状结肠与直肠	骨盆神经及骨盆神经丛	骶 2、3、4	会阴部及肛门区
肝、胆囊	内脏大神经	胸 7、8	右上腹，右肩胛下
肾、输尿管	腰丛、内脏最小神经及上腰神经	胸 12，腰 1、2	腰部及腹股沟部
膀胱底部	腹下神经丛	胸 11、12，腰 1	耻骨上部
膀胱颈部	骨盆神经及骨盆神经丛	骶 2、3、4	会阴部及阴茎
子宫底	腹下神经丛	胸 11、12，腰 1	耻骨上及后背下方
子宫颈	骨盆神经及骨盆神经丛	骶 2、3、4	会阴部

三、各类急性腹痛临床特点

（一）腹腔脏器急性炎症

临床特点：①局限性或弥漫性腹部压痛；②腹痛多为中等程度，重症急性胰腺炎腹痛剧烈；③常伴发热、畏寒或（和）寒战；④血白细胞增多、中性分类增高与核左移，严重感染时中性粒细胞可见中毒颗粒。

（二）腹腔空腔脏器急性穿孔

临床特点：①起病急骤、腹痛剧烈；②腹部视诊可见腹部膨隆、腹式呼吸消失，听诊肠鸣音减弱或消失，叩诊肝浊音界消失、出现腹部移动性浊音，触诊腹肌紧张呈"板状腹"、局部或弥漫性压痛与反跳痛；③腹部 X 线检查显示膈下游离气体。

（三）腹腔脏器阻塞和扭转

临床特点：①急性出现的阵发性腹部绞痛，伴恶心、呕吐，额上冷汗淋漓；②出现梗阻征象：肠道梗阻导致恶心、呕吐，肛门停止排气、排便；尿道梗阻（如结石）出现尿中断；胆道梗阻导致梗阻性黄疸；③梗阻近端局限性膨隆、扩张，如幽门梗阻可见到胃型、胃蠕动波，肠梗阻可见到肠型；④肠梗阻导致肠鸣音减弱、消失，幽门梗阻导致上腹振水音；⑤可能触及到腹部局限性包块；⑥肠梗阻时腹部 X 线平片显示液平，胆道梗阻时胆道造影示梗阻以上的胆管扩张。

（四）腹腔脏器破裂出血

临床特点：①局限性急性腹痛伴失血征象：心慌、苍白、冷汗、脉速、手足厥冷、血压下降甚至休克；②肝脾破裂可因外伤引起，肝癌可并发肝破裂；异位妊娠破裂出血者往往可追询到育龄期妇女的停经史；③腹部叩诊移动性浊音阳性；④腹腔穿刺有血性液体；⑤进行性红细胞计数和血红蛋白下降。

（五）腹腔脏器血管病变

临床特点：①有导致腹腔内脏器血管发生痉挛、梗死或血栓形成的原发病：如慢性心瓣膜病伴心房颤动、亚急性感染性心内膜炎、高血压、动脉硬化、肝硬化门脉高压、腹部手术后、心力衰竭、大出血等；②腹痛伴便血，常由肠系膜血管阻塞所致；③超声多普勒、X 线血管造影和腹部 CT、MRI 有助于确定血管栓塞、血管狭窄等病变。

（六）腹外脏器疾病（包括全身性疾病）

腹外脏器疾病（包括全身性疾病）所致急性腹痛，以胸部疾病的放射性腹痛及中毒与代谢性疾病所致的痉挛性腹痛为多见，如下壁心肌梗死患者可表现为急性上腹痛，糖尿病酮症酸中毒患者可出现剧烈呕吐和腹痛，但仔细询问病史多有原发病征象，相关的化验检查和器械检查可资诊断。

四、诊断思路

（一）问诊和体格检查要点

1. 腹痛有无诱发因素和缓解因素 急性胰腺炎发病前常有酗酒、暴饮暴食史；胆石病、胆囊炎常因进食油腻饮食而诱发；十二指肠溃疡的腹痛特点是空腹时痛、夜间痛或受凉、情绪波动而诱发，进食可缓解；与月经期有关的腹痛见于子宫内膜异位症、卵泡破裂发作者；异位妊娠破裂应追询其停经史；肠梗阻可能与以前的腹部手术史有关；肝脾破裂多有外伤史。某些疾病的腹痛加剧与缓解与体位有关：胰腺炎、胰腺癌患者仰卧位时腹痛明显，而端坐前倾或侧卧时减轻；胃黏膜脱垂患者左侧卧时腹痛减轻；十二指肠淤滞症患者膝胸位或俯卧位时腹痛减轻。

2. 起病情况 急性穿孔、内脏破裂、急性脏器缺血性病变等起病急骤；炎症性疾病呈亚急性起病，部分可自限性缓解；胆绞痛、肾绞痛呈发作性。

3. 腹痛部位 一般腹痛部位多为病变所在部位，但也要联想到腹外疾病及全身性疾病引起腹痛的可能。根据患者提示的腹痛部位（往往是最痛的部位），通过体检加以核实。将腹痛部位（含牵涉痛部位）和该部位常见疾病进行联系和分析。腹痛部位对初步诊断具有重要价值（表 1-12-2）。

表1-12-2 急性腹痛部位与相应主要疾病的联系

腹痛部位	腹部疾病	腹外疾病
右季肋部	急性胆囊炎、胆石病、十二指肠溃疡合并穿孔、急性肝炎、右膈下脓肿、右肾结石、急性肾盂肾炎	右下肺炎、右侧胸膜炎、右肋间神经痛
上腹部	急性胃炎、胃痉挛、急性胃扭转、胃溃疡穿孔、急性胰腺炎、胆道蛔虫症、急性阑尾炎早期	急性心肌梗死、心绞痛、食管裂孔疝
左季肋部	胃溃疡合并穿孔、急性胰腺炎、左膈下脓肿、脾梗死、脾曲综合征、脾周围炎、左肾结石、急性肾盂肾炎	左下肺炎、左侧胸膜炎、左肋间神经痛
脐部	急性小肠梗阻、肠蛔虫症、急性腹膜炎、小肠痉挛、回肠憩室炎、腹主动脉瘤	毒物、药物所致急性腹痛
右髂部	急性阑尾炎、腹股沟嵌顿疝、急性肠系膜淋巴结炎、肠梗阻、右输尿管结石、肠穿孔、肠肿瘤、Crohn病	
下腹部	急性膀胱炎、尿潴留、男性前列腺炎、女性痛经、急性盆腔炎、盆腔脓肿、卵巢囊肿蒂扭转、异位妊娠破裂	
左髂部	腹股沟嵌顿疝、急性细菌性痢疾、结肠肿瘤、乙状结肠扭转、左输尿管结石	
弥漫性或部位不定	急性腹膜炎、肠穿孔、急性肠梗阻、缺血性肠炎、大网膜扭转	糖尿病酮中毒、铅中毒、砷中毒、过敏性紫癜、结缔组织病、卟啉病

4．腹痛性质和严重程度　阵发性绞痛见于胆、肾、肠绞痛等，如胆道蛔虫症发作时可痛得打滚，间歇期缓解如常。持续性痛多见于腹腔脏器炎症，如胰腺炎、盆腔炎等。撕裂样、刀割样或烧灼样剧痛见于胃、十二指肠穿孔。钝痛、胀痛多由胃肠张力变化、慢性炎症引起。术后粘连可有牵拉痛。盆腔病变常有坠痛。

5．伴随症状及体征

（1）伴休克、失血性贫血：见于腹腔脏器破裂，如肝、脾破裂或异位妊娠破裂；无失血性贫血可能为腹腔脏器穿孔、重症急性胰腺炎、绞窄性肠梗阻或急性心肌梗死。

（2）伴发热：提示炎症、感染，如胆道感染、肠道感染、盆腔感染、尿路感染、急性胰腺炎或急性阑尾炎等。

（3）伴呕吐：见于梗阻性腹腔脏器疾病、炎症性病变等。

（4）伴黄疸：见于胆道梗阻（且常伴发热、寒战）、肝病、急性溶血性贫血。

（5）伴腹泻：见于肠炎、痢疾、溃疡性结肠炎、肠道肿瘤等。

（6）伴反酸、嗳气、上腹部烧灼感：见于消化性溃疡或慢性胃、十二指肠炎等。

（7）伴腹部肿块：见于炎症性肿块、肿瘤、肠扭转、肠套叠、蛔虫性肠梗阻等。

（8）伴血尿：见于尿路结石、感染。

（9）伴便血：见于痢疾、肠套叠、绞窄性肠梗阻、急性出血坏死性肠炎、过敏性紫癜及缺血性肠病等。

（二）辅助检查要点

1．实验室检查　进行的实验室检查需要反映出在采集病史和查体中所提示的临床疑虑，所有腹痛患者都应进行血常规检查和尿常规检查。白细胞增多、中性粒细胞比例增加为感染反应，若有核左移为炎症进展的表现，若白细胞内再现中毒颗粒为严重感染。尿比重增高常提示失水，是补液的指征。脓尿、蛋白尿、尿酮体阳性、尿糖阳性均可为诊断提供重要线索。所有下腹痛的育龄期妇女都应进行血或尿妊娠试验。上腹痛患者应进行肝功能和淀粉酶检查。其他化验检查取决于临床情况。

2．器械检查　器械检查必须要解决基于病史、查体和实验室检查所带来的鉴别诊断问题。包括：①腹部X线片：急性腹痛患者最常进行的影像学检查。需进行卧位和立位检查，如患者不能站立，则应左侧卧位进行X线平片检查。有时，最好同时行直立位胸部X线片除外胸腔内病变引起的腹痛（如下叶肺炎），腹部X线片检查简单易行，在可疑肠梗阻、肠穿孔、吞食异物的患者需进行此项检查；②心电图：以排除急性心肌梗死的可能；③B型超声检查：可快速、准确、廉价地提供腹部器官的情况，在一些病例中B型超声是首选检查，如胆管疼痛、胆囊炎、异位妊娠、卵巢囊肿和输卵管脓肿等疾病；④CT检查：对急腹症最有用的影像学检查是CT，腹部和盆腔CT扫描可检测气腹、异常肠管气体和钙化，CT可发现阑尾炎、胰腺炎和腹腔脓肿等炎症性疾病，还能发现结肠癌、胰腺肿瘤等新生物，肝、脾、肾等脏器的损伤，腹腔内和腹膜后出血以及血管病变；⑤其他：如磁共振血管成像和磁共振胰胆管成像，前者可有效评价内脏血管畸形，而后者则对评价胆囊和胆管疾病更为敏感。而消化内镜检查则可有效评价胃、十二指肠、结肠黏膜的病变。

3．诊断性腹腔穿刺　对急腹症的诊断有很大的实用价值，适应证是有腹部挫伤疑有内脏出血者；伴有休克怀疑有肠管绞窄坏死者等。

4．其他诊断方法　其他不常用而有效的方法包括腹腔镜、腹腔灌洗和剖腹探查。随着微创技术的发展，腹腔镜技术的成熟使得微创外科可以诊断和治疗大部分腹腔内疾病。而腹腔灌洗可以发现钝性或穿透性创伤后的腹腔内出血、空腔脏器损伤和穿孔后可能出现的脓性和粪质灌洗液。剖腹探查仅用于不治疗即会致命的极少数疾病。

（张永宏）

第十三章 腹 泻

腹泻（diarrhea）是指排便次数增多（> 3 次 / 天）或粪便总量增多（> 200 克 / 天），其中粪便含水量增多（> 80%），粪质变稀，带黏液、脓血或未消化的成分。而仅有排便次数增加，粪便性状无改变，一般不称为腹泻。腹泻常伴有排便急迫感、肛门不适、失禁等症状。

一、病因

腹泻按病程可以分为急性腹泻及慢性腹泻两种。病程超过 2 个月者为慢性腹泻。

（一）急性腹泻

1．急性肠道感染性疾病　①细菌性感染：细菌性痢疾、霍乱、致泻性大肠埃希菌肠炎、沙门（salmonella）菌肠炎；②病毒感染：轮状病毒、诺瓦克病毒（Norwalk）、巨细胞病毒、腺病毒；③寄生虫或原虫感染：溶组织阿米巴痢疾、梨形鞭毛虫感染、隐孢子虫感染；④蠕虫感染：急性血吸虫病、旋毛虫病、粪类圆线虫病；⑤真菌感染：白色念珠菌性肠炎；⑥肠道菌群紊乱：抗生素相关性腹泻。

2．急性中毒　①食物中毒：细菌性食物中毒（沙门菌属、嗜盐菌等）、毒蕈、白果、鱼胆等；②化学毒剂：砷、锑中毒。

3．药物不良反应　滥用泻药、新斯的明、氟尿嘧啶、秋水仙碱、利血平、大多数抗生素、甲状腺素等；

4．食物过敏　如鱼虾过敏、菠萝过敏。

5．消化不良　如夏天饮食无规律、进食过多、进食不易消化的食物等。

6．全身性疾病所致的腹泻　①急性全身性感染如伤寒、钩端螺旋体病；②内分泌疾病如甲状腺功能亢进危象、肾上腺皮质功能减退危象；③尿毒症；④过敏性紫癜、变态反应性肠炎。

（二）慢性腹泻

1．肠源性　①慢性感染性疾病：慢性细菌性痢疾、肠结核、慢性阿米巴痢疾、肠鞭毛虫病、结肠血吸虫病、肠道蠕虫病；②肠菌群失调：小肠细菌过度生长、免疫抑制剂治疗或放疗相关性腹泻；③炎症性肠病：溃疡性结肠炎、Crohn 病；④肠肿瘤：结肠直肠癌、绒毛状腺瘤、淋巴瘤、类癌综合征；⑤肠吸收功能功能障碍：吸收不良综合征如 Whipple 病、短肠综合征、乳糜泄；⑥缺血性肠病；⑦肠运动紊乱：迷走神经切断术后、交感神经切断术后、回盲部切除术后、盲袢综合征、肠易激综合征；⑧其他：嗜酸粒细胞性肠炎等。

2．胃源性　慢性萎缩性胃炎、胃癌、胃切除术后、恶性贫血、胃泌素瘤。

3．肝胆疾病　慢性肝炎、长期梗阻性黄疸、肝硬化门脉高压症、肝癌、胆管癌、胆囊切除术后等。

4．胰源性　慢性胰腺炎、胰腺癌、血管活性肠肽瘤、胰高血糖素瘤、生长抑素瘤。

5．全身性疾病　①内分泌代谢疾病：糖尿病、甲状腺功能亢进症、甲状腺功能减退症、甲状旁腺功能减退症、慢性肾上腺功能减退症、垂体前叶功能减退症；②结缔组织疾病：系统性红斑狼疮、硬皮病、结节性多动脉炎、混合性结缔组织病；③尿毒症；④烟酸缺乏。

二、发生机制和临床特点

食物经消化、吸收、胃肠运动，食物中营养成分吸收后的残渣、肠道中细菌，构成粪便排出体外。在这个过程中任何环节发生障碍都有可能导致腹泻。正常人小肠的吸收容量大（12 ~ 18L/d），保存钠的能力差；而结肠吸收容量小（4 ~ 5L/d），保存钠的能力强。当小肠吸收容量减少 70% 以上或达回盲部的液体量超过结肠能吸收容量（即 5L/d）时，即发生腹泻。肠道水分的转运取决于肠与肠腔的渗透压力梯度。肠腺细胞分泌的氯离子在水分泌到肠腔中起主要作用。而肠细胞的绒毛带中钠与钾的吸收对水的吸收具有关键性作用。肠道内水与电解质平衡受自主神经和肠神经、胃肠激素和间质细胞信号的调控。腹泻的发生机制有以下几种，在某一具体腹泻疾病中，腹泻的发生机制可能为一种或多种：

（一）渗透性腹泻（osmotic diarrhea）

肠腔内有大量高渗性食物或药物，使肠腔内渗透压增加，从而影响水与电解质的吸收。因肠对溶质吸收障碍，使体液中水大量进入肠腔，肠内容积增大，而发生腹泻。摄入难吸收物、食物消化不良及黏膜转运机制障碍均可导致高渗性腹泻。

渗透性腹泻的临床特点：禁食 48 小时后腹泻停止或显著减轻，粪便渗透压差扩大，粪便总量一般不超过 1L/d，粪便中多有未消化的食物或泻药成分。

（二）分泌性腹泻（secretory diarrhea）

肠黏膜上皮细胞内异常的离子转运，分泌过多的水与电解质或其吸收受抑而引起腹泻。肠黏膜上皮细胞的分泌作用是分泌型腹泻发病的基础。肠神经系统在调控上皮细胞分泌方面起重要作用。

1. 异常的介质与肠黏膜上皮细胞受体结合，使细胞内环磷酸腺苷（cAMP）环磷酸鸟苷（cGMP）、钙离子和（或）蛋白激酶含量增加，促使细胞电解质和水分增加，而发生腹泻。此类促分泌物包括：细菌肠毒素、炎性细胞产物、内源性肠激素或神经肽、外源性导泻剂、脂肪酸、胆酸等。如霍乱弧菌并不直接损害肠黏膜组织，也不引起菌血症，而其毒素作用于小肠黏膜能促进隐窝细胞的电解质主动转运和水的被动分泌。

2. 肠黏膜弥漫性病变，上皮细胞破坏、数量减少、功能障碍。

3. 小肠、胆囊切除引起脂肪吸收不良，吸收不良的酸进入结肠刺激其分泌致泻。过量脂肪酸被结肠细菌作用后羟化，羟化的脂肪酸刺激结肠分泌电解质和水引起腹泻。

4. 肠道淋巴引流障碍，广泛小肠淋巴瘤、肠结核、Crohn 病等可引起肠道淋巴引流障碍而致腹泻。

5. 先天性离子交换机制缺陷，如 HCO_3^-/Cl^- 在回肠和结肠的交换机制缺陷，导致氯化物性腹泻伴碱中毒；H^+/Na^+ 交换机制缺陷，导致排钠性腹泻伴酸中毒。

分泌性腹泻的临床特点：粪便总量超过 1L/d（多 > 10L/d），粪便为水样，无脓血，血浆 - 粪质渗透压差 < 50mOsm/L；腹痛不明显；禁食 48 小时后腹泻仍持续存在，粪便总量仍 > 500ml/d。

（三）渗出性腹泻（exudative diarrhea）

由于炎症、毒性物质、肿瘤浸润，使肠黏膜的完整性被破坏，血管、淋巴管受累及通透性增加，使黏液、血清蛋白和血液渗出排至肠腔而发生腹泻，此外还存在肠壁组织炎症及其他改变而导致的肠分泌增加、吸收不良和运动加速等。渗出性腹泻又分感染性和非感染性两类，前者的病原体可为细菌、病毒、寄生虫、真菌等，后者则为自身免疫、炎症性肠病、肿瘤、放射线、营养不良等导致肠黏膜坏死。

1. 感染性腹泻　感染性腹泻的发生机制包括：①病原体或其释放的细胞毒素直接损害肠

黏膜；②病原体激发中性粒细胞、嗜酸性粒细胞、巨噬细胞、肥大细胞等释放大量蛋白水解酶，损伤肠黏膜；③病原体释放组胺、前列腺素、白介素、血小板活化因子等细胞介质导致黏膜损伤；④通过补体或 T 淋巴细胞介导的肠黏膜细胞毒损伤；⑤感染后继发的肠道吸收不良、分泌增强、运动增速。肠道的正常菌群形成一个庞大而复杂的微生态系统，具有保持正常的组织结构、黏膜屏障等作用。微生态失调是腹泻发病的重要因素。微生态失调包括菌群种类比例失调和细菌移位两类。菌群失调是指肠道微生物群落或种群发生定性或定量改变，表现为正常优势种群数量减少或明显减少。细菌移位分为横向转移和纵向转移。横向转移是由原位向周围转移，如下消化道菌向上消化道转移、结肠菌向小肠转移；纵向转移是指细菌由原位向肠黏膜深处乃至向全身转移。

2．**非感染性腹泻包括**　①急性中毒引起的腹泻：如毒蕈等植物性食物中毒，河豚、鱼胆等动物性食物中毒，砷及农药等化学毒剂中毒引起的腹泻；②变态反应或免疫因素引起的腹泻：如食物过敏、嗜酸粒细胞性胃肠炎、溃疡性结肠炎和 Crohn 病、结缔组织病等。

渗出性腹泻的临床特点：粪便总量较少，含有红、白细胞和吞噬细胞；多有腹痛、胀气等肠道刺激症状；如为直肠受累可有里急后重；多有贫血、低蛋白血症等全身表现。

（四）肠道动力紊乱（deranged motility）

1．**动力增强（enhanced motility）**　引起肠内容快速通过肠道，从而减少了液体与肠上皮细胞的接触时间，肠内容吸收不充分而致腹泻。引起肠道运动加速的因素有：①肠腔内容量增大反射性刺激肠运动；②调控肠道运动的肠神经病变；③促进前列腺素、5- 羟色胺、P 物质等促动力性激素或介质释放的因素。引起运动增强的慢性腹泻病有：类癌综合征、甲状腺髓样癌、某些手术后（如胃大部切除术、迷走神经切断术、胆囊切除术、回肠切除、回盲瓣切除）、糖尿病性神经病变、甲状腺功能亢进、胆酸吸收不良、肠易激综合征。在这些疾病中肠运动增强可能不是腹泻唯一的因素，而兼有分泌性因素或渗透性因素。

2．**动力过缓（abnormally slow motility）**　可促使小肠细菌过度生长而导致腹泻。由于小肠细菌过度生长时，结合胆酸被分解为非结合胆酸，非结合胆盐在空肠中易再吸收。因而肠腔中胆盐缺乏，使脂肪不易形成微胶粒，影响脂肪吸收，从而引起脂肪泻（steatorrhea）。

单纯肠道动力紊乱而致腹泻的临床特点：粪便多为水样便，无渗出物；可伴腹痛、腹胀、排气增多。

三、诊断思路

诊断重点是：判断腹泻是急性腹泻还是慢性腹泻，功能性疾病还是器质性疾病，鉴别腹泻是源于小肠吸收不良还是源于结肠病变，以及导致腹泻的肠、胃、肝、胆、胰和全身性疾病，熟悉引起腹泻的常见病，也应了解少见的腹泻病。

（一）问诊要点

详细的病史对于明确诊断非常必要：

1．**年龄与性别**　细菌性痢疾好发于儿童及青壮年；病毒性肠炎、大肠埃希菌性肠炎见于小儿；恶性肿瘤多见于中老年人，以男性多见；肠易激综合征多见于中青年女性。

2．**起病及病程**　急性腹泻多见于各种致病微生物感染性腹泻、食物中毒、急性缺血性肠病、过敏性腹泻、药物、抗生素相关性肠炎等。急性食物中毒常为同食者集体发病。急性感染性腹泻有不洁饮食史、旅游史。慢性腹泻见于慢性感染、炎症性肠病、肠道肿瘤，内分泌和代谢性疾病、胃肠病术后、吸收不良、肠易激综合征等。

3．**发病季节**　小儿尤其是 2 岁以内婴儿，发生在秋季，以轮状病毒肠炎可能性大；成人发生在 5 ~ 6 月份要考虑成人型轮状病毒肠炎；发生在夏季以产毒素性大肠埃希菌肠炎可能性大。

4．粪便性状及腹泻次数　急性水样腹泻，多为轮状病毒或产毒素性细菌感染；稀水样无里急后重见于食物中毒；水样便或米汤样便，腹泻不止伴有呕吐，迅速出现严重脱水，要考虑霍乱；粪便呈黏液脓性或脓血便伴里急后重，要考虑细菌性痢疾；若血多脓少、呈果酱样多为阿米巴痢疾以及侵袭性细菌感染，如侵袭性大肠埃希菌肠炎、空肠弯曲菌肠炎或沙门菌肠炎；慢性腹泻每日多次稀便，或带黏液脓血见于慢性痢疾、炎症性肠病，亦应警惕结肠、直肠癌；粪便臭而黏稠提示消化吸收不良或伴肠道感染；粪便中大量黏液而无病理成分者见于肠易激综合征。

5．排便与进食或禁食的关系　如禁食后腹泻明显缓解应考虑渗透性腹泻。

6．相关既往及其他病史问诊　有无传染病接触史、饮酒史、旅游史、服药史（广谱抗生素、免疫抑制剂、泻剂等）、过敏反应史、放射治疗史、手术史、家族史等重要病史及诱因。有无重要的腹泻相关性疾病史：如胃十二指肠溃疡病、慢性肝胆疾病和胰腺疾病、内分泌和代谢疾病、结缔组织病等病史。

（二）伴随症状与体征

可能作为腹泻某些诊断线索：

1．伴腹痛　急性腹泻常伴腹痛，尤以感染性腹泻为明显。腹痛位于脐周，排便后不缓解，见于小肠疾病；左下腹痛、便后常可缓解见于结肠疾病；分泌性腹泻往往无明显腹痛。

2．伴发热　多见于感染性疾病或全身感染性疾病，也见于炎症性肠病、淋巴瘤等。

3．伴里急后重　多见于直肠疾病，如急性痢疾、直肠炎、直肠肿瘤等。

4．伴体重下降　见于恶性肿瘤、炎症性肠病、吸收不良和甲状腺功能亢进症等。

5．伴排气过多　见于摄食不易吸收的糖类或小肠糖类吸收不良造成了结肠细菌发酵的糖类增加。

6．伴颜面潮红　见于毒性甲状腺肿、恶性类癌综合征、嗜铬细胞瘤。

7．伴口腔溃疡　见于炎症性肠病、结缔组织病等。

8．伴脱水　根据口渴情况、口舌干燥状态、眼窝下陷、皮肤弹性及精神状态等综合判断脱水程度。严重脱水常见于霍乱、沙门菌属细菌性食物中毒、中毒性细菌性痢疾及尿毒症。

9．伴皮疹或皮下出血　见于伤寒、过敏性紫癜、败血症等。

10．伴皮肤红斑　见于系统性肥大细胞增多症、胰高血糖素瘤等。

11．伴淋巴结肿大　见于淋巴瘤、Whipple 病和艾滋病（AIDS）等，若甲状腺结节合并颈部淋巴结肿大可能是甲状腺髓样癌的表现。

12．伴关节炎　见于炎症性肠病、感染性肠炎、结缔组织病、Whipple 病等。

13．伴腹部肿块　见于恶性肿瘤、肠结核、Crohn 病等。

14．伴腹水　见于肝硬化、腹膜结核或转移癌。

15．伴神经病变　见于糖尿病、淀粉样变性等。

16．伴肛周病变及肛门指诊异常　肛周病变见于 Crohn 病及直肠肿瘤。肛门指诊触及肿物、指套有血迹提示直肠癌。

根据病史和临床表现，可初步区分小肠性腹泻与结肠直肠性腹泻：小肠性腹泻的特点是粪便量多、稀薄可含脂肪而黏液少、恶臭，腹泻次数较少，无里急后重，伴有腹痛者多在脐周，常有体重下降；结肠直肠性腹泻的特点是粪便量少而便次多，粪便常带有黏液、脓血，直肠病变常有里急后重，伴腹痛者病变多在结肠相应的解剖部位。慢性腹泻患者如出现血性腹泻、体重减轻、夜间腹泻、大便失禁应警惕器质性腹泻。

（三）辅助检查要点

1．粪便检查

（1）粪便常规检查：外观、显微镜检查（红细胞、白细胞、脓细胞等）、隐血试验。粪便白细胞提示炎症性疾病，但应注意缺血性肠病、炎症性肠病或放射性肠病亦可导致粪便出现白细胞。

（2）病原体检查：粪便涂片检查寄生虫虫卵、原虫滋养体和包囊、真菌，针对肠道细菌感染作涂片染色菌群分析和细菌培养，抗酸染色检查分枝杆菌（结核菌）。用悬滴法观察霍乱弧菌形态及运动方式。大多数实验室粪便培养仅能检出沙门菌、志贺菌和弯曲菌，若怀疑霍乱弧菌、大肠埃希菌 O157：H7，耶尔森菌（Yersinia）、艰难梭状芽胞杆菌感染应进行特殊培养。艰难梭状芽胞杆菌细胞毒素检测是该菌感染的首选方法。

（3）粪便渗透压差：粪便渗透压差是指粪便渗透压与粪便电解质摩尔浓度之差，正常人粪便渗透压差为 50 ~ 125mOsm/L，渗透性腹泻患者粪便渗透压差＞ 125mOsm/L。

2．针对患者具体情况作必要检查　血常规、血红细胞沉降率、电解质、肝肾功能等常规检查，有关病毒性肝炎、艾滋病、梅毒等传染病的血清学检验和免疫功能检查，血浆激素检查，小肠吸收功能检查。

3．内镜检查　结肠镜检查及活检应作为慢性腹泻的常规检查，以明确有无结肠直肠器质性疾病。有助于确定和鉴别出血性肠炎、溃疡性结肠炎、缺血性肠病和结肠、直肠肿瘤等器质性疾病。胶囊内镜、双气囊小肠镜重点用于检查小肠疾病。

4．影像检查　选择 B 型超声检查、胃肠道 X 线钡餐造影、钡剂灌肠造影、血管造影、内镜下逆行胰胆管造影（ERCP）、CT 和 MRI 等检查。

5．小肠黏膜活检　用小肠活检器进行多点组织学活检，有助于诊断多种小肠疾病。

（张永宏）

第十四章 便 秘

便秘（constipation）是指在不用通便剂的情况下每周自发性排空粪便次数减少（＜3次），而且伴有下列两项或两项以上症状：粪便质硬或呈团块状；排便费力，排便时需要手指协助掏出；排便时肛门有阻塞感；便后不尽感。便秘既是一种疾病，如功能性便秘，也是多种疾病的一种症状，如各种器质性疾病引发的便秘。凡粪质干燥坚硬、排便不畅、正常频率改变等症状持续时间超过3个月则为慢性便秘。便秘不仅降低生活质量，可引发急性心、脑血管事件，而且可能是痔、肛裂、肝性脑病、结肠癌、乳腺增生、老年痴呆等疾病的诱因。

一、病因

（一）功能性因素

1. 不良生活方式 进食量少、进食无规律、经常抑制便意而不规律如厕、偏食、食物缺乏纤维素、饮水少、运动少、情绪紧张、工作时间和工作性质变化、生活环境改变等因素扰乱正常排便习惯。

2. 精神心理因素 结肠和直肠的协调运动依赖于其与大脑功能的相互调节。各种精神心理疾病，如焦虑症（anxiety）、抑郁症（depression）、强迫症（obsession）、精神分裂症等都可引发便秘。

（二）器质性因素

1. 内分泌或代谢性疾病 糖尿病、甲状腺功能减退症、甲状旁腺功能亢进症，高钙血症、低钾血症、低镁血症、脱水、尿毒症、嗜铬细胞瘤、卟啉病（porphyria）等。尽管引发便秘的内分泌疾病众多，但以糖尿病、甲状腺功能减退症为临床常见。上述疾病主要是干扰肠平滑肌功能而引起便秘。

2. 神经系统疾病 中枢神经疾病如脊髓损伤或肿瘤、腰椎间盘疾病、脊柱结核、帕金森病（Parkinson's Disease）、多发性硬化（multiple sclerosis）、脑肿瘤、脑血管病，周围神经疾病如自主神经疾病、神经纤维瘤、神经节瘤等；肠神经系统疾病如先天性巨结肠症（Hirschsprung病），其肠神经系统的正常发育停滞，肠肌间神经丛缺乏神经节细胞，阻碍了结肠的正常运动和肛门内括约肌对直肠扩张的反射性松弛而引发排便障碍。慢性假性肠梗阻（pseudo-obstruction）及长期滥用泻剂引起的便秘，也与肠神经系统损害有关。

3. 肌病、遗传性肛门内括约肌病、系统性硬化病、硬皮病、肌萎缩、淀粉样变性等，由于改变了结肠排空或直肠、肛门内外括约肌的功能而引起便秘。

4. 直肠肛门疾病 肛门狭窄、直肠膨出、孤立性直肠溃疡等由于影响了肛门直肠的结构而引起便秘；栓塞性内痔、肛裂、肛周脓肿、脱肛等因排便疼痛而惧怕排便导致便秘。

5. 结肠疾病 动力性或机械性肠梗阻、手术后异常（如肠粘连）、结肠癌、肠外恶性肿瘤的外部挤压（如盆腔肿瘤）、憩室或缺血性结肠所致肠狭窄、子宫内膜异位等影响了结肠的结构或造成梗阻引起便秘。

（三）医源性因素（iatrogenic）

1. 药物不良反应 常见有下列药物：阿片类药、抗惊厥药、镇静剂、三环抗抑郁药、抗震颤麻痹药（如盐酸金刚烷胺）、拟交感神经药（如麻黄碱）、抗精神病药（如氯丙嗪）；直接作用于平滑肌的药物如钙离子通道阻滞剂（如盐酸维拉帕米）、抗胆碱药；利尿剂、抗组胺药；

抗酸药（尤其是含钙、铝、铋药）；补钙剂、补铁剂；止泻剂（如洛派丁胺）；非甾体类抗炎药；抗肿瘤化疗药（如长春碱）等。

2．肛肠外科手术　因为以下综合因素常发生便秘：麻醉、镇痛药物的应用使便意减低、术后较长时间卧床活动减少，进食减少、纤维摄入减少，肛门局部疼痛惧怕排便。

二、发生机制

正常的排便基于结肠和肛门直肠的正常功能，包括产生便意和排便动作两个过程。大便进入直肠积累至一定容量后，刺激耻骨直肠肌的压力感受器，刺激信号沿盆神经、腹下神经传至腰骶部脊髓的排便中枢，再沿脊髓传至大脑皮层产生便意。如果环境条件允许，中枢发出调节信号，引起盆腔底部肌肉舒张，盆底下降，耻骨直肠肌向骶骨方向松弛而至肛门直肠角增大。直肠扩张促使肛门内括约肌松弛，即所谓的肛门直肠抑制反射。同时，肛门外括约肌反射性和自发性松弛，最终驱使粪便经过直肠及肛管排出。排便后，肛门括约肌紧张性恢复，耻骨直肠肌和盆腔底部肌群收缩，使肛门直肠角恢复。正常排便生理过程中出现任一环节的障碍都可引起便秘。引发排便过程障碍的主要机制为：

1．摄食过少或食物缺乏纤维素及水分不足，使肠内食糜和粪团量不足以刺激肠道正常蠕动、引起便意及排便反射。

2．各种因素引起的肠平滑肌张力减低和蠕动减弱。

3．肠道狭窄、肠传输运动受阻使肠内容物滞留。

4．神经肌肉病变致腹肌、膈肌、盆底肌收缩力减弱、肛门括约肌异常舒张，排便反射减弱或消失。

三、临床特点

急性、短期便秘多有诱因和原发性疾病的临床表现，尤其是各种原因引起的肠梗阻伴有恶心、呕吐、腹痛、腹胀等。慢性便秘以功能性疾病为多。器质性病因由胃肠道疾病和累及消化道的系统性疾病引起，多有各种原因引起的肠狭窄或梗阻的原发病表现。慢性功能性便秘分慢传输型、出口梗阻型和混合型，各型特点如下：

1．慢传输型便秘（slow transit constipation，STC）　①常有排便次数减少、便意少、粪质坚硬、排便困难；②肛门直肠指检无粪便或触及坚硬的粪便，而肛门外括约肌的缩肛和排便功能正常；③全胃肠或结肠通过时间延长；④气球排出试验、肛门直肠测压显示正常，提示无出口梗阻。

2．出口梗阻型便秘（outlet obstructive constipation，OOC）　①排便费力、排便不尽感或下坠感、排便量少，有便意或缺乏便意；②肛门直肠指检时直肠内有泥沙样粪便；③全胃肠或结肠通过时间显示正常；④肛门直肠测压时显示力排时肛门外括约肌矛盾性收缩。

3．混合型便秘　兼有两型特点。

慢性功能性便秘多见于中老年、经产妇女，与腹肌、肠肌和盆底肌张力减低有关。排出粪便坚硬呈羊粪状，排便时伴左下腹痛与下坠感，左下腹可触及粪块或痉挛的乙状结肠。排便困难者可加剧痔与肛裂引起便血。患者因排便疼痛而惧怕排便，从而加重肛门括约肌矛盾运动，进一步加重便秘症状。便秘与痔、肛裂等常互为因果。

四、诊断思路

（一）问诊要点

详细了解有关便秘的症状与病程、伴随症状和原发病、工作环境、生活习惯、饮食情况，精神心理状态、用药情况、手术史、已婚妇女分娩史（难产、产伤）等。尤其注意以下报警症状：便血、贫血、发热、消瘦、腹痛和腹部肿块等，应追查其原发器质性性疾病，尤其是恶性肿瘤。

（二）一般检查

内容包括：①血常规、粪便常规及隐血试验、生化和代谢方面检查；②肛门直肠指检有助于了解粪便嵌塞、肛门直肠病变；③常规进行内镜检查和 X 线钡剂灌肠造影检查，旨在除外肠道器质性病变。

（三）特殊检查

对慢性便秘患者，酌情选择以下检查：

1. 胃肠通过试验（gastrointestinal transit test，GITT） 早餐时随试验餐吞服 20 粒不透 X 线的标志物，相隔一定时间后摄腹部 X 线片，计算其排除率。正常情况下 48 ~ 72 小时，大部分标志物已排出。根据标志物分布判断是否是慢传输型便秘。

2. 肛门直肠测压（anorectal manometry，ARM） 常用灌注式测压法分别监测肛门括约肌静息压、肛门外括约肌的收缩压和力排时的松弛压，直肠内注气后有无肛门直肠抑制反射，检测直肠感知功能和直肠壁的顺应性等。有助于评估肛门括约肌和直肠有无动力和感觉功能障碍，协助判断出口梗阻性便秘。

3. 结肠压力检测（colon manometry） 用传感器连续 24 ~ 48 小时监测结肠压力变化，判定有无结肠无力。

4. 气球排出试验（balloon expulsion test，BET） 直肠内置气囊或水囊后令受试者排出，可作为排出障碍的筛查试验。

5. 排粪造影（barium defecography，BD） 直肠内灌入模拟"粪便"（钡剂）X 线下动态观察排便过程中肛门直肠的功能变化，可了解直肠前膨出、直肠套叠等解剖异常。

6. 其他 盆底肌电图（electromyogram of pelvic floor）能了解肌源性病变。阴部神经潜伏期测定（electrical examination of incubation of period of pudendal nerve）和肛门超声内镜（anal endosonography）检查，可以了解肛门括约肌有无病损等。

（张永宏）

第十五章 黄 疸

黄疸（jaundice）是由于血清内胆红素浓度增高（高胆红素血症）使巩膜、皮肤、黏膜以及其他组织和体液发生黄染的现象。黄疸既是常见症状又是重要体征。正常血清总胆红素（total bilirubin，TB）浓度为 1.7 ~ 17.1μmol/L，其中直接胆红素（direct bilirubin，DB）3.42μmol/L 以下，间接胆红素（indirect bilirubin，IDB）13.68μmol/L。当血清总胆红素超过 17.1μmol/L 时即称为黄疸，超过 34.2μmol/L 时才能在临床上为肉眼所见，而在 17.1 ~ 34.2μmol/L 时不易被察觉，称为隐性黄疸（latent jaundice）。黄疸的识别应在充分的自然光线下进行。要除外假性黄疸：①过量进食含胡萝卜素的食品如胡萝卜、柑橘、西红柿、南瓜、木瓜等食物导致胡萝卜素血症，胡萝卜素只引起皮肤发黄，巩膜颜色无变化；②老年人球结膜常有微黄色脂肪斑块，巩膜显出的黄色不均匀，以内眦部明显，皮肤无黄染；③某些药物（如阿的平等）引起皮肤发黄。假性黄疸时血清胆红素浓度正常。

一、胆红素的正常代谢

黄疸是由胆红素代谢紊乱所致，胆红素代谢包括胆红素来源（生成）、运输、摄取、结合、排泄和肠肝循环等过程（图 1-15-1）。

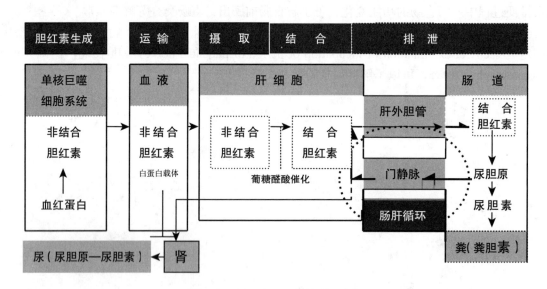

图 1-15-1 正常胆红素代谢示意图

1. 胆红素生成 血清胆红素的主要来源（80% ~ 85%）是血红蛋白。正常的红细胞寿命为 120 天，血循环中衰老的红细胞经单核—巨噬细胞破坏，降解为血红蛋白，血红蛋白在组织蛋白酶的作用下形成血红素和珠蛋白，血红素在催化酶的作用下转变为胆绿素，后者再经还原酶还原为胆红素。另有一小部分（15% ~ 20%）来源于骨髓幼稚红细胞的血红蛋白和肝内含有的亚铁血红素，如过氧化氢酶、过氧化物酶、细胞色素氧化酶与肌红蛋白等，这些胆红素称为旁路胆红素（bypass bilirubin）。

2. 胆红素运输 上述来源的胆红素是游离的、非结合的、不溶于水脂的，不能从肾小球滤过，故尿中不会出现。但对中枢神经系统有特殊的亲和力，能透过血脑屏障引起核黄疸。由于对重氮盐试剂呈间接反应，故又称为间接胆红素。血清白蛋白作为载体与这种胆红素形成胆红素白蛋白复合物运送胆红素。

3. 胆红素摄取　胆红素白蛋白复合物通过血循环运输至肝，在肝血窦与白蛋白分离，在窦状间隙（disses）被摄入肝细胞，在肝细胞内与 Y、Z 两种载体蛋白结合，被运送至内质网的微粒体。

4. 胆红素结合　非结合胆红素在微粒体内经葡萄糖醛酸转移酶催化作用，与一个分子或两个分子葡萄糖醛酸分别结合成胆红素葡萄糖醛酸单酯和双酯，称为结合胆红素（conjugated bilirubin）。它们为水溶性，可通过肾小球滤过，从尿中排出，大部分从胆汁排出。由于对重氮盐试剂呈直接反应，故又称为直接胆红素。

5. 胆红素排泄　结合胆红素经肝细胞内 Golgi 器运送至毛细胆管微突，经细胆管至各级胆管而排入肠道。再经结肠细菌脱氢酶作用还原为尿胆原（urobilinogen），肠内尿胆原又称粪胆原（stercobilinogen）。尿胆原大部分氧化为尿胆素（urobilin）在肠内从粪便排出称粪胆素（stercobilin），使粪便呈黄褐色。

6. 胆红素肠肝循环　在肠内的尿胆原可被肠黏膜细胞重吸收小部分（10% ~ 20%），经肝门静脉回到肝内。其中大部分再转变为结合胆红素随胆汁排入肠内，形成"胆红素的肠肝循环"（entero hepatic circulation）。被吸收回肝的小部分尿胆原经体循环至肾从尿中排出体外。正常人每日随尿排出 0.5 ~ 4.0mg 尿胆原。尿胆原接触空气后被氧化成尿胆素，后者是尿的主要色素。

二、黄疸的分类

黄疸的发生系由胆红素代谢紊乱所致。临床多按病因及胆红素增高的性质进行分类，有利于黄疸相关疾病的识别（图 1-15-2）。

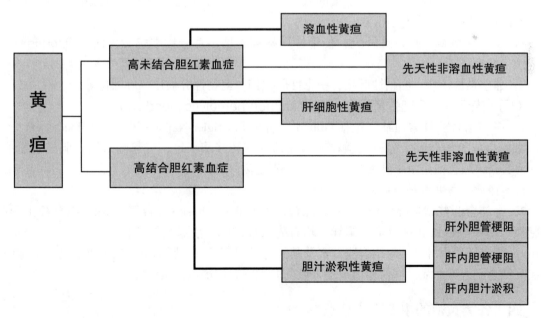

图 1-15-2　黄疸的分类

三、病因和发生机制

（一）溶血性黄疸（hemolytic jaundice）

凡能引起溶血的疾病都能导致溶血性黄疸。由于红细胞大量破坏，产生大量的非结合胆红素，超过肝细胞摄取和结合的能力。而且，由于溶血造成的贫血、缺氧和红细胞破坏产物的毒性作用损害了肝细胞的功能，使非结合胆红素在血中滞留，超过正常水平而出现黄疸。

1. 红细胞内部异常　①胞膜缺陷，如遗传性球形细胞增多症等；②酶缺乏，如蚕豆病（favism）等；③血红蛋白异常，如地中海性贫血等；④红细胞获得性缺陷，如阵发性睡眠性血红蛋白尿。

2. 红细胞外部因素　①免疫因素，如自身免疫性溶血性贫血，异型输血后溶血；药物，如青霉素、甲基多巴、奎尼丁等；②物理因素，如大面积烧伤等；③化学因素，如毒素、毒蕈、蛇毒中毒；④感染因素，如疟疾、传染性单核细胞增多症等。

（二）胆汁淤积性黄疸（cholestatic jaundice）

单有血液中胆红素增高而胆汁酸正常，称为高胆红素血症。单有血液中胆汁酸增高而胆红素正常，称为胆汁淤积。若血液中两者均高，称为胆汁淤积性黄疸。由于胆道梗阻，近端压力增高，导致各级胆管扩展，毛细胆管破裂，胆汁（含胆红素）反流入血。导致胆红素的排泄过程障碍。肝内胆汁淤积，部分机制在于胆汁分泌功能障碍、毛细胆管的通透性增加，胆汁浓缩从而流量减少，胆道内胆盐不断沉积、胆栓形成，发生胆管内淤滞。

1. 肝外胆管梗阻（extrahepatic obstruction）

（1）胆总管内梗阻：胆总管结石、胆总管蛔虫、胆管癌、术后胆管狭窄等。

（2）胆总管外压：壶腹癌、胰腺癌、胆总管周围淋巴结肿大、肝部肿瘤、胆囊颈结石、十二指肠乳头旁憩室压迫胆总管。

2. 肝内胆管梗阻　肝内胆管癌、肝胆管结石、原发性硬化性胆管炎、华支睾吸虫病等。

3. 肝内胆汁淤积　病毒性肝炎、药物、酒精性肝病、原发性胆汁性肝硬化、妊娠期特发性黄疸等。

（三）肝细胞性黄疸（hepatocellular jaundice）

由于肝细胞的损伤使之对胆红素的摄取、结合和排泌功能均减退，故血中的 DB 和 IDB 都有不同程度的升高而出现黄疸。

1. 感染性肝病　病毒性肝炎、传染性单核细胞增多症、钩端螺旋体病（leptospirosis）、其他感染性疾病等。

2. 非感染性疾病　酒精性肝病、中毒性肝损伤、药物性肝损伤、肝硬化等。

（四）先天性非溶血性黄疸（congenital non-hemolytic jaundice）

1. 高未结合胆红素血症　包括 Gilbert 综合征和 Crigler-Najjar 综合征。Gilbect 综合征系因肝细胞摄取游离胆红素障碍及微粒体内葡萄糖酸转移酶不足，引起高未结合胆红素血症。Crigler-Najjar 综合征是由于肝细胞缺乏葡萄糖醛酸转移酶，不能形成结合胆红素，引起高未结合胆红素血症，可并发核黄疸，预后差。

2. 高结合胆红素血症　包括 Roter 综合征和 Dubin-Johnson 综合征。Roter 综合征由于肝细胞摄取游离胆红素和排泄结合胆红素均有先天性缺陷，引起高结合性胆红素血症。Dubin-Johnson 综合征系因肝细胞对结合胆红素及其他有机阴离子（造影剂等）向毛细胆管排泄障碍，引起高结合胆红素血症。肝活检组织检查可见肝细胞有棕褐色色素颗粒。

四、各类黄疸的主要临床特点

（一）溶血性黄疸

1. 巩膜、皮肤多呈现浅柠檬色。

2. 急性溶血发作常有发热、寒战、头痛、呕吐、腰背酸痛、血红蛋白尿，严重者出现急性肾衰竭；慢性溶血常有脾大。

3. 血清 TB 增高，一般不超过 85μmol/L，主要为 IDB 增高，尿中无胆红素，尿胆原增加。

4．周围血网织红细胞增多，出现有核红细胞，尿含铁血黄素可阳性，骨髓红细胞系统增生明显活跃。

（二）胆汁淤积性黄疸

1．巩膜、皮肤呈现暗黄、黄绿或绿褐色。

2．皮肤瘙痒，心动过缓。

3．血清 TB 增高，以 DB 增高为主；尿胆红素明显增加，尿胆原减少或消失。

4．粪色浅或呈白陶土色（kaolin-like）。

5．反映胆道梗阻的生化检测项目：血清总胆固醇、碱性磷酸酶（AKP）、谷氨酰转肽酶（GGT）增高，脂蛋白 -X 阳性。

6．影像检查提示胆道梗阻。

（三）肝细胞性黄疸

1．巩膜和皮肤呈现浅黄至深金黄色。

2．可有皮肤瘙痒。

3．血 TB、DB、IDB 均增高。

4．尿胆红素阳性，尿胆原轻度增加。

5．血清转氨酶（ALT、AST）明显增高。

6．病毒性肝炎血中有相应病毒感染标志物。

7．肝活组织检查提示肝病。

（四）先天性非溶血性黄疸

1．非溶血性黄疸，儿童期、青年期即可发现。

2．有家族史。

3．黄疸多为轻度或重度，慢性波动性或间歇性。

4．除少数类型（如 Crigler-Najjar 综合征），大多全身情况良好，预后好。

五、诊断思路

（一）从问诊和体征中获取诊断线索和鉴别诊断要点

1．问诊要点

（1）年龄：婴儿期黄疸有新生儿生理性黄疸、新生儿肝炎和先天性胆管闭锁。青少年期黄疸常以病毒性肝炎、溶血性黄疸为多，也要考虑到先天性非溶血性黄疸的可能性。中年后胆石病发病率高。50 岁以上中老年人的黄疸应多考虑恶性肿瘤所致。

（2）性别：男性原发性肝癌、胰腺癌多，女性则胆管癌、原发性胆汁性肝硬化为多。女性妊娠期黄疸要特别警惕妊娠期急性脂肪肝。

（3）黄疸急性起病：见于急性传染病、急性药物中毒、急性溶血、急性肝外胆道梗阻等疾病。

（4）传染病接触史：注意病毒性肝炎与患者的密切接触史，血吸虫病、钩端螺旋体病疫区疫水的接触史。

（5）服用致黄疸的药物：抗结核药（如异烟肼、利福平）、解热镇痛药（如对乙酰氨基酚、阿司匹林）、降脂药（如吉非贝齐、非诺贝特和他汀类降脂药）、抗生素（如红霉素、头孢拉定）、抗癫痫药（如丙戊酸钠、卡马西平）、抗甲状腺药（卡比马唑、他巴唑）、抗精神失常药（如氯丙嗪、三氟拉嗪）、抗癌药以及某些中草药等，引起中毒性肝损害或肝内胆汁淤积。

（6）既往史和个人史：胆道手术史，胆绞痛发作史，饮酒史。

（7）家族史：仔细了解有无先天性黄疸的遗传病史。

（8）病程：甲型病毒性肝炎黄疸，一般在 3～4 周。胆石病黄疸往往呈间歇性、发作性，癌性梗阻性黄疸为慢性进行性发展。原发性胆汁性肝硬化可持续多年黄疸。

（9）伴随症状

1）伴发热：见于病毒性肝炎、急性胆管炎、钩端螺旋体病、传染性单核细胞增多症、急性胆管炎、急性溶血等。

2）伴上腹痛：见于胆石病、肝癌、胆道蛔虫病、胰头癌。右上腹剧痛、寒战高热、黄疸称为 Charcot 三联征。

3）伴皮肤瘙痒：提示胆汁淤积性黄疸，肝细胞性黄疸可有轻度瘙痒。

4）尿、粪颜色改变：胆汁淤积性黄疸时尿色如浓茶色，粪色浅灰或白陶土色，肝细胞性黄疸时尿色加深，急性溶血性黄疸发作时可出现酱油色血红蛋白尿。

5）伴消化道出血：见于重症肝炎、肝硬化、壶腹周围癌。

2．重要体征

（1）黄疸的色泽：溶血性黄疸皮肤呈柠檬色，肝细胞性黄疸呈浅黄色或金黄色，胆汁淤积性黄疸持续时间较长者呈黄绿色、褐绿色。

（2）皮肤：肝硬化可见肝病面容、蜘蛛痣、肝掌、面部毛细血管扩张、出血点、腋毛脱落、腹壁静脉曲张及腹水等。胆汁淤积性黄疸可见皮肤搔痒抓痕、眼睑等部黄色瘤。

（3）伴肝大：充血性、胆汁淤积性和酒精性肝病常有肝大伴黄疸，急性肝炎时肝轻或中度肿大，质软而压痛。肝硬化肝质地硬，肝癌时肝明显增大、质硬而有结节感和压痛。急性重型肝炎时，因肝坏死肝浊音界缩小。

（4）伴脾大：肝硬化伴门静脉高压时，脾呈中度至显著肿大。急性肝炎可有轻度脾大。

（5）伴胆囊肿大：胆囊颈部结石嵌顿可出现肿大的胆囊伴压痛，因肿大的胆囊压迫胆总管导致梗阻性黄疸（Mirizzi 综合征）。胰头癌、壶腹癌、胆总管癌引起肝外胆总管梗阻时，胆囊无痛性肿大出现 Courvoisier 征。胆囊癌及胆囊底部巨大结石导致胆囊肿大而坚硬。

（6）伴腹水：见于肝硬化失代偿期。

（二）辅助检查要点

1．血液学检查　主要辅助诊断溶血性黄疸。先天性溶血性黄疸时，有贫血、网织红细胞明显增多，骨髓红系细胞增生旺盛。地中海贫血红细胞呈靶形，红细胞脆性轻度减低。遗传性球形细胞增多症者血中球形细胞明显增多、脆性增加。抗人球蛋白试验（Coombs test）阳性见于自身免疫性溶血性贫血及新生儿溶血性贫血。

2．肝功能试验及尿胆红素／尿胆原检测　有助于初步区分溶血性黄疸、肝细胞性黄疸及胆汁淤积性黄疸三类主要黄疸（表 1-15-1）。

表1-15-1　三类黄疸主要实验室检查鉴别

项目	溶血性黄疸	肝细胞性黄疸	胆汁淤积性黄疸
TB（μmol/L）	增加（< 85.5）	增加（17.1～171）	增加 171～265 示胆道不全梗阻，> 242 示胆道全梗阻
DB（μmol/L）	正常	增加	明显增加
DB/TB	< 20%	20%～50%	> 50%
尿胆红素	阴性	阳性	强阳性
尿胆原	明显增加	轻度增加	减少或消失
ALT、AST	正常	明显增高	增高

项目	溶血性黄疸	肝细胞性黄疸	胆汁淤积性黄疸
ALP	正常	增高	明显增高
GGT	正常	增高	明显增高
胆固醇	正常	增高	明显增高
血浆蛋白	正常	白蛋白降低、球蛋白增加	正常

3．B 型超声　对确定肝外胆道梗阻部位及原因有重要价值，发现胆总管及肝内胆管扩张有助于肝外胆管梗阻与肝内胆汁淤积性黄疸的鉴别，后者无此改变；对检测胆石有较高的准确性；检查判断肝、胰、胆囊肿瘤；判断有无腹水、脾大。

4．CT（computer tomography）　较准确地判断肝外胆管有无梗阻及其梗阻部位和范围，有利于肝外胆管梗阻性黄疸与肝内胆汁淤积性黄疸的鉴别；显示肝、胰、胆道等影像，提供黄疸原因的线索，尤其是占位性病变；显示腹水、脾大、腹腔内肿大淋巴结等。

5．内镜下逆行胰胆管造影（endoscopic retrograde cholangiopancreatography，ERCP）　显示胆管、胰管有无梗阻、狭窄、扩张、结石、肿瘤等影像，有利于肝内外胆管梗阻性黄疸的诊断，并以此与肝内胆汁淤积性黄疸鉴别。通过十二指肠镜可直接观察十二指肠乳头、壶腹部有无病变，并可行活组织病理检查。经插入的胆管、胰管导管抽取胆汁或胰液作生化、寄生虫虫卵、肿瘤细胞检查。

6．经皮经肝穿刺胆管造影（percutaneous transhepatic cholangiography，PTC）　能清楚显示肝内、肝外全部胆道系统，显示胆管梗阻、狭窄、扩张、结石、肿瘤等影像，有助于肝内外胆管梗阻性黄疸的诊断，并以此与肝内胆汁淤积性黄疸鉴别。

7．磁共振成像（magnetic resonance imaging，MRI）与磁共振胆胰管成像（MRCP）　除横断面扫描外，尚可行冠状面、矢状面成像。MRCP 影像学诊断价值类似 ERCP，但无需插镜检查，患者无痛苦。缺点是影像不如 ERCP 清晰，不能直视十二指肠乳头区病变及活组织检查。

（三）肝穿刺活组织检查与腹腔镜检查

肝活组织检查有助于肝细胞性黄疸、肝疾病的诊断，也有利于肝内胆汁淤积性黄疸及其病因诊断，可确诊 Dubin-Johnson 综合征（肝细胞有特征性棕褐色色素颗粒）。腹腔镜检查有助于对原因未明的黄疸且高度怀疑肝病的诊断，在腹腔镜直视下做胆道造影和活组织检查，有助于黄疸的鉴别。

（四）剖腹探查

经综合检查后，少数原因未明的黄疸病例尤其疑有肝外胆管梗阻者，可考虑剖腹探查并做好相应手术治疗准备。

（张永宏）

第十六章 皮肤黏膜出血

皮肤黏膜出血 (mucocutaneous hemorrhage) 是指因机体止血或凝血功能障碍，导致全身或局部皮肤黏膜自发性出血或损伤后出血不止的一种临床征象。视出血面积大小可分为出血点 (petechia)、紫癜 (purpura) 和瘀斑 (ecchymosis)：出血直径在 2mm 以内者为出血点；2 ~ 5 mm 为紫癜；5mm 以上为瘀斑，局部有隆起或有波动感者为血肿 (hematoma)。

一、病因、发生机制和临床特点

皮肤黏膜出血的病因有三个基本因素，即血管壁异常、血小板数量和功能异常以及凝血功能障碍等三个方面，以上任何一个或者多个因素出现障碍都可以导致出血。

（一）血管壁异常

正常人血管内皮受损后，小动脉和前毛细血管括约肌立即发生反射性收缩，明显地减慢或阻断血流。继之，在血小板释放的血管收缩素等血清素的作用下，使毛细血管较持久收缩，从而发挥止血作用，当毛细血管壁存在先天性缺陷或受到物理、化学、免疫等损伤时，血管的收缩功能障碍，则可致皮肤黏膜出血。

主要见于：

1. 遗传性出血性毛细血管扩张症、血管性血友病。
2. 过敏性紫癜、单纯性紫癜、老年性紫癜及机械性紫癜等。
3. 严重的感染、慢性肝肾疾病、某些化学物质和药物中毒及维生素 C 缺乏所致的坏血病等。

临床特点：血管壁异常引起的出血多表现为出血点、紫癜或瘀斑，如过敏性紫癜多表现为四肢，下肢为主，对称分布，高出皮肤，呈丘疹样；老年性紫癜常为手、足的伸侧瘀斑；而单纯性紫癜常见于年青女性月经期，可能与雌激素分泌增高导致毛细血管脆性增加有关。

（二）血小板异常

主要表现为血小板数量和功能的异常，血管局部受损伤时，血小板的止血兼有机械性的堵塞伤口和生物化学性黏附聚集作用。首先，血小板黏附、聚集于血管损伤部位，继而血小板被激活并释放许多生物活性物质，加速血小板的黏附、聚集，并与血细胞、纤维蛋白等形成坚固的栓子，堵塞伤口，从而止血；血小板膜磷脂在磷脂酶的作用下释放花生四烯酸，随后转化为血栓烷 (TXA_2)，后者可促进血小板聚集及强烈收缩血管，使血栓更为坚固，止血更加彻底。如血小板减少或功能异常，则可导致皮肤黏膜出血。常见于：

1. 血小板数量异常

（1）血小板减少：①生成减少：再生障碍性贫血、白血病、感染、放疗及药物性抑制等；②破坏过多：特发性血小板减少性紫癜、药物所致免疫性血小板减少性紫癜、继发于自身免疫性疾病引起的造血功能损害；③消耗过多：血栓性血小板减少性紫癜 (TTP)、弥散性血管内凝血 (DIC)；④分布异常：血液循环中 1/3 的血小板储存在脾中，临床各种脾大引起的脾功能亢进可导致循环中相应血小板减少。

（2）血小板增多：①原发性：原发性血小板增多症；②继发性：继发于慢性粒细胞白血病、脾切除术后、感染、肿瘤、大量出血后或应用肾上腺素后等。此类疾病血小板的数量虽然增多，但功能异常，仍可导致出血。

2．血小板功能异常　①遗传性：血小板无力症、巨大血小板综合征，血小板颗粒性疾病等。②获得性：由应用抗血小板药物、感染、尿毒症、慢性肝肾疾病、异常球蛋白血症等引起。临床上获得性较多见，但目前重视不够。

临床特点：出血点、紫癜、瘀斑同时存在，可有血泡及血肿形成，并常伴有鼻出血、牙龈出血、月经量多、血尿、黑便等，严重时可有脑出血。

（三）凝血功能异常

凝血过程是一系列凝血因子依次相继被激活的过程。分为三个阶段：第一阶段为凝血酶原激活物的形成；第二阶段为凝血酶形成；第三阶段为纤维蛋白形成。整个过程涉及十多种凝血因子参与，任何一个凝血因子缺乏或功能异常均可引起凝血障碍，导致皮肤黏膜出血。

主要见于：

1．遗传性　与生俱来，多为单一性凝血因子缺乏，如血友病、低纤维蛋白原血症、低凝血酶原血症等。

2．获得性　发病于出生后，常存在明显的基础疾病，多为复合型凝血因子减少，如严重的肝肾疾病、维生素K缺乏症、抗凝血药物治疗过量、弥散性血管内凝血所致的消耗性凝血因子缺乏和继发性纤溶亢进等。

临床特点：遗传性的凝血因子缺乏导致皮肤黏膜出血较少，多表现为内脏、肌肉出血或软组织血肿，并可有关节腔出血。获得性可表现为为鼻出血、牙龈渗血、瘀斑、外伤或小手术（如拔牙）后出血不止。

二、诊断思路

（一）问诊要点

1．针对出血问诊　皮肤黏膜出血发生的时间、部位、缓急、自发抑或损伤后、有无诱因及伴发其他脏器的出血。如过敏性紫癜多有过敏史，紫癜呈对称性，以下肢多见，累及肾时可有血尿；单纯性紫癜为偶发四肢紫癜或瘀斑，且多见于女患者；除皮肤黏膜出血外伴有内脏出血时多为血小板减少性紫癜及弥散性血管内凝血；血友病者多为幼年起病，少有自发出血，常在损伤后出现血肿。

2．伴随症状问诊　伴有头晕、乏力、皮肤苍白、发热要考虑再生障碍性贫血或急性白血病引起的继发性血小板减少；伴有关节痛、腹痛及血尿者见于过敏性紫癜；伴有广泛性出血时要警惕弥散性血管内凝血，伴有黄疸者要考虑TTP及肝疾病。

3．诊疗经过问诊　患病以来曾进行过的检查及治疗，可以协助诊断和鉴别诊断。

4．相关既往及其他病史问诊　既往有无出血倾向，有无慢性肝肾疾病及过敏性疾病史，有无感染性疾病及特殊用药史，职业特点有无与化学药物及放射线接触史，有无出血性疾病家族史。

（二）体格检查及辅助检查要点

1．皮肤黏膜　有无苍白、黄染。观察出血情况：是出血点、紫癜还是瘀斑，出血的部位是局部还是全身，是否对称，是否高出皮肤表面。

2．全身体检　特别注意有无浅表淋巴结、肝脾大以及关节肿痛、畸形。

3．辅助检查　根据病史和体检选择行血常规、出凝血功能、血小板功能、尿常规、肝和肾功能等检查。

（黄　琰）

第十七章　尿频、尿急与尿痛

尿频（frequent micturition）、尿急（urgent micturition）、尿痛（dysuria）是膀胱、尿道受到刺激后出现的症状，称为膀胱刺激征，或称尿路刺激征。三者常伴发出现，亦可单独出现，是泌尿系感染最常见的症状。

正常成人排尿4~6次/日间，0~2次/夜间，平均每次尿量200~400ml。若单位时间内排尿次数明显超过正常范围，即为尿频。一有尿意出现，即要排尿，而且每次尿量较正常尿量减少，甚至可仅有尿意而无尿液排出，为尿急。排尿时感觉耻骨联合上区、会阴部和尿道内疼痛或烧灼感为尿痛。

一、病因、发生机制和临床特点

尿频、尿急、尿痛可有多种病因引起，包括生理性和病理性因素、感染性和非感染性疾病、器质性和功能性疾病等。

（一）尿频

1. 生理性尿频　主要见于精神紧张、饮水过多及气候寒冷，属正常现象。特点是多单独出现，每次尿量不少，也不伴尿急、尿痛等症状。

2. 病理性尿频

（1）多尿性尿频：见于尿崩症、糖尿病及急性肾衰竭多尿期。临床特点是每日排尿次数增多，而每次排尿量正常，24小时总尿量增多，但无排尿不适感。

（2）炎症刺激：见于膀胱、前列腺和尿道的炎症，兴奋尿意中枢而引起反射性尿频。在炎症刺激下，往往尿频、尿急、尿痛同时出现，并且尿量减少。

（3）非炎症刺激：如尿路结石、异物，通常以尿频为主要表现。

（4）膀胱容量减少：见于膀胱占位性病变（如肿瘤）、妊娠期增大的子宫压迫、结核性膀胱挛缩或较大的膀胱结石等。临床特点是持续性尿频，每次尿量少，常伴排尿困难。

（5）精神神经性尿频：见于癔症及神经源性膀胱。临床特点是尿频仅见于白昼或夜间入睡前，表现为尿频而每次尿量少，常不伴有尿急、尿痛。

（二）尿急和尿痛

主要见于膀胱、尿道、前列腺的炎症、结石、肿物及神经源性膀胱等疾病。

二、诊断思路

（一）问诊要点

1. 针对排尿情况问诊　注意患者年龄、性别。问询每天排尿次数，每次排尿量多少，有无尿频、尿急、尿痛，三者是同时出现或以那种症状为主。尿频严重程度，呈持续性还是间歇性。尿频与尿痛的关系，尿痛的部位、性质，有无放射痛以及所放射的部位。有无诱因，包括劳累、饮水量、用药史、精神因素等。

2. 伴随症状问诊　①尿路刺激征伴有发热、脓尿或血尿：要考虑泌尿系感染，如发热、肾区痛多为上泌尿道感染；②男性，尿痛明显，疼痛放射至腹股沟、睾丸处，伴会阴部、肛门坠胀感，要注意前列腺炎。老年男性尿频伴排尿困难，多见于前列腺增生；③尿频伴有血尿者，除外肾小球源性血尿外，要考虑泌尿系结石、结核及肿瘤；④尿路刺激征明显，而尿液检查均正常，多为尿道综合征，女性多见。尿频、尿急，但不伴尿痛，尿检多正常者，多与精神因素有关。

3．诊疗经过问诊 患病以来进行过哪些检查及治疗，可为诊断和鉴别诊断的提供线索。

4．相关既往及其他病史的问诊 如有无糖尿病、结核病、泌尿系感染、泌尿系结石、妇科疾患、前列腺疾患、神经系统疾患、近期导尿史、尿路器械检查史或人工流产史。若疑为性传播疾病所致尿路感染时，应询问患者本人或其配偶有无不洁性交史。

（二）体格检查及辅助检查要点

1．全身系统体格检查。

2．泌尿生殖系统检查 注意各输尿管点有无压痛，肾区有无叩击痛，腹部有无肿块，膀胱有无充盈。必要时行妇科检查、肛门指诊前列腺检查。

3．辅助检查 血、尿、粪便三大常规和尿培养、尿相差显微镜镜检红细胞、血糖、肾功能、24 小时尿沉渣找结核菌、泌尿系统 B 超、膀胱镜、静脉肾盂造影、妇科检查、前列腺检查等。

（黄　雯）

第十八章 血 尿

血尿（hematuria）是泌尿系统疾病的常见症状之一，指尿中红细胞异常增多。正常人尿中没有或偶见红细胞，新鲜清洁中段尿离心后行尿沉渣镜检，如果红细胞 ≥ 3 个 / 高倍视野，或新鲜尿液直接计数红细胞 ≥ 8000 个 /ml，或 12 小时尿 Addis 计数红细胞 > 50 万个，即可诊断为血尿。血尿可分为肉眼血尿和镜下血尿。每升尿中出血量 > 1ml 时，尿液可呈洗肉水色、茶色或血色，称为肉眼血尿；尿色外观正常，需经显微镜检查方能确定的血尿，为镜下血尿。

此外，因月经、阴道或直肠出血污染尿液可致假性血尿；正常人发热或激烈运动后尿红细胞可一过性增高，为功能性血尿。

一、病因、发生机制和临床特点

血尿的原因 90% 以上为泌尿系统疾病，余由全身性疾病或泌尿系统邻近器官疾病所致。

（一）泌尿系统本身疾病

1. 肾内科疾病

病因：主要见于各种原发性、继发性肾小球疾病、遗传性肾疾病（Alport 综合征、薄基底膜肾病、多囊肾等）、泌尿系感染、结核、尿路畸形、肾下垂、血管性疾病（肾动脉硬化、肾静脉血栓形成、肾动静脉畸形）等。

发生机制：肾小球基底膜损伤断裂，红细胞穿过裂缝时受挤变形，再经过肾小管受管腔内渗透压、pH 及代谢产物的影响，因而尿中红细胞呈多形性变化。

临床特点：通常为无痛性、全程性血尿，可呈肉眼或镜下血尿，为持续性或阵发性发作，相差显微镜检查提示血尿来源于肾小球。

2. 泌尿外科疾病

病因：主要见于泌尿系结石、肿瘤、创伤、梗阻等。

发生机制：各种原因造成泌尿道损伤、血管破裂出血，因而尿红细胞形态正常，相差显微镜显示尿中红细胞呈均一性。

临床特点：多为伴有疼痛的阵发性血尿。如为非肾小球源性无痛性全程肉眼血尿，首先考虑泌尿系统肿瘤。

（二）全身性疾病

1. 血液系统疾病 见于过敏性紫癜、血小板减少性紫癜、白血病、血友病等，因出凝血系统障碍所致。临床特点为除血尿外还有全身其他部位出血或疾病的特征性表现。

2. 免疫性疾病 见于系统性红斑狼疮、结节性多动脉炎等。

3. 感染性疾病 见于败血症、感染性心内膜炎、肾综合征出血热、流行性脑膜炎。

4. 心血管疾病 见于充血性心力衰竭、恶性高血压。

5. 药物副作用 抗凝药、非甾体类抗炎药、磺胺药、甘露醇、环磷酰胺等。

6. 理化因素 放射性肾炎、放射性膀胱炎、重金属（汞、铅、镉）中毒、动植物毒素中毒等。

（三）泌尿系邻近器官疾病

泌尿系邻近器官疾病累及输尿管、膀胱时，可产生血尿，见于结肠癌、直肠癌、妇科肿瘤、盆腔炎、附件炎、急性阑尾炎等。

二、诊断思路

（一）问诊要点

1. 针对血尿问诊　注意患者年龄、性别；注意询问血尿的出现方式、时间、尿中是否有血凝块、伴随症状等；近期是否有剧烈运动、腰部外伤或泌尿系器械检查史；月经情况。应注意除外假性血尿和功能性血尿。

2. 伴随症状问诊　①血尿伴有蛋白尿、水肿、高血压，常见于肾小球疾病；②血尿伴尿频、尿急、尿痛，有或无发热者，均应考虑泌尿系感染；③血尿伴肾绞痛、且向会阴部放射，或尿流中断，为泌尿系结石的特点；④血尿伴有肾部肿块，考虑多囊肾、肿瘤、肾下垂、异位肾；⑤血尿伴全身出血倾向（皮肤黏膜出血、消化道出血、月经过多等），见于血液病，或使用过量抗凝药；⑥血尿伴皮疹、关节痛或咯血，可见于过敏性紫癜、系统性红斑狼疮、小血管炎等；⑦血尿伴乳糜尿，可见于丝虫病、慢性肾盂肾炎。

3. 诊疗经过问诊　询问患病以来的检查、治疗经过。

4. 相关既往及其他病史的问诊　既往有无肾疾病及相关疾病病史；有无长期、大量应用磺胺类、氨基糖苷类、非甾体类抗炎药、抗凝药等药物用药史；有无肾疾病、多囊肾、耳聋、血尿家族史。

（二）体格检查及辅助检查要点

1. 全身系统体格检查　注意有无高血压、水肿、皮疹、皮肤黏膜出血，关节有无红、肿、热、痛。

2. 泌尿生殖系统检查　注意有无腹部包块、肾肿大、肾区叩痛、输尿管点压痛、腹部血管杂音等。

3. 辅助检查　血、尿、粪便三大常规、尿三杯试验、尿相差显微镜检查、尿红细胞容积分布曲线、肝肾功能、血生化、电解质、自身免疫学检查、ANCA、尿细菌学检查、尿病理检查、影像学检查（包括泌尿系 B 超、静脉肾盂造影、肾 CT、MRI、等）、肾组织活检、膀胱镜检查等。

（黄　雯）

第十九章　无尿、少尿与多尿

正常人 24 小时尿量约为 1000 ~ 2000ml，平均约为 1500ml。若 24 小时尿量 < 400ml 或每小时尿量 < 17ml，称为少尿（oliguria）；24 小时尿量 < 100ml 或 12 小时完全无尿，称为无尿（anuria）；24 小时尿量 > 2500ml 则为多尿（polyuria）。

一、病因、发生机制和临床特点

（一）少尿或无尿

少尿或无尿是临床常见的急症。如尿量少于 500ml，机体新陈代谢所产生的废物就不能完全经肾排出，意味着肾功能受到损害。少尿或无尿的主要病因有：

1. 肾前性

主要病因：各种原因导致的肾血流灌注不良，如休克、急性心肌梗死、心力衰竭、心脏压塞、严重心律失常、严重脱水、重度低蛋白血症、肾病综合征、重度肝硬化、烧伤等。

发生机制：全身有效循环血量减少，导致肾血流量减少，使肾小球滤过率降低所致。

临床特点：有明确诱因，为在原发病基础上出现的少尿或无尿。

2. 肾性

主要病因：①肾小球疾病：急性肾小球肾炎、急进性肾小球肾炎、慢性肾小球肾炎急性发作、重度狼疮性肾炎等；②肾小管间质疾病：急性肾小管坏死、急性间质性肾炎、肾综合征出血热、败血症等；③肾血管病变：肾静脉血栓形成、恶性高血压等；④其他：肾移植后急性排斥反应等。

发生机制：各种原因引起肾实质性损伤，导致肾小球、肾小管、肾间质及肾血管损伤所致的少尿或无尿。

临床特点：常伴有血尿、蛋白尿、水肿、高血压及肾功能损害。

3. 肾后性

主要病因：各种原因引起的尿路梗阻：①泌尿系结石、肿瘤、血块等阻塞输尿管、膀胱颈或尿道；②肿瘤、腹膜后纤维化、前列腺病变等压迫尿道；③输尿管结核、手术所致粘连、瘢痕挛缩；④神经源性膀胱等。

发生机制：肾盂及其以下尿路内部梗阻或外部受压所导致的尿液排出不畅。

临床特点：原有尿量正常，突然出现少尿或无尿，或者少尿与多尿交替出现。

（二）多尿

1. 暂时性多尿　见于饮水过多、食入含水分较多的食物和应用利尿剂等。

2. 持续性多尿

（1）内分泌—代谢障碍性疾病：①尿崩症：由于原发性或继发性下丘脑—神经垂体病变造成抗利尿激素（ADH）分泌减少或缺乏，导致远端肾小管及集合管对水分重吸收障碍。临床特点：低渗尿；②糖尿病：由于血糖过高，尿糖增多，肾小管腔内渗透压增高，抑制了水的重吸收，产生渗透性利尿。临床特点：多尿、多饮，呈等渗或高渗尿；③原发性甲状旁腺功能亢进症：因甲状旁腺腺瘤或增生致甲状旁腺激素分泌增多，导致高血钙、低血磷，长期血钙升高可影响肾小管的浓缩功能。临床特点：多尿、夜尿增多、口渴、多饮，常伴肾结石、肾实质钙化和骨病，血钙、尿钙、PTH 均升高；④原发性醛固酮增多症：因醛固酮过高使肾排钾过多，导致肾小管上皮细胞空洞样变性，尿浓缩功能下降。临床特点：多尿，夜尿，尿比重下降，伴口渴、多饮，高尿钾及低钾血症，易并发尿路感染。

（2）肾疾病：

主要病因：见于肾小管—间质损害的疾病，如慢性间质性肾炎、慢性肾盂肾炎、慢性肾衰竭、肾小管酸中毒、高钙性肾病、低钾性肾病等。

发生机制：药物、炎症、代谢等因素损伤了肾髓质的高渗状态或破坏了肾小管上皮细胞对 ADH 的反应所致。

临床特点：多尿，为低渗或等渗尿，常伴有电解质紊乱。

（3）精神因素：多见于精神性多饮多尿、精神分裂症等。多由多饮所致，为低渗尿。

二、诊断思路

（一）问诊要点

1. 针对尿量问诊　准确测量 24 小时尿量，同时询问 24 小时摄入水量、饮食情况、尿的颜色、尿量异常持续的时间、多尿前是否有明显的少尿或无尿情况、发病前病史、有无使用过肾毒性药物、食用过生鱼胆、毒菌等食物、是否应用过利尿剂、是否去过疫区，伴随症状等。

2. 伴随症状问诊　①少尿伴血尿、蛋白尿、水肿、高血压，应考虑肾小球疾病；②少尿伴尿频、排尿困难，应考虑前列腺病变；③少尿与多尿交替出现，伴有肾绞痛、血尿、肾盂积水，放射痛，考虑泌尿系结石；④少尿伴心慌、气短、夜不能平卧，应考虑心功能不全；⑤少尿伴皮肤黄染、严重肝病，应考虑肝肾综合征；⑥多尿伴有多饮、多食及消瘦，应考虑糖尿病；⑦多尿伴有烦渴、多饮、夜尿增多、低比重尿者，应考虑尿崩症；⑧多尿伴有高血压、低血钾甚至低钾麻痹者，考虑原发性醛固酮增多症；⑨多尿伴高钙血症、肾结石、骨痛甚至病理性骨折，多见于原发性甲状旁腺功能亢进症；⑩多尿伴有酸碱平衡电解质紊乱，应注意肾间质—小管疾病；另外，多尿还可见于急性肾小管坏死少尿期后的多尿期。

3. 诊疗经过问诊　注意询问患者症状出现前或后进行了哪些检查及治疗。

4. 相关既往及其他病史的问诊　既往有无慢性肾疾病、心脏病、大出血、心力衰竭、感染、尿路结石、前列腺病史，有无糖尿病、尿崩症、精神病、传染病病史，有无外伤史，有无药物过敏史，有无慢性肾疾病家族史。

（二）体格检查及辅助检查要点

1. 全身系统体格检查。

2. 泌尿系统检查　注意肾区、输尿管压痛点、腹部包块、膀胱充盈程度、前列腺检查等。

3. 辅助检查　血、尿、粪便三大常规和尿相差显微镜、尿渗透压、尿氨基酸、尿 β_2 微球蛋白、α_1 微球蛋白、肝肾功能、电解质、血生化全项、糖耐量、泌尿系 B 超、腹 X 线平片、静脉肾盂造影、蝶鞍摄片、脑 CT、禁水试验、垂体加压素试验、高渗盐水试验、内镜检查等。

（黄　雯）

第二十章 尿 失 禁

膀胱的正常排尿功能受大脑和骶髓的排尿中枢调节，靠膀胱逼尿肌与尿道括约肌的张力平衡来实施控制。当各种原因使膀胱逼尿肌异常收缩或尿道括约肌张力障碍，或神经功能损伤而丧失排尿自控能力，使尿液不自主地从尿道口流出或点滴溢出时，称为尿失禁（urine incontinence）。尿失禁可见于各年龄段，但以老年人更为常见。

一、病因、发生机制和临床特点

（一）真性尿失禁

由于膀胱或尿路疾患使膀胱逼尿肌不自主收缩，尿道括约肌过度松弛，以致排尿次数增多。主要见于：

1. 膀胱及尿道炎症、结石、结核和肿瘤　病变刺激使膀胱逼尿肌持续性张力增高，尿液不受控制而流出。

2. 输尿管结石　上尿路梗阻，输尿管受刺激蠕动增强，刺激膀胱三角肌区而致膀胱逼尿肌张力增高。

3. 外伤、手术、分娩等　损伤尿道括约肌，导致尿道括约肌过度松弛。

（二）假性尿失禁

主要病因：①下尿路梗阻：前列腺肥大、增生、膀胱颈梗阻、肿瘤、尿道狭窄等；②神经系统病变：神经源性膀胱、脊髓损伤等。

发生机制：各种原因使下尿路梗阻或膀胱逼尿肌无力，引起尿液潴留，膀胱过度充盈，内压增高，使尿液从尿道被迫溢出。又称"充溢性尿失禁"。

临床特点：膀胱充盈，排尿后残余尿量增加，伴原发病表现。

（三）应力性尿失禁

主要见于妊娠、中年经产妇、绝经期妇女、盆腔肿瘤和有盆腔或尿道手术史者。

发生机制：膀胱逼尿肌功能正常，但由于尿道括约肌张力减低或松弛，导致尿道阻力下降，当骤然加大腹内压时，造成尿液有小量溢出。

临床特点：患者平时尚能控制排尿，但当咳嗽、打喷嚏、大笑、跑跳、举重等使腹压骤然升高时，出现尿道口有少量尿液不自主地溢出。

（四）先天性尿失禁

主要见于各种先天性尿路畸形，如尿道上、下裂，脐导管未闭、输尿管开口异位及膀胱外翻等。

（五）尿瘘尿失禁

见于各种原因造成的膀胱—尿道—阴道瘘、膀胱阴道瘘、膀胱子宫瘘及输尿管阴道瘘等。

二、诊断思路

（一）问诊要点

1. 针对排尿情况问诊　询问排尿有无异常，排尿习惯有无改变，未排尿时是否有尿液溢出（注意应与遗尿相鉴别：遗尿为夜间睡熟后不自觉地排尿，无器质性病变，多见于儿童），尿失禁严重程度（频率、每次溢出的尿量）、发作的时间、诱因、是间断发作还是持续发作。

2．伴随症状问诊 ①中老年男性，假性尿潴留，伴进行性排尿困难，应考虑前列腺肥大或肿瘤；②中年以上经产妇，伴有应力性尿失禁，要考虑产伤或盆腔及会阴部手术损伤；③急迫性尿失禁，伴尿急、尿频、尿痛，要考虑急性膀胱炎。

3．诊疗经过问诊 询问患病以来所进行的检查及治疗，可为诊断和鉴别诊断提供线索。

4．相关既往及其他病史的问诊 注意询问有无尿道、盆腔或外阴手术史、外伤史，妇女应注意妊娠、分娩、产伤史，有无糖尿病、前列腺疾病、神经系统病变、盆腔及泌尿生殖系统疾病史。

（二）体格检查及辅助检查要点

1．全身系统体格检查。

2．泌尿生殖系统及神经系统检查 注意腹部有无膀胱充盈，有无压痛，前列腺有无异常，尿道生殖道有无畸形。

3．辅助检查 尿常规、尿培养、前列腺检查、泌尿系 B 超、尿道镜、膀胱镜、尿路造影、膀胱测压、尿流速度测定、测量膀胱残余尿量等。

（黄 雯）

第二十一章 尿潴留

膀胱内积有大量尿液而不能排出，称为尿潴留（retention of urine）。尿潴留按程度分为完全性尿潴留（指尿液完全不能排出）和部分性尿潴留（指尿液不能完全排出，残余尿量＞10ml）；按发病速度分为急性尿潴留（指急性发生的膀胱胀满而无法排尿）和慢性尿潴留（因膀胱颈以下部位梗阻所致排尿困难发展而来）；按病因分为梗阻性、神经性和肌源性尿潴留。尿潴留的危害性是容易继发尿路感染及引起反流性肾病，应积极处理。

一、病因、发生机制和临床特点

1. 尿路梗阻

主要病因：见于尿道炎症、结石、肿瘤、异物；前列腺肥大或肿瘤压迫造成尿道狭窄；膀胱肿瘤、结石、炎症造成尿道开口狭窄、梗阻。

发生机制：参与排尿的神经和肌肉功能正常，但在膀胱颈至尿道外口的某一部位存在着梗阻性病变，导致尿流阻力增加。

临床特点：尿潴留，伴原发病相应症状。急性尿潴留表现为急性发生的膀胱胀满而无法排尿，常伴随由于明显尿意而引起的疼痛和焦虑；慢性尿潴留表现为尿频、尿不尽感，下腹胀满不适，可出现充溢性尿失禁。超声检查提示膀胱残余尿增多。

2. 神经性因素

主要病因：糖尿病、盆腔手术、多发性硬化、脊髓损伤、颅脑或脊髓肿瘤、脑卒中等。

发生机制和临床特点：患者尿路无机械性梗阻存在，因膀胱感觉或运动神经受损，造成膀胱储存和排空尿液的功能异常。依损伤的部位不同分为：①上运动神经元受损伤（也称痉挛性神经源性膀胱）：病变发生在脊髓中枢（$S_2 \sim S_4$）以上，见于外伤、手术等。临床特点：患者不能自主排尿，只有当膀胱内尿量达到400ml以上，才通过膀胱反射弧刺激排尿中枢排尿，但往往不能排空，造成部分尿潴留；②下运动神经元受损伤（也称松弛性神经源性膀胱）：病变累及脊髓中枢（$S_2 \sim S_4$）或中枢以下的周围神经，使膀胱失去排尿中枢的支配，见于糖尿病，脊髓灰质炎等。临床特点：患者无膀胱胀满感，膀胱内尿量增多使其内压大于尿道开口阻力时，尿液从膀胱溢出，但不能完全排空而产生尿潴留（又称自主性神经源性膀胱）。

3. 肌源性因素　因各种原因导致排尿中枢损害，膀胱逼尿肌无力或尿道括约肌痉挛，膀胱过度充盈所致。常见于手术麻醉、药物、饮酒过量、精神紧张、排尿环境或习惯改变等。

二、诊断思路

（一）问诊要点

1. 针对排尿情况问诊　询问每天排尿情况、每次排尿量、排尿是否通畅、有无排尿困难、有无合并尿频、尿急、尿痛、尿流突然中断、变细或分叉现象，有无伴发全身症状。

2. 伴随症状问诊　①排尿时伴有尿道痉挛性疼痛应考虑尿道疾患；②中年以上男性，伴进行性排尿障碍、尿频、尿急，应考虑前列腺疾患；③伴有尿路刺激征，应考虑膀胱疾患；④伴有血尿、尿流中断、体位变换后可以恢复排尿者，应考虑膀胱或尿道结石、异物；⑤伴糖尿病周围神经病变、中枢神经系统或脊髓损害者，应考虑神经源性膀胱。

3．诊疗经过问诊　患病以来进行过哪些检查及治疗，是否正在使用可导致排尿困难的药物（如抗胆碱药、抗抑郁药、抗组胺药及阿片制剂等）。

4．相关既往及其他病史的问诊　既往有无泌尿系统、结石、肿瘤病史，有无前列腺疾病病史，有无糖尿病病史，有无颅脑、脊髓、泌尿系的损伤、感染、手术史及盆腔会阴部放射治疗史等。

（二）体格检查及辅助检查要点

1．全身系统体格检查。

2．泌尿神经系统检查　注意腹部有无压痛，各输尿管压痛点有无压痛，耻骨联合上有无充盈的膀胱，肛查前列腺有无肿大，神经系统定位检查。

3．辅助检查　排尿后膀胱区 B 超检查或导尿检查，残余尿量测定，检测排尿肌张力，测定膀胱内压力，膀胱镜等。

（黄　雯）

第二十二章 腰背痛

腰背痛（lumbodorsalgia）是临床常见症状。常因为腰背部局部病变引起，也可由全身性疾病损伤腰背部骨骼和软组织所致，邻近器官病变波及或放射性腰背痛也极为常见。

一、病因、发生机制和临床特点

（一）脊柱本身疾病

主要病因：先天性畸形、脊柱外伤、颈椎病、椎间盘脱出、代谢性疾病（如甲状旁腺功能亢进症、骨质疏松）、自身免疫性疾病（如强直性脊柱炎、类风湿关节炎等）、破坏性骨疾病（如感染性脊柱炎、脊柱肿瘤或转移癌）等。

发生机制：①解剖结构异常：由外到内，腰背部由皮肤、皮下组织、肌肉、韧带、脊椎、肋骨和脊髓组成，其中任何组织的病变均可引起腰背痛，如椎体骨折、肋骨骨折、脱位椎间盘脱出、脊柱肿瘤或转移癌、先天性畸形（隐性脊柱裂、腰椎骶化或骶椎腰化、漂浮棘突、发育性椎管狭窄和椎体畸形等）等。②感染因素：腰背部的结核性、化脓性炎症直接刺激局部神经末梢，引起疼痛。③自身免疫性疾病：强直性脊柱炎、类风湿关节炎等引起脊柱和关节病变，同时有多种炎症介质的异常，导致病变部位发生炎症反应而引起疼痛。④椎体退行性改变：如纤维环及髓核组织的退行性变，髓核易于脱出、骨化形成骨刺，可压迫或刺激神经引起疼痛。

临床特点：①共同特点：腰背疼痛，常伴脊柱功能障碍和畸形；②脊柱疾病的各自临床特点，如：a. 脊柱骨折，有明显外伤史，骨折部有压痛和叩痛；b. 腰椎间盘突出，青壮年多见，常有搬重物和扭伤史，可突发和缓慢发病，咳嗽、打喷嚏、用力时疼痛加重，休息可缓解，可伴下肢麻木或间歇性跛行；c. 结核性脊椎炎，疼痛局限于病变部位，呈隐痛、钝痛或酸痛，夜间明显，活动后加重，常伴结核中毒症状，后期可有脊柱畸形、冷脓肿；d. 退行性脊柱炎（又称增生性脊柱炎），多见于中年以上患者，晨起腰痛明显，僵直而活动不便，活动后疼痛减轻，但过多、过久活动腰痛又加重，平卧可缓解，敲打腰部有舒适感，腰椎无明显压痛；e. 脊椎肿瘤，以转移性恶性肿瘤最为常见，如前列腺癌、甲状腺癌、乳腺癌、多发性骨髓瘤等，常有顽固性腰背痛，药物难以控制，并可伴有放射痛。

（二）脊柱旁软组织疾病

主要病因：腰肌劳损、肌纤维炎、风湿性多肌痛及梨状肌损伤综合征等。

发生机制：腰扭伤治疗不彻底或累积性损伤，自身免疫性疾病引起的脊柱旁软组织（肌肉／筋膜）炎，压迫或刺激局部神经末梢引起疼痛。

临床特点：多为腰骶部酸痛、钝痛，疼痛定位不明确，休息时缓解，劳累后加重，叩击腰部时可缓解疼痛。

（三）脊神经根及皮神经病变

主要病因：脊髓压迫症、急性脊髓炎、蛛网膜下腔出血、腰骶神经根炎、带状疱疹等。

发生机制：由于脊神经根受刺激所致。

临床特点：①疼痛呈放射性，沿脊神经后根区域放射，如坐骨神经痛，除了腰局部疼痛外，还可放射到臀部、大腿后部及小腿外侧，甚至到足背部；②顽固性背痛和放射性神经根痛，如脊柱肿瘤或转移癌、蛛网膜下腔出血。以上病变严重时有节段性感觉障碍、下肢无力、肌萎缩、腱反射减退。

（四）内脏器官疾病

主要病因：内脏疾病（胸腔、腹腔、腹膜后和盆腔）引起的腰背痛，以肾、胰腺和盆腔疾病为多见。

发生机制：来自内脏的痛觉冲动直接刺激脊髓体表感觉神经元，引起相应体表区域的痛感，称放射痛或牵涉痛（referred pain）。

临床特点：疼痛与内脏解剖部位有关，表现为：①急性心肌梗死除心前区压榨性疼痛外，还可放射至左肩胛部而引起背痛；②消化系统疾病：急性胆囊炎除右上腹痛、墨菲征阳性外，还可放射至右肩胛下区；十二指肠后壁穿孔和急性胰腺炎常向左腰部放射；③泌尿系统疾病：肾盂肾炎腰痛较明显，叩痛较明显；肾周围脓肿多为单侧腰痛，常伴有局部肌紧张和压痛；肾结石多为绞痛，叩痛剧烈，多伴血尿；肾肿瘤腰痛多为钝痛或胀痛，有时呈绞痛；④盆腔器官疾病：男性前列腺疾病常引起下腰骶部疼痛，伴有尿频、尿急、排尿困难；女性慢性附件炎、宫颈炎、子宫脱垂和盆腔炎可引起腰骶部疼痛，且常伴有下腹坠胀感；⑤呼吸系统疾病：胸膜炎、肺结核和肺癌等可引起后胸部和侧胸肩胛部疼痛，常伴有呼吸系统症状及体征，胸膜病变时疼痛常在深呼吸时加重。

二、诊断思路

（一）问诊要点

1. 针对疼痛特点问诊　询问腰背痛的起病时间、起病急缓，有无诱因，疼痛性质、部位、程度、放射范围，与体位、活动、用力、咳嗽的关系，是夜间重还是白天重，休息能否缓解，有无其他关节肿痛等。

2. 伴随症状问诊　①伴有全身症状（发热、乏力、体重下降、贫血等）：常见于全身性疾病，如感染性疾病、脊柱结核、风湿性疾病等；②伴腰椎活动受限：可见于腰椎间盘脱出、强直性脊柱炎等；③伴放射痛：注意内脏相关系统疾病，对高龄患者的顽固性背痛、放射性神经根痛，需特别注意骨转移癌，如前列腺癌、乳腺癌、甲状腺癌、肾肿瘤的转移；④伴有月经异常、痛经等症状时，需注意盆腔炎、附件炎、子宫或卵巢肿瘤等妇科疾病。

3. 诊疗经过问诊　患病以来曾做过哪些检查及治疗，有无复位、服药等情况。

4. 相关既往及其他病史的问诊　职业特点，有无外伤史、结核病史、免疫性疾病史及肿瘤史。

（二）体格检查及辅助检查要点

1. 全身系统体格检查　注意体温、心肺腹部脏器病变。怀疑直肠或前列腺病变，应做直肠指检。

2. 脊柱检查　视诊脊柱有无弯曲，脊柱的活动是否自如；触诊、叩诊脊柱有无压痛和叩击痛，背部软组织有无触痛、压痛点，有无肿胀、波动感。

3. 辅助检查　常规进行血、尿、粪便三大常规和血红细胞沉降率、血生化检查，根据病史、体征选择进行自身免疫全项、尿本周蛋白，心电图、X线片、腹部B超、消化道造影、静脉肾盂造影、MRI、CT（对腹膜后占位病变诊断帮助大）等，必要时行腰穿脑脊液检查。

（黄　雯）

第二十三章 关 节 痛

关节痛（arthralgia）可因全身性疾病或关节局部病变所致，可表现为关节疼痛、红肿，甚至关节变形、活动受阻、功能受限，轻者影响活动与睡眠，重者则生活不能自理。关节痛分为急性和慢性两类。急性关节痛以关节及周围组织炎症反应为主；慢性关节痛则以关节囊肥厚和骨质增生为主。

一、病因、发生机制和临床特点

（一）外伤性

主要病因：关节内骨折、脱位、半月板破裂、关节内软骨韧带损伤、关节周围软组织挫伤、外伤后治疗不及时或处理不当等。较常发生于膝、踝、肘、肩、髋等关节处。

发生机制：关节结构破坏，炎症介质作用。

临床特点：有外伤史，活动时关节疼痛加剧并伴有活动受限。

（二）感染性

主要病因：败血症、关节周围骨髓炎、软组织炎、化脓性关节炎、结核性关节炎、病毒性关节炎、Reiter 综合征等。

发生机制：①病原体通过血运直接感染或蔓延感染途径侵入关节内，导致关节炎症病变。常见的细菌为金黄色葡萄球菌，其次为链球菌。关节腔穿刺液中可找到病原体；②侵入人体的病原体毒素或其代谢产物作为特异性抗原与血液中的抗体相结合，引起免疫炎症反应（此类关节炎其关节渗液中培养不出病原菌）。

临床特点：单一关节或多个关节受累，表现为关节疼痛、肿胀、活动受限及关节积脓；结核性者可出现冷脓肿；关节腔穿刺液中可找到或找不到病原菌。伴原发病表现。

（三）自身免疫与变态反应性

主要病因：类风湿关节炎、系统性红斑狼疮、强直性脊柱炎、结节性多动脉炎、硬皮病、皮肌炎、干燥综合征、白塞病；结核性变态反应性关节炎、关节型过敏性紫癜、血清病性关节炎、药物变态反应性关节炎等。

发生机制：①外来抗原或理化因素使机体组织成分改变，形成自身抗原，刺激机体产生自身抗体和细胞因子，这些自身抗体和细胞因子通过复杂的免疫反应而损伤关节和全身多器官。②病原体及其产物、药物、异种血清与血中抗原形成免疫复合物，沉积在关节腔而引起损伤。

临床特点：多发性游走性关节痛，大小关节均可受累，关节局部红、肿、热、痛，可伴有关节腔内渗液。常伴有全身多系统损害。

（四）退行性关节病

又称增生性骨关节炎（hypertrophicarthritis）。分原发性与继发性两种。

主要病因：原发性无明显局部原因，发病受增龄、遗传、体质和代谢的影响。继发性临床比较多见，常继发于关节畸形、关节损伤、关节炎症之后。

发生机制：由于关节的局部损伤、炎症或慢性劳损等多种因素引起关节软骨面退行性改变，软骨下骨板反应性增生，形成骨刺，导致关节疼痛、肿胀、积液、功能受限。

临床特点：多见于肥胖老年人、女性、可有家族史。吸烟、肥胖和重体力劳动为主要危险因素。常有多关节受累，以髋、膝及脊椎关节为多见，亦可发生在手指关节上。继发者多有创伤、感染或先天性关节畸形的病史。

（五）代谢性骨病

主要病因：骨质疏松佝偻 - 软骨病、原发性及继发性甲状旁腺功能亢进症、原发性甲状旁腺功能减退症、中毒性骨病（维生素 D、氟、镉、铅、磷等中毒）、痛风性关节炎等。

发生机制：钙、磷、维生素 D 代谢和甲状旁腺功能异常，导致骨吸收、生长和矿物质沉积异常的全身性骨病。

临床特点：受累关节疼痛；如嘌呤代谢失调所致的痛风性关节炎，常侵及趾（拇指）与跖趾关节，呈红、肿、热、痛及运动障碍；骨性关节炎常累及负重较大的关节，如髋、膝、脊柱等，其特点为关节酸痛、轻度僵硬，甚少肿胀，不发生关节强直。

（六）骨关节肿瘤

主要病因：良性或恶性、原发性或转移性骨、关节肿瘤。

发生机制：原发在滑膜、骨和体内其他组织或器官的肿瘤，经血液循环，淋巴系统转移至骨骼或直接侵犯骨骼。

临床表现：良性骨肿瘤生长缓慢，疼痛轻微或不痛，除位置表浅者外，早期不易察觉，当肿瘤长大或压迫周围组织时，疼痛加重或发生病理骨折时始被发现。恶性肿瘤发展迅速，骨皮质破坏后可蔓延至周围软组织，患部梭形肿胀、肿块境界不清、质地较硬、局部血管扩张、皮肤温度升高、外有搏动感或血管杂音。早期出现疼痛并呈进行性加重，后期出现贫血及恶病质，并可发生远处转移。

二、诊断思路

（一）问诊要点

1. 针对疼痛问诊　关节痛发生的时间、缓急、部位、数量、程度、性质，是否对称、有无规律、有无外伤及其他诱因、加重和缓解因素等。如①风湿性关节炎起病急，发病前 1～4 周有溶血性链球菌感染史，关节痛为游走性，主要侵犯大关节，炎症消退后关节不遗留强直和变形；②类风湿关节炎起病相对较缓，好发于骶髂和手足小关节，反复发作后可有关节畸形和强直；③痛风性关节炎常于酗酒、暴食、劳累、情绪激动等后急起关节剧痛，常于夜间痛醒，以第一趾指关节与拇趾关节为多见，肩关节甚少累及；④骨关节肿瘤多呈钝痛。

2. 伴随症状问诊　①伴发热，局部单关节红、肿、热、痛者，见于化脓性关节炎；②伴有乏力、低热、盗汗、消瘦，有结核病史者应考虑结核性关节炎，特别是出现冷脓肿时；③伴有发热、皮损、光过敏、肾及其他多脏器损害，见于系统性红斑狼疮；④发作性关节痛伴局部皮肤红、肿、热、痛、血尿酸增高，为痛风性关节炎；⑤伴皮肤紫癜，见过敏性紫癜。

3. 诊疗经过问诊　患病以来曾做过哪些检查及治疗，如 X 线片、类风湿因子、自身免疫抗体以及对非甾体类抗炎药和肾上腺皮质激素治疗的反应等，可以协助诊断和鉴别诊断。

4. 相关既往及其他病史的问诊　既往有无感染性疾病史，有无过敏史及特殊用药史，有无痛风及过敏性疾病家族史。

（二）体格检查及辅助检查要点

1. 全身系统体格检查　注意步态、面容、体温、皮疹、紫癜、环形红斑及心脏听诊情况。

2. 关节局部检查　注意关节疼痛部位有无红、肿、热、痛，有无畸形、肌肉萎缩、活动受限，病变是否对称等。

3．辅助检查　根据病史、体检选择血常规、尿常规、血红细胞沉降率、C反应蛋白、肝肾功能、血尿酸、免疫功能和自身免疫抗体检测及影像学检查（关节 X 线片、CT、MRI 等），必要时做关节镜检查。

（黄　雯）

第二十四章 头 痛

头痛（headache）是指眉毛以上至枕外隆突，包括额、顶、颞、枕部的头颅某部位或全部范围内的疼痛，属主观感觉而无客观检测及定量指标。多种疾病均可引起头痛，可见于颅内、颅外疾病、全身性疾患以及神经血管功能失调，精神心理因素也可引起头痛。头痛的部位、发生及持续的时间、程度、性质、伴随症状有助于头痛的鉴别诊断。

一、病因、发生机制和临床特点

（一）颅内病变

1. 颅内感染 如脑膜炎、脑炎、脑膜脑炎、脑脓肿等。
2. 颅内血管病变 如脑出血、蛛网膜下腔出血、脑梗死、脑栓塞、脑血管畸形、动脉炎和其他颈动脉、椎动脉病变。
3. 颅内占位病变 如颅内原发肿瘤、转移瘤、白血病浸润、脑囊虫病或包虫病等。
4. 颅脑外伤 如脑震荡、脑挫裂伤、硬膜外血肿、硬膜下血肿、颅内血肿及脑外伤后遗症等。
5. 其他 如偏头痛、丛集性头痛、低颅压性头痛、癫痫等。

并不是头部的所有结构都能引起疼痛的感觉。对疼痛敏感的颅内结构主要是硬脑膜、血管和神经，包括①硬脑膜：尤其是颅底部分的硬脑膜最敏感；②血管：脑膜中动脉最敏感，其他有大脑基底动脉环及与这个动脉环相连接的脑动脉的近侧端，静脉窦以及引流到静脉窦的大静脉近端；③脑神经和脊神经：主要是三叉神经、舌咽神经、迷走神经和颈段 1～3 脊髓神经。这些结构受到炎症刺激、损伤、肿物压迫、牵张等因素作用均可导致头痛，其他如大部分软脑膜、脑实质、脑室、室管膜及脉络丛均不会产生疼痛感觉。

（二）颅外病变

1. 颅骨疾病 如骨髓炎、多发性骨髓瘤等。
2. 颈部疾病 如颈椎病、颈肌炎症等。
3. 眼、耳、鼻、齿等疾病 如青光眼、屈光不正、中耳炎、鼻窦炎、颞颌关节病等。
4. 神经痛 如眶上神经、耳颞神经、枕大神经、枕小神经和耳大神经等神经痛。

对疼痛敏感的颅外结构主要包括①头皮、皮下组织、颅底部的骨膜；②颅外动脉：以额动脉、颞浅动脉、枕动脉和耳后动脉最为敏感；③头颈部肌肉：主要为双侧颞肌和后颈部肌肉；④颅外末梢神经：如滑车上神经、眶上神经、耳颞神经、枕大神经、枕小神经和耳大神经等；⑤其他组织：鼻腔、副鼻窦黏膜、外耳、中耳、牙髓、眶内组织等部位有丰富的神经末梢，对疼痛刺激敏感。

颅外病变所致头痛的常见机制为：①具有痛觉的神经被刺激、牵拉或挤压；②头颈部肌肉因炎症、损伤或精神性因素等引起持续收缩时，局部血流受阻，导致各种代谢产物堆积，释放乳酸、缓缴肽等致痛物质而产生头痛；③面部、口腔、颈部等部位的病变，不仅可以造成局部疼痛，也可以扩散或通过神经反射引起头部牵涉痛。

（三）全身性疾患

1. 感染 如流感、伤寒、斑疹伤寒、肺炎等。

2．心血管疾病　如高血压病出现高血压危象或高血压脑病时。

3．中毒　如一氧化碳中毒、酗酒、过量饮用浓咖啡、铅中毒等。

4．其他　如尿毒症、低血糖、贫血、肺性脑病、高原性头痛、中暑、月经及绝经期头痛等。

这类头痛主要与血管舒缩障碍及生化因素、内分泌因素有关，例如 5- 羟色胺（5-HT）、儿茶酚胺、缓激肽、前列腺素 E 和 β 内啡肽、P 物质等在头痛患者血液中可有明显变化；女性偏头痛发作常与月经周期有关；甲状腺功能亢进症也可引起头痛。

（四）精神或心理疾患

如焦虑症、抑郁症、神经衰弱、睡眠障碍、癔症性头痛等，系精神紧张导致神经功能紊乱所致，大多数有明显的心理背景或家族史。头痛多在疲劳、睡眠不足、情绪不好时加重，常伴有神经症的表现，如头晕眼花、失眠多梦、注意力不集中、记忆力减退、情绪急躁、焦虑多疑、心悸气短等，神经系统检查多无异常。

二、诊断思路

（一）问诊要点

1．针对头痛问诊　询问头痛的起病情况、病程，头痛的部位、程度、性质和频度（间歇性、持续性），头痛发作的时间和持续时间，有无诱因、激发或缓解的因素等。例如感染性疾病和颅内血管病变者多起病急，而颅内占位性病变起病相对较缓，偏头痛为长期反复发作；全身性疾患、低颅压、颅内感染所致头痛多为全头痛，而偏头痛及耳源性、牙源性头痛多位于一侧；神经痛多呈电击样痛或刺痛，且疼痛多剧烈，而颅内占位、紧张性头痛多为轻中度；颈椎疾患引起的头痛多位于枕部，特殊的颈部活动或体位可诱发或加重。

2．伴随症状问诊　例如头痛伴剧烈呕吐者提示为颅内压增高，常见于颅内病变；头痛伴发热者常见于颅内及全身感染性疾病；慢性进行性头痛伴精神症状及视力障碍者应注意颅内肿瘤；头痛伴眩晕者可见于小脑病变或后循环缺血；头痛伴神经症表现者为功能性头痛。

3．诊疗经过问诊　询问发病以来曾进行过哪些检查及治疗，如头颅 CT 及脑血管造影可排除颅内肿瘤和颅内血管病变，偏头痛在应用麦角胺后可缓解均有利于头痛的鉴别诊断。

4．相关既往及其他病史　询问既往是否反复发作头痛，有无头颅外伤史，有无高血压、颈椎病、眼、耳、鼻、齿疾病及其他慢性病史，职业特点，化工原料、毒物接触史，有无特殊嗜好，如饮酒、喜好浓咖啡等，服药情况如应用扩血管药物等，有无精神病及偏头痛家族史。

（二）体格检查及辅助检查要点

1．全身系统体格检查　特别注意体温、血压、头颅外形及压痛、意识、言语和精神状态、视力、视野、鼻窦压痛、脑膜刺激征、脑神经及其他相应的神经系统检查。

2．辅助检查　根据病史、体检选择眼底检查、颈椎 X 线片、TCD、头颅 CT 和 MRI，必要时选择腰椎穿刺术和脑血管造影检查。

（窦春阳）

第二十五章　肥　　胖

肥胖（obesity）是体内脂肪尤其是三酯酰甘油积聚过多而导致体重超出正常人平均水平的一种状态，通常认为超过标准体重的 20% 为肥胖。表现为脂肪细胞数量增多或体积增大。肥胖是多种疾病伴发的症状。

体重指数（body mass index，BMI）是世界卫生组织推荐的国际统一使用的衡量体重标准的常用指标。BMI= 体重（kg）/ 身高（m）^{2}。中国成年 BMI ≥ 28 为肥胖。

一、病因、发生机制和临床特点

肥胖可以分为单纯性肥胖和继发性肥胖两大类。在所有的肥胖中，95% 以上是单纯性肥胖，其余为继发性肥胖（指因其他疾病所导致的肥胖）。

（一）单纯性肥胖（又称原发性肥胖）

主要病因：遗传，进食过多（尤其甜食或肥腻食物），体力活动过少，社会心理因素等。

发生机制：①能量摄入多于能量消耗；②机体物质合成代谢大于分解代谢，导致体内脂肪过度蓄积。

临床特点：临床最为常见。主要表现为：①与遗传有关，常有家族史或营养过度史；②多为均匀性肥胖，但腹部脂肪堆积较多；③除外内分泌、代谢性疾病等病因。

（二）继发性肥胖

1. 内分泌系统疾病

（1）下丘脑性肥胖：主要病因：炎症、创伤、新生物刺激等导致下丘脑发生病变。发生机制：下丘脑病变致使腹内侧核饱觉中枢（厌食中枢）被破坏，从而解除了对腹外侧核食饵中枢（嗜食中枢）的抑制，出现多食、易饥，导致肥胖。临床特点：①多为均匀性进行性肥胖；②可伴饮水、进食、体温、睡眠及智力异常；③可伴下丘脑功能障碍的其他内分泌异常表现。

（2）垂体性肥胖：主要病因及发生机制：①库欣病（垂体 ACTH 细胞瘤所致）；②肢端肥大症（垂体生长激素细胞瘤所致）。临床特点：①前者表现为向心性肥胖，多血质（polyemia）、皮肤紫纹、高血压、低血钾和碱中毒，可伴糖尿病或骨质疏松；②后者体重增加，肌肉、骨骼和内脏增生，可呈典型的肢端肥大症体征，血压和血糖可升高，垂体瘤压迫时可出现头痛和视力障碍等临床表现。

（3）皮质醇性肥胖：主要病因：肾上腺皮质功能亢进。发生机制：肾上腺皮质功能亢进，导致皮质醇分泌过多。临床表现：库欣综合征（Cusing syndrome），表现为向心性肥胖、多血质、皮肤紫纹、高血压等，可伴糖耐量减低或糖尿病、骨质疏松或性功能紊乱。

（4）甲状腺功能减退症：主要病因及发生机制：多种因素导致的甲状腺激素合成、分泌或生物效应不足，致使主要由透明质酸和硫酸软骨素 B 形成的黏多糖增多，在组织中沉积，导致黏液性水肿。临床特点：肥胖、体重增加、脂肪沉积以颈部为著、满月脸、毛发稀疏、表情呆滞、动作缓慢、少言寡语、皮肤黄白粗厚、非可凹性水肿等。

（5）胰腺性肥胖：主要病因：糖尿病。发生机制：胰岛素具有促进脂肪合成，抑制脂肪分解的作用，与肥胖有关。临床特点：中年或中年以上发病的糖尿病患者，常在糖尿病发生前出现皮下脂肪普遍增多、丰满，表现为肥胖。

（6）性腺性肥胖：主要病因：性腺切除或经放射线照射后。发生机制：性腺被损毁。临床特点：肥胖多在性腺切除或放射线照射性腺后出现，脂肪主要分布在腰部以下、臀部及大腿等处。女性患者的表现类似于闭经或绝经后。

（7）双侧多囊卵巢综合征（Stein-Leventhal 综合征）：主要病因及发生机制：卵巢 - 下丘脑 - 垂体内分泌轴的调节功能发生障碍，导致雄激素过多，雌激素异常等。久之，造成双侧卵巢增大，包膜增厚，卵泡不能发育成熟及排卵，形成大小不一囊泡，产生多囊卵巢。临床特点：多见于 20 ～ 40 岁妇女，多为上身肥胖，多自青春期开始，体重随年龄增长而逐渐增加；伴渐进性月经稀少、闭经或多年不育、长期无排卵等现象，基础体温单相，双侧卵巢对称性增大。

（8）痛性肥胖（dolorosa adiposis，又称 Dercum 病）：主要病因：①遗传；②神经精神因素；③内分泌因素。发生机制：①下丘脑腹内侧核饱觉中枢与腹外侧核食饵中枢功能紊乱。②胰岛素分泌过多，胰岛素抵抗，脂肪代谢紊乱，体内脂肪分解减慢而合成增多，致使脂肪堆积。临床特点：肥胖，伴多个疼痛性皮下结节，患者常有过早停经和性功能早衰等表现。

（9）颅骨内板增生症（Morgagni-Stewart-Morel 综合征）：病因不清，可能与植物神经功能失调或与垂体功能不良有一定关系。临床特点：此病少见，几乎全为女性，多发生于绝经期后，表现为肥胖，尤以躯干及四肢近端明显，伴头痛、多毛，常伴有精神症状。颅骨 X 线片可显示额骨及其他颅骨内板增生，这是与其他继发性肥胖症的主要不同点。另外，尚有基础代谢率降低及碳水化合物代谢障碍。

（10）肥胖通气不良综合征（Pickwickian 综合征）：病因及发生机制：主要因患者自身肥胖而引起的一种综合性病症。临床特点：肥胖，伴通气功能减低，嗜睡、发绀、杵状指、继发性红细胞增多症和不能平卧、心悸、全身水肿、呼吸困难等症状，随着病情的发展，患者可出现间歇或潮式呼吸、神智不清嗜睡或昏睡等。

2．神经系统疾病

主要病因及发生机制：肿瘤、感染和外伤损伤皮层下中枢，引起饮食和运动习惯的改变。

临床特点：不同程度的肥胖，伴神经系统相关病变表现。

3．医源性肥胖

主要病因：药物（如胰岛素、糖皮质激素、酚噻嗪、三环类抗抑郁药等）。

发生机制：相关药物致使机体物质代谢异常，合成代谢增加而分解代谢减少。

临床特点：肥胖，伴有长期使用相关药物史。

二、诊断思路

（一）问诊要点

1．针对肥胖情况问诊　询问肥胖出现的时间、身体变化显著的部位、饮食习惯、食谱构成、诱因、月经、性功能及生育情况等。

2．伴随症状问诊　①伴有肾上腺素、生长激素、甲状腺素等激素水平异常者应考虑下丘脑、垂体、甲状腺等内分泌系统病变引起的肥胖；②伴月经减少及性功能障碍者，应考虑性腺性肥胖或双侧多囊卵巢综合征；③伴有神经系统感染、肿瘤、外伤者，应考虑神经系统病变引起的肥胖。

3．诊疗经过问诊　患病以来进行过哪些检查及治疗。

4．相关既往及其他病史的问诊　有无垂体瘤、糖尿病、甲状腺功能低下等内分泌疾病病史，有无神经系统感染、肿瘤、外伤及颅脑手术史，有无胰岛素、糖皮质激素等用药史。有无肥胖家族史。

（二）体格检查及辅助检查要点

1. 全身系统体格检查　特别注意身高、体重、腰围、腹围、臀围、颈围的测定，注意脂肪堆积的部位、有无向心性肥胖、多血质、皮肤紫纹、毛发稀少、肢端肥大等。

2. 辅助检查　除常规进行血、尿、粪便三大常规和血糖、血脂水平测定、血钙、钠、钾等电解质水平测定外，可根据病情选择进行肾上腺素、生长激素、甲状腺素、性激素水平测定和头部 CT 等影像学检查。

（黄　雯）

第二十六章　消　瘦

消瘦（emaciation）是指因疾病或某些因素造成体内脂肪与蛋白质减少，体重低于正常低限的一种状态。广义上讲，体重下降，低于标准体重的 10%，或者男女体重指数（BMI）分别低于 21 和 20，就可诊断为消瘦。但是，由于许多低体重者并非疾病所致，所以可将体重低于正常的状态分为两种程度，低于标准体重 10% 者为低体重，低于标准体重 20%，称为消瘦。

一、病因、发生机制和临床特点

消瘦的发生机制主要包括营养摄入不足、营养物质利用障碍或丢失增加、机体代谢与消耗增加、消化吸收不良等。

引起消瘦的病因很多，主要有：

（一）消化系统疾病

消化系统疾病引起消化与吸收功能障碍导致消瘦。主要见于：

1. 慢性食管、胃肠疾病　如食管炎、胃及十二指肠溃疡、慢性胃炎、胃肠道肿瘤、慢性结肠炎、慢性肠炎、肠结核及克罗恩病等。

2. 慢性肝、胆、胰疾病　如慢性肝炎、肝硬化、肝癌、慢性胆道感染、慢性胰腺炎、胆囊和胰腺肿瘤等。

（二）神经—内分泌及代谢性疾病

很多神经—内分泌及代谢性疾病引起分解代谢增强而导致消瘦。可见于：

1. 甲状腺功能亢进症　为最常见的导致消瘦的内分泌疾病之一。甲状腺功能亢进症时，由于基础代谢率增高，分解代谢增强而致消耗过多，导致体重明显下降。

2. 糖尿病　因遗传或环境因素导致胰岛素缺乏和或胰岛素作用障碍，引起糖类、脂肪、蛋白质、水、电解质等代谢紊乱，大量糖从尿中排出，脂肪、蛋白质分解增强而致消瘦。临床以慢性高血糖为主要特征，典型者可以表现为多饮、多尿、多食、消瘦。

3. 下丘脑综合征　多种因素致下丘脑损伤，腹外侧核食饵中枢（嗜食中枢）损害，腹内侧核饱觉中枢（厌食中枢）相对兴奋而引起拒食、厌食，导致消瘦。

4. 原发性肾上腺皮质功能减退症（Addison 病）　主要病因为自身免疫病和结核；表现为虚弱无力、食欲低下、消瘦、血压降低、心率缓慢、血糖降低、皮肤黏膜色素沉着、抵抗力差，易于发生各种感染等。

5. 垂体功能减退症　因垂体肿瘤、感染、蝶鞍旁动脉瘤、手术、放疗等因素导致垂体前叶破坏或功能低下而引起继发性性腺、甲状腺和肾上腺皮质功能减退。其中，因产后大出血导致者称为席汉病（Sheehan 病）。患者可表现为产后无乳、闭经、毛发脱落、性欲减退、生殖器萎缩等。

（三）恶性肿瘤

消瘦常为恶性肿瘤的主要表现之一。引起消瘦的原因有：①生理、心理和治疗反应等，导致和加重了食欲缺乏；②肿瘤的迅速生长消耗能量；③肿瘤产生毒素，使患者葡萄糖利用率降低，游离脂肪酸的氧化代谢增加，使氨基酸和乳酸盐糖原异生增加，ATP 的无效消耗增多；④肿瘤继发感染、出血、渗出等增加中晚期恶性肿瘤患者的能量消耗。临床上，当中老年患者进行性消瘦时，要注意排查恶性肿瘤。

（四）慢性感染和消耗性疾病

1．慢性感染 如结核病、慢性化脓性感染、伤寒、血吸虫病等，因能量消耗增加而导致消瘦。患者有明显发热、盗汗、缺乏食欲等临床特点。

2．艾滋病 因人类免疫缺陷病毒（HIV）感染导致全身免疫系统损伤而致病。患者多表现为长期低热、盗汗、乏力、纳差、消瘦、腹泻、淋巴结肿大等。易诱发感染。

3．皮肤损伤 大面积烧伤、剥脱性皮炎时皮肤大面积糜烂，创面有大量血浆渗出，致能量消耗增大。

（五）神经性厌食

多因严重的情绪紊乱所致。其临床特点包括：①多见于青少年女性，表情抑郁或激动，常否认饥饿和消瘦，对进食有成见，常进食后自我引起呕吐，常伴心动过缓、活动能力降低等；②消瘦明显，体重多低于标准体重的25%，但一般情况尚可；③常有闭经，但第二性征发育正常，体重恢复到一定水平，月经可以恢复；④无其他明显的器质或精神性疾病。

（六）精神性疾病

如抑郁症，可因厌食或拒食而导致重度消瘦。精神紧张、焦虑和抑郁可引起食欲减退，造成消瘦。

（七）药物

某些药物可通过增强代谢、抑制食欲、抑制营养物质的吸收等途径来减轻体重。

1．对食欲有抑制作用的药物 如双胍类降糖药、盐酸西布曲明、安非泼拉酮、氨茶碱、氯化铵、对氨基水杨酸和雌激素等。

2．增强代谢类药物 如甲状腺素制剂、苯丙胺等。

3．抑制营养物质吸收类药物 阿卡波糖、奥利思他等。

（八）体质性消瘦

因遗传基因所致，常有家族倾向。表现为生来即消瘦，但体重稳定，无任何疾病征象，实验室检查无异常。

二、诊断思路

（一）问诊要点

1．针对消瘦情况问诊 询问消瘦出现的时间、年龄、生活区域、体重下降的速度、引起的诱因、饮食习惯、食谱构成、用药史等。

2．伴随症状问诊 ①伴食欲亢进：可见于甲状腺功能亢进症、糖尿病、嗜铬细胞瘤等；②伴有反酸、恶心、呕吐、腹泻：应考虑消化系统疾病引起的消瘦；③伴有乏力、发热：应考虑慢性感染如结核病、血吸虫病、伤寒等引起的消瘦；④短期内迅速消瘦伴有恶液质：应考虑恶性肿瘤引起的消瘦；⑤伴有抑郁等症状：应考虑神经、精神因素引起的消瘦。

3．诊疗经过问诊 了解患者以来进行过哪些检查及治疗，以为诊断和鉴别诊断提供线索。

4．相关既往及其他病史的问诊 既往有无垂体瘤、糖尿病、甲状腺功能亢进症等内分泌系统病史，有无消化系统疾病史，有无结核、肿瘤、外伤、产后大出血等病史，有无用药史，有无家族史。

（二）体格检查及辅助检查要点

1．全身系统体格检查 注意观察消瘦的严重程度（可通过患者的身高、体重、皮肤、毛发、皮下脂肪来判断），注意患者的精神状态、淋巴结、甲状腺、心肺检查、腰围、腹围、臀围测定，腹部有无压痛、包块等。

2．辅助检查　常规检测血常规、尿常规、粪便常规＋潜血、血红细胞沉降率、肝肾常规、血糖、血脂、血浆蛋白、血钙、钠、钾等电解质等，可根据患者具体情况选择性进行肾上腺素、生长激素、甲状腺素、性激素水平测定以及头部 CT、腹部 CT、胃镜等检查。

（黄　雯）

第二十七章　眩　晕

眩晕（vertigo）是人体对空间关系的定向或平衡感觉障碍，是一种运动性或位置性错觉。患者感觉自身或周围环境物体旋转或倾倒，一般无意识障碍。按病变的解剖部位可将眩晕分为系统性眩晕和非系统性眩晕。前者由前庭神经系统病变引起，存在空间位置的错觉；后者由前庭系统以外病变引起，仅有头晕站立不稳等，无自身或外界环境的旋转倾倒感。

一、病因、发生机制和临床特点

（一）系统性眩晕

这是眩晕的主要类型，按病变部位的不同分为周围性眩晕和中枢性眩晕。周围性眩晕也称为"耳性眩晕"，是指内耳前庭感受器至前庭神经颅外段之间的病变引起的眩晕，眩晕程度严重；中枢性眩晕也称为"脑性眩晕"，是指前庭神经颅内段、前庭神经核及其纤维联系、脑干、小脑等病变引起的眩晕，眩晕程度可较轻，持续时间长。

1. 周围性眩晕

（1）梅尼埃病（meniere disease）：可能系前庭的交感神经功能失调引起迷路动脉痉挛，造成内耳的淋巴液产生过多或吸收障碍，导致内耳膜迷路积水，内耳末梢缺氧和变性。也有人认为是变态反应，维生素 B 族缺乏。临床特点为发作性眩晕伴耳鸣、听力减退及眼球震颤，严重时可伴恶心、呕吐、面色苍白、出汗，发作数小时至数天而自行缓解，具有复发性。

（2）迷路炎（labyrinthitis）：多由中耳炎并发，炎症直接破坏迷路的骨壁，少数系炎症经血行或淋巴扩散导致。当形成瘘管时常反复发作，表现同梅尼埃病。

（3）前庭神经元炎（vestibular neuronitis）：可能为某种病毒感染，侵犯了前庭神经的 Scarpa 神经节。起病较急，常有上呼吸道感染前驱症状，临床特点为突发眩晕，伴恶心、呕吐，一般无耳鸣及耳聋主诉。活动时症状加重，持续数日或数周，预后较好。

（4）良性位置性眩晕（benign positional vertigo）：其产生机制目前认为系椭圆囊斑上耳石脱落，游离的耳石在头部位置变动时刺激后壶腹嵴而产生短时间的眩晕，临床特点为当头部处于某一位置时即引起眩晕，伴有眼震和自主神经症状，多不伴耳鸣及听力减退。

（5）晕动病：当乘坐车、船或飞机时，内耳迷路受到机械性刺激，引起前庭功能紊乱，眩晕常伴恶心、呕吐、面色苍白、出冷汗等。

（6）药物性：包括①氨基糖苷类抗生素：如庆大霉素、链霉素、卡那霉素等；②抗癫痫药：如苯妥英钠；③其他：如水杨酸钠、氢氯噻嗪、利血平及某些磺胺类药物。发生机制：药物可损害内耳前庭和耳蜗，并可累及小脑，临床特点为渐进性眩晕，持续存在，行走、转头和转身时症状加重，常伴耳鸣、听力减退。

2. 中枢性眩晕

（1）颅内血管性病变：如后循环缺血（posterior circulation ischemia，PCI）、小脑出血、高血压脑病、迷路卒中等。其发生机制为：动脉粥样硬化导致动脉狭窄和闭塞引起椎基底动脉系统低灌注、血栓形成、栓塞，患者常出现突发眩晕，行走不稳，伴恶心、呕吐，或出现共济失调、感觉异常、构音吞咽障碍、霍纳征（Horner sign）等。

（2）颅内占位性病变：如听神经瘤、脑干肿瘤、小脑肿瘤、第四脑室肿瘤、颞叶肿瘤等。

其发生机制为：①肿瘤直接压迫、浸润前庭神经或其纤维联系；②颅内压增高，尤其是肿瘤阻塞脑脊液循环导致脑积水，引起第四脑室底部前庭核充血水肿。患者除眩晕外常伴耳鸣、耳聋、持久眼震以及病侧脑神经受损体征、肢体共济失调、对侧肢体瘫痪等。

（3）颅内脱髓鞘疾病及变性疾病：如多发性硬化、延髓空洞症等，其发生机制为：脑干和小脑内的髓鞘脱失或硬化斑块损害了前庭神经核或与前庭有联系的结构所致。临床主要特点为持续性眩晕、眼球震颤、听力障碍和平衡障碍。

（二）非系统性眩晕

由前庭系统以外病变引起，常见于眼部疾病、心血管疾病、代谢性疾病等，多无听力减退及眼震，很少有自主神经症状，有原发病的其他表现。

1. 心血管疾病　如高血压、低血压、心律失常等。
2. 眼源性疾病　如眼外肌麻痹产生复视、屈光不正、先天性视力障碍等。
3. 全身中毒性、代谢性、感染性疾病。
4. 各种原因引起的贫血。
5. 神经症　常见于中年女性，性格较敏感、内向者容易发病。病前可有精神刺激，突然发作眩晕，不敢睁眼，发作后恢复正常。无眼震，听力及前庭功能检查均正常。
6. 麻醉、镇静、催眠药。

二、诊断思路

（一）问诊要点

1. 针对眩晕问诊　眩晕发作的时间、诱因、性质、程度、病程，有无反复发作的特点，如良性位置性眩晕多在头部处于某一位置时发作；梅尼埃病引起的眩晕经常反复发作；前庭神经元炎常有前驱上呼吸道感染症状；而晕动病的眩晕仅在乘车船或飞机时发生。

2. 伴随症状问诊　梅尼埃病常伴听力减退、耳鸣及眼球震颤，小脑肿瘤常伴脑神经受损、共济失调；伴听力下降可见于前庭器官疾病、听神经瘤等；伴恶心、呕吐、面色苍白、出汗等自主神经症状常见于周围性眩晕。

3. 诊疗经过问诊　发病以来诊治的经过及疗效如何，可协助疾病的诊断和鉴别诊断。

4. 相关既往病史及其他病史问诊　询问既往健康状况，有无贫血、急慢性感染、心血管疾病、糖尿病和严重的肝肾疾病史，有无颅脑外伤史，有无眼部疾患及晕车、晕船史，有无长期服药史等，家族中有无类似病史。

（二）体格检查及辅助检查要点

1. 体格检查包括神经科、内科、耳科及眼科等多方面，重点检查有无眼球震颤、共济失调；可行位置试验协助判断良性位置性眩晕；注意血压、脉搏、心率及心律；还应检查外耳道、鼓膜、中耳、鼻咽部，观察有无耵聍、迷路瘘管及听力障碍。

2. 辅助检查　如头颅 CT、MRI、TCD、脑电图、心电图检查；根据需要选择电测听、眼震电图、旋转试验、冷热水试验等了解前庭功能；此外还应进行血常规、血糖、肝肾功能、电解质检查。

（窦春阳）

第二十八章　晕　厥

晕厥（syncope）是由于一过性的广泛脑缺血、缺氧而导致突发的短暂意识丧失，发作时全身肌张力消失，不能保持正常姿势而倒地。一般为突然发作，持续数秒至数分钟，不留后遗症。

一、病因、发生机制和临床特点

晕厥是多种病因引起的综合征，各种原因所致的大脑及脑干的低灌注均可造成晕厥发生。晕厥按病因大致分为四种类型。

（一）反射性晕厥（reflex syncope）

最常见，占 80% ～ 90%，主要是由于压力感受器功能障碍，通过血管迷走反射引起全身血管扩张、心率减慢、血压下降、心输出量降低、脑血流量急剧下降所致。

1. 单纯性晕厥（simplex syncope）也称血管迷走性晕厥，是最常见的一种晕厥，多见于体弱的青年女性，由于情绪变化、闷热、疲劳或精神紧张等诱因，刺激了迷走神经，反射性的周围血管阻力突然降低，血管扩张、血压下降、脑灌流量减少，造成晕厥。主要临床特点为发病前数十秒至数分钟有全身无力、出汗、头晕、视力模糊、心悸、恶心、全身发麻等前驱症状，继而突然跌倒、面色苍白、皮肤发冷、意识丧失，伴血压下降、心率减慢、瞳孔散大。一般数秒至数分钟自行恢复，无严重后果。

2. 直立性低血压（orthostatic hypotension）也称体位性低血压，多见于以某一固定姿势长期站立或长期卧床的患者，下肢静脉张力低，静脉回流受阻；或应用大量利尿剂和脱水剂及大量失血造成血容量减少；抑或服用交感神经阻滞剂或交感神经切除术后，血循环反射性调节障碍等，导致回心血量减少、心输出量减少、血压下降引起脑供血不足而发生晕厥。临床特点为患者由卧位或蹲位突然起立或持续站立后突然晕倒，意识丧失，多无前驱症状，此时收缩压多骤降至 60mmHg 以下。

3. 颈动脉窦性晕厥（carotid sinus syncope）　也称颈动脉窦综合征，患者由于颈动脉窦附近病变如淋巴结肿大、肿瘤、手术瘢痕等，当突然转头、衣领过高过紧或用手压迫颈部等诱因造成颈动脉窦受刺激，反射性功能亢进、迷走神经兴奋、心率减慢、心输出量减少、血压下降而导致脑供血不足。临床特点为发作性晕厥或伴抽搐，但无恶心、面色苍白等先驱症状。

4. 咳嗽性晕厥（tussive syncope）　某些慢性肺部疾患的患者剧烈咳嗽后可发生，可能为剧咳时胸腹腔压力增加、静脉回流受阻、继发回心血量减少、心搏出量降低、血压下降所致。此外剧咳时颅内压急剧增高，脑灌注减少亦可引起晕厥。临床特点为患者剧烈咳嗽后突然意识丧失，持续数秒钟好转，一般无后遗症，偶有头晕、眼花、出汗等前驱症状。

5. 排尿性晕厥（micturition syncope）　好发于青壮年男性，常在夜间或午睡起床后排尿中或排尿结束时发生，其机制为①夜间迷走神经功能亢进加之膀胱收缩产生强烈迷走反射，导致心率减慢、心输出量减少；②体位改变导致反射性周围血管扩张；③膀胱排空，腹内压骤降，且睡眠时肌肉松弛，血管扩张，回心血量下降，心输出量减少。临床特点为排尿时突然摔倒，意识丧失，持续约 1 ～ 2 分钟自行恢复，无后遗症，发作前一般无先兆。

6. 疼痛性晕厥（painful syncope）　剧烈疼痛或过分悲伤及强烈的恐怖刺激，可导致晕厥发生，主要由于剧痛等刺激反射性引起血管舒缩中枢抑制，周围血管突然扩张，回心血量减少、血压骤降、脑血流量减低，出现晕厥。患者突然意识丧失、血压下降、脉搏微弱、持续约数秒或数分钟缓解，不留后遗症。

7. 吞咽性晕厥（swallow syncope）由吞咽动作引起的晕厥。在咽、食管或纵隔存在疾病时，吞咽的食团可刺激口腔、咽和食管的舌咽神经及迷走神经，引起迷走神经张力增高，反射性心脏抑制，导致严重的窦性心动过缓、房室传导阻滞及血压下降，脑血流量急剧减少而发生晕厥。类似晕厥可在气管镜、胃镜等检查操作时发生。

（二）心源性晕厥（cardiogenic syncope）

最严重的一种晕厥，是由于心脏疾患引起心输出量突然减少或短暂的心脏停搏，导致脑供血障碍而发生意识丧失。心源性晕厥常在活动或用力时诱发，与体位无关，发作前多无前驱症状，发作时突然意识丧失，常伴发绀、呼吸困难。有短暂心搏停止时，可发生严重的阿斯综合征（Adams-Stokes syndrome），表现为心脏停搏 5～10 秒患者出现晕厥，15 秒以上时可发生抽搐、大小便失禁、呼吸暂停，甚至在晕厥发作时猝死。

引起心源性晕厥的病因及发生机制主要有：①严重的心脏起搏或传导障碍导致心律失常，心率极度减慢甚至停搏，或心率快而无效收缩，心输出量下降；②心脏瓣膜病变或心腔内占位病变，使心脏排血时发生急性机械性梗阻，导致心输出量突然下降；③心肌炎、心肌病、心绞痛及急性心肌梗死等病变，使心肌收缩力下降、心输出量明显减少；④先天性心脏病有右向左分流时，动脉血氧分压下降，造成脑缺氧而导致晕厥。

（三）脑源性晕厥（cerebral syncope）

是指供血于脑部的血管（包括颈动脉系统、椎-基底动脉系统、主动脉弓及其分支如锁骨下动脉、无名动脉等）发生循环障碍，导致一过性广泛脑供血不足而引起的晕厥。脑源性晕厥发作时除有一过性意识丧失外，还根据受累血管不同而伴有多种神经功能障碍症候群，如头痛、呕吐、偏瘫、肢体麻木、语言障碍等。

引起脑源性晕厥的病因及发生机制主要有：①弥漫性脑动脉硬化引起血管腔狭窄，当血压下降或体位变化时，脑供血突然减少；②高血压脑病引起脑动脉痉挛导致脑供血不足；③基底动脉型偏头痛、颈椎病等引起椎基底动脉舒缩障碍；④多发性大动脉炎（头臂动脉型）即"主动脉弓综合征"，由于大动脉管壁的慢性非特异性炎症，造成颈动脉、椎动脉狭窄和闭塞，引起脑部不同程度的缺血；⑤各种延髓病变或药物引起延髓心血管中枢功能障碍。

（四）其他原因所致的晕厥

1. 低血糖　由于血糖过低而影响大脑的能量供应，表现为头晕、乏力、心悸、饥饿感、出冷汗、神志恍惚，甚至晕厥、抽搐乃至昏迷，可见于胰岛细胞瘤或应用胰岛素及降糖药过量时。

2. 严重贫血　由于红细胞和血红蛋白明显减少，血氧浓度显著降低使大脑处于低氧状态，当突然用力时，脑需氧量增加，进一步加重脑缺氧而发生晕厥。

3. 过度换气综合征　由于情绪紧张或癔症发作使呼吸急促、通气过度，二氧化碳排出增加，导致呼吸性碱中毒，引起脑部毛细血管收缩，脑缺氧，伴有血钙降低时可发生手足搐搦。

4. 高原晕厥　是由于短暂缺氧引起，多见于海拔 4000 米以上地区和初次急速进入高原者。

5. 哭泣性晕厥　是由于一过性脑缺血缺氧引起。多见于 3 岁以内幼儿，可在 6～12 个月时起病，表现为哭闹约 15 秒屏住呼吸、口唇及面部青紫、意识丧失，哭闹停止后恢复正常，也称为"屏气发作"。

二、诊断思路

（一）问诊要点

1. 针对晕厥问诊　询问患者的性别和年龄；晕厥发生的时间、速度，发作持续时间；发作的诱因，与体位的关系；发作时的面色、呼吸、血压和脉搏情况；与哭泣、咳嗽、排尿的关系。例如排尿性晕厥多发生在夜间睡眠或午睡后；反射性晕厥持续时间短，一般为数秒钟；心源性晕厥持续时间较长。多数晕厥均有明确的诱因，例如情绪紧张或受到强烈刺激易诱发单纯性晕厥、疼痛性晕厥；由卧位或蹲位突然站立易诱发直立性低血压；突然转头可诱发颈动脉窦性晕厥；剧烈咳嗽可诱发咳嗽性晕厥；排尿时可诱发排尿性晕厥；幼儿哭闹屏气可诱发哭泣性晕厥。

2. 伴随症状问诊 包括发作前、发作中及发作后的伴随症状。例如单纯性晕厥发作前常先有头晕、眼花、四肢无力、面色苍白和出汗等；低血糖引起的晕厥前驱期较长，常有明显心悸、饥饿感，出冷汗；严重的心源性晕厥如 Adams-Stokes 综合征，发作时可伴抽搐及大小便失禁；脑源性晕厥常伴有多种神经功能障碍症候群，如头痛、呕吐、偏瘫、肢体麻木、语言障碍等；心源性晕厥发作时常伴心率及心律明显改变；过度换气综合征所致的晕厥常伴有呼吸深快、手足发麻、抽搐。

3. 诊治经过问诊 询问进行过何种检查及治疗有助于诊断及鉴别诊断。如血压、心电图、血糖、脑电图、血气分析等检查可初步鉴别某些晕厥的病因。

4. 相关既往疾病及其他病史问诊 询问既往有无类似发作；有无慢性心、脑血管病史；有无应用镇静、催眠、抗抑郁和麻醉药等对延髓血管中枢有直接抑制作用的药物；有无家族史。

（二）体格检查及辅助检查要点

晕厥患者应立即测量脉搏、心率、心律、血压、呼吸；观察神志、瞳孔、肌张力等；常规行心电图、血糖、血气分析检查；可根据需要选择动态心电图、动态血压监测、超声心动图、头颅 CT、MRI、TCD 等检查；脑电图有助于排除痫性发作。

（窦春阳）

第二十九章　抽搐与惊厥

　　抽搐（tic）和惊厥（convulsion）均属于不随意运动。抽搐是指全身或局部骨骼肌群节律性的不自主抽动或强烈收缩，常可引起关节的运动和强直。当肌群的收缩表现为强直性和阵挛性时，称为惊厥。惊厥表现的抽搐一般为全身性、对称性，可伴有有意识丧失。

一、病因、发生机制和临床特点

（一）病因
　　引起抽搐与惊厥的病因很多，可分为特发性与症状性，特发性常由于先天性脑部不稳定状态所致。症状性病因常见于以下几类：

　　1. 颅脑疾病

　　（1）颅内占位：大脑半球额叶、中央皮质区的肿瘤均可引起抽搐，包括原发性肿瘤和脑转移瘤，尤以胶质细胞瘤多见。

　　（2）脑血管病：如血管畸形及动脉瘤、脑栓塞、脑梗死、颅内静脉窦血栓形成、脑出血、蛛网膜下腔出血等。

　　（3）颅内感染：各种脑炎、脑膜炎、脑脓肿、脑寄生虫病及各种感染性肉芽肿。

　　（4）颅脑外伤：颅内血肿、脑挫裂伤及产伤等。

　　（5）先天性脑发育障碍：如小头畸形、脑积水、先天性脑发育不全以及母亲妊娠期药物毒性反应及放射线照射等引起的获得性发育缺陷等。

　　（6）中枢脱髓鞘疾病：如多发性硬化、弥漫性硬化（Schilder 病）、急性播散性脑脊髓炎等。

　　2. 全身性疾病

　　（1）感染：①高热惊厥：主要由急性感染所致，是婴幼儿抽搐的常见原因；②狂犬病、破伤风等；③中毒型菌痢、败血症、百日咳、中耳炎等。

　　（2）缺氧：如窒息、休克、一氧化碳中毒、吸入麻醉等。

　　（3）代谢障碍：①代谢性脑病：如肺性脑病、肾性脑病、肝性脑病等；②钙磷镁代谢障碍：如甲状旁腺功能减退症、维生素 D 缺乏引起的手足搐搦症；③氨基酸代谢异常：如苯丙酮尿症；④脂质代谢障碍：如脂质累积症；⑤糖代谢病：如低血糖半乳糖血症；⑥水电解质紊乱：如低钠血症、水中毒、低血钾、高碳酸血症等；⑦维生素缺乏症：如维生素 B_6、维生素 B_{12} 及叶酸缺乏症。

　　（4）中毒性疾病：如酒精、苯、铅、汞、砷、樟脑、阿托品、有机磷等中毒。

　　（5）心血管疾病：高血压脑病、阿斯综合征等。

　　（6）其他：突然撤停抗癫痫药、药物过敏等。

　　3. 神经症　也称癔症性抽搐，主要由心理因素所致，情感丰富、暗示性强、自我中心、富于幻想等具有癔病性格特点的人是癔病的易患因素。

（二）发生机制
　　抽搐与惊厥的发生机制尚未完全明了，可以是中枢神经系统功能或结构异常，也可以是周围神经及效应器的异常，或两者兼而有之。按异常电兴奋信号的来源不同，可分为两种情况：

1. 大脑生理功能及结构异常　许多脑部或全身疾病导致神经元兴奋阈降低和过度同步化放电引发抽搐。①神经元兴奋阈降低：如低钠血症、高钾血症直接引起膜电位降低，使神经元自动去极化而产生动作电位；缺血、缺氧、低血糖、低血镁及洋地黄中毒等影响能量代谢，或高热使氧、葡萄糖、三磷酸腺苷过度消耗，均可导致膜电位下降。②脑神经元及其周围结构受损：各种脑器质性病变如出血、肿瘤、挫裂伤、脑炎、脑脓肿等，可以导致神经元稀疏、膜结构受损、树突变形、胶质细胞增生和星形胶质细胞功能异常，导致钾离子流失，从而使神经元膜难以维持相对稳定的极化状态，易形成自发性、长期的电位波动。③神经递质改变：当兴奋性神经递质过多，如有机磷中毒时胆碱酯酶活性受抑制，导致兴奋性递质乙酰胆碱积聚过多而发生抽搐。反之，抑制性神经递质过少，如维生素 B_6 缺乏时谷氨酸脱羧酶的辅酶缺乏，影响谷氨酸脱羧转化为抑制性递质 γ- 氨基丁酸；再如肝性脑病早期，因脑组织对氨的解毒需要谷氨酸，致使 γ- 氨基丁酸合成的前体谷氨酸减少，其结果均导致抽搐。④精神因素：精神创伤可引起大脑皮质功能一过性紊乱，失去对皮质下中枢的调节和抑制而引发抽搐，如癔症性抽搐。⑤遗传因素：即遗传性神经元兴奋性降低，例如高热惊厥和特发性癫痫大发作有明显的家族聚集性。

2. 非大脑功能障碍　引起肌肉异常收缩的电兴奋信号，不是来自大脑，而是源于下运动神经元，主要是脊髓的运动神经元或脑干的周围运动神经元。如破伤风杆菌外毒素选择性作用于脊髓、脑干的下运动神经元突触，使其肿胀而发生功能障碍，导致持续性肌强直性抽搐。各种原因引起的低钙血症，除了使神经元膜通透性增高外，也常由于下运动神经元的轴突（周围神经）和肌膜对钠离子的通透性增加而兴奋性升高，引起手足搐搦。

（三）临床特点

通常可分为全身性和局限性两大类。

1. 全身性抽搐　以全身骨骼肌痉挛为主要表现，临床常见的是全身强直 - 阵挛性抽搐，多见于癫痫（epilepsy）全面性发作，临床表现为突然意识丧失，呼吸暂停，全身强直，继而四肢发生阵挛性抽搐，可有大小便失禁，持续约 2 ～ 5 分钟自行停止后不久意识恢复，也可反复发作或呈持续状态。全身强直性抽搐可见于破伤风及部分癫痫患者，发作时全身肌张力持续性增高，四肢呈伸性强直，头向后仰，上肢内旋，下肢挺直，呈角弓反张状，多伴有意识丧失。全身阵挛性抽搐多见于儿童，如肌阵挛性癫痫及高热惊厥等，患者往往突然跌倒，先有肌张力降低，继而出现四肢节律性抽动，多伴有意识丧失。

2. 局限性抽搐　为躯体或颜面某一局部的连续性肌肉抽动，可见于癫痫的部分性发作、面肌抽搐及低血钙所致的手足搐搦症。表现为局部肌肉或肢体抽搐，多见于口角、眼睑或手足等，不伴意识改变。如手足搐搦症呈间歇性四肢（以手部最显著）强直性肌痉挛，典型者呈"助产士"手。

二、诊断思路

（一）问诊要点

抽搐并不是一种疾病而是疾病严重的临床表现，应综合分析才能判断病因，明确诊断。

1. 针对抽搐和惊厥问诊　应询问首次发作抽搐与惊厥的年龄、发作频度、发作的诱因及每次发作持续的时间，发作抽搐的姿势如何，部位为全身性还是局限性，性质呈持续强直性还是间歇阵挛性。注意患者的年龄和性别，高热惊厥主要见于婴幼儿，而癔症性抽搐多见于青年女性。

2. 伴随症状问诊　婴幼儿伴发热者多为高热惊厥；伴头痛及血压升高者见于高血压脑病、子痫；伴剧烈头痛及脑膜刺激征者常见于脑膜炎、脑炎及蛛网膜下腔出血；发作时伴意识丧失、舌咬伤及大小便失禁者常见于癫痫全面性发作。

3．诊疗经过问诊   询问患者过去是否有过发作，曾进行过何种检查及治疗，以协助诊断和鉴别诊断。

4．相关既往及其他病史问诊   既往有无脑部疾患、癔症、高血压、糖尿病及慢性肝肾疾病史，有无外伤史、毒物接触史及特殊用药史，是否为孕妇，病儿应询问分娩史、喂养史及生长发育史，家族中有无类似的发作情况。

（二）体格检查及辅助检查要点

1．体格体检   重点是内科和神经系统，必须按系统进行检查。神经系统体检重点了解有无肢体不对称性、局灶性神经系统损害的阳性体征。此外还要特别注意患者的智力和生长发育情况。精神状态的检查对确定功能性抽搐有参考价值。

2．辅助检查   血、尿常规，肝肾功能，血糖、血清钙磷、血气分析、脑电图检查，疑为全身疾病引起的抽搐时，应行心电图、超声心动、B超等检查；疑为中枢神经系统感染时，可行脑脊液常规、生化及细胞学检查；疑为癫痫可选择长程脑电图；还须选择头颅 CT、MRI 等除外颅内疾病；体感诱发电位、脑干诱发电位、肌电图对脑脊髓或周围神经及肌肉病变的定位诊断具有重要意义。

（窦春阳）

第三十章 意识障碍

意识障碍（disturbance of consciousness）是指人对周围环境和自身状态的识别和觉察能力出现障碍，多由于高级神经中枢功能活动（意识、感觉和运动）受到损伤引起，为临床常见症状之一，最严重的意识障碍表现为昏迷。意识障碍可分为觉醒度改变和意识内容改变两方面，前者表现为嗜睡、昏睡和昏迷；后者表现为意识模糊和谵妄等。此外还有一些特殊类型的意识障碍，例如去皮质综合征、无动性缄默症、植物状态。

一、病因和发生机制

（一）病因

1. 颅内疾病

（1）感染性疾病：如脑炎、脑膜炎、脑膜脑炎、脑寄生虫病、脑脓肿等。

（2）脑血管疾病：如脑出血、脑栓塞、脑梗死、蛛网膜下腔出血、高血压脑病等。

（3）颅内占位病变：脑肿瘤、脑转移瘤。

（4）颅脑损伤：如脑震荡、脑挫裂伤、颅内血肿等。

（5）癫痫。

2. 全身性疾病

（1）急性重症感染：如败血症、大叶性肺炎、中毒型菌痢、伤寒、斑疹伤寒、流行性出血热等。

（2）心血管疾病：如严重的心律失常阿斯综合征（Adams-Stokes syndrome）、心力衰竭、休克等。

（3）内分泌与代谢障碍、脏器功能衰竭：如甲状腺危象、甲状腺功能减退、糖尿病性昏迷、低血糖、尿毒症、肺性脑病、肝性脑病等。

（4）水、电解质及酸碱平衡紊乱：如低钠血症、低氯性碱中毒、高氯性酸中毒等。

（5）外源性中毒：包括工业毒物（二硫化碳、硫化氢）、农药（有机磷）、重金属（砷剂）、药物（巴比妥类）、一氧化碳、酒精、吗啡等中毒。

（6）其他：如重症中暑、触电、窒息、高山病等。

（二）发生机制

意识由两个组成部分，即意识内容及其"开关"系统。意识内容即大脑皮层的高级神经活动，包括定向力、记忆力、注意力、感知力、思维、情感，以及通过语言、视听、复杂反应与外界环境保持联系的能力。正常的意识状态有赖于大脑半球结构和功能的完整性，急性广泛的皮质损害可引起不同程度的意识障碍。意识的"开关"系统，即脑干上行网状激活系统（ascending reticular activating system）接受各种感觉信息的侧支传入，发放兴奋从脑干向上传至丘脑的非特异性核团，再由此弥散投射至大脑皮质，激活大脑皮质使之保持一定的兴奋性，维持觉醒状态，并在此基础上产生意识的内容。当大脑受到不同原因的损伤，如缺血、缺氧状态或存在葡萄糖供给不足、酶代谢异常及中毒等因素时，即可引起脑细胞代谢紊乱，直接或间接导致大脑半球或脑干网状结构功能损害以及神经递质异常，使神经细胞功能受到抑制，从而发生不同程度的意识障碍。

二、临床特点

观察患者对各种刺激的反应情况加以判断意识状态，如呼其姓名与之对话、嘱其执行有目的的动作或推摇其肩臂、压迫眶上神经、针刺皮肤等。意识障碍可有以下不同程度的表现：

（一）以觉醒度改变为主的意识障碍

1. 嗜睡（somnolence）　是程度最轻的意识障碍，表现为病理性倦睡、睡眠时间过度延长，但能被唤醒，醒后能正确回答问题并配合检查，但当停止刺激后又很快入睡。

2. 昏睡（sopor）　是比嗜睡程度较重的意识障碍。患者呈深度睡眠状态，不易唤醒，需经强烈刺激方可唤醒，醒后答话简单模糊或答非所问，停止刺激后又很快入睡。

3. 昏迷（coma）　是最严重的意识障碍。表现为意识的中断或完全丧失，各种强刺激不能使其觉醒。按严重程度可分为三个阶段：①浅昏迷：意识丧失，可有较少的无意识自发动作。对声、光刺激无反应，对疼痛刺激可有肢体退缩或痛苦表情，瞳孔对光反射、角膜反射、吞咽反射、咳嗽反射存在。生命体征一般无改变。②中度昏迷：对周围事物及各种刺激均无反应，对强刺激的防御反应、瞳孔对光反射和角膜反射均减弱，大小便失禁或潴留。生命体征已有改变。③深昏迷：对一切刺激全无反应，无自主活动。全身肌肉松弛，各种深浅反射均消失，眼球固定，瞳孔散大，大小便失禁。生命体征明显改变，呼吸不规则，血压可下降。

（二）以意识内容改变为主的意识障碍

1. 意识模糊（confusion）　患者不能恰当地感知和理解外界刺激或事件，注意力减退、情感淡漠、定向力障碍，思维缓慢、回答问题支离破碎，仅保持简单的精神活动。

2. 谵妄（delirium）　是以兴奋性增高为主的急性脑高级功能障碍，表现为躁动不安、幻觉、错觉、恐惧，甚至有冲动攻击行为。夜间较重，白天可减轻，多持续数日。可见于脑炎、代谢性脑病、感染中毒性脑病、颅脑外伤、化学品中毒、药物过量或戒断后等。

（三）特殊类型的意识障碍

1. 去皮质综合征（decorticated syndrome）　是双侧大脑皮质受到广泛损害，导致皮质功能丧失，而皮质下及脑干功能仍然存在的一种特殊状态。与昏迷不同，患者意识丧失，但有觉醒和睡眠周期，能无意识地睁闭眼，貌似清醒，但对外界刺激无反应、缺乏意识活动。各种生理反射如瞳孔对光反射、角膜反射、吞咽反射、咳嗽反射存在，无自发动作。常见于缺氧性脑病、脑炎、严重颅脑外伤等。

2. 无动性缄默症（akinetic mutism）　由于脑干上部和丘脑的网状激活系统受损，虽然大脑半球及其传出通路完好，但因皮层得不到足够的兴奋性刺激，使患者处于一种缄默不语、四肢不动的特殊意识状态。患者能注视周围环境及人物，貌似清醒，但不能活动或言语，强烈刺激亦不能改变其意识状态，常见于脑干梗死。

3. 植物状态（vegetative state）　是指大脑半球严重损害而脑干功能相对保留的一种状态。患者丧失全部认知功能，呼之不应，可有自发性睁眼，偶有无意义哭笑，存在咀嚼、吞咽、吸吮等原始反射。

三、诊断思路

（一）问诊要点

1. 针对意识障碍问诊　询问患者起病的时间、意识障碍的程度、持续的时间及病程演变，发病前有无诱因，病后有无遗忘。如癫痫、轻度脑震荡起病急，意识障碍短暂；脑卒中、脑炎、脑膜炎、急性中毒及严重颅脑外伤不仅起病急，且意识障碍持续时间较长；脑瘤及某些代谢性脑病起病缓慢，若不及时治疗，意识障碍呈进行性加重；脑外伤患者有明确的受伤史。昏迷患者还应了解有无服药、服毒、饮酒、居住环境是否有炉火以及工作环境，以除外中毒的可能。

2．伴随症状问诊　伴有发热多为重症感染；伴有头痛及发热多为颅内感染性疾病；伴有皮肤黏膜出血点、紫癜等多见于严重感染和出血性疾病；伴抽搐多见于癫痫及 Adams-Stokes 综合征；伴剧烈头痛及呕吐多见于蛛网膜下腔出血、脑出血、脑膜炎；伴有感觉、运动障碍可见于脑梗死、脑出血等。

3．诊疗经过问诊　患者发病后是否进行过某些检查及紧急救治，使用药物名称，疗效如何，可以为疾病诊断和鉴别诊断提供一些参考。

4．既往相关疾病及其他病史问诊　患者既往健康状况及患病情况非常重要，应详细询问患者过去有无慢性心脑血管疾病、慢性肝肾疾病、糖尿病、甲状腺疾病及颅脑外伤史，询问患者有否长期用药或特殊用药史，家族中有无类似病史。

（二）体格检查及辅助检查要点

意识障碍患者特别是昏迷患者往往病情危重，必须紧急诊治，检查应掌握轻重缓急，按一定顺序进行。

1．体格检查　首先要了解患者的生命体征，包括体温、脉搏、呼吸、血压的情况；同时还应注意患者呼吸的气味，皮肤黏膜的色泽、弹性、温度、湿度、皮疹、出血点及色素沉着等；还要特别注意对比瞳孔大小及对光反射情况，眼球的位置，有无凝视，观察眼底是否有出血及视盘水肿；检查患者有无脑膜刺激征、运动障碍及姿势的异常等。例如伴血压升高，常见于高血压脑病、脑卒中等；伴双侧瞳孔缩小可见于吗啡类、有机磷杀虫剂等中毒；伴一侧瞳孔散大可见于颅内动脉瘤、脑出血、大面积脑梗死引起的脑疝等；伴双侧瞳孔散大可见于颠茄类、酒精、化学品中毒及癫痫、低血糖引起的意识障碍等；伴脑膜刺激征常见于脑膜炎、蛛网膜下腔出血、脑膜癌等。

2．辅助检查　应有针对性地选择一些辅助检查以协助诊断，如血糖、血常规、尿常规、凝血功能、肝肾功能、甲状腺功能；抽取脑脊液做生化、常规、细胞学、细菌、病毒及寄生虫检测；及时行头颅的影像学检查，如头颅 CT、MRI 等；根据需要选择心电图、脑电图、诱发电位、脑血管造影。

（窦春阳）

第二篇

问　诊

　　问诊（inquiry）是医师通过对患者或知情人员（如家属、同事等）的系统询问获取病史资料，经过综合分析作出临床判断的一种诊法。根据临床场景和目的不同大致分为全面系统问诊（住院患者）和重点问诊（门诊和急诊患者）。

第一章　问诊的重要性

问诊不仅是医师诊治患者疾病的第一步，也是医学交流的重要形式之一。通过问诊所获取的病史资料对了解患病情况、疾病的演变、诊治经过和既往健康以及对目前所患疾病的诊断和处理至关重要，也为下一步的体格检查和针对性辅助检查（auxiliary examination）项目的选择提供重要的线索和参考。因此问诊是采集病史的主要手段，也是医患沟通的重要时机和途径。

（一）单凭问诊即可作出初步诊断或基本确诊

临床上有些患者的临床表现很典型，特异性较强，只要通过问诊获取完整准确的病史资料就可以对疾病作出初步诊断或者基本确诊，特别是对一个具有丰富医学知识和临床经验的医生犹然。例如典型的心绞痛患者，只要通过询问胸痛的特点即可初步诊断，而这时由于机体还处于功能或病理生理改变的阶段，尚缺乏器质性病变，通常体格检查和实验室检查仍无异常发现，甚至超声心动图和冠状动脉造影等特殊检查亦难发现异常。而凭问诊获得的临床资料，不但可以作出初步诊断，而且还可做到早期诊断。有些疾病单凭问诊即可基本确定诊断如感冒（common cold）、支气管炎、癫痫（epilepsy）、疟疾、胆道蛔虫症（biliary ascariasis）和某些精神病等。

（二）问诊可为疾病诊断提供重要的线索和依据

有些疾病临床表现多样、复杂，单凭问诊不能做出明确诊断，还需医生通过问诊了解疾病的演进过程、诊疗经历，以及与疾病相关的既往史和其他病史，获取完整准确的病史资料，使医生一方面在全面体格检查的基础上选择重点查体，另一方面有针对性选择进行辅助检查的项目，为诊断提供重要线索和依据，以确定诊断。如一发热患者，通过问诊了解患者发热时还伴有咳嗽和咯血，虽然不能立即诊断是肺部何种疾病，但至少可提示查体重点应侧重胸部，还应进一步作胸部X线检查和血常规化验，必要时还可行胸部CT检查、痰找结核菌、痰培养，甚至支气管镜检查等以明确诊断。

（三）忽视问诊是临床造成误、漏诊的重要原因

有些疾病或者疾病早期，仅有症状而无体征和化验检查异常，离开一个完整准确的病史资料是很难做出正确诊断的；对病情复杂而又缺乏典型临床表现的患者更是如此，结果不是漏诊就是误诊。有时即使进行了问诊，但由于不认真、不准确，获得的是残缺不全甚至是错误的病史资料，必然也会导致误诊或漏诊。

（四）问诊是建立良好医患关系，体现高尚医德的重要途径

生物-心理-社会医学模式的确立是医学进步的重要标志，也是对医生职业道德的更高要求，其模式更加强调医患关系的重要性。问诊是医患沟通的起步，是医生给患者第一印象的重要时刻；也是建立良好医患关系，展示职业道德的开始。患者信任医生并与之充分合作是诊治疾病的前提和基础，这是通过良好的问诊实现的。

第二章　问诊的方法与技巧

为了保证临床问诊工作的顺利进行，为了保证问诊所得资料的完整性、准确性和可靠性，掌握问诊的方法与技巧是极其重要的，这也是一名成功的临床医生一辈子都在运用的一门艺术，重点介绍如下：

（一）建立医患信任，缩短医患距离

问诊开始，医师应主动营造一种宽松和谐的气氛，礼节性的先自我介绍，讲明自己的职责和问诊的目的，使用恰当的语言或行为举止和表情动作（即肢体语言）表达愿为解除患者的痛苦和满足其来诊的要求尽自己所能，并集中注意力认真耐心倾听，婉转告诉患者会尊重和保守其隐私等，这种态度会有助于建立医患的信任关系，缩短医患的距离，改善生疏局面，为顺利地获取所需的病史资料做好感情上的铺垫。

（二）问诊要抓住重点，条理分明

病史采集一般应从本次就诊最痛苦或首发的症状（或体征）入手，抓住重点，逐步深入进行有目的、有层次、有顺序的询问疾病的演进过程，把主要症状（或体征）问深问透，然后再针对与鉴别诊断（differential diagnosis）相关的阳性或阴性症状进行询问。如一因腹痛为主要症状就诊的患者，应以腹痛为问诊重点，首先询问患者腹痛的部位和发生时间，继而深入询问腹痛的性质，是否放射？什么情况下腹痛加重？什么情况下腹痛会减轻？诊疗经过情况如何？包括是否到医院看过？做过哪些检查？治疗情况和疗效如何等。即把腹痛症状问深问透，然后再询问腹痛伴随症状，以利鉴别诊断。如腹痛伴发热、黄疸多提示胆囊炎或病毒性肝炎；腹痛伴频繁呕吐和腹泻多提示急性胃肠炎；腹痛伴血尿，可能为泌尿系统感染或结石；腹痛伴休克多考虑外科急腹症等。

（三）强调问诊内容的完整性，防止遗漏

一定要按问诊的内容要求全面问诊，在现病史问诊中，所获的病史资料要足以说明疾病起始的情况和演变过程，能按时间顺序讲述或写出主诉和现病史。对初学者来说，容易遗漏的是现病史中饮食、大便、小便、睡眠和体重变化的内容，这对了解患者的整体情况和进行鉴别诊断等都有重要意义。另外，对其他病史如既往史、个人史、月经史、婚姻生育史和家族史等均应详细询问（详见问诊内容章）。

（四）问诊语言要通俗易懂，避免使用患者听不懂的医学术语生硬地询问

要用通俗易懂的语言进行问诊，这对文化水平较低和理解力较差的患者来说更显重要。特别应避免使用患者听不懂的医学术语进行问诊，以保证问诊内容的准确性和问诊顺利地进行。如问患者是否鼻子出血，不要说医学术语是否"鼻衄（epistaxis）"；问患者是否总想大便和总有排便不尽的感觉，不要说医学术语是否有"里急后重（tenesmus）"等，因为这些医学术语即使是对文化程度较高的患者来说，也难免发生理解错误，以致会带来一个不准确的病史资料，引起诊断的错误。

（五）避免暗示性问诊和逼问

为了保证病史资料的准确可靠，一定要避免暗示性问诊和逼问。暗示性问诊是一种能为患者提供带倾向性特定答案的问诊方式，如"你的上腹痛能在进食后减轻吗？"，"你的上腹痛能在进食油腻后加重吗？"等，若患者为满足医生的想法而默认和随声附和，可能会带来错误的信息。而正确的问诊应该是"你的上腹痛与饮食有什么关系呢？"，也可问"你的上腹痛在什

么情况下会减轻或加重呢？"。另外当问诊过程中患者回答的问题与医生的想法有差距时，更不能进行逼问，逼迫患者同意医生的想法，势必造成患者回答的问题含糊不清，影响问诊所得资料的可靠性。正确的问诊方法应该是耐心地启发、恰当地鼓励，适当地评价，使患者积极的思考、回忆，主动愿意提供信息。

（六）问诊中运用思维和判断

在问诊中要不断地将获取的信息，运用思维和联想，对资料加以分析、综合和判断，不要简单地"记录员"似的进行一问一答。要求做到：①简捷、快速记录下所问的内容，阶段性归纳；②让患者了解医生对其口述信息的理解，并适时核实患者所述的病情；③判断患者就诊的目的和要求，为其提供适当的信息或指导。

（七）礼貌、友善、告慰的举止结束问诊

问诊结束时，礼貌的谢谢患者的合作，友善的微笑示意问诊过程的愉快，并说明下一步对患者的要求，需要做的项目，告知患者医疗注意事宜。

第三章　问诊的内容

问诊的内容对收集完整详尽的病史起到决定性作用。初学者在全面系统的问诊后，才能书写出一份完整、准确、合格的住院病历，可见掌握问诊内容是非常重要的。问诊的内容包括一般项目、主诉、现病史、既往史、系统回顾、个人史、婚姻史、月经史和生育史、家族史等九项。

（一）一般项目（general data）

一般项目包括患者的姓名、性别、年龄、婚姻、民族、职业、籍贯、通讯地址、入院日期、记录日期、病史陈述者及可靠程度等。其中年龄要写实足年龄，不要用"儿童"或"成年"，职业应详尽到工种，通讯地址应详细填写并加邮编，最好有电话号码及身份证号，以便联系和随访；若病史陈述者不是患者本人，则应注明与患者的关系。

（二）主诉（chief complaint）

主诉是患者感觉最痛苦的症状或最明显的体征及其持续时间，也就是患者就诊的最主要原因。书写主诉要简明扼要，要用一两句话高度概括，如以患者的最痛苦的症状为主诉，即"发热、咳嗽伴胸痛2天"，以最明显的体征为主诉，即"无意发现无痛性进行性颈部肿块一周"等，尽量不要用诊断用语，如"高血压病2年"、"溃疡病1年"。但若已诊断明确，而入院时又无症状和体征者例外，如一个已确诊为非霍奇金淋巴瘤3个月的患者，经化疗后症状和体征均已消失，但仍需继续化疗，入院主诉就可书写为"非霍奇金淋巴瘤3个月，因继续化疗入院"。一个书写合格的好的主诉，可直接提供疾病诊断的重要线索，并提示疾病的轻重缓急，起到提纲挈领的作用。对病程较长，病情复杂的病例，应综合分析概括更能反映其患病特征的主诉，如反复咳嗽、咳痰、喘息40余年，双下肢浮肿1年，咯血1周。

（三）现病史（history of present illness）

现病史是病史的主体部分，包括疾病发生、发展、演变和诊疗经过等直至就诊时的全过程，可以按以下内容和程序询问：

1. 起病情况　起病情况包括起病的时间、起病的缓急及起病的可能病因和诱因等。起病的时间一定要与主诉的时间相一致，如主诉是"发热、咳嗽伴胸痛2天"，则起病时间也一定是2天。起病则有缓急之分，有的急性起病，如急性肺炎球菌肺炎、各种急性中毒、肝硬化食管静脉曲张破裂急性出血和消化性溃疡急性穿孔等，常突然起病。有的则缓慢起病，如肺癌、高血压病和慢性再生障碍性贫血等，常难以说出准确的发病日期。起病时间长短按数年、数月、数日计算，发病急骤者按小时、分钟为计时单位。应尽可能问出发病的可能原因（如外伤、中毒、感染等）和诱发因素（如气候、地域等环境的改变，过劳，情绪，起居饮食失调等），这对诊断和防治疾病均有重要意义。

2. 主要症状（或体征）的特点　即主诉中提出的主要症状（或体征）的特点，包括其部位、性质、程度、持续时间、缓解或加重的因素等，对判断疾病所在的的系统或器官以及病变的范围和性质提供了重要线索。如胸痛位于心前区与胸骨后多见于心绞痛和心肌梗死，胸痛位于胸骨后也常见于食管和纵隔病变，胸痛位于一侧腋前线与腋中线附近可见于该侧自发性气胸、胸膜炎和肺梗死，沿一侧肋间神经分布的胸痛多见于带状疱疹等。另外胸痛是否放射，疼痛性质是钝痛、刺痛、灼痛、闷痛、刀割样疼痛、绞痛或撕裂样剧痛等，以及是呈持续性还是发作性，发作诱因等均应询问。如典型的心绞痛患者疼痛常放射至左肩、左臂内侧，达无名指与小指，亦可放射至左颈与面颊部，疼痛性质呈绞痛性，并有重压窒息感，呈发作性，每次持续时间很短，一般均不会超过 30 分钟，劳累、体力活动和精神紧张等因素可诱发其发作，休息、含服硝酸甘油等可使之缓解。

又如主诉是体征的，如淋巴结肿大，一个区域淋巴结肿大称局限淋巴结肿大，多见于非特异性炎症、感染及恶性肿瘤转移，两个区域以上淋巴结肿大，为全身性肿大，多见于慢性炎症、病毒性感染（传染性淋巴细胞增多症）、自身免疫性疾病（如系统性红斑狼疮）或淋巴系统恶性肿瘤（如慢性淋巴细胞白血病）等，疼痛性肿大多见于急性炎症，无痛性进行性肿大多见于肿瘤，如淋巴瘤呈无痛性进行性淋巴结肿大，开始可能呈限局性肿大，但很快呈全身性肿大，也可能一开始即呈全身性肿大。

3．病情的发展、演变及其诊疗经过　这是指在患病过程中，主诉的症状（或体征）的发展变化或又出现新的症状（或体征）及其诊断和治疗的情况，包括到哪些医院就诊过，曾作过哪些检查，结果如何，曾诊断为何种疾病，是否治疗过，若治疗过则应仔细询问治疗的方法和疗效，对进一步诊断、鉴别诊断和治疗均有帮助。如一间断上腹痛半年的患者，开始曾看过中医，服汤药半个月，治疗后腹痛缓解，两个月后因进食不当又犯，在当地医院行胃镜检查诊断为"十二指肠溃疡"，间断服用雷尼替丁，症状时好时坏，两个月前发现粪便发黑，化验隐血强阳性，诊断十二指肠溃疡合并上消化道出血，服用奥美拉唑每日两次，每次 20mg，连用半个月粪便转黄停药，半天前因同事结婚，饮酒较多，饭后 2 小时突然又出现上腹痛，且进行性加重，并迅速扩展至全腹，最可能为十二指肠溃疡穿孔，提示应紧急进行腹部 X 线平片检查，观察膈下游离气体以确诊。

4．伴随症状　伴随症状是指与主要症状同时发生的其他症状，它们通常能为主要疾病的诊断和鉴别诊断提供重要的线索和依据，在一定情况下可能会提示有并存疾病或出现了并发症。如一个主要症状为呕血的患者，可能由多种疾病引起，伴随症状则能为其诊断和鉴别诊断提供重要依据，如当伴有周期性和节律性上腹痛时，则提示溃疡病引起呕血的可能性最大，当伴有右上腹绞痛、黄疸、发热时，则提示胆道出血可能等。另外必要的阴性伴随症状亦应仔细询问，因为它对鉴别诊断亦很重要，拿上述患者为例，虽然该患者不可能是由血液病和凝血功能障碍引起的呕血，但"没有全身其他部位出血"的阴性伴随症状亦应询问，这对除外全身出血性疾病引起的呕血很有意义。伴随症状的问诊情况是反映一份病历质量优劣和一位医生知识水平高低的重要标志之一。

5．患病以来的一般情况　包括饮食、睡眠、大便、小便和体重变化等，一般于现病史最后询问，对全面估价患者整体状况，预测疾病的轻重或预后很有帮助，对采取一定的治疗措施和鉴别诊断也有参考意义。初学者容易遗漏，不能忘记。

另外，与现病史直接相关的共存疾病、同时存在的未愈疾病且相互关系不明确，亦应详细问诊并记入现病史中。

（四）既往史（past history）

既往史包括如下内容：

1．既往的健康状况。

2．既往曾经患过的疾病（包括各种传染病）　其中多数可能与现病史无关，但应特别询问与现病史有关的疾病史，如冠状动脉粥样硬化性心脏病患者曾患过十二指肠溃疡和肺结核病等病史多与现病史无关，但高血压、糖尿病和血症异常的病史与现病史有明确的关系，应详细全面的问诊记入。既往患过的疾病一般应按发生的先后顺序记录。

3．传染病接触史和预防注射史。

4．过敏史　包括对药物、食物和其他接触物的过敏情况。

5．外伤手术史。

（五）系统回顾（review of systems）

系统回顾是指除现病史外的其他各系统是否发生疾病（包括目前仍存在或已痊愈者），以及这些疾病与本次疾病之间是否存在因果关系的一系列问诊内容，是最后一遍搜集病史资料，避免问诊过程中患者或医师忽略或遗漏的症状和体征的重要保障，因此对初学者是非常重要的，它被作为住院病历不可缺少的部分，目的是为了熟练掌握，并牢记在心。系统回顾的问诊内容如下，若问诊结果为阴性，可进入下一个系统，若问诊有阳性结果，应按症状学介绍的内容再进行深入细致的询问。

1．呼吸系统　有无咳嗽、咳痰、咯血、胸痛、发热、盗汗、呼吸困难等。

2．心血管系统　有无心悸、心前区疼痛、端坐呼吸、咯血、血压增高、晕厥、水肿等。

3．消化系统　有无食欲减退或亢进、胃灼热、反酸、嗳气、吞咽困难、恶心、呕吐、呕血、腹痛、腹泻、腹胀、便秘、便血、黑便和黄疸等。

4．泌尿生殖系统　有无尿频、尿急、尿痛、排尿困难、尿潴留、尿失禁、尿色和尿量异常、夜尿增多、水肿、腰痛等。

5．血液系统　皮肤黏膜有无苍白、黄染、出血点、瘀斑、紫癜、血肿，有无鼻出血、牙龈出血、乏力、头晕、眼花、耳鸣、烦躁、记忆力减退、心悸、舌痛、吞咽困难、淋巴结肿大、肝脾大、骨骼痛等。

6．内分泌及代谢系统　有无多饮、多食、多尿、怕热、多汗、心悸、怕冷、乏力、体重改变和营养障碍、色素沉着、闭经、性欲和性征改变、发育畸形等。

7．肌肉骨骼系统　有无肌肉疼痛、麻木、痉挛、萎缩、瘫痪，有无关节肿痛和脱位、关节畸形、运动障碍、外伤、骨折等。

8．神经系统　有无头痛、头晕、失眠、嗜睡、记忆力减退、意识障碍、痉挛、视力障碍、感觉和运动异常等。

9．精神状态　有无焦虑、易激惹、情绪低落、思维迟缓、幻觉、妄想、定向力障碍、自知力异常等。

（六）个人史（personal history）

个人史包括如下内容：

1．社会经历　包括出生地、居住地和居住时间（尤其是居住或过去某段时间去过疫源地和地方病流行地区）、文化程度、经济条件和业余爱好等。

2．职业与环境　包括从事工种、工作条件和持续时间、与有毒物质接触情况和时间。

3．习惯与嗜好　包括饮食、起居和卫生习惯及烟酒嗜好（摄入量与时间）、其他异嗜物和麻醉药品、毒品等。

4．性病、冶游史（go whoring）　有无不洁性交史（同性或异性），是否患过淋病性尿道炎、尖锐湿疣和下疳等。

（七）婚姻史（marital history）

是未婚还是已婚，已婚者应询问结婚年龄、配偶健康状况、夫妻关系等，若已离婚应询问离婚年龄，若配偶已故，应询问死亡原因。

（八）月经史（menstrual history）和生育史（childbearing history）

月经史询问初潮年龄、周期和经期天数，月经的量和色，经期反应，有无痛经和白带，末次月经日期（last menstrual period，LMP）、闭经日期、绝经年龄。记录格式是：

$$初潮年龄\frac{行经期（天数）}{月经周期（天数）}末次月经日期（LMP）或绝经年龄。如15\frac{3\sim5天}{28\sim30天}2008$$

年8月1日（或49岁）。

　　生育史询问妊娠与生育次数和年龄，人工流产或自然流产次数，有无死产、剖宫产和产褥热等。计划生育情况如何，男性患者应询问是否患过影响生育的疾病。

（九）家族史（family medical history）

　　要询问父母、兄弟、姐妹及子女的健康状况与疾病情况，特别要询问有无同样的疾病，有无与遗传有关的疾病，而且有的遗传疾病（inherited disease）如血友病（hemophilia）等还涉及父母双方的亲属，也均应询问，对已故的直系亲属应询问死因和年龄。

（夏书月）

第三篇

体检诊断

体格检查（physical examination）是指医生运用自己的感觉器官和借助于较简便的检查工具（如体温计、血压表、听诊器、压舌板、叩诊锤、检眼镜等）来客观地了解和评估机体健康状况的最基本的检查方法。通过体格检查的资料再结合病史，许多疾病即可做出的临床诊断，称为体检诊断（physical diagnosis）。

体格检查的基本方法有五种：即视诊、触诊、叩诊、听诊和嗅诊。体格检查的全过程是基本技能的反复熟练过程；是临床实践经验体会的积累；亦是密切接触、关心患者取得患者信任建立良好医患关系的过程。要想达到熟练、全面、规范、正确地运用基本检查方法，取得可靠的、有价值的诊断资料，检查医师必须具有丰富、扎实的医学知识和反复实践积累的临床经验，并有对所收集的宝贵资料进行鉴别、综合分析的能力。

体格检查一般在采集病史后进行，环境应安静，室内应温暖，在自然光线下进行。体格检查时应注意：

1. 医生应态度和蔼、仪表端庄、工作服整洁、指甲剪短并洗手避免交叉感染。

2. 检查医生应站在患者右侧以利右手检查。检查患者前应大方、礼貌地对患者介绍自己的姓名（通常介绍姓氏即可），说明检查原因、方法以利于取得合作。

3. 检查患者时被检查部位应充分暴露，应系统有序地进行，避免重复和遗漏，尽量减少患者的翻动及起卧，检查者手法应规范、轻柔、精确。

4. 体格检查应按一定顺序进行，通常先进行生命征和一般检查，然后按头、颈、胸、腹、脊柱、四肢、神经系统的顺序进行，必要时进行肛门、生殖器和直肠检查。检查中要求在系统完整基础上突出重点，在局部检查时要注意全身表现，以利于及时发现病情的变化。

5. 检查中应处处体贴患者，适当谈话了解关心病情，对患者的密切配合表示谢意等，检查过程也是互相交流、沟通、建立良好医患关系的过程。

6. 对病情危重者体检从简或延缓，应根据主诉和主要临床表现边作重点检查，边进行抢救，待病情稳定后再进行必要的补充检查，切勿按部就班错失抢救良机。另外患者病情是在不断动态变化，故医生应当经常重复进行体格检查，及时发现新的症状和体征有助于病情观察，了解动态变化以补充和修改诊断并指导治疗。

第一章 基本检查法

第一节 视 诊

视诊（inspection）是医师用眼睛来观察患者全身和局部表现的诊断方法，是简便易行、适用范围广的一种检查方法。视诊常可提供重要的诊断线索和资料，部分疾病的诊断常常由于视诊的第一印象受到启示，如甲状腺功能亢进症（hyperthyroidism）、震颤麻痹（paralysis agitans）、重症哮喘的喘息状态（wheezy state）等。

视诊可用于观察患者的一般状态和全身、局部的许多体征如年龄、发育、营养状态、体型、意识状态、面容、表情、体位、姿势和步态等。局部视诊可了解患者身体各部位的情况，如皮肤、黏膜、头部各器官、颈部、胸廓、腹形、四肢、肌肉、脊柱和关节外形等的情况。对于一些特殊部位的检查，视诊需借助于一些检查器械如鼻镜（rhinoscope）、耳镜（otoscope）、检眼镜（ophthalmoscope）等协助检查。

视诊虽适用范围广又简易，但必须具有广泛医学知识和丰富临床经验才能避免视而不见的现象，才能不遗漏具有诊断意义的临床表现和体征。将视诊和其他检查方法相结合、将局部征象和全身表现结合起来，才能发现具有重要诊断意义的临床征象。

第二节 触 诊

触诊（palpation）是医师通过手对被检查部位的感觉进行判断的一种方法。触诊既可发现视诊未能明确的体征，又可以进一步补充视诊发现的异常体征。如视诊见到一包块，只有通过触诊才能明确其确切位置、大小、外形、硬度、表面情况、有无压痛、有无波动、活动性等；另如体温、湿度、震颤、摩擦感等必须触诊才能发现。

触诊的适用范围广泛，可用于身体各部分，但在腹部检查中尤为重要。按检查部位及目的的需要，可用不同手法让患者采用不同的体位予以配合检查。由于手指指腹和掌指关节部掌面皮肤感觉最敏感，所以多用手指的这两个部位触诊。

一、触诊方法

鉴于触诊部位、目的的不同，所用方法及压力有所不同。因此将触诊分为浅部触诊法和深部触诊法两种。

1. 浅部触诊法（light palpation） 适用于体表浅在病变，如软组织（soft tissue）、关节（articulus）、浅部动脉（superficial artery）、静脉（vein）、神经（nerve）、阴囊（scrotum）、精索（spermatic cord）等部位。通过浅触诊可了解腹部有无压痛、腹肌紧张、波动及包块等。

2. 深部触诊法（deep palpation） 适用于检查腹腔病变和腹腔脏器情况等。

深部触诊法是单手或双手重叠，由浅入深渐加压至所需深度，并嘱患者平卧屈膝、腹肌松弛、患者张口平静呼吸予以配合进行，触及深度约2cm以上，有时可达 4 ~ 5cm。由于检查目的和手法不同，可分为以下几种方法。①深部滑行触诊法（deep slipping palpation）；②双手触诊法（bimanual palpation）；③深压触诊法（deep press palpation）；④冲击触诊法（ballottement）。

二、触诊注意事项

1．检查前医师要向患者讲清触诊目的，如何配合腹式呼吸动作，消除患者紧张心情，取得被检者的密切合作。如检查下腹部前，嘱患者排尿，必要时排便，避免将充盈的膀胱或粪块误诊为腹腔包块，以保证腹部检查的顺利进行。

2．为了充分暴露检查部位，室温应暖，医生手温暖且动作轻柔，触诊应由浅入深，一般规律是先左后右、先上后下以逆时针方向进行触诊，如有疼痛部位应先健侧后患侧触诊，避免因痛引起腹肌紧张，影响检查的顺利进行。

3．腹部触诊时患者多采用仰卧位（supine position），双腿稍屈，双手置于身体两侧，张口平静呼吸，在腹肌松弛下进行。必要时请患者采取适当体位以配合触到须检查的脏器，如查肝时请患者取左侧卧位（left lateral decubitus），查脾时请患者取右侧卧位（right lateral decubitus）且适当屈膝，可得到较满意效果，检查肾时可取坐位（sitting position）或立位（upright position）。

4．触诊检查中应密切观察患者的面部表情及反应，医生要边检查边思考，结合解剖位置及比邻关系来明确病变的性质及来源。

第三节　叩　　诊

叩诊（percussion）是用手指叩击身体表面某一部位，使之震动而产生的音响，检查者听到称之为叩诊音。叩诊是根据震动和音响的特点来判断被检查部位的脏器有无异常的一种检查方法，尤对胸部和腹部的检查更重要，多用于确定肺尖宽度、肺下界、肺底移动度、胸膜病变，有无胸膜腔液体或气体，确定心界、肝脾的边界，有无腹水等情况。

一、叩诊方法

根据叩诊目的和手法的不同又分为直接叩诊法和间接叩诊法两种。

1．直接叩诊法（direct percussion）　检查者的右手中间三指并拢，用指端或掌面直接叩击或拍击被检查部位，借助所产生的反响和指下的震动感来判断病变。此法适用于胸、腹部大面积病变的检查如胸膜肥厚（pleural thickening）、胸膜粘连（pleural adhesions）、大量胸腔积液（pleural effusion）或积气、肺不张（atelectasis）和大量腹腔积液（peritoneal effusion）等。

2．间接叩诊法（indirect percussion）　检查者将左手中指末端指关节处紧贴于叩诊部位，其他手指均稍抬起勿与体表接触，右手指自然弯曲，用中指指端叩击左手中指末端指关节处或第二节指骨的远端，叩击方向应与叩诊部位的体表垂直（图3-1-1，3-1-2）。叩诊时右手应以腕关节与掌指关节的活动为主，避免肘关节与肩关节参与运动。叩诊时动作要灵活、短促、具有弹性，每次叩击后右手中指应立即抬起来，避免影响音响的振幅与频率，而影响对叩诊音的判断。此外，一个叩诊部位每次可连续叩击 2～3 下，如若未能得到明确的印象可继续再叩击 2～3 下。避免不间断的连续叩击，这样不利于叩诊音的分辨。间接叩诊能确定肺尖的宽度、肺下界的定位、胸腔积液或积气量的多少、胸膜病变、肺部病变的部位、范围及性质、纵隔的宽度、心界的大小与形态、肝和脾的边界，腹水有无及量以及膀胱有无充盈等。此外，叩击被检查部位如肝、脾、肾区等诊查有无叩击痛反应也属叩诊的范围。方法是检查者左手掌平置于

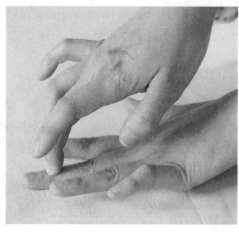
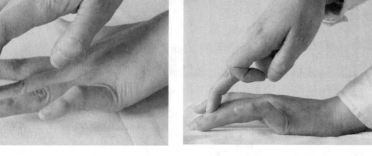

图 3-1-1　间接叩诊方法　　　　　　　　　　图 3-1-2　间接叩诊错误手法

被检查的部位，右手握拳用尺侧叩击左手背，观察或询问患者有无疼痛。间接叩诊法是应用最多的叩诊方法。

二、叩诊注意事项

1. 检查环境应安静，避免干扰叩诊音的判断。

2. 根据叩诊部位的不同，患者应当采取适宜的体位，如叩诊胸部时患者可取坐位或卧位；叩诊腹部时患者常取仰卧位；如需确定是否有少量腹水时则患者采取肘膝位（elbow-knee position）（见图 3-7-7B）等。

3. 叩诊要注意对称部位的比较和鉴别。

4. 叩诊时手法应规范，叩击力要均匀、适中，使产生的音响一致。叩诊力度视检查部位的不同而异，还与病变深浅、位置、大小有关，如病灶或被检查部位范围小或位置浅，宜采用较弱轻叩诊，如确定心、肝相对浊音界及对范围较大或位置较深的病变或脏器，则常用中等强度叩诊法，如确定心、肝绝对浊音界及病变位置深时，则需用重（强）叩诊法。

三、叩诊音

叩诊时被叩击部位产生的反响称为叩诊音（percussion sound）。叩诊音性质、强度的不同与被叩击部位的组织或器官的致密度、弹性、含气量以及与体表间距的不同有关。叩诊音根据音响的频率、振幅和是否乐音的不同，在临床上分为清音、浊音、鼓音、实音、过清音五种。

1. 清音（resonance）　是正常肺部的叩诊音。是一种音调较低、音响较强、振动持续时间较长的音，频率约 100 ~ 128 次 / 秒，提示肺组织的弹性、含气量、致密度均正常。

2. 浊音（dullness）　是在病理情况下如肺炎，或正常情况下叩击被少量含气组织覆盖的实质脏器时所产生的音，如心脏或肝被肺覆盖的部位称相对浊音界区（relative dullness）。是一种音调较高、音响较弱、振动持续时间较短的叩诊音。

3. 鼓音（tympany）　在生理情况下于胃泡区和腹部可叩出，而病理情况下常见于肺内大空洞、气胸（pneumothorax）和气腹（pneumoperitoneum）等。是一种音响较清音更强、振动持续时间亦长的音。在叩击含有大量气体的空腔脏器时出现。

4. 实音（flatness）　在病理情况下见于大量胸腔积液和肺实变等。是一种音调较浊音更高、音响更弱、振动持续时间更短的一种叩诊音。

5. 过清音（hyperresonance）　正常情况下儿童因胸壁薄可叩出相对过清音，正常成人不会出现。临床上见于肺组织含气量增多、弹性减弱时，如肺气肿（pulmonary emphysema）。

第四节　听　　诊

听诊（auscultation）是医师用耳朵或借助听诊器（stethoscope）听取体内运动性脏器发出声音的检查方法。医生根据患者体内发出声音性质及变化来判断脏器的病变及程度。是临床医生诊断疾病的一项基本技能和重要手段，听诊对诊断心、肺疾病尤为重要，如正常与病理呼吸音，各种心音、杂音、心律失常及肠鸣音等。

一、听诊方法

听诊可分为直接听诊和间接听诊两种方法。

1. 直接听诊法（direct auscultation）　应包括听语音、声音、呻吟、咳嗽、啼哭、叫喊以及患者发出的任何声音，这是直接闻其声，对临床诊断很有帮助。通常直接听诊法是医生用耳朵直接贴附在患者体表的听诊部位进行听诊，此种方法听到的体内音响很弱，是在听诊器出现之前采用的听诊法，目前除特殊或紧急情况下偶尔使用外已很少使用。

2. 间接听诊法（indirect auscultation）　是用听诊器进行听诊的一种检查方法，这种方法方便，适用于任何体位患者的检查，鉴于听诊器对器官活动的声音能起放大作用，听诊效果好，应用范围广，除用于心、肺、腹的听诊外，还可以听取身体其他部位的血管音、皮下气肿音、肌束颤动音、关节活动音以及骨折断面的摩擦音等。

二、听诊注意事项

1. 听诊时注意环境应安静、温暖、避风，以免患者因肌束颤动出现附加音及外界嘈杂音的干扰。

2. 根据病情和听诊的需要，让患者采取适当体位并使肌肉松弛，被检部位充分暴露，用听诊器体件直接接触皮肤从而得到准确听诊结果。切忌隔衣听诊，以避免体件与衣服摩擦产生附加音。

3. 要正确使用听诊器。

听诊器由耳件、体件及软管三部分组成（图 3-1-3）。体件分钟型件及膜型件两种，钟型件适用于听取低调的声音如二尖瓣狭窄时的隆隆样舒张期杂音等。使用时应轻置于体表检查部位，如用力加压时皮肤作为钟型件膜有滤去或减弱低频心音及低频杂音的作用。膜型件适用于

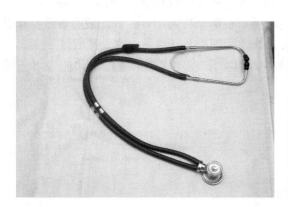 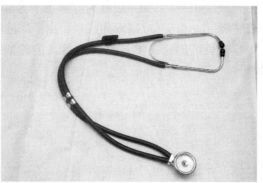

图 3-1-3　听诊器（左：钟式；右：膜式）

听取高调的声音如主动脉瓣关闭不全的杂音及呼吸音等，使用时应紧贴于体表检查部位。瘦弱者因肋间隙窄，肋骨突出难以放置模型件，可将钟型件紧压皮肤而相当于变成膜型胸件更为恰当。听诊前要先检查听诊器如耳件弯曲方向是否对，软管是否通畅、有无破裂漏气、长度是否适当（长度应与医生手臂相当为宜）等。

4．听诊时注意力必须集中，要摒除外来的附加音，听心音时要摒除呼吸音的干扰，必要时可嘱患者暂控制呼吸配合听诊心音；听诊肺部呼吸音时要摒除心音的干扰，并嘱患者经口呼吸以取得好的效果。总之听诊是体格检查方法中的重点、难点，必须反复实践、积累心得、深入体会、反复比较才能熟练应用。

第五节　嗅　　诊

嗅诊（olfactory examination）是医师通过嗅觉来判断来自患者的异常气味与疾病之间关系的一种诊断方法，可较早提供具有诊断意义的线索。祖国医学中闻诊是四大诊法之一。现代医学由于检验诊断技术的发展，嗅诊的作用往往被忽视。

异常气味来自患者的皮肤、黏膜、口腔、呼吸道、胃肠道、呕吐物、排泄物、分泌物以及脓液及血液等。

常见异常气味的临床特点如下：

汗液（sweat）：正常汗液无明显气味，如闻到酸性汗味可见于风湿热患者或服用水杨酸、阿司匹林等解热止痛药者。如闻到特殊狐臭味见于腋臭（bromhidrosis）。如脚臭味见于汗脚或足癣（tinea pedis）合并感染时。

呼吸气味（respiratory smell）：有烂苹果味见于糖尿病酮症酸中毒（diabetic ketoacidosis）；有刺激性蒜味常见于有机磷杀虫药中毒（organophosphorus insecticides poisoning）；有氨味见于尿毒症（uremia）；有肝腥臭味见于肝功能衰竭、肝性脑病；有浓烈酒味见于酒后或酒精中毒（alcoholism）等。

痰液（sputum）：正常痰液无特殊气味，血性痰液有血腥气味，支气管扩张（bronchiectasis）和肺脓肿（lung abscess）的痰液多有恶臭味，提示厌氧菌感染（anaerobe infection）。

脓液（pus）：一般脓液有腥味不臭，如果脓液恶臭应考虑厌氧菌感染或气性坏疽（gas gangrene）的可能。

呕吐物（vomitus）：单纯饮食性胃内容物略带酸味，若呕吐物有强烈酸味见于胃潴留患者，因胃内容物发酵产酸之故；若呕吐物有酒味见于醉酒患者；若呕吐物有粪便味见于肠梗阻（intestinal obstruction）或腹膜炎（peritonitis）患者长期剧烈呕吐时。

粪便（stool）：如粪便有腐败性臭味见于消化不良或有胰腺功能障碍的患者；如粪便腥臭味多见于细菌性痢疾（shigellosis）；如粪便肝腥臭味见于阿米巴性痢疾（amebic dysentery）。

尿液（urine）：如尿液有大蒜味见于大量吃蒜或有机磷杀虫药中毒；如尿液有浓烈氨味见于膀胱炎（cystitis）或尿毒症患者，由于尿液在膀胱内受细菌及其他微生物发酵所致。

嗅诊虽可迅速提供具有重要意义的诊断线索，但必须结合其他相应检查才能做出正确诊断。

（付　蓉）

第二章 一般检查

体格检查过程的第一步是一般检查，它通过检查者的视诊、嗅诊、触诊配合体温表、血压计等对患者进行全身状态的概括性检查，从而了解患者的全身状态，评估病情的严重程度以及正确诊断疾病。

一般检查的内容包括性别、年龄、体温、脉搏、呼吸、血压、发育与体型、营养、意识状态、语调与语态、面容与表情、体位、姿势、步态、皮肤和淋巴结等。

第一节 全身状态检查

一、性别

性别（sex）在正常人因性征很明显，根据表型性别容易判断。染色体性别（chromosome sex）即遗传性别，女性为 XX，男性为 XY，因其决定了性腺性别的分化方向称为性决定。而性腺性别的器官发生又决定了表型性别。

在性征的正常发育上雄激素对男性表型性别的发育包括出现睾丸、阴茎的发育、腋毛多、阴毛菱形分布、喉结突出、声音低而洪亮以及皮脂腺分泌多而出现痤疮等，此外，雄激素对精子发生的启动和维持也有重要作用。女性除受雌激素影响出现乳房、子宫及卵巢的发育外还受雄激素的影响，出现大阴唇及阴蒂的发育、腋毛、阴毛呈倒三角形分布以及出现痤疮。女性月经周期也需要雌激素与孕激素的共同维持。临床上与性别、性征有关的疾病很多，常见的有：

1．性别与某些疾病的发生率有关，据统计临床上系统性红斑狼疮与甲状腺疾病等多发生于女性，如 Graves 病（弥漫性毒性甲状腺肿），男女比例为 1∶4 ~ 6；如系统性红斑狼疮在 14 ~ 39 岁组，男女比例为 1∶13。胃癌、食管癌、痛风等疾病则多发生于男性，甲型血友病仅见于男性，而女性患此病的机会甚少。

2．某些疾病对性征有影响如肾上腺皮质肿瘤（adrenocortical tumor）或长期应用皮质激素时，可致使女性患者产生男性化，肝硬化患者可致睾丸功能损害，部分支气管肺癌（bronchial lung cancer）和肾上腺皮质肿瘤可使男性患者乳房发育以及其他第二性征的改变，表现为毛发、皮肤、声音的改变及脂肪分布等方面。

3．在性决定和性分化发育过程中发生障碍即 X 染色体、Y 染色体及常染色体遗传信息的异常，则可导致性分化疾病如染色体性别异常的克莱恩弗特（Klinefelter）综合征、真两性畸形等；如性腺发育不全（gonadal dysgenesis），最常见病例为 Turner 综合征（45，X0 性腺发育不全）；如表型性别发育异常可发生假两性畸形（pseudohermaphroditism）。

二、年龄

年龄（age）除了与疾病的发生和预后有密切关系外，还与临床药物用量以及诊断治疗方法的选择也均有关系。某些疾病如麻疹（morbilli）、佝偻病（rickets）等多发生于幼儿及儿童；结核病（tuberculosis）、风湿热（rheumatic fever）则多见于少年与青年；动脉硬化性疾病及实体癌症多发生于老年人。机体随着年龄的增长也在发生相应的变化，除成长、发育的变化外，器官、功能也随之改变，此外还有智力、心理、情感等状态亦有相应的变化。医生在诊疗中应考虑全面，病历中也应如实反映，更要记录清楚患者的实际年龄，以便综合分析。

年龄大小虽可以通过问诊知道，但在一些特殊情况下如昏迷、死亡或是有意隐瞒真实年龄时则必须经过医生的细致观察及检查进行具体的分析与判断。分析年龄的方法一般以皮肤的弹性与光泽、肌肉的状态、毛发的颜色与分布及光泽、面部与颈部皮肤的皱纹、牙齿情况等为依据来进行判断。因为每个人的健康状态与生活的环境、条件和个人的心态、精神状态以及预防保健的水平是密切相关的，所以人与人之间身体发育成长的速度和衰老的程度会有较大的差异，再加上疾病对机体的影响等，故从外观上对年龄的判断也只能是大致的评估。

三、生命征

生命征（vital sign）是评估生命活动的重要征象，是体格检查时必须检查项目之首，内容包括体温、脉搏、呼吸和血压，医生通过监测生命征可以及时了解患者病情变化。

（一）体温（temperature）

准确的体温对观察和了解病情发展及协助诊断是非常重要的。

1. 体温测量及正常范围　要求规范测量体温，结果应准确，国内一般按摄氏法进行记录。体温测量常用方法有三种。

（1）口测法：正常值：36.3 ~ 37.2℃

方法是将消毒后的体温计汞柱端置于舌下，紧闭口唇，用鼻呼吸避免冷空气进入口腔影响测量结果，5分钟后取出并读数。此法结果较准确。

应注意在测量前10分钟内禁食及饮用冷、热水，以免影响测量的准确性；另外婴幼儿及神志不清者禁用此法测量。

（2）肛测法：正常值：36.5 ~ 37.7℃

方法是让患者取侧卧位，将肛门体温计（肛表）汞柱端涂以润滑剂后缓缓插入肛门内，进入约为体温计长度的一半为止，5分钟后取出并读数。此法测值稳定，适用于婴幼儿、神志不清及某些特殊情况下。

应注意在排便后间隔10分钟再进行测量，避免影响测量结果。

（3）腋测法：正常值：36 ~ 37℃

方法是将体温计汞柱端放置于一侧腋窝的中央顶部，用同侧上臂将其夹紧，放置10分钟后取出并读数。此法安全、简便，且不易发生交叉感染，是应用最广泛的体温测量法。

应注意如果腋窝有汗液则应擦干，并注意腋部有无保暖或降温物品，避免影响测量结果。

在生理情况下，体温24小时内波动幅度一般不超过1℃，但在进食、饮水、劳动或者运动后体温会略高；月经前期和妊娠期妇女体温略高称为黄体热；老年人体温略低。

体温高于正常称为发热，见于感染、脑血管意外、恶性肿瘤、创伤以及各种体腔内出血等情况下。体温低于正常称为体温过低，见于休克、严重营养不良、慢性消耗性疾病、甲状腺功能减退症（hypothyroidism）以及在低温条件下暴露过久等。

2. 体温记录法　将体温测定的结果按时记录在体温记录单上，并连接描绘出体温曲线。许多发热性疾病体温曲线的形状具有一定的规律性称之为热型。某些热型对发热性疾病的诊断及鉴别诊断具有重要临床意义，见第一篇第一章。

3. 体温测量出现误差的常见原因　在临床工作中如出现体温测量结果与患者全身状态不符合时，应仔细分析原因，发生误差的常见原因有以下几个方面：

（1）测体温前未将体温计的汞柱甩至36℃以下，致使测量结果高于患者的实际体温。

（2）检测部位存在影响体温检测的因素如口腔曾进食冷、热水或食物后影响口测法的温度，如腋部用冷、热毛巾擦拭或用冷、热水袋置放后均可影响腋测法的温度，在排便后立即用肛测法也会影响测量的准确性。

（3）采用腋测法时，鉴于患者消瘦、病情危重或意识障碍等未能将体温计夹紧及测量方法不规范等，均可导致测量的体温值低于实际体温，发生误差。

（二）脉搏（pulse）

临床检查脉搏主要为触诊法，通常以桡动脉处最为多用，此外还可触颞动脉、颈动脉、肱动脉、股动脉和足背动脉等部位。触脉搏时应注意频率、节律、强弱、动脉壁的弹性以及呼吸对脉搏的影响等。

检查方法：检查者以示指、中指和环指指腹并拢平放于患者手腕的桡侧动脉处，以适中的压力触诊桡动脉的搏动至少30秒，并计算出每分钟搏动次数。如脉搏不规律则应延长触诊时间以掌握其规律性。脉率的快慢与年龄、性别、运动、情绪等诸多因素有关，正常成人脉率60～100次/分，平均72次/分，女性较快，老年人较慢约55～60次/分，婴幼儿可达130次/分，儿童约为90次/分。

日常脉率于夜间睡眠时较慢；而餐后、活动以及情绪激动等情况下则较快，此外一些病理情况及药物因素亦可影响脉率。

脉搏在正常人左右两侧差异很小，不易分辨，但某些疾病如缩窄性大动脉炎（constrictive arteritis of the aorta and main branches）或无脉症（pulseless disease）时两侧脉搏可明显不同，所以触诊脉搏时应双侧对比，利于早期发现差异，必要时可用脉搏计或监护仪对脉搏波形、频率以及节律等变化进行精确的观察。

除上述外还应观察：①脉率和心率是否一致，如心房颤动（atrial fibrillation）时由于部分心搏的搏出量低，不足以引起周围动脉产生搏动，故触不到脉搏而使脉率少于心率，临床上称之为脉搏短绌（pulse deficit）。②脉律：在各种心律失常患者中，脉律均受不同的影响，如心房颤动患者的心律完全不整致使脉律完全不规则亦称绝对不齐，同时加上脉搏强弱不等、脉搏短绌即为心房颤动时触诊脉搏显示的特征。又如心脏期前收缩呈现二联律或三联律者，在触诊脉搏时可触到二联脉或三联脉的相应异常改变，还有不规则的期前收缩在触诊脉搏时在正常节律的脉律间突然提前出现一暂时性的不整脉后有一长的间歇称之为间歇脉，表现无规律性。③脉搏消失：正常人吸气时脉搏振幅降低，但当心脏压塞、呼吸道阻塞（respiratory tract block）、上腔静脉阻塞（superior vena cava obstruction）时，在其吸气时收缩压更降低，降低幅度＞10mmHg时则触诊脉搏消失。

（三）呼吸（respiration）

通常通过视诊观察患者呼吸运动，一般应注意呼吸类型、频率、节律、呼吸深度及其他异常情况。

检查方法：呼吸易受主观因素影响，故医生在触诊脉搏后，右手三指仍继续置于患者桡动脉处，在无任何暗示的情况下自然观察患者的胸廓或腹部伴随呼吸出现的运动状况，一般应计数1分钟的呼吸次数。

正常男性和儿童的呼吸以膈肌运动为主，故胸廓下部及腹上部活动度较大，形成腹式呼吸；而女性的呼吸以肋间肌运动为主，故胸廓活动度大，形成胸式呼吸，实际上两种呼吸类型在每个人均程度不同的同时存在着。呼吸频率在安静情况下正常人约16～18次/分，新生儿为43次/分左右，随着年龄的增长呼吸频率则逐渐减慢。呼吸节律在安静情况下正常成人大致上是均匀而整齐的，在病理情况下则会出现各种不同的呼吸节律的改变（详见肺和胸膜检查）。

（四）血压（blood pressure，BP）

通常指的是动脉血压，是重要的生命征。

1．测量方法　血压检测法有直接测量法和间接测量法。

（1）直接测量法：是经皮肤穿刺将特制导管由周围动脉送至主动脉，导管的末端接监护测压系统可自动显示数值。本法检测数值不受外周动脉收缩的影响，较为准确，但需要专用设备且有创伤，所以仅适用某些危重、疑难等特殊病例。

（2）间接测量法：亦称袖带加压法，是临床上最为常用的测血压方法，用血压计进行测量。本法优点为简便、易行、无创伤性、不需特殊设备、适合用于任何患者和健康人的体格检查，但测量血压的数值易受多种因素的影响而有变化，如可受周围动脉舒张、收缩变化及操作不规范等的影响。

血压计目前有汞柱式、弹簧式（表式）、电子血压计。在医院或诊所以汞柱式血压计最为常用。

汞柱式血压计测量血压的方法：①被检查者 30 分钟内禁止吸烟和饮用酒、咖啡等并在安静环境下休息 5 ～ 10 分钟。②被检者取仰卧位或坐位，一般以测右上肢血压为准，先将右上肢裸露，伸开且外展 45° 角；仰卧位时将右上肢平放在腋中线水平；坐位时平第四肋软骨水平，将肘部与血压计置于心脏同一水平位后把袖带平整轻缚在上臂，中央对准肱动脉，袖带下缘距肘横纹 2 ～ 3cm。③检查者触及肱动脉搏动后将听诊器体件轻置于其上准备听诊，随之向袖带气囊充气且边充气边听诊肱动脉搏动音，待肱动脉搏动音消失后继续充气升高 20 ～ 30mmHg后再缓慢放气，汞柱下降速度以 2 ～ 4mmHg/s 为宜。检查者应平视汞柱水平，根据听诊音读出测量的血压值，按 Korotkoff 5 期法是当听到肱动脉搏动音第一响时汞柱所显示数值为收缩压第一期，随汞柱下降搏动音渐加强为第 2 期，继之出现柔和吹风样杂音为第 3 期，随后音调低钝声音变小为第 4 期，最终声音消失即是第 5 期。声音消失时汞柱所示数值为舒张压。同法测量血压两次取检测低值的一次为被检者的血压值。

测量血压应注意的事项：

（1）血压可随季节、环境、昼夜、情绪、运动等的影响而波动，有时相差较大，所以动态观察血压波动范围、规律性、变化趋势才有较大的临床意义。

（2）重复测血压时应将气袖内的气体全部放净 2 分钟后再测或放气后嘱被检者举高上臂以减轻静脉充血，这样可以减少误差，提高测量结果的准确度。

（3）血压计气袖的宽度成人为 12 ～ 14cm（约为被测者肢体周径的 40%）；其长度约为被测者肢体周径的 60% ～ 100% 为宜。如气袖过窄过短易导致血压测量值偏高；如过宽则使血压测量值偏低。故手臂过粗或测量下肢血压时气袖应增宽至 20cm，反之儿童或手臂太细时气袖宽度应为 7 ～ 8cm 为宜。

（4）因听诊器体件没能按准肱动脉或肱动脉位置异常，血压测值可偏低，所以应注意位置的准确。

（5）当气袖放气过快（超过 4mmHg/s 的下降速度）时，血压测值收缩压偏低，而舒张压偏高，所以应注意缓慢放气。

2．血压标准

成人正常血压参考值（见 180 页表 3-5-4）。

3．血压变化的临床意义

（1）高血压（hypertension）：即血压超过正常标准。因为影响血压测量值的因素有很多如紧张、激动、运动等，所以采用标准测量血压方法应至少测量三次，不同日测值达到或超过 140/90mmHg 或仅舒张压达标准即为高血压。高血压原因不明的称为原发性高血压（essential hypertension），临床上绝大多数为此型。而继发于其他疾病，高血压仅是其临床症状之一者称为继发性或症状性高血压（secondary hypertension），见于慢性肾炎（chronic nephritis）、肾动脉狭窄（renal arterial stenosis）、嗜铬细胞瘤（pheochromocytoma）、妊娠中毒症（eclampsia）等。

（2）低血压（hypotension）：即血压低于 90/60mmHg，见于各种原因所致的休克（shock）、急性心肌梗死（acute myocardial infarction）和极度衰弱者等。此外低血压也可有体质因素，即血压虽偏低但无临床症状。

（3）两侧上肢血压差异：即双上肢血压差异大于 10mmHg，见于多发性大动脉炎（multiple Takayasu arteritis）、先天性动脉畸形、血栓闭塞性脉管炎（thromboangiitis obliterans）等。

（4）上下肢血压差异：正常下肢血压高于上肢血压约 20～40mmHg，如下肢血压等于或低于上肢血压时即应考虑到动脉狭窄或闭塞，见于主动脉狭窄（aorta stenosis）、胸腹主动脉型大动脉炎、髂动脉或股动脉栓塞等。

（5）脉压异常：脉压＞40mmHg 为脉压增大，主要见于主动脉瓣关闭不全、动脉导管未闭、甲状腺功能亢进症等。脉压＜30mmHg 为脉压减小，可见于主动脉瓣狭窄、心包积液、缩窄性心包炎以及心力衰竭等患者。

（6）血压的体位差异：正常人一般在平卧位与坐位时血压无明显差异，站立位时收缩压可暂时下降（一般在 20mmHg 以内），而舒张压不变，约 30～40 秒因直立反射收缩压可较快回升至原来水平。如站立位血压下降幅度＞50mmHg，而且持久不回升，称之为体位性低血压（postural hypotension），见于自主神经功能失调、体弱、营养不良、肾上腺皮质功能减退及某些药物反应等。

（7）血压的睡、醒差异：睡眠时收缩压可下降 20～30mmHg，长期卧床者可能更低。

4．动态血压监测 详见第三篇第五章第七节。

四、发育与体型

（一）发育（development）

发育正常者应该是协调、相称、均衡一致的。对发育的评估应通过年龄、智力、体格成长状态（包括身高、体重、头颈和躯干形态、肢体长短比例、肌肉和脂肪量以及第二性征等）之间的关系来进行综合评估。正常成年人发育正常的指标是头长约为身高的 1/7，胸围约为身高的 1/2，双上肢展开后左右指端间的距离约等于身高，坐高约等于下肢的长度。在正常人各年龄组的身高与体重之间有一定的关系。

发育与地区、种族遗传、营养代谢、内分泌、生活条件、体育锻炼、环境状况等多种因素密切相关。正常发育状态是出生后 2 年内身体生长速度较快，以后逐渐缓慢，至青春期生长速度又加快称之为青春期骤长。女孩较男孩约早两年，在此期中除增长速度加快以外，身体的相应部位也出现明显的变化，表现为男孩肌肉和骨骼细胞数增多、体积增大、体重增加、肩部增宽，以及男性性征的发育。而女孩表现为脂肪细胞的增殖、身体脂肪量增加、臀部增大，以及女性性征的发育等。以上变化基本动因是性激素的作用，另外甲状腺素对体格发育具有促进作用。因而当性激素分泌障碍时临床上可出现第二性征的病态改变，男性出现"阉人"征（eunuchism），表现为无胡须、发音女声、毛发稀少、皮下脂肪丰满、骨盆宽大、外生殖器发育不良、体型女性化。女性则出现乳房发育不良、闭经、多毛、皮下脂肪减少、体型男性化、发音男声等变化。又如当甲状腺功能减退时临床上出现呆小症（cretinism），表现为体格矮小、智力低下。

（二）体型（habitus）

是指身体各部发育在外观上的表现，包括骨骼、肌肉的成长以及脂肪分布的状态等。临床上将成年人体型分为 3 种。

1．无力型（瘦长型）（asthenic type） 表现为体高肌瘦、颈部细长、肩窄下垂、胸廓扁平、躯干四肢细长、腹上角小于 90°。

2．正力型（匀称型）（ortho-sthenic type）　表现为身高体重比例适中、身体各部分匀称、腹上角约 90°左右，正常人多为此型。

3．超力型（矮胖型）（sthenic type）　表现为体格粗壮、颈粗短、肩宽而平、胸围大、四肢粗短、腹上角大于 90°。

五、营养状态

营养状态（state of nutrition）与食物的摄取、消化和吸收功能以及代谢等多种因素是密切相关的，临床上评估营养状态通常根据皮肤、毛发、皮下脂肪、肌肉发育的结实与否等情况再结合身高、体重以及年龄进行综合评估，以良、中、差来表示健康程度和疾病状态的标准之一。

临床上常用良好、中等和不良三个等级来描述。具体表示如下：

1．良好　黏膜红润、皮肤光泽有弹性、皮下脂肪丰满、肌肉结实、指甲和毛发润泽、锁骨上窝和肋间隙深浅适中、肩胛部和股部肌肉丰满，体重和（或）体重指数正常或稍高。

2．不良　黏膜和皮肤干燥且弹性差、皮下脂肪菲薄、肌肉松弛无力、指甲粗糙、毛发稀疏无光泽、锁骨上窝和肋间隙凹陷、肩胛骨、肋骨及髂骨嶙峋突出。体重和（或）体重指数明显低于正常。

3．中等　为介于良好与不良之间的状态。

【附】：体重指数（body mass index，BMI）计算方法是：BMI= 体重（kg）/ 身高（m）^{2}。我国成人 BMI 的正常范围为 18.5 ～ 23.9，BMI ≥ 24 ～ 27.9 为超重，BMI ≥ 28 为肥胖，< 18.5 为消瘦。但此标准在判断体重过重时，难以区分是因脂肪存积还是肌肉发达所致，故还应结合体脂含量的测定来综合判断。

临床常见的营养异常状态如下：

1．营养过度　亦称肥胖（obesity）是体内中性脂肪过多积聚的表现，即体重过高超过标准体重达 20% 以上，或体重指数 ≥ 28 时。引起肥胖最常见的原因是热量摄入过多，超过了消耗量后储存于体内，亦与内分泌、遗传、生活方式、精神因素等密切相关。详见第一篇第二十五章。

2．营养不良　亦称消瘦（emaciation）是体内脂肪与蛋白质减少、体重低于正常低限的一种状态，多由于疾病或某些因素致使能量消耗过度而引起。详见第一篇第二十六章。

六、意识状态

意识状态（consciousness）是大脑高级神经中枢功能活动的综合表现，是人对周围环境和自身状态的认知能力。

意识状态主要包括认知（cognitive）、思维（thought）、情感（affection）、记忆（memory）和定向力（orientation）五个方面。正常人的意识清晰，反应敏锐、精确，定向力和判断力正常；思维活动、情感表达、记忆力正常；语言流畅、字音清楚、表达准确。而意识障碍（disturbance of consciousness）时则表现为兴奋不安、思维紊乱、情感活动异常、无意识动作增加、语言表达能力减退或失常等，见于高级中枢功能活动受损的情况下。

意识障碍可根据障碍程度不同而分为：

1．嗜睡　是轻度的意识障碍。患者表现出病理性的持续睡眠状态，但唤之能醒，醒后能正确回答问题及配合体格检查。但外界刺激停止后又很快再入睡。

2．意识模糊　是较嗜睡更深的意识障碍，表现为患者虽能保持简单的精神活动，但对周围事物的判断力，对时间、地点、人物的定向力出现障碍，且常伴幻觉（hallucination）、错觉

（illusion）及思维不连贯。

3．昏睡　是较重的意识障碍，表现为患者处于熟睡状态不易唤醒，必须予以较强刺激才能醒来（如摇晃身体或压迫眶上神经），但随即又熟睡。即使在唤醒时对所提的问题亦答非所问或含混不清，昏睡时虽然随意运动减少或消失，但生理反射尚存在。

4．昏迷　是严重的意识障碍。按程度临床上分为三度：

（1）浅昏迷：患者意识大部分丧失，无随意运动，对周围的声、光刺激无反应，虽对疼痛刺激尚有反应但不能被唤醒。角膜反射、瞳孔对光反射、眼球运动、吞咽反射、咳嗽反射等尚存在，生命征正常。

（2）中度昏迷：表现为患者对周围刺激无反应。角膜反射减弱、瞳孔对光反射迟钝、对强烈刺激防御反射减弱、眼球无转动，生命征已有改变。

（3）深昏迷：表现为患者全身肌肉松弛，肌张力降低，对一切外界刺激全无反应，各种深浅反射、吞咽反射及咳嗽反射均消失，生命征异常。

5．谵妄　是一种以兴奋性增高为主的脑功能活动急性失调状态，表现为意识模糊、定向力丧失、出现感觉错乱（错觉、幻觉）、胡言乱语和躁动不安等。见于急性感染的高热期、急性酒精中毒、颠茄类药物中毒、肝性脑病及中枢神经系统疾患等。

七、语调与语态

语调（tone）是指言语时的音调。语调与神经和发音器官有关，故神经与发音器官病变时会出现音调的改变，这种失常的音调对某些疾病的诊断具有重要意义。如声音嘶哑（voice hoarse）见于喉返神经麻痹、喉部炎症、结核和肿瘤以及声带水肿（vocal cord edema）或息肉等疾病时。在鼻炎或鼻窦炎（nasosinusitis）时可出现鼻音变化。

语态（voice）是指言语过程中的语速和节奏。语态异常表现为语言节奏紊乱、语速缓慢或快慢不匀、语言不畅、音节不清及字音模糊等。见于震颤性麻痹（parkinsonian syndrome）、舞蹈症（chorea）、手足徐动症（athetosis）、脑血管病等患者。此外，如舌肿痛、溃疡等口腔及鼻腔病变亦可出现言语不清和语调、语态的改变。

八、面容与表情

面容（facial features）与表情（expression）是反映面部皮色、肌肉功能、骨骼结构、面部皱纹及脂肪、五官比例及扮相等的综合表现。健康人的表情自然、神态平和。患者因病痛所致常出现痛苦、忧虑等面容，而在某些疾病时还会出现特征性的面容与表情，对协助诊断具有重要临床价值。临床上虽有多种多样的面容与表情，但常见典型面容如下：

1．急性发热面容　表现痛苦而烦躁不安、面色潮红、口唇可见疱疹、呼吸急促，有时可出现鼻翼扇动。见于肺炎（pneumonia）、疟疾（malaria）、流行性脑脊髓膜炎（epidemic cerebrospinal meningitis）等急性感染性疾病。

2．慢性病容　表情忧虑、面色苍白或灰暗、面容憔悴及枯槁、目光呆滞无神。见于肝硬化与肝癌晚期、严重肺结核及晚期恶性肿瘤等慢性消耗性疾病，极度消瘦称恶病质（cachexia）。

3．肝病面容（hepatic facies）　面容消瘦、面色晦暗、面部可有褐色色素沉着，有时可见蜘蛛痣（spider angioma）。见于慢性肝病的患者。

4．贫血面容（anemic facies）　面色苍白、面容疲惫、唇舌色淡。见于各种原因所致的贫血患者，如大出血及营养不良患者等。

5．肾病面容（nephrotic facies）　面部及双睑水肿、面色苍白、唇舌色淡且舌缘多有齿痕。

见于慢性肾疾病的患者。

6.甲状腺功能亢进症面容　表情惊愕、兴奋不安、烦躁易怒、睑裂增宽、眼球突出、目光炯炯。见于甲状腺功能亢进症。

7.黏液性水肿面容（myxedema facies）　表情倦怠、颜面苍白水肿、睑厚面宽、唇厚、舌淡而大、目光呆滞、皮肤干燥、反应迟钝、头发稀疏而干枯、眉梢脱落。见于甲状腺功能减退症患者。

8.二尖瓣面容（mitral facies）　面色灰暗青黄、双颊紫红、口唇轻发绀。见于风湿性心脏病（rheumatic heart disease）二尖瓣狭窄患者。

9.肢端肥大症面容（acromegaly facies）　表现为头大、脸长、眉弓及双颧骨隆起、鼻子大而长、下颌肥大而前突、嘴唇肥厚。见于肢端肥大症患者。

10.满月面容（moon facies）　面如满月、双颊肥胖、鼻翼被内挤、颊唇沟深而长、小口、面部毫毛多、唇有小须，常有痤疮。见于库欣综合征（Cushing syndrome）及长期服用糖皮质激素的患者。

11.伤寒面容（typhoid facies）　表现为无欲状态、表情淡漠、反应迟钝。见于肠伤寒、脑炎、脑脊髓膜炎等高热且衰弱患者。

12.苦笑面容（sardonic facies）　发作时牙关紧闭、面肌及咀嚼肌强直性痉挛、口角外牵、扬眉、皱额呈苦笑状。见于破伤风（tetanus）患者。

13.面具面容（masked facies）　面容呆板毫无表情、双眼直视很少眨眼、口唇半闭半开，似戴着面具一样。见于震颤麻痹、脑炎、脑血管疾患等患者。

14.病危面容（critical facies）　亦称之为 Hippocrates 面容，表现为面部瘦削、面色灰白、眼窝凹陷、目光无神、鼻骨峭耸、表情淡漠。见于严重休克、脱水、大出血、急性腹膜炎（acute peritonitis）等患者。

九、体位

体位（position）是指患者身体所处的状态。临床上某些疾病呈现特征性的体位状态，对诊断具有重要意义。常见体位有：

1.自主体位（active position）　即身体活动自如，不受限制。见于病情较轻的及疾病早期患者。

2.被动体位（passive position）　因被疾病所迫，患者不能自主调整和变换躯干及肢体的位置。见于极度衰竭和意识丧失的患者。

3.强迫体位（compulsive position）　是患者为了减轻疾病所致的痛苦，而被迫采取的特殊体位，临床上称之为强迫体位。常见强迫体位如下：

（1）强迫仰卧位：患者仰卧且双腿屈曲，采取此体位是为了减轻腹部肌肉的紧张度，减轻疼痛。见于急性腹膜炎患者。

（2）强迫俯卧位：为了减轻脊背肌肉的紧张度，缓解疼痛，患者只能采取俯卧位。见于脊柱疾患的患者。

（3）强迫侧卧位：患者取患侧卧位，为了限制胸廓活动，减轻胸痛及气短，并利于健侧肺的代偿性呼吸。见于一侧胸膜炎、大量胸腔积液患者。

（4）强迫坐位：亦称端坐呼吸（orthopnea），即患者坐于床沿双腿下垂，用两手撑于膝部或床边上，为了使膈肌下降、活动度增大、肺通气量增加，使回心血量减少而减轻心脏的负担及呼吸困难。见于心、肺功能不全的患者。

（5）强迫蹲位（compulsive squatting）：患者在走路或其他活动过程中，为了缓解心悸和呼吸困难而被迫采取蹲位（即双足并拢、双膝贴胸、双手抱腿蹲下），这样姿势可减少右心向左心的分流量，使缺氧现象得以暂时改善。见于先天性发绀型心脏病患者。

（6）强迫停立位（forced standing position）：患者在步行或其他活动时，由于心前区疼痛突然发作而被迫立即原位停立，同时常用手按抚心前区部位，待症状好转或缓解后才离开原位继续行走。见于心绞痛患者。

（7）辗转体位（alternative position）：患者在腹绞痛发作时表现坐卧不安、辗转反侧或用手捃按痛处。见于胆绞痛（biliary colic）、胆道蛔虫症（biliary ascariasis）、肾绞痛（renal colic）患者。

（8）角弓反张体位（opisthotonos position）：患者颈及脊背肌肉强直、痉挛，致使头向后仰、背过伸、胸腹前凸，致使全身呈弓形改变。见于破伤风（tetanus）、脑炎（encephalitis）、流行性脑膜炎患者。

十、姿势

姿势（posture）是指患者举止的状态。健康人躯干是端正的，肢体动作灵活、协调适度。维持常态姿势主要靠骨骼结构和各部分肌肉的适当紧张来保持。另外姿势也与身体的健康状态及精神状态有关，如疲劳、精神状态不好以及情绪低落时，可表现出低头、垂肩、弯背和步态拖拉等。在临床上某些特征性姿势对疾病的诊断有重要意义，如颈部活动受限制则提示颈椎或颈部肌肉病变；如躯干前屈，捧腹而行可提示腹痛；而头前倾、面稍抬、躯干前驱、肘关节屈曲、腕关节伸直、手指关节活动呈现搓丸状者，提示为震颤麻痹患者。

十一、步态

步态（gait）是指走路时所表现的姿态。人的步态受年龄、身体状态、所受训练的影响而有不同，如青壮年步态矫健，老年人多为小步慢行，小儿则喜急行或小跑状。在临床上某些疾病具特征性步态，对诊断有意义。常见特征性异常步态有：

1. 蹒跚步态（waddling gait） 表现为走路时身体左右摆动，形如鸭步。见于佝偻病（rickets）、大骨节病（Kaschin-Beck disease）、进行性肌营养不良（progressive muscular dystrophy）以及先天性双侧髋关节脱位等患者。

2. 醉酒步态（drunken gait） 即行走时身体重心不稳、步态紊乱不准确、直行困难。见于小脑疾患、酒精中毒及巴比妥类中毒者。

3. 共济失调步态（ataxic gait） 表现为步态不稳、两脚间距宽、低头双眼向下注视、起步时一脚高抬后骤然垂落呈高一脚、低一脚、步伐长度不一、着地过重状，而闭目时身体摇晃不能保持平衡甚至倾倒。见于脊髓痨（myelanalosis）患者。

4. 慌张步态（festinating gait） 又称"追重心步态"，表现为起步困难，而一旦起步后小步加速前行，身体前倾双足擦地越走越快，难以自主止步欲罢而不能，除非抓住他物可停，否则碰壁而止。见于震颤麻痹患者。

5. 跨阈步态（steppage gait） 因踝部肌肉肌腱松弛，表现患足下垂，故行走时必须抬高患侧下肢才能起步。见于腓总神经麻痹患者。

6. 剪刀步态（scissors gait） 表现为步行时下肢内收过度，两腿交叉，两膝牵擦呈剪刀状。主因双下肢肌张力增高，尤以伸肌和内收肌张力明显增高所致。见于脑性瘫痪（cerebral diplegia）及截瘫（paraplegia）患者。

7. 间歇性跛行（intermittent claudication） 表现为患者在行走过程中因下肢突发性无力、酸痛而被迫停止前进，需要休息后才能继续行走。见于高血压、动脉硬化（arteriosclerosis）患者。

第二节　皮肤检查

皮肤（skin）是身体对外环境的保护层，具有分泌、排泄、防御等功能。皮肤病变种类多且表现多样。皮肤的改变部分是皮肤本身的病变，还有其他系统疾病累及皮肤的病变。所以全面、仔细、正确的皮肤检查是全身检查的内容之一，也是诊断疾病的重要依据。

一、颜色

皮肤颜色（skin color）与种族遗传、表皮内色素量的多少、皮肤厚度、毛细血管的分布、血液充盈度、血红蛋白高低以及皮下脂肪的厚薄等均有关系，另外与职业、阳光照射的程度和久暂亦有关。同一人体的不同部位皮肤颜色也不相同。在检查时应注意暴露部位与不常暴露部位对比；与皮肤横纹、皱褶部位对比；与黏膜、巩膜、舌、唇、手足掌、指甲等处对比。

皮肤颜色的改变对病情的诊断与鉴别有重要意义。

1. 苍白（pallor）　表现为全身皮肤、黏膜苍白，可因各种原因的贫血及末梢毛细血管痉挛或充盈不足而致，如休克、虚脱、主动脉瓣关闭不全以及寒冷、剧痛、惊恐等。若仅表现肢端苍白，可能是肢体动脉痉挛或阻塞造成如血栓闭塞性脉管炎（thromboangiitis obliterans）和雷诺病（Raynaud disease）等。

2. 潮红（redness）　表现为皮肤发红，主因毛细血管扩张、血流增速以及红细胞增多所致，见于受热、日晒、劳动、饮酒后及兴奋激动时，病理情况下见于发热性疾病如肺炎、肺结核、猩红热等，亦可见于阿托品及一氧化碳中毒时。如皮肤持久发红可见于库欣（Cushing）综合征、长期服用糖皮质激素的患者及真性红细胞增多症（polycythemia vera），还可见于部分皮肤病患者。

3. 发绀　表现为皮肤呈青紫色。较明显部位是口唇、舌、耳垂、面颊、肢端及甲床等含色素较少、毛细血管较丰富的部位。发绀主因血液中还原血红蛋白量增多或异常血红蛋白血症如高铁血红蛋白血症（methemoglobinemia）、硫化血红蛋白血症（sulfhemoglobinemia）。临床见于心、肺疾病、亚硝酸盐中毒、药物中毒及异常血红蛋白血症等患者。

4. 黄染（stained yellow）　表现为皮肤、黏膜呈黄色，又分为：

（1）黄疸：由于血清内胆红素浓度增高所致，表现为轻时仅巩膜及软腭黏膜可见，重时皮肤才出现黄染，黄染的深浅与血清胆红素浓度呈正相关，可呈柠檬色、橘黄色、黄绿色及暗黄色等。巩膜黄染的特点是持续性存在且于近角膜处黄染轻、远角膜处色深。临床见于肝炎（hepatitis）、肝胆管梗阻及肝外阻塞性黄疸等患者。

（2）胡萝卜素（carotene）增高：由于进食过多橘子、橘汁、胡萝卜或南瓜而引起血中胡萝卜素增多，当超过 2.5g/L 时皮肤即出现黄染，以手掌、足底、前额及鼻部皮肤黄染更突出，但巩膜和口腔黏膜一般不出现（见彩图 3-2-1）。于停食上述含胡萝卜素多的食品后皮肤黄染可逐渐消退。

（3）长期服用米帕林、呋喃类等含黄色素的药物则皮肤先黄染，后巩膜黄染。特点是近角膜处黄染重，远角膜处黄染轻。

5. 色素沉着（pigmentation）　表现为部分或全身皮肤色泽加深。主因表皮基底层的黑色素（melanin）增多所致。在正常情况下身体外露部分的皮肤和乳头、腋窝、关节、肛门周围和外阴部位皮肤的颜色较深；妊娠期妇女的乳头、乳晕、外生殖器及皮肤皱褶处等色素更加深，妊娠期出现面部、额部的对称性棕褐色色素沉着称之为妊娠斑；老年人体表尤以面、臂、手等处均可出现散在的色素沉着称之为老年斑（senile plaque）。病理情况下上述部位色素加深更为显著或口腔黏膜及其他部位出现色素沉着（见彩图 3-2-2）。见于肾上腺皮质功能减退症、肝硬化、肝癌、肢端肥大症、黑热病（visceral leishmaniasis）以及某些药物、砷剂等均可导致程度不同的色素沉着。

6. 色素脱失 表现为部分或全身皮肤色素脱失、色泽变浅，临床上见于白癜、白斑、白化病、汗斑等。主因体内酪氨酸酶缺乏或功能受抑而致使酪氨酸不能转化为多巴（Dopa）和多巴醌，引起黑色素生成减少即色素脱失。

（1）白癜（vitiligo）：表现为大小不等、形态不同的色素脱失斑片，呈缓慢进展性，无自觉症状，可发生于身体各个部位，但以面、眼、鼻、口周围、颈、手臂等外露部位易见（见彩图 3-2-3）。见于白癜风患者。

（2）白化病（albinismus）：为全身性皮肤及毛发的色素脱失，是一种遗传性疾病（见彩图 3-2-4）。见于先天性酪氨酸酶合成障碍。

（3）白斑（leukoplakia）：表现为圆形或椭圆形斑片状的色素脱失，一般面积不大，多发生于口腔黏膜和女性外阴部位。部分白斑可能为癌前病变，应随访观察。

二、湿度与出汗

皮肤湿度（moisture）与皮肤汗腺和皮脂腺的排泌功能有关。正常情况下影响和调节腺体的排泌与自主神经功能、温度、湿度、饮食、药物以及精神状态等因素密切相关，如气温高、湿度大时出汗就增多，反之出汗则少。病理情况下皮肤湿度的高和低、出汗的多和少以及伴随出现的特征对协助诊断某些疾病有一定意义。多汗又可分为全身多汗、半身多汗及局部多汗：

1. 全身多汗 见于风湿病（rheumatic disease）、结核病和布氏杆菌病（Brucella abortus disease）等。表现为夜间睡眠中出汗而醒后汗止的称为"盗汗"，是活动性结核病的特征性症状。甲状腺功能亢进症、库欣综合征、SLE、佝偻病、脑炎后遗症及淋巴瘤（lymphoma）均多汗。虚脱（collapse）患者表现为皮肤、四肢发凉而大汗淋漓称为冷汗，还有某些药物中毒、毛果云香碱中毒等亦出现全身多汗。

2. 半身多汗 见于中枢神经系统病变（如大脑、间脑、脑干、脊髓）造成的瘫痪期时出现患侧肢体多汗。

3. 局部多汗 见于交感神经兴奋的多汗，表现为额部、腋下及手足掌部多汗。

病理情况下全身皮肤异常干燥、无汗见于维生素 A 缺乏症、甲状腺功能减退症、脱水（dehydration）、中暑、硬皮症（scleroderma）以及尿毒症（uremia）等患者，亦可见于阿托品中毒者。而局部无汗见于霍纳综合征（Horner syndrome）患者。

三、弹性

皮肤弹性（elasticity）与年龄、营养状态、皮下脂肪及组织间隙内所含液体量的多少有关。在正常情况下婴幼儿、青少年的皮肤弹性好；中年以后因皮肤组织逐渐松弛而弹性逐渐降低；老年因皮肤组织萎缩、皮下脂肪减少而弹性减退。检查皮肤弹性的部位常选择在上臂的内侧或手背，方法是用拇指和示指捏起皮肤，1～2 秒钟松开手观察皮肤皱褶平复速度，迅速平复者表示皮肤弹性好，见于正常人；平复缓慢者表示皮肤弹性减低，见于慢性消耗性疾病（chronic hectic disease）、营养不良症（dystrophy）和严重脱水患者。

四、皮疹

皮疹（skin eruption）除皮肤病以外，亦是全身疾病的一种皮肤表现，在临床上常是诊断某些疾病的重要依据。发现皮疹应注意其诱因、出现部位、发展顺序、形态特征、颜色、表面情况、存在时间以及有无自觉症状等。常见皮疹有：

1. 斑疹（maculae）　表现为局部皮肤色红、形态不一、多数不高出皮肤表面的皮肤损害。见于斑疹、风湿性多形性红斑（erythema multiforme）和丹毒（erysipelas）等。

2. 丘疹（papules）　表现为较小的、高出皮肤表面的红色皮肤损害。见于药物疹（drug eruption）、麻疹、猩红热疹及湿疹（eczema）等。

3. 斑丘疹（maculopapular）　表现为丘疹周围有皮肤发红的斑疹底盘的皮肤损害。见于风疹（rubella）、猩红热疹及药物疹等。

4. 玫瑰疹（roseola）　表现为鲜红色小圆形斑疹（直径 2～3mm），多出现在胸腹部，指压可褪色（见彩图 3-2-5）。见于伤寒（typhoid fever）和副伤寒（paratyphoid fever），是其诊断价值的特征性皮疹。

5. 荨麻疹（urticaria）　表现为高出皮肤表面的暂时局限性水肿、色淡红或苍白、大小不等、形态不一、消退后不留痕迹的一种速变性皮肤变态反应，俗称"风团"或"风疙瘩"（见彩图 3-2-6）。见于异性蛋白性食物、药物、昆虫咬伤及花粉等物质的过敏反应。

6. 疱疹（bleb）　表现为局限性高于皮肤表面的液腔性皮损。分为水疱（vesicle）即直径 < 1cm，疱内含血清液，见于单纯疱疹（herpes simplex）（见彩图 3-2-7）和水痘等；水疱直径 > 1cm 称为大疱，如疱内含脓液称为脓疱（pustule），可原发亦可由水疱或丘疹演变而来。见于糖尿病患者，多发于手、足部位，可能与糖代谢障碍有关。

五、皮肤脱屑

皮肤脱屑（desquamation）在正常生理情况下皮肤表层因新陈代谢而不断的角化更新并脱落而形成，因为量少一般不被察觉。但在病理情况下可出现皮肤的大量脱屑，如麻疹时为米糠样脱屑；猩红热时为片状脱屑；银屑病（psoriasis）时为银白色的鳞状脱屑，亦称之为云母状脱屑或蛎壳状脱屑（见彩图 3-2-8）。

六、皮下出血

紫癜（purpura）是病理状态的皮肤下出血，直径 2～5mm，初为红色，不高出皮肤表面，压之不褪色（见彩图 3-2-9）。如直径 < 2mm 称为瘀点即出血点；> 5mm 称为瘀斑；如片状出血伴有皮肤显著隆起时称血肿。临床多见于血液系统疾病如血小板数量减少或功能异常、凝血因子异常和某些血管损害性疾病、重症感染以及某些毒物或药物中毒患者。临床上应与分批出现、对称分布、大小不等、触之高出皮肤表面的过敏性紫癜（allergic purpura）进行鉴别。

七、蜘蛛痣与肝掌

蜘蛛痣（spider angioma）是由皮肤小动脉末端呈分支性扩张而形成的血管痣，状如蜘蛛故称为蜘蛛痣（见彩图 3-2-10）。表现特点是多出现在上腔静脉分布的区域内如面部、颈、上臂、手背、前胸和肩部等处，大小不等。检查时如压迫蜘蛛痣的中心点时（即中央小动脉干部），则其辐射状的小血管网即消退，当除去压力后又恢复原状。见于急、慢性肝炎及肝硬化患者。慢性肝病患者，手掌面大小鱼际、指腹处手指根部皮肤发红，压之褪色称为肝掌（palmar erythema）（见彩图 3-2-11）。这两者与肝病时对雌激素灭活作用减弱而使体内雌激素水平升高有关。也可见于健康孕妇。

八、水肿

水肿（edema）是皮下组织水肿及组织间隙内液体积聚过多的现象。通过视诊和触诊可以确定及分辨水肿的程度，但单凭视诊容易忽略轻度水肿。分辨水肿常用的检查方法是指压胫骨前内侧的皮肤约 3 ～ 5 秒钟，若加压部位组织呈现凹陷称为凹陷性水肿（pitting edema）（见彩图 3-2-12）。常见于心源性、肾源性、肝源性及营养不良性水肿。临床水肿程度分为轻、中、重三度。

1．轻度水肿　仅见于眼睑、眶下软组织和胫骨前及踝部的皮下组织。表现为指压后组织轻度凹陷而较快可平复（体重增加 5% 左右）

2．中度水肿　可见于全身疏松组织。表现为指压后出现较深的组织凹陷且平复较慢（体重约增加 10% 左右）。

3．重度　全身组织严重水肿，以身体低垂部位最为明显。表现为皮肤薄而发亮，甚至可有液体渗出，有时伴胸腔、腹腔、鞘膜腔等浆膜腔的积液等（体重增加约 10% ～ 15% 以上）。

此外还有非凹陷性水肿，常见有：

1．黏液性水肿　表现为全身尤以颜面、锁骨上、胫骨前内侧及手、足背的皮肤水肿，同时伴有皮肤苍白、干冷、粗糙，但指压时无凹陷性变化。见于甲状腺功能减退症患者。

2．象皮肿　表现为下肢出现不对称性的皮肤增厚、粗硬，严重时犹如皮革且伴毛孔增大，可出现皮肤皱褶及深的沟纹，但指压时无凹陷性改变。见于丝虫病（filariasis）及慢性淋巴管炎（lymphangitis）患者。因淋巴液回流受阻所致。

九、皮下结节

皮下结节（subcutaneous nodules）除视诊可发现的结节外，较小的结节必须靠触诊才能发现，但无论视诊或触诊发现的皮下结节均应注意其部位、大小、数目、硬度、活动度、有无压痛以及皮肤颜色等。临床常见如下：

1．风湿小结（rheumatic nodule）　多见于关节附近、长骨骺端，小结数目不定，大小约数毫米至 1 ～ 2cm，小结可活动无压痛，见于风湿病患者。

2．结节性红斑（erythema nodosa）　多见于小腿伸侧，数个或多个，大小不等约 1 ～ 5cm，有触痛，色呈暗红，可对称性出现。临床以青壮年妇女多发，可见于溶血性链球菌感染、自身免疫病等。

3．痛风结节　亦称痛风石（tophus），多发于外耳轮、对耳轮，掌、指关节，指（趾）关节等处为黄白色结节，大小不等（约 2mm ～ 2cm），可有压痛或无症状（见彩图 3-2-13）。较大结节表皮薄时可破溃排出白色糊状物、破口不易愈合是痛风结节的特征。见于尿酸过高痛症的患者。

4．囊蚴结节　好发于躯干、四肢的皮下或肌肉内。表现为数目不定、豆状、质韧、表面光滑、活动无压痛的结节。临床常见的多为猪肉绦虫囊蚴结节。

5．Osler 小结　多发在指尖、足趾、大鱼际、小鱼际部位。为粉红或发绀色、数目不定、有压痛的小结节。临床见于感染性心内膜炎患者。

此外，还可见到小动脉结节是沿末梢动脉排列或成群堆在血管旁，结节质硬、有压痛、色红，好发在四肢皮下组织中。见于结节性多动脉炎（polyarteritis nodosa）。而游走性皮下结节见于寄生虫病如肺吸虫病（paragonimiasis）。

十、瘢痕

瘢痕（scar）指真皮或其深部组织外伤、病变或手术切口愈合后结缔组织增生所形成的斑块。瘢痕的表皮薄、无皮肤的正常结构。如瘢痕表面低于周围的正常皮肤时称为萎缩性瘢痕；而高于周围的正常皮肤时称增生性瘢痕，如瘢痕疙瘩（蟹足肿）。瘢痕的存在常为患者曾患过某些疾病提供证据。如颈淋巴结结核破溃愈合后留下的皮肤瘢痕；如手术切口愈合后在相关部位留下的瘢痕；又如患过皮肤疮疖，破溃愈合后遗留的瘢痕等。

十一、毛发

毛发（hair）包括头发、胡须、腋毛、阴毛、毳毛（汗毛）、眉毛、睫毛、耳毛及鼻毛等。毛发的颜色、曲直、粗细、多少以及分布等常与种族、遗传有关，亦受营养、精神状态、性别、年龄以及疾病的影响。正常人之间毛发量有差异，一般男性体毛较多而女性较少；中年以后头发可逐渐减少并出现秃顶、白发；老年可出现毛发脱落等变化。主因毛发根部的血运和细胞代谢减退的缘故。毛发的变化有辅助临床诊断的作用。常见如下：

1. 毛发脱落 是临床上最多见的毛发改变，原因很多，常见有：

（1）局部皮肤疾病：脂溢性皮炎（seborrheic dermatitis）、头癣（tinea capitis）、麻风（lepra）、梅毒（syphilis）等。常表现为不规则脱发。

（2）神经营养障碍性疾病：如斑秃（alopecia areata）表现为突发局限性脱发，多呈圆形，范围大小不等，常可以再生。

（3）内分泌性疾病：如甲状腺功能减退症、垂体前叶功能减退症以及性腺功能减退症等患者。

（4）某些发热性疾病：如伤寒等。

（5）理化因素性脱发：见于放射线损害及某些抗癌药物如环磷酰胺、足叶乙甙、顺铂及砷剂等。

2. 毛发增多 全身性毛发增多见于先天性全身多毛症，如毛孩，可有家族史；而获得性毛发增多常见于某些内分泌疾病如库欣综合征，长期应用肾上腺皮质激素、性激素如睾酮及环孢素 A 等的患者，除表现为体毛增多外，还可出现胡须、浓眉、阴毛呈菱形男式分布。

第三节 淋巴结检查

淋巴结（lymph node）散在分布于全身，一般体格检查只能发现身体各部位的表浅淋巴结。在正常情况下表浅淋巴结较小，直径约为 0.2 ~ 0.5cm、表面光滑、质地柔软、无触痛、与周围组织无粘连，通常不易触及。

一、正常表浅淋巴结

呈组、群分布如下：

（一）头颈部淋巴结的分布（图3-2-14）

1. 耳前淋巴结 位于耳屏前方，接受同侧面部范围的淋巴液。

2. 耳后淋巴结（乳突淋巴结）位于耳后乳突表面，接受头皮范围内的淋巴液。

3. 枕后淋巴结 位于枕部皮下，接受头皮范围内淋巴液。

4. 颌下淋巴结 位于颌下腺附近，在颏部与下颌角之间，接受口、颊、齿龈等处的淋巴液。

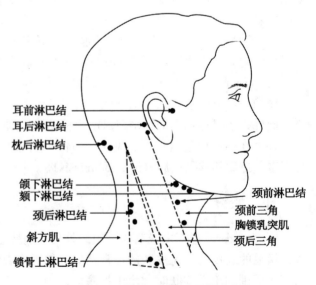

图 3-2-14 颈部三角与头颈部淋巴结

5．颏下淋巴结 位于颏下三角内，接收颏下三角区内组织、唇、舌部的淋巴液。

6．颈前淋巴结 位于颈前三角，接受鼻部、咽部的淋巴液。

7．颈后淋巴结 位于颈后三角，接受咽喉、气管、甲状腺等处的淋巴液。

8．锁骨上淋巴结 位于锁骨与胸锁乳突肌间，左侧锁骨上淋巴结接受食管、胃等器官的淋巴液；右侧则接受气管、肺、胸膜等处的淋巴液（图 3-2-15）。

（二）上肢淋巴结的分布

1．腋窝淋巴结 分为五群 ①外侧淋巴结群；②胸肌淋巴结群；③肩胛下淋巴结群；④中央淋巴结群；⑤腋尖淋巴结群，接受躯干上部、乳腺、胸壁等处的淋巴液。

2．滑车上淋巴结 上臂内侧内上髁上方约 3cm 处，肱二头肌与肱三头肌之间的沟内（图 3-2-16）

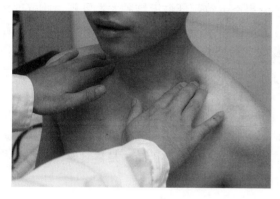
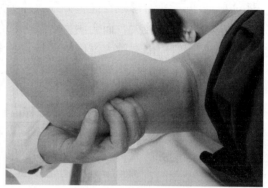

图 3-2-15　锁骨上淋巴结触诊　　　　　图 3-2-16　右侧滑车上淋巴结触诊

（三）下肢淋巴结的分布

1．腹股沟淋巴结 分为两组 ①横组（水平组）：位于腹股沟韧带的下方与其平行排列。②纵组（垂直组）：位于大隐静脉上端沿着静脉走向排列。接受下肢、会阴部等处的淋巴液。

2．腘窝淋巴结 位于腘静脉和小隐静脉的汇合处。

二、表浅淋巴结的检查

（一）检查顺序及内容

在全身体格检查时，淋巴结的检查穿插融合在相应的体格检查部位中进行。检查每一部分淋巴结均应按顺序进行，以免遗漏，如头颈部淋巴结检查的顺序是：耳前、耳后、枕后、颌下、颏下、颈前、颈后、锁骨上淋巴结。上肢淋巴结检查顺序是：腋窝淋巴结五群应按中央群、胸肌群、肩胛下群、外侧群及腋尖群顺序进行，继而检查滑车上淋巴结。下肢淋巴结的检查顺序是腹股沟淋巴结两组应先查横组后查纵组，继而检查腘窝部。检查中如发现肿大淋巴结时应注意其部位、大小、形状、数目、硬度、活动度、有无压痛、表面特点、与周围组织有无粘连以及局部皮肤有无红肿、瘢痕、瘘管等情况。

（二）检查方法

触诊是检查淋巴结的主要方法。检查者用并拢手指的指腹平放在被检部位的皮肤上，由浅渐深进行滑动触诊，滑动时采取相互垂直的多个方向进行或采用转动式滑动，此手法有利于淋巴结、肌肉、血管的区分。在检查颌下、颏下、颈部淋巴结时嘱被检者头稍低或偏向检查侧，此位置可使皮肤、肌肉松弛，利于触诊检查；检查锁骨上淋巴结时嘱被检者采取坐位或卧位、头稍前倾，检查者用左手触诊右侧、用右手触诊左侧，由浅入深进行；检查腋窝淋巴结时受检者前臂稍外展，检查者用左手触诊右腋窝、用右手触诊左腋窝，按内、下、外、上至腋尖部；

检查左侧滑车上淋巴结时检查者用左手握住被检查者左手，提起被检者的左前臂，后用右手在肱二头肌与肱三头肌之间的肌间沟触之；检查右侧滑车上淋巴结时用右手提起被检者的右前臂用左手触摸之。

三、临床常见的淋巴结肿大

分为局限性和全身性淋巴结肿大两类。

（一）局限性淋巴结肿大

常见原因为：

1. 感染性淋巴结肿大　急性时表现为淋巴结质软至中、表面光滑、有压痛、活动、肿大至一定程度可渐消退。慢性炎症时质地稍硬，但最终仍可缩小及消退，尤在应用有效抗菌药后消退更快。多见于急、慢性炎症，如扁桃体炎、齿龈炎可致颈部淋巴结肿大；乳腺、胸壁部位炎症可致腋窝淋巴结肿大；而会阴、下肢等部位炎症则可致同侧腹股沟淋巴结肿大。如淋巴结结核常在颈部血管周围有肿大淋巴结，特点是多发性、大小不等、质地稍硬，可互相或与周围组织粘连，若发生干酪样坏死时则触之有波动，晚期破溃后不易愈合且可形成瘘管，若愈合后即可形成瘢痕。

2. 恶性肿瘤淋巴结转移　因肿瘤转移而致的肿大淋巴结特点是：质地硬或呈橡皮感、表面可不平、活动度差、与周围组织可粘连、一般无压痛。如胃癌多向左锁骨上淋巴结转移，此处是胸导管进颈静脉的入口，这种肿大的淋巴结称之为 Virchow 淋巴结，是食管癌、胃癌转移的标志，而肺癌则向右锁骨上淋巴结转移。

（二）全身淋巴结肿大

常见原因有：

1. 感染性疾病　如传染性单核细胞增多症（infectious mononucleosis）、传染性淋巴细胞增多症（infectious lymphocytosis）、布氏杆菌病及血行播散型结核等。

2. 风湿性疾病　如系统性红斑狼疮、结节病、干燥综合征等。

3. 血液系统疾病　如急、慢性白血病和淋巴瘤等。

（刘保国）

第三章 头部检查

头部（head）及各器官（眼、耳、鼻、口等）是人体重要的外形特征之一。头部的检查内容包括头发、头皮、头颅和颜面及其器官。头部的检查方法为视诊及触诊，必要时借助检查仪器，如视力表、检眼镜、音叉等进行检查，应仔细全面。

一、头发

头发（hair）的检查，应注意其色泽、密度及头发的分布和脱发的特点。头发随年龄及种族等不同而有差异，儿童和老年人头发较稀疏，头发变白也是老年性改变，注意有无青少年头发变白，注意鉴别染发或烫发造成的头发颜色和曲直的改变。脱发除遗传因素外，可由疾病引起，如脂溢性皮炎、伤寒、斑秃、甲状腺功能减退症、系统性红斑狼疮等，也可由物理与化学因素引起，如放疗和使用抗癌药物等，检查时应注意其发生的部位、形状与头发改变的特点。

二、头皮

头皮（scalp）的检查，应用双手同时对称地分开头发，注意头皮的颜色，有无头癣、疖肿、外伤、头皮屑、畸形、血肿及瘢痕等，触诊有无压痛、肿块等。

三、头颅

头颅（skull）：头颅的视诊应注意其大小、外形和运动情况。触诊是用双手触摸头颅的每一个部位，了解其外形，有无压痛和异常隆起。头颅的大小以头围来衡量，测量时用软尺自双眉间环绕颅骨后面通过枕骨粗隆。头围在发育阶段的变化应为：新生儿约34cm，出生后的前半年增加8cm，后半年增加3cm，第二年增加2cm，第三、四年内约增加1.5cm，4～10岁共增加约1.5cm，至18岁可以达53cm或以上，此后基本不再有变化。矢状缝和其他颅缝大多在出生后6个月内骨化，骨化过早会影响颅脑的发育。

头颅的大小、形状可作为某些疾病的特征，临床常见类型有：

1. 小颅（microcephalia）畸形　小儿囟门大多在出生后12～18个月内闭合，如囟门闭合过早，可形成小颅畸形，多伴有智力发育障碍。

2. 方颅（squared skull）　表现为前额左右突出，头顶部平坦呈方形，多见于小儿佝偻病、先天性梅毒患者。

3. 尖颅（oxycephaly）　是由于矢状缝闭合过早所引起，头顶部尖突高起，与颜面部的比例失常，形如塔状，故亦称塔颅（tower skull）（图3-3-1）。常见于先天性疾患尖颅并指（趾）畸形，即Apert综合征。

4. 巨颅（large skull）　表现为额、顶、颞及枕部突出膨大呈圆形，颈静脉充盈，头面部对比，颜面部显得很小。由于颅内压力增高，压迫眼球，形成双目下视，巩膜外露的特殊表情，称落日现象（setting sun phenomenon），见于脑积水（图3-3-2）。

5. 长颅（dolichocephalia）　表现为自颅顶部至下颌部的长度明显增大，见于马方

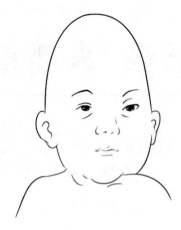

图 3-3-1　尖颅（塔颅）

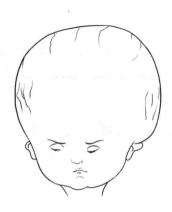

图 3-3-2　脑积水

（Marfan）综合征及肢端肥大症。

　　6．变形颅（deforming skull）　表现为颅骨增大变形，同时伴有长骨的骨质增厚与弯曲，多发生在中年人，见于变形性骨炎（Paget 病）。

　　头部的运动异常，有头部活动受限，见于颈椎疾患；头部不随意地颤动，见于震颤麻痹（Parkinson 病）；有与颈动脉搏动一致的点头运动，见于严重的主动脉瓣关闭不全，称Musset 征。

四、颜面及其器官

　　颜面（face）为头部前面的部分，其外观特征性很强，分为椭圆形、方形、三角形三种类型。构成面部表情的为面部肌群，含有丰富的血管和神经。除面部器官本身的疾病外，许多全身性疾病在面部有特征性的改变，所以颜面及其器官的检查对某些疾病的诊断具有重要意义。

（一）眼

　　眼（eye）（图 3-3-3）部检查时应从外向内按一定的顺序进行：外眼，包括眼眉、眼睑、泪囊、结膜、眼球位置和眼压检查；眼前节，包括巩膜、角膜、前房、虹膜、瞳孔和晶状体；内眼，包括眼底和玻璃体，需用检眼镜在暗室进行；视功能，包括视力、视野、色觉和立体视等。眼部的一些变化可以是全身性疾病的反应。

【外眼】

　　1．眼眉（eyebrow）　正常人眉毛的稀密不完全相同，一般外侧部分较稀疏，中、内侧较浓密，如果外 1/3 眉毛脱落或过于稀疏，见于垂体前叶功能减退症、黏液性水肿、麻风病等。眉毛与小片头发同时脱落见于梅毒。

　　2．眼睑（eyelids）

　　（1）眼睑水肿（blepharoedema）：眼睑部位皮下组织疏松，许多疾病引起水肿都可在眼睑表现出来。常见于肾小球肾炎、慢性肝病、营养不良、血管神经性水肿等。

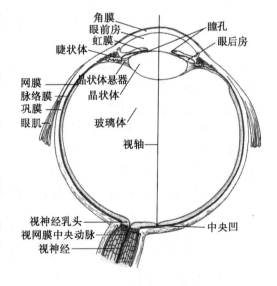

图 3-3-3　眼解剖示意图

（2）睑内翻（entropion）：指睑缘向内翻转。当睑内翻达到一定程度时，睫毛也倒向眼球，称为倒睫（trichiasis），多见于沙眼。

（3）上睑下垂（ptosis）：双侧眼睑下垂多见于重症肌无力、先天性眼睑下垂；单侧眼睑下垂常见于动眼神经麻痹，由于蛛网膜下腔出血、白喉、脑炎、脑脓肿、外伤等引起。如一侧上睑下垂，同时伴有眼球内陷、瞳孔缩小及同侧面部无汗称为霍纳（Horner）综合征，是该侧颈部和胸部交感神经节麻痹引起。

（4）眼睑闭合障碍：双侧眼睑闭合障碍，见于甲状腺功能亢进症；单侧眼睑闭合障碍，见于面神经麻痹。

3．泪囊（saccus lacrimalis）　泪囊为泪液排出部，检查泪囊时，请受检者双眼向上方看，检查者用拇指轻轻按压内眦下方，挤压泪囊，观察有无分泌物或泪液溢出。如有黏液或黏液脓性分泌物溢出，多见于慢性泪囊炎。有急性炎症时避免做此项检查。

4．结膜（conjunctiva）　结膜分为睑结膜、穹隆部结膜与球结膜三部分。检查时注意观察结膜颜色、有无充血、苍白、出血点、水肿、颗粒及滤泡、睑球粘连、色素沉着、新生物等。

检查上睑结膜：检查者用示指和拇指捏住上眼睑边缘，同时嘱被检者眼睛向下方看，迅速用示指将上眼睑轻轻下压，拇指将上睑皮肤向上捻转，即可露出上睑结膜，检查完毕嘱被检者向上看，眼睑即可复位。注意手法轻柔，勿使受检者流泪（图3-3-4）。

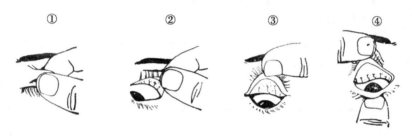

图 3-3-4　翻转上睑方法

检查下睑结膜：检查者用拇指将下睑边缘向下牵引，同时嘱被检者向上看，下睑结膜即可露出。

结膜常见的病变：结膜充血见于结膜炎、角膜炎；结膜苍白见于各种原因引起的贫血；结膜下出血见于严重的结膜炎、高血压、动脉硬化、出血性疾病；球结膜水肿见于严重全身性水肿、肺性脑病、颅内压增高等。结膜分泌物增多可见于细菌性结膜炎、病毒性结膜炎等；结膜颗粒与滤泡常见于沙眼。

5．眼球（eyeball）位置　注意观察眼球外形，有无突出、下陷及眼球运动等。

（1）眼球突出（exophthalmos）：是指眼球突出在眉弓之外。双侧眼球突出见于甲状腺功能亢进症，患者除眼球突出外还有四个眼征：① Graefe 征：眼球下转时上睑不能相应下垂；② Stellwag 征：瞬目减少；③ Mobius 征：表现为集合运动减弱，双眼看近物时，眼球不能内聚；④ Joffroy 征：眼球上视时无额纹出现。

单侧眼球突出多为局部炎症或眶内占位病变所致，如眼球肿瘤、眼内出血，偶见于颅内病变。

（2）眼球下陷（enophthalmos）：双侧眼球下陷见于重度脱水、慢性消耗性疾病或眶内脂肪减少时。单侧眼球下陷见于霍纳（Horner）综合征和眶尖骨折。

（3）眼球运动（ocular movement）：眼球运动是检查双侧眼外肌六个方向的功能。检查者用右手示指置于被检者眼前 30 ~ 40cm 处，嘱其头部固定，双眼注视指尖，随检查者手示方向移动，按左→左上→左下，右→右上→右下六个方向运动。检查时每个方向都要从中位出发，即以两眼平视时的位置为中位（图3-3-5）。眼球运动受动眼、滑车、展3对脑神经支配，上述神经麻痹时可出现眼球运动障碍并伴有复视（diplopia）。由支配眼肌运动的神经麻痹产生的斜视（strabism），称为麻痹性斜视（paralytic squint），多见于脑炎、脑膜炎、脑脓肿、脑血管病变、脑外伤等。

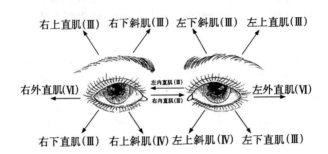

右上直肌(Ⅲ)　右下斜肌(Ⅲ)　左下斜肌(Ⅲ)　左上直肌(Ⅲ)

右外直肌(Ⅵ)　　　左内直肌(Ⅲ)　　　左外直肌(Ⅵ)
右内直肌(Ⅲ)

右下直肌(Ⅲ)　右上斜肌(Ⅳ)　左上斜肌(Ⅳ)　左下直肌(Ⅲ)

图 3-3-5　眼球运动检查（Ⅲ：动眼神经　Ⅳ：滑车神经　Ⅵ：展神经）

（4）眼球震颤（nystagmus）：双眼发生一系列有规律的快速水平或垂直不自主往返运动为眼球震颤。检查方法为：嘱被检者双眼随检查者手指水平和垂直方向运动数次，观察其是否出现震颤。明显的自发眼球震颤提示先天性的、前庭性的或神经性的疾病，见于耳源性眩晕、小脑病变及严重的视力低下等。

（5）眼压（intraocular pressure）：眼压可采用触诊法（即指测法）或眼压计检查，指测法是最简单的定性估计方法，嘱被检者闭目下视，检查者用双手示指尖放在上睑板上缘的皮肤面（避免压迫角膜），两指交替轻压眼球，像检查波动感那样感觉眼球的张力，估计眼球硬度。用此方法需要有一定的临床经验。眼压增高见于青光眼，眼压降低见于各种原因引起的重度脱水和眼球萎缩。

6. 眼前节　检查眼前节的方法详见眼科学教材。

（1）巩膜（sclera）：观察巩膜颜色，有无黄染、充血、结节、葡萄肿。正常巩膜（sclera）为瓷白色，不透明。黄疸时巩膜可首先发黄，这种黄染在巩膜是均匀的。中年以后内眦部可出现黄色斑块，为脂肪沉积所致，这种斑块呈不均匀分布，应与黄疸鉴别。血液中其他黄色色素增多时（如胡萝卜素等），也可引起皮肤黏膜黄染，一般黄染只出现在角膜周围。

（2）角膜（cornea）：正常角膜为透明、表面光滑、湿润、没有血管、表面有丰富的感觉神经，因此角膜的感觉十分灵敏。检查角膜可取斜照法检查透明度和异物等，应注意有无云翳、白斑、溃疡、软化、新生血管等。云翳和白斑如发生在瞳孔部位，可引起视力障碍；角膜周围血管增生，可为严重沙眼所造成；角膜溃疡多见于感染和外伤。

角膜软化多见于小儿营养不良、维生素A缺乏；角膜边缘及周围出现灰白色混浊环，多见于老年人，称为老年环（arcus senilis），是由于类脂质沉积造成。角膜周围出现黄色或棕褐色的色素环，外缘清晰，内缘模糊，称为Kayser-Fleischer环，是铜代谢障碍的体征，见于肝豆状核变性（Wilson病）。

（3）虹膜（iris）：虹膜为一圆盘状膜，为眼球葡萄膜（uvea）的最前部分，中央有一圆形孔洞称为瞳孔，虹膜内有瞳孔括约肌和瞳孔扩大肌，起到调节瞳孔的作用。虹膜表面有辐射状凹凸不平的皱褶，称虹膜纹理和隐窝。虹膜纹理模糊或消失见于虹膜炎症、水肿和萎缩。形态异常或有裂孔，见于虹膜后粘连、外伤、先天性虹膜缺损等。

（4）瞳孔（pupil）：正常瞳孔为圆形，双侧等大，直径约2～5mm。瞳孔括约肌收缩，使瞳孔缩小，由动眼神经和副交感神经支配；瞳孔扩大肌收缩，使瞳孔扩大，由交感神经支配。检查瞳孔时应注意观察其形状、大小、位置，双侧瞳孔是否等大、等圆，对光及集合反射。

① 瞳孔的形状与大小：正常瞳孔双侧等大、等圆。瞳孔形状呈椭圆形，见于青光眼或眼底肿瘤；形状不规则，见于虹膜粘连。引起瞳孔大小改变的因素有很多，生理情况下，老年人和幼儿瞳孔较小。病理情况下，瞳孔缩小见于虹膜炎、有机磷农药中毒、毛果芸香碱和吗啡等药物影响。瞳孔扩大见于外伤、颈交感神经刺激、绝对期青光眼、视神经萎缩或阿托品药物影响。双侧瞳孔散大伴瞳孔对光反射消失，常为患者濒死状态的表现。

② 瞳孔大小不等：双侧瞳孔不等大，常提示患者为颅脑疾病，颅外伤、肿瘤，最常见为脑疝，提示病情垂危。

③ 瞳孔对光反射：瞳孔对光反射（light reaction）灵敏，表明第Ⅱ对脑神经（视神经）和第Ⅲ对脑神经（动眼神经）正常，此反射为瞳孔功能活动的检测。直接对光反射，让被检者向远方平视，用手电筒由侧方对准瞳孔，正常情况下，光线突然刺激后双侧瞳孔缩小，光源离开后迅速恢复原。间接对光反射，检查者用手掌将双眼隔开，用手电筒照射一侧瞳孔时观察另一侧瞳孔立即缩小，光源离开后迅速恢复。瞳孔对光反射迟钝或消失，见于深度昏迷患者。注意检查对光反射时，勿使光线同时照射双眼，并嘱被检者不能注视光源。

④ 集合反射：嘱患者注视一米以外检查者的示指尖，然后检查者将示指逐渐移近眼球（距眼球约5～10cm处），正常人此时可见双眼内聚、瞳孔缩小，称为集合反射（convergence reflex），同时伴有晶状体的调节，三者统称为近反射。集合反射消失，见于动眼神经功能损害、睫状肌和内直肌麻痹。

【内眼】

主要是眼底（fundus oculi）。眼底检查需借助检眼镜才能看到，常用的有直接和间接两种。正常眼底呈椭圆形，浅红色，边界清楚。中央有生理性凹陷，色泽较淡，对称。视网膜中央动脉颜色鲜红，静脉颜色暗红，动静脉内径比为2∶3，视网膜透明。检查眼底重点观察的项目为：视神经乳头、视网膜血管、视网膜各象限和黄斑区等（图3-3-6）。视乳头水肿常见于颅内肿瘤、脑脓肿、外伤性脑出血、脑膜炎、脑炎等颅内压增高时，原理为颅内压增高影响视网膜中央静脉的回流。

常见疾病的眼底改变见表3-3-1。

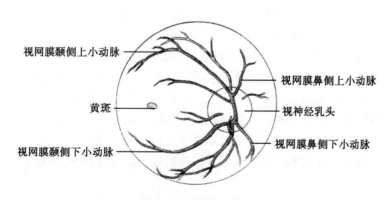

图3-3-6　眼底示意图

表3-3-1　常见疾病的眼底改变

常见疾病	眼底改变
动脉硬化	视网膜动脉硬化为老年性动脉硬化及小动脉硬化，主要表现：①视网膜动脉弥漫性变细，弯曲度增加，动脉反光带增宽，血管走行变平直；②动静脉交叉有压迫现象，视网膜可有渗出和出血
高血压病	慢性视网膜病变为血管痉挛、变细、管壁增厚，严重时有渗出、出血、棉絮状渗出和广泛微血管病变。急进型视网膜病变为视乳头水肿和视网膜水肿，同时可见火焰状出血、棉绒斑等
糖尿病	视网膜出现微血管瘤和小出血点，黄白色硬性渗出及出血斑，可出现新生血管伴玻璃体出血和纤维增殖
肾疾病	急性肾小球肾炎可出现视网膜血管痉挛、出血、渗出。慢性肾炎表现为视网膜动脉变细，呈铜丝状，视网膜动静脉交叉压迫，静脉迂回扩张，视网膜出现弥漫病变、水肿、硬性渗出、出血和棉绒斑及视乳头充血、水肿
感染性心内膜炎	视网膜中央动脉阻塞，出现脓毒视网膜炎，视乳头周围有出血和渗出，视乳头水肿
贫血	视网膜血管颜色变浅，动脉管径末梢细，静脉扩张、迂曲、色淡
白血病	视网膜出血，典型的为 Roth 斑，视网膜深层点状出血或火焰状出血，视网膜结节状浸润，视网膜血管静脉扩张迂曲，血管有白鞘

【眼的功能检查】

1．视力（visual acuity）　视力分为中心视力和周边视力，周边视力又称视野。中心视力分为远视力与近视力，是形觉的主要标志，主要反映黄斑中心窝功能的优劣。近视力通常指阅读视力。中心视力的检测通常采用远、近距离国际标准视力表检查。

远距离视力表：在距视力表前 5 米处，能看清"1.0"行视标者为正常视力。

近距离视力表：在距视力表 33cm 处，能看清"1.0"行视标者为正常视力。近视力检查能大致了解眼的调节能力，与远视力检查配合则可判断有无屈光不正、老视及眼底病变等。

检查的方法：检查视力须两眼分别进行，一般先右后左，可用手掌或小板遮盖另一眼，注意不要压迫眼球，视力表需按标准亮度的光线照明。若在距视力表 1 米处不能看到最大一行，检查者伸出不同数目的手指，距离从 1 米开始逐渐移近，直到能辨认出为止，并记录距离，如在 5cm 处仍不能识别，检查者用手指在被检者前晃动，能识别称为手动（hand motions）。如眼前手动不能识别，可直接在暗室中用手电或烛光照射受检者一只眼，另一只眼用手掌捂紧，测试能否感觉光亮，记录有无光感。

2．视野（visual fields）　是指眼向前方注视时所见的空间范围。常用粗略测定视野的方法为对照法：以检查者的正常视野与被检者的视野做比较，大致确定被检者的视野是否正常。方法为检查者和被检者面对面而坐，距离约 1 米，如检查右眼时，被检者遮盖左眼，用右眼注视检查者的左眼，而检查者遮盖右眼，左眼注视被检者的右眼，检查者将手指置于二人之间等距离处，分别从各方位向中央移动，嘱被检者发现手指即示意，其检查者可以自己的正常视野对比被检者视野大致情况，此法不需借助仪器，但不精确，如发现异常可利用视野计作精确的视野测定。

3．色觉（color sensation）　色觉是对不同波长光线成分的感知检查功能。正常人能辨别各种颜色，凡不能准确辨别各种颜色者为色觉障碍。色觉异常可分为色弱和色盲（achromatopsia）两种。色弱为对某种颜色的识别能力降低，色盲为对某种颜色的识别能力丧失。色盲又分为先天性和后天性两种，先天性色盲为遗传性疾病，有红色盲、绿色盲、全色盲等，最常见者为红绿色盲；后天获得性色盲可发生于某些视神经、视网膜疾病，多由视神经萎缩和术后视神经炎引起。

色觉检查应在适宜的光线下进行，让被检者在50cm距离处读出色盲表上的数字或图像，如5～10秒内不能读出色盲表上的数字或图像，则可按色盲表的说明判断为某种色盲或色弱。

4．立体视觉（stereoscopic vision） 也称深度觉，是感知物体立体形状及不同物体相互远近关系的能力，是由双眼视网膜成像的水平差异所形成的。立体视觉检查可利用同视机或立体视检查图谱等检查。

（二）耳

耳（ear）是人体的听觉和平衡器官，分外耳、中耳、内耳三部分。

1．外耳（external ear）

（1）耳廓（auricle）：应注意耳廓的外形、大小、位置和对称性，有无副耳、畸形、外伤、瘢痕及疖肿等；耳廓上触及痛性结节，多为尿酸盐沉积造成的痛风结节。牵拉耳廓、压耳屏时有疼痛，提示外耳道软骨部炎症。耳廓红肿、触痛明显且有波动感，为耳廓化脓性软骨膜炎。

（2）外耳道（external auditory canal）：可徒手或用耳镜检查。先清除耵聍或分泌物。检查外耳道时（图3-3-7），注意皮肤有无红肿、溢液，有无牵拉痛。如外耳道软骨部局限性红肿，是外耳道疖肿的表现。外耳道有脓液流出伴臭味，考虑为急性中耳炎；有血液或脑脊液流出时应考虑外伤造成颅底骨折。外耳道阻塞常见原因有异物、耵聍栓塞或肿瘤。常见肿瘤有乳头状瘤、耵聍腺癌等，应仔细鉴别。腮腺肿瘤可使外耳道底壁隆起。

2．中耳（middle ear） 可借助耳镜检查，观察有无鼓膜穿孔（图3-3-8），通过穿孔的鼓膜，可观察鼓室黏膜是否充血、水肿，鼓室内有无肉芽、息肉或表皮样瘤。

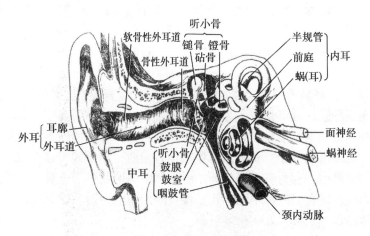

图 3-3-7 外耳道解剖

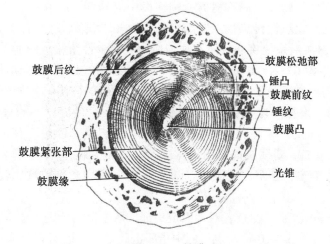

图 3-3-8 鼓膜

3. 乳突（mastoid）　乳突检查应注意有无压痛、红肿、瘘管。化脓性中耳炎引流不畅时可引起乳突炎，严重时乳突炎向上蔓延，可导致耳源性脑脓肿或化脓性脑膜炎。

4. 听力（auditory acuity）　临床听力检查分主观测听法和客观测听法。主观法包括语音检查法、表试验、音叉试验等。客观法无需被检者的行为配合，结果更为可靠，包括听觉诱发电位、耳声发射测试等。听力减退见于神经损害、耳硬化、耳道耵聍、异物、中耳炎等。

（三）鼻

鼻（nose）是由外鼻、鼻腔和鼻窦三部分组成（图3-3-9）。

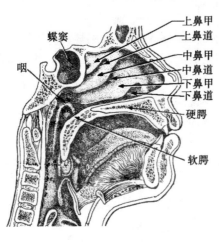

图3-3-9　鼻解剖图

1. 外鼻检查　鼻外观应注意其形态、皮肤颜色。鼻骨破坏、鼻梁塌陷者称鞍鼻（saddle nose），见于鼻骨骨折、鼻骨发育不全、先天性梅毒和麻风病患者。鼻部皮肤出现对称性红色斑块并向两侧扩散，形成蝶形红斑，见于系统性红斑狼疮。鼻尖部和鼻翼部毛细血管扩张、发红、组织肥厚并伴有痤疮，见于酒糟鼻（rosacea）。如鼻翼扩大、鼻腔完全堵塞、鼻梁增宽变形如蛙状，称为蛙状鼻，多见于肥大的鼻息肉。鼻翼扇动（nasal ale flap），表现为用力吸气时鼻孔开大，呼气时鼻孔回缩可见于明显呼吸困难或高热患者。面神经麻痹时，鼻唇沟变浅。

2. 鼻腔检查检查　方法包括：①徒手检查观察鼻腔；②鼻前镜观察鼻腔底、各个鼻甲和鼻道、鼻中隔、嗅裂等；③后鼻镜检查，利用间接鼻咽镜检查后鼻孔、鼻甲、鼻道的形态、颜色、分泌物等。检查时重点注意鼻腔黏膜、鼻中隔、鼻分泌物及有无鼻出血等。

（1）鼻腔黏膜：鼻腔黏膜充血、水肿、渗出，同时伴有鼻塞、流涕，见于急性鼻炎。慢性鼻炎时可见鼻黏膜肿胀，分泌物增多和黏膜组织肥厚。鼻腔黏膜萎缩，鼻腔分泌物减少、嗅觉减低或消失和鼻腔多量结痂形成，鼻甲缩小，鼻腔宽大，见于慢性萎缩性鼻炎。

（2）鼻中隔（nasal septum）：正常人鼻中隔稍有偏曲，如偏曲明显可致一侧鼻腔狭窄，导致通气不畅产生呼吸障碍，称为鼻中隔偏曲，严重鼻中隔偏曲可压迫鼻甲，造成神经性头痛及鼻黏膜出血。鼻中隔出现孔洞称鼻中隔穿孔，检查时用手电照射一侧鼻孔，对侧可见亮度，穿孔多为鼻腔特殊传染病如结核、麻风病等引起。

（3）鼻出血（epistaxis）：是鼻部本身的常见症状，也是某些全身性疾病的症状之一。多为单侧，见于外伤、鼻腔感染、局部血管受损、鼻中隔病变、肿瘤等。双侧鼻出血多为全身性疾病引起，常见急性发热性传染病（肾综合征出血热、伤寒等）、心血管疾病（高血压病、充血性心力衰竭等）、血液系统疾病（血友病、血小板减少性紫癜、白血病、再生障碍性贫血等）、肝脏疾病，维生素C、K、P或钙缺乏等。子宫内膜异位症可有周期性鼻出血。

（4）鼻腔分泌物：鼻黏膜受到各种刺激时会产生过多的分泌物，如分泌物清稀多为卡他性炎症，分泌物发黄、发黏多为鼻或鼻窦的化脓性炎症。

3. 鼻窦（nasal sinus）　为鼻腔周围含气的骨质空腔，共有四对均有窦口与鼻腔相通，当引流不畅时，易发生炎症。鼻窦炎时可出现鼻塞、流黄脓性涕、头痛、鼻窦压痛。

鼻窦检查顺序为额窦、筛窦、上颌窦（图3-3-10）。蝶窦解剖位置比较深，不能在体表进行检查。

（1）额窦（frontal sinus）：检查者双手固定头部，双手拇指分别置于被检者左右眼眶稍内，向后、向上用力按压（图3-3-10A），也可用中指叩击此处，并询问有无压痛及叩击痛。

(2) 筛窦 (ethmoid sinus): 检查者双手固定受检者耳后, 双手拇指分别置于被检者鼻根部及眼内眦之间向后用力按压 (图 3-3-10B), 同时询问有无压痛。

(3) 上颌窦 (maxillary sinus): 检查者双手置于患者耳后, 并固定, 双手拇指分别置于左、右颧骨向后按压 (图 3-3-10C), 询问有无压痛, 也可用中指叩击颧部, 并询问有无叩击痛。

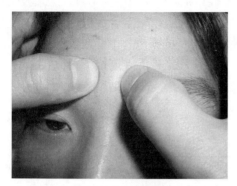
A　额窦部压痛检查

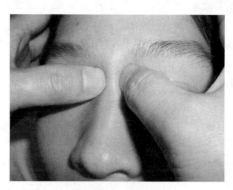
B　筛窦部压痛检查

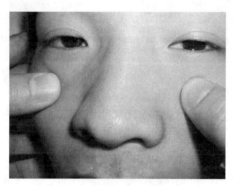
C　上颌窦部压痛检查

图 3-3-10　鼻窦检查顺序

(四) 口

口 (mouth) 的检查依次为口唇、口腔内容物、组织和口腔气味等 (图 3-3-11)。

1. 口唇 (lip)　口唇检查应注意其颜色、有无疱疹、口角糜烂及有无口角歪斜等。口唇的毛细血管特别丰富, 正常人口唇呈红润而且有光泽。当毛细血管充盈不足或血红蛋白下降时即表现为口唇苍白, 见于贫血、主动脉瓣关闭不全等; 口唇颜色深红见于高热或一氧化碳中毒患者; 口唇发绀是由于血液中还原血红蛋白增加, 见于心肺功能不全的患者; 口唇疱疹为口唇黏膜与皮肤交界处出现的成簇的小水泡, 半透明, 常为单纯性疱疹病毒感染所引起的单纯性疱疹。其他还有口角糜烂见于核黄素缺乏症, 口唇肥厚宽大见于克汀病、黏液性水肿和肢端肥大症, 口唇歪斜见于面神经麻痹, 口唇红色斑片压之褪色见于毛细血管扩张症, 突发口唇肿胀见于血管

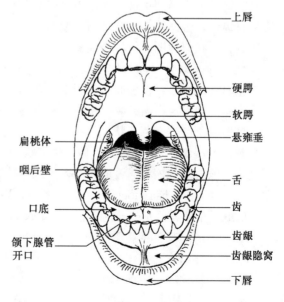

图 3-3-11　口腔

上唇
硬腭
软腭
悬雍垂
扁桃体
咽后壁
舌
齿
口底
齿龈
颌下腺管开口
齿龈隐窝
下唇

神经性水肿，唇裂为先天性发育异常等。

2．口腔黏膜（mucous membrane of mouth）　正常口腔黏膜呈粉红色且有光泽，如口腔黏膜出现蓝黑色的色素沉着，多见于肾上腺皮质功能减退症（Addison 病）的患者；若在相当于第二磨牙的黏膜处出现针帽大小白色斑点，周围有红晕，称为麻疹黏膜斑（Koplik 斑），是麻疹的早期特征性改变；口腔黏膜溃疡见于慢性复发性口疮；长期使用抗生素、激素及抗癌药后，雪口病（鹅口疮）是指口腔黏膜出现的散在色白如雪的斑点，常融合成白色或蓝白色丝绒状斑片，多为白色念珠菌感染，见于长期使用抗生素、激素及抗癌药的患者或老年、病弱儿童。

3．牙齿（teeth）　首先检查有无龋齿、残根、缺齿和义齿等，应按下列格式标明这些牙齿疾患所在位置，例如左上中切牙缺如描述为 ⌐1 缺如，右下尖牙残根描述为 3⌐ 残根。

上

右	8	7	6	5	4	3	2	1		1	2	3	4	5	6	7	8	左
	8	7	6	5	4	3	2	1		1	2	3	4	5	6	7	8	

下

1．中切牙；2．侧切牙；3．尖牙；4．第一前磨牙；5．第二前磨牙；6．第一磨牙；7．第二磨牙；8．第三磨牙

其次检查牙齿的色泽与形状，具有一定的临床意义。正常牙齿为瓷白色，如牙齿呈黄褐色为斑釉牙，是长期饮用含氟量过高的水造成的；儿童长期服用四环素可使牙齿变色呈灰黄色，称四环素牙。中切牙齿切缘呈月牙形凹陷，且牙间隙分离过宽称为 Hutchinson 齿（见彩图 3-3-12），是先天性梅毒的重要体征；单纯牙间隙过宽见于肢端肥大症。

4．牙龈（gums）　正常牙龈呈粉红色，质坚韧并且与牙颈部紧密贴合。牙龈水肿、溢脓见于慢性牙周炎、牙龈瘘管等；牙龈出血除见于局部牙石、牙周炎，亦可见于全身性疾病，如血液系统、肝中毒病及维生素 C 缺乏症（坏血病）等；牙龈的游离缘出现灰黑色点线为铅线，是铅中毒的特征；其他重金属中毒时也可出现类似铅中毒样的改变，注意鉴别。

5．舌（tongue）　检查时应注意舌质、舌苔及舌的运动情况。

（1）舌质与舌苔：正常人舌质淡红、湿润、薄白苔。当出现以下改变时，提示某些临床情况或疾病：①舌质发绀：见于心肺功能不全患者；②干燥舌：轻度干燥舌无明显外形改变，明显干燥舌见于鼻部疾病、大量吸烟、某些药物（阿托品）作用、放射治疗后；严重干燥舌舌质可有纵沟，舌体缩小，见于高度脱水；③地图舌：舌面上出现由黄色上皮细胞堆积而成的隆起部分，形状似地图，故称为地图舌。舌面上皮隆起部分边缘不整，部分剥脱恢复正常。如再形成新的隆起部分，称为移行性舌炎（migratory glossitis），多由核黄素缺乏所致；④裂纹舌（wrinkled tongue）：舌表面出现裂纹，多为横向，见于 Down's 综合征与核黄素缺乏，后者可出现舌痛。如出现纵向裂纹，多见于梅毒性舌炎；⑤草莓舌（strawberry tongue）：舌乳头肿胀、突起呈鲜红色，类似草莓状，故称草莓舌，见于长期发热和急性传染病中猩红热患者；⑥牛肉舌（beefy tongue）：舌面鲜红色似生牛肉状，主要见于尼克酸缺乏；⑦镜面舌（mirror tongue）：舌乳头萎缩，舌体缩小，舌面光滑，呈红色或粉红色，见于恶性贫血、缺铁性贫血和慢性萎缩性胃炎；⑧毛舌（hairy tongue）：也称黑舌，由于丝状乳头缠绕真菌丝以及其上皮细胞角化在舌面上形成了布满黑色或黄褐色的毛，见于长期使用抗生素、激素及老弱病残和危重患者。

（2）舌的运动：舌震颤见于甲状腺功能亢进症；伸舌时舌偏向一侧，见于舌下神经麻痹。

（3）舌体增大：舌体增大见于克汀病、黏液性水肿、先天愚型和舌肿瘤。

（4）舌体缩小：舌面出现横向裂纹、舌体缩小见于严重脱水。

6．咽部及扁桃体　咽部分为鼻咽、口咽和喉咽三个部分。咽部检查一般指口咽部，鼻咽

和喉咽连接相应鼻和喉，往往需要特殊器械检查。

口咽（oral pharynx）位于软腭平面之下，会厌上缘上方，前方为口腔，软腭向下延续形成上下两层黏膜皱襞，前部为舌腭弓，后部称咽腭弓。舌腭弓和咽腭弓之间为扁桃体窝，扁桃体位于此窝中。咽腭弓后面是咽后壁。

咽部的检查方法：被检查者取坐位，头稍向后仰，张大口并发出"啊"音，检查者用压舌板迅速将舌向下压，压舌板置于舌前 2/3 与后 1/3 交界处，此时软腭上抬，用手电筒照射处可见到软腭、腭垂（悬雍垂）、舌腭弓、咽腭弓、扁桃体及咽后壁等。注意观察有无充血、水肿、分泌物增多，咽后壁有无增生淋巴滤泡及扁桃体情况。咽部异常主要是：

（1）咽炎：①急性咽炎：咽部黏膜充血、水肿、分泌物增多；②慢性咽炎：咽部黏膜充血，表面粗糙，咽后壁可见成簇状淋巴滤泡增生。

（2）扁桃体炎：扁桃体红肿增大，扁桃体表面或腺窝处可见黄白色分泌物或苔片状易剥离假膜。

（3）扁桃体肿大：正常情况下，扁桃体位于舌腭弓和咽腭弓之间的扁桃体窝中而不被查见，当出现扁桃体肿大时常常按肿大的程度来描述。扁桃体肿大分 3 度：Ⅰ度肿大的扁桃体不超过咽腭弓；Ⅱ度肿大的扁桃体超过咽腭弓，但未达到咽后壁中线；Ⅲ度肿大时扁桃体达到或超过咽后壁中线。

7．喉（larynx） 是呼吸的主要通道，下呼吸道的门户，上通喉咽，下连接气管。为软骨、肌肉韧带、纤维组织及黏膜共同构成的一个管腔结构，是发音的主要器官。急性声音嘶哑或消失，常见于急性炎症，慢性失音则要考虑喉癌或喉结核；喉返神经受损时，可出现声音嘶哑或失音；吸气性呼吸困难常见于喉部发生阻塞性病变，如喉的先天性疾病、喉肿瘤、喉异物、喉痉挛等；突然出现窒息性呼吸困难可见于各种原因引起的喉头水肿，需紧急处理。

8．口腔的气味 健康人口腔无特殊气味。如疾病原因导致口腔有特殊气味称为口臭，可由口腔局部炎症或全身性疾病，如酮症酸中毒、肝衰竭、尿毒症等引起。

（五）腮腺（parotid gland）

腮腺位于耳屏、下颌角、颧弓所构成的三角区内，正常腺体薄而软，不能触到。当腮腺肿大时可见到以耳垂为中心的隆起，并可触及边缘不明显的肿块。腮腺导管的开口相当于上颌第二磨牙的颊黏膜上（图 3-3-13），如腮腺有病变时应注意观察腮腺导管开口有无分泌物。

腮腺肿大见于：

1．急性流行性腮腺炎 一侧或双侧腮腺肿大，是由感染病毒后发生的腮腺非化脓性炎症，腺泡间血管充血，腺体红肿，腮腺周围显著水肿，触诊时有压痛。

2．化脓性腮腺炎 腮腺肿大多为单侧，腮腺导管口处加压后可有脓性分泌物溢出，见于胃肠道术后和口腔卫生不良者。

3．腮腺肿瘤 良性肿瘤（混合瘤）质韧呈结节状，边界清，可移动；恶性肿瘤质硬、粘连，有压痛，如侵犯面神经可表现面瘫。

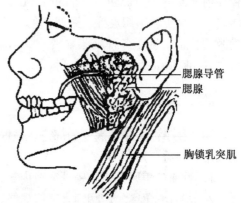

图 3-3-13 腮腺及腮腺导管位置

（马丽萍）

第四章　颈部检查

颈部（neck）检查应在自然、平静、光线充足的状态下进行，被检者应取舒适坐位或卧位，解开衣服充分暴露颈部和肩部。检查者手要温暖，手法要轻柔，怀疑颈椎有疾患时则更应注意。

一、颈部外形

正常人颈部直立，两侧对称，矮胖者较短粗，瘦高者较细长。男性甲状软骨（thyroid cartilage）较突出，女性则平坦，转头时可见对侧的胸锁乳突肌突起。头稍后仰时较易观察到颈部有无包块、瘢痕（scar）和两侧是否对称。静坐时正常人的颈部血管不显露。

二、颈部皮肤

检查颈部皮肤（neck skin）时应注意有无蜘蛛痣（spider angioma）、感染（包括疖、痈、结核等）及其他局限性或广泛性皮肤病变，如瘢痕、瘘管、神经性皮炎、银屑病等。

三、颈部的姿势与运动

正常人坐位时颈部直立，伸屈、转动自如，检查时应注意颈部静态与动态时的改变。头向一侧偏斜称斜颈（torticollis），见于颈肌外伤、瘢痕收缩、先天性颈肌痉挛和斜颈。先天性斜颈者的胸锁乳突肌短粗，如两侧胸锁乳突肌外观差别不明显时，可让患者把头位转正，此时病侧胸锁乳突肌的胸骨端会立即隆起，此点为本病诊断的特征性表现。如头不能抬起，可能由于颈肌衰弱无力，见于重症肌无力（myasthenia gravis）、进行性肌萎缩（Cruveilhier's atrophy）、脊髓前角灰质炎（anterior poliomyelitis）、严重消耗性疾病的晚期等。如颈部运动受限并伴有疼痛，可见于软组织炎症、颈肌扭伤、肥大性脊柱炎、颈椎结核和肿瘤等。颈部强直是脑膜受刺激的特征，见于各种脑膜脑炎、蛛网膜下腔出血（subarachnoid hemorrhage）以及强直性脊柱炎（ankylosing spondylitis）等。

四、颈部分区

为了便于标记颈部病变的部位，根据解剖结构，颈部每侧又可分为两个大三角区域，即颈前三角和颈后三角。

1. 颈前三角区　为胸锁乳突肌内缘，下颌骨下缘与前正中线之间的区域。
2. 颈后三角区　为胸锁乳突肌后缘，锁骨上缘与斜方肌前缘之间的区域。

五、颈部肿块

颈部肿块检查时除应注意其部位、形状、大小、数目、质地、活动度、与邻近器官的关系、表面皮肤颜色和有无压痛等特点外，还应结合包块增长速度以及患者全身状况综合加以判断。

常见如下情况：

1. 颈淋巴结肿大情况见前面淋巴结部分。

2. 颈部肿块弹性大又无压痛及全身症状，应考虑囊肿的可能性。

3. 肿块如考虑为肿大的甲状腺和甲状腺来源的包块时，在做吞咽动作时可随之向上移动，此特点可与颈前其他包块鉴别。

颈部肿块在颈前三角区以急慢性淋巴结炎及甲状腺疾病多见，而在颈后三角区除急、慢性淋巴结炎和淋巴结结核外，以恶性淋巴瘤、转移性肿瘤常见。对颈部肿块体格检查不能确诊者可行 B 超、X 线摄片或活体组织检查等。

六、颈部血管

正常人坐位或立位时颈静脉平坦，平卧去枕时虽稍见充盈，但充盈水平仅限于锁骨上缘至下颌角之间距离的 2/3 以内。若上身取与水平面呈 45° 角度时颈静脉明显充盈、怒张或搏动均为异常体征，提示静脉压增高。静脉压升高临床见于右心功能不全、心包积液（pericardial effusion）、缩窄性心包炎（constrictive pericarditis）、上腔静脉阻塞综合征（superior vena cava obstruction syndrome）以及胸腔、腹腔压力增高的情况下。颈静脉与右心房的压力改变，在右侧颈部较左侧明显，可能因为右无名静脉系上腔静脉直接延续及较左无名静脉短之故。所以不能单从左侧颈部推测静脉压。

正常情况下见不到颈静脉搏动，而在三尖瓣关闭不全时临床上可见到。

正常人颈部动脉的搏动，仅在剧烈活动后心搏出量增加时可见，但较微弱。如在安静状态下出现颈动脉的明显搏动，临床见于高血压、主动脉瓣关闭不全、甲状腺功能亢进症以及严重贫血的患者。因为颈静脉和颈动脉部位邻近都可能发生搏动，故应加以鉴别。一般静脉搏动柔和、范围弥散、触诊时无搏动感；而动脉搏动比较强有力，为膨胀性、触之搏动感明显。

颈部血管听诊时，一般让患者采取坐位，用钟型听诊器听诊，如发现杂音，应注意杂音的部位、强度、音调、性质、出现时间和传导方向，以及体位和呼吸等对杂音的影响。如在颈部大血管区听到血管性杂音时，应考虑颈动脉或椎动脉狭窄。这种杂音音量可强可弱，与动脉狭窄程度有关，一般于收缩期明显，呈吹风样高音调性质，临床上多见于大动脉炎或动脉硬化所引起。若在健侧颈动脉听到杂音，可能与代偿性血流增快有关。若在锁骨上窝听到杂音，可能是锁骨下动脉狭窄之故，可见于颈肋压迫。颈静脉杂音最常出现在右颈下部且随体位变动、转颈、呼吸等而改变杂音性质，此点与动脉杂音不同。如在右锁骨上窝听到低调、柔和、连续性的杂音，则可能为颈静脉血流入上腔静脉口径较宽的球部所产生，为生理性的静脉音，当用手指压迫颈静脉后即可消失。

七、甲状腺

甲状腺（thyroid）位于甲状软骨下方和两侧，正常约重 15 ~ 25 克，表面光滑，柔软不易触及，可随吞咽动作向上移动，故以此可与颈前其他包块予以鉴别（图 3-4-1）。

（一）甲状腺检查方法

1. 视诊　观察甲状腺的大小和对称性。正常人甲状腺外观无增大，女性在青春发育期可略饱满，视诊时嘱被检者做吞咽动作，一般可见甲状腺随吞咽动作而向上移动，如不易辨认时，请受检者两手置于枕后，头向后仰，再进行观察则较易看清。

2. 触诊　触诊比视诊更能明确甲状腺的外形及病变的性质。触诊包括甲状腺峡部和甲状腺侧叶的检查。正常甲状腺无压痛。

（1）甲状腺峡部：甲状腺峡部位于环状软骨下方，第二至第四气管环前面。检查者站于

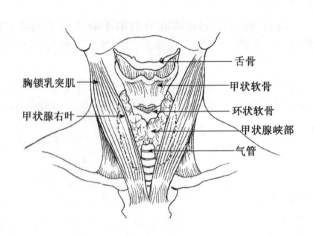

图 3-4-1　甲状腺部位

被检者前面用双手拇指或站于被检者后面用双手示指、中指和无名指自胸骨上切迹向上触摸，可触到气管前软组织（即甲状腺部位），应判断有无增厚，请被检者做吞咽动作，可判断在手下滑动的软组织有无增大或肿块。

　　（2）甲状腺侧叶：①前面触诊法：检查者一手拇指推压于一侧甲状软骨，将气管推向对侧，另一手示指、中指和环指在对侧胸锁乳突肌后缘向前推挤甲状腺侧叶，拇指在胸锁乳突肌前缘触诊，配合吞咽动作，重复检查，这样可清楚触及被推移的甲状腺（图 3-4-2A）。用同样方法检查另一侧甲状腺。②后面触诊法：检查者一手示指、中指施压于一侧甲状软骨，将气管推向对侧，另一手拇指在对侧胸锁乳突肌后缘向前推甲状腺侧叶，示指、中指在其前缘触诊甲状腺，配合吞咽动作，重复检查（图 3-4-2B），用同样方法检查另一侧甲状腺。③侧面触诊法：检查者站在患者右侧，用右手拇指在右侧甲状软骨施压，将气管推向左侧，用示指、中指在左侧胸锁乳突肌前缘触诊甲状腺左叶，配合吞咽动作，重复检查，同样方法用右手示指、中指在左侧软骨施压，将气管推向右侧胸锁乳突肌前缘，用拇指压在右侧胸锁乳突肌前缘触诊甲状腺右叶，检查右侧叶甲状腺。此法更适合于卧床及轻度甲状腺肿大患者。

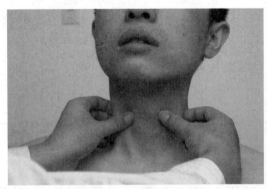

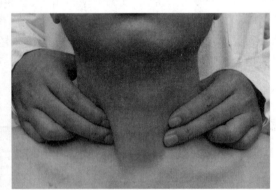

A. 从前面检查　　　　　　　　　　　　　　B. 从后面检查

图 3-4-2　甲状腺触诊方法

　　3．听诊　当触到甲状腺肿大时，用钟型听诊器直接放在肿大的甲状腺上（若请患者短时屏住呼吸则听诊会更清楚），如听到低调的连续性的静脉"嗡鸣声"有助于甲状腺功能亢进症的诊断，因为甲状腺功能亢进症时由于腺体增大、血管增多增粗、血流增速所致。此外，在弥

漫性甲状腺肿伴功能亢进者还可听到收缩期动
脉杂音（图3-4-3）。

（二）甲状腺肿大分度法

1. I度肿大即甲状腺不能看出肿大但能触
及者。

2. II度肿大即甲状腺能看出肿大又能触
及，但在胸锁乳突肌以内者。

3. III度肿大甲状腺肿大超过了胸锁乳突肌
外缘者。

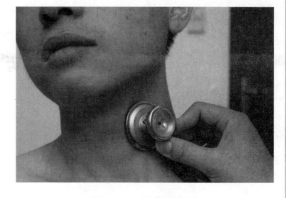

图3-4-3　甲状腺听诊

（三）甲状腺肿大的常见疾病

1. 甲状腺功能亢进症（hyperthyroidism）
肿大甲状腺多呈对称性弥漫性肿大，触诊质地柔软，可有震颤，听诊能听到"嗡鸣"样血管杂
音，是由于血管增多、血流增速所致。临床有甲状腺功能亢进症状及体征。

2. 单纯性甲状腺肿（simple goiter）　甲状腺呈轻或中度弥漫性肿大，触诊质地柔软无压
痛，可为结节性，是由多种原因所致。临床上不伴有甲状腺功能亢进症状及体征。

3. 慢性淋巴性甲状腺炎（chronic lymphocytic thyroiditis）（桥本甲状腺炎）　甲状腺呈弥
漫或结节性肿大，触诊质韧或硬，部分增长快的可有触痛，易与甲状腺癌相混淆。由于肿大的
炎性腺体可将颈总动脉向后方推移，故在腺体后缘可触及颈总动脉搏动，而甲状腺癌则往往将
颈总动脉包绕在癌组织中，故触诊时不能触及搏动，另血中抗甲状腺抗体阴性，此两点可资
鉴别。

4. 甲状腺癌（thyroid carcinoma）　触诊甲状腺包块有不规则结节感，质硬。因进展较慢，
体积有时不大，临床应与甲状腺腺瘤及颈前淋巴结肿大鉴别。

5. 甲状旁腺腺瘤（parathyroidoma）　因甲状旁腺位于甲状腺后方，所以生长腺瘤时可使
甲状腺突出，触之也会随吞咽移动，故需结合甲状旁腺功能亢进的临床表现及甲状腺功能测定
予以鉴别。

6. 甲状腺腺瘤和结节性甲状腺肿等。

八、气管

正常人气管（trachea）位于颈前正中部。检查时让患者取舒适坐位或仰卧位，双肩在水平
位且两侧等高，头位端正使颈部呈自然直立状态。检查方法有两种：

1. 检查者将示指与环指置于双侧胸锁关节上，以中指自甲状软骨向下移动触摸气管，感
觉并观察中指是否居于示指与环指中间（图3-4-4）。

2. 检查者将示指与中指置于气管与两侧胸
锁乳突肌之间的间隙，以两侧间隙是否等宽来
判断气管是否居中。如有偏移则根据偏移的方
向予以判断病变的性质。如大量胸腔积液、气
胸、纵隔肿瘤及一侧甲状腺肿大时，可将气管
推向健侧；而胸膜粘连、肺不张、肺硬化时可
将气管拉向患侧。

此外，主动脉弓动脉瘤时，由于心脏收缩
时动脉瘤体膨大将气管压向后下方，故每随心
脏搏动可触到气管的向下拉动，称Oliver征。
检查方法：患者站立或坐直，仰头、闭口。检

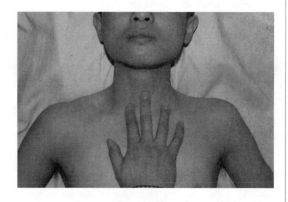

图3-4-4　气管检查手法

查者拇指、示指轻轻捏住其甲状软骨，并稍向上牵引，如手指感到其喉与气管有随每次心搏同步的向下牵拉的动作，即为此征阳性。应注意，此牵拉动作是向胸腔内方向搏动，与心搏同步而不与呼吸同步；所以应与压迫局部动脉或颈总动脉传递的搏动区分；还应与正常人吸气时，气管也向下轻牵拉但与呼吸同步加以区别。

（付　蓉）

第五章 胸部的检查

胸部包含多个重要脏器，如肺、心脏、大血管等。随着科学技术的进步，现在可以利用胸部 X 线片、B 超、CT、MRI、放射性核素检查等对肺、心脏等的结构性和功能性病变进行诊断。同时肺功能、血气分析等检查可以更准确地对肺功能进行评价。而且有些检查在一些医疗条件较好的地方已逐渐成为常规，利用这些手段对胸部病变进行检查，其准确性在多数情况下要优于一般的体格检查。但是作为体格检查中非常重要的胸部体检仍然具有重要的意义，如通过体检及时发现严重的病变，通过体征变化及时了解病情的变化等。而且，胸部听诊等检查内容有时是一般辅助检查所难以替代的，如听诊时发现的哮鸣音对气道病变具有重要的诊断和鉴别诊断价值，而一般影像学检查则可能无阳性发现。因此，将胸部体检和其他辅助检查有机地结合起来才能对疾病进行更为准确的诊断和观察。

第一节 胸部解剖和呼吸生理

一、胸部解剖

胸部由胸腔和其中的脏器组成。胸腔是由骨、软骨和肌肉组成的密闭体腔。骨性胸廓的前面有胸骨（包括胸骨柄和胸骨体）、剑突，以及肋软骨和肋骨（图 3-5-1A）；侧面为肋骨；后面为 1 ～ 12 胸椎和相应的 12 对肋骨。其中上 7 对肋骨通过肋软骨分别和胸骨相连，第 8 ～ 10 肋骨通过联合在一起的肋软骨与胸骨相连，第 11 ～ 12 肋骨不与胸骨相连，其前端为游离端，称为浮肋（图 3-5-1B）。

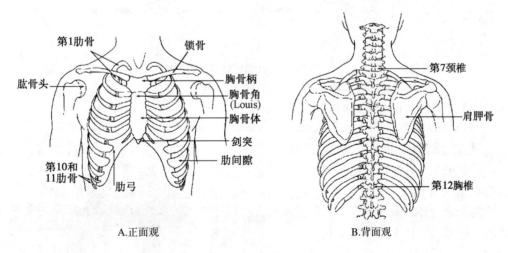

图 3-5-1 骨性胸廓

呼吸肌包括膈肌和肋间肌。吸气时，膈肌收缩、下移，使胸腔体积增大，肋间外肌收缩使前后径增加，产生吸气动作。平静呼气为被动运动。若用力呼气，则肋间内肌收缩使胸廓横径减小。在用力呼吸时还可以有胸锁乳突肌和腹肌参与，称为辅助呼吸肌。胸腔分为左右胸膜腔和纵隔。胸膜腔内面被覆脏层胸膜和壁层胸膜。脏层胸膜被覆在肺表面。肺被叶间胸膜分隔成不同的肺叶，右肺分别被水平裂和斜裂分为上中下 3 叶，左肺则被水平裂分为上下 2 叶。左肺上叶下部又称为舌叶，与右中叶相对应。其相对于右肺上叶的部分称为固有上叶。水平裂在前胸壁的投影约在第 4 肋间，在侧胸壁的投影约在第 5 肋间（图 3-5-2，3-5-3）。肺尖在前面超过第 1 肋骨约 4cm，在后面超过第 1 胸椎（T_1）。肺底在深吸气时可以降低至 T_{12}，在深呼气时可上升至 T_9。

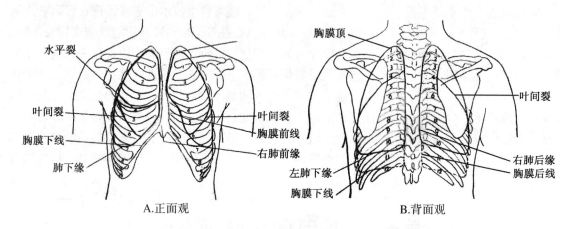

图 3-5-2　叶间裂体表投影

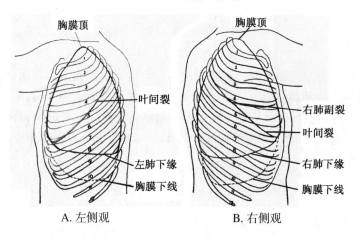

图 3-5-3　叶间裂体表投影

气管位于食管的前面和甲状腺峡部的后面，直径约 2cm，长度为 10 ~ 12cm。在 T_4、T_5 水平（胸骨角水平）分为左右主支气管。右主支气管短粗，左主支气管细长，右主支气管较左主支气管略平直。主支气管向下分为叶、段支气管，支气管呈树状结构向下延伸，不断形成新的分支（图 3-5-4），直到肺泡水平。

支气管动脉来自胸主动脉和肋间动脉，供应肺组织。支气管静脉部分经奇静脉、半奇静脉或肋间静脉回流至右心房，部分通过肺静脉回流至左心房。

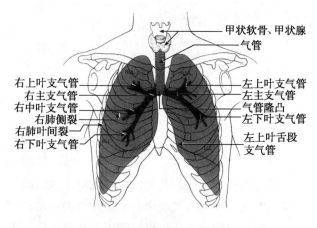

图 3-5-4　呼吸系统主要结构

二、呼吸生理

呼吸的主要目的在于为机体提供足够的 O_2，并排出 CO_2。空气通过气管、支气管树进出肺泡，该过程称为通气。气体通过肺泡—毛细血管膜进行交换，称为换气。换气后 O_2 通过循环系统输送到组织中，而外周组织来源的 CO_2 被运送至肺呼出。呼吸的控制主要通过化学感受器进行调节。延髓化学感受器非常敏感，可以迅速地感知血液和脑脊液中 [H^+] 的变化。颈动脉体感受动脉血中 O_2、CO_2 水平的变化。来自这两处化学感受器的信号传递到延髓呼吸中枢，呼吸中枢发放冲动调节呼吸肌的运动。

第二节　胸部的体表标志

利用胸廓的解剖学标志和一些人工划线，可以较准确地描述胸部病变的部位和范围。对胸廓内脏器病变所描述的位置是该病变在体表的投影位置。

一、骨骼标志

构成骨性胸廓的胸骨、锁骨、肋骨、肩胛骨和脊椎的某些部分突出于体表，通过视诊或触诊可以发现，是为骨骼标志。重要的骨骼标志有：①胸骨角 sternal angle（又称 Louis angle）：是胸骨柄和胸骨体相连处向外突出的部分。两侧分别与左右第 2 肋软骨相连，是前胸计数肋骨和肋间的主要标志。它和气管分叉、心房上缘和第五胸椎位于同一水平，还是上下纵隔的分界线。上下两个相邻肋骨之间的间隙称为肋间隙（intercostal space），第 1 肋骨和第 2 肋骨之间称为第 1 肋间隙，依次类推，主要用以标记病变的水平位置。肋间隙在前胸更易触及，在肌肉发达或肥胖者肋间隙有时不易触摸清楚。②肩胛骨（scapula）：位于后胸壁第 2 ~ 8 肋骨之间。其上外缘称为肩峰，和锁骨外端相连，最下端为肩胛下角。当被检查者双上肢自然下垂时，肩胛下角平第 7 肋骨或肋间隙水平，或第 8 胸椎水平，可用作计数背部肋骨的标志。③脊柱棘突（spinous process）：当被检查者低头时，沿颈椎向下触摸到的第一个明显的突起为第 7 颈椎棘突，如果可以触摸到 2 个明显的突起，则第一个为第 7 颈椎棘突。嘱患者左右转动头部，该突出处不转动可确证。用作计数胸椎的标志。④肋脊角（costalspinal angle）：是第 12 肋骨与脊柱构成的夹角。其内为肾脏和输尿管上端。⑤腹上角：又称胸骨下角（infrasternalangle），是左右肋弓在胸骨下端汇合处形成的夹角。正常约 70° ~ 110°，体型瘦长者角度较小，矮胖者角度较大。⑥剑突（xiphoid process）：是胸骨体下端的突出部分，呈倒三角形与胸骨体相连，正常人剑突长短不一。

二、自然陷窝和分区

胸部的自然陷窝包括腋窝（axillary fossa）、胸骨上窝（suprasternal fossa）、锁骨上窝（supraclavicular fossa）和锁骨下窝（infraclavicular fossa）。其中腋窝和锁骨上窝是浅表淋巴结触诊的重要部位。胸骨上窝为胸骨柄上方的凹陷，其后为气管。锁骨上窝内为两侧肺尖部。背部根据肩胛骨所在的区域进行分区。以肩胛冈为界将肩胛骨所在的区域分为肩胛上区和肩胛区。两侧肩胛骨内缘之间的区域为肩胛间区（interscapular region），两侧肩胛下角连线和第 12 胸椎之间的区域为肩胛下区（infrascapular region）。肩胛间区和肩胛下区是肺部体检的重要区域，体检时可嘱被检者双臂交叉抱于胸前，使肩胛间区充分扩张以增加检查范围。

三、人工划线

前正中线（anterior midline）：又称胸骨中线。为通过胸骨正中的垂直线。

锁骨中线（midclavicular line）：为通过锁骨中点，即锁骨肩峰端和胸骨端中点的垂直线（图3-5-5A）。

腋前线（anterioraxillary line）：为通过腋窝前皱襞沿侧胸壁向下的垂直线。

腋中线（midaxillary line）：为通过腋窝顶端，沿腋前线和腋后线中间向下的垂直线。

腋后线（posterioraxillary line）：为通过腋窝后皱襞沿侧胸壁向下的垂直线（图3-5-5B）。

肩胛线（scapular line）：为通过肩胛下角的垂直线。

后正中线（posteriormedian line）：为通过椎骨棘突沿脊柱正中向下的垂直线（图3-5-5C）。

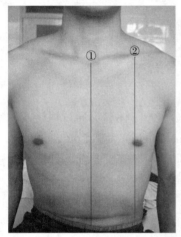 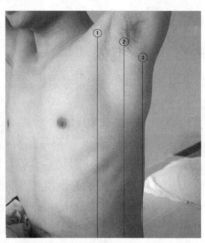 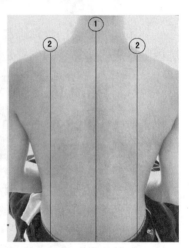

A　胸廓划线（前）　　　　　　B　侧胸壁人工划线　　　　　　C　背部人工划线
①前正中线；②锁骨中线　　①腋前线；②腋中线；③腋后线　　①后正中线；②肩胛线

图3-5-5　人工划线

第三节　肺和胸膜

进行胸部体检时被检者采取坐位或仰卧两种体位，以利于前胸部、侧胸部和背部的全面检查。如果患者因活动受限不能坐起，可让患者采取左右侧卧位进行检查。检查时注意室温适宜，光线明亮，充分暴露检查部位。检查者的手和听诊器的体件要温暖。

一、视诊

（一）胸廓外形

检查胸廓外形和对称性时，应从前后两个方向进行观察。成年人胸廓两侧大致对称，前后径略小于左右径，比例为1∶1.5（图3-5-6）。儿童和老年人胸廓的前后径和左右径接近。异常胸廓外形有：

1. 桶状胸（barrelchest）　胸廓的前后径增加，和左右径大致相等，甚至大于左右径，呈圆桶状（图3-5-7），肋骨变平，脊柱略后突，胸骨下角增大，常见于肺气肿。形成原因为肺充气过度，使胸腔内负压降低，对胸廓的牵拉作用下降，胸廓向外膨隆。

2. 扁平胸（flat chest）　胸廓呈扁平状，胸廓的前后径和左右径之比约为1∶2或更高，常见于营养不良和慢性消耗性疾病，如结核病患者。

3. 脊柱、肋骨和胸骨变形所致的胸廓畸形　脊柱病变可以造成脊柱后凸或侧弯，引起胸

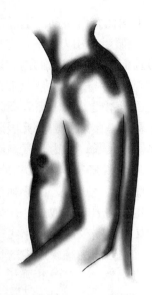
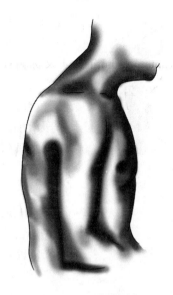

图 3-5-6　正常胸廓　　　　　　　　　　图 3-5-7　桶状胸

廓两侧不对称（图 3-5-8）。严重时造成患者的心、肺功能障碍。常见于结核和外伤等。鸡胸（pigeon chest）是由于胸骨下端前凸所致，胸廓前侧壁肋骨常凹陷（图 3-5-9）。儿童鸡胸常见于佝偻病。漏斗胸（funnel chest）则是部分胸骨、肋软骨及肋骨向内收所造成的呈漏斗状凹陷的畸形，是儿童常见的胸廓畸形之一（图 3-5-10）。

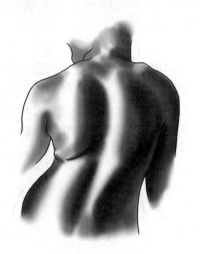
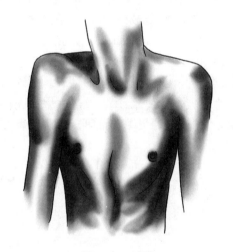

图 3-5-8　脊柱畸形　　　　　　　　　　图 3-5-9　鸡胸

4. 肺和胸膜病变所致胸廓不对称　胸腔大量积液或气胸时患侧胸廓膨隆，肺不张或胸膜广泛肥厚、粘连可导致患侧胸廓塌陷。

（二）呼吸运动

正常人在静息状态下呼吸幅度适中，节律匀称。一般情况下腹式呼吸和胸式呼吸并存，吸气时膈肌收缩、下移，使腹部向外隆起，呼气时膈肌松弛，腹部回缩。成年男性和儿童呼吸时以膈肌驱动为主，主要表现为腹式呼吸，女性则以肋间肌驱动为主，主要表现为胸式呼吸。正常成人呼气相略长于吸气相。胸部病变影响胸式呼吸，如胸膜炎、肺炎患者因为吸气时胸痛加重迫使胸廓运动幅度减小，或胸膜严重粘连使得胸廓运动受限，患者可表现为腹式呼吸增强。而在腹膜炎、大量腹水、腹腔巨大肿瘤或妊娠时，由于膈肌下降受限，腹式呼吸减弱，胸式呼吸代偿性增强。气道阻塞时，由于气流通过受阻，患者常常用力呼吸，出现呼吸困难。呼吸困

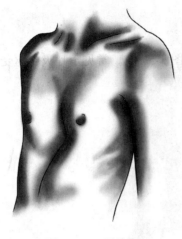

图 3-5-10　漏斗胸

难的形式因阻塞部位的不同而有所不同。上呼吸道和大气道（气管）梗阻时，患者为克服阻力用力吸气，造成胸膜腔负压升高，使胸骨上窝、锁骨上窝和肋间隙向内凹陷，称为"三凹征"，往往伴有辅助呼吸肌参与。因为吸气时间延长，称为吸气性呼吸困难。下气道阻塞时，由于患者在呼气时胸膜腔内压增加，造成气道阻塞进一步加重，为克服阻力，患者需要用呼气，同时，呼气相延长，称为呼气性呼吸困难，常见于支气管哮喘和慢性阻塞性肺疾病（COPD）患者。在重症哮喘或重度慢性阻塞性肺疾病患者，由于肺过度充气，使得胸膜腔内正压增加，此时胸廓明显饱满。在吸气时为克服胸腔内正压，患者也需要用力呼吸使胸膜腔内产生负压，以使气体能够进入肺，此时也会因为胸膜腔内的负压增加而出现"三凹征"。但此时患者仍然存在呼气相延长的基础疾病表现。当气道阻力持续显著增加时，膈肌由于长时间超负荷运动，将导致疲劳，此时呼吸运动主要由辅助呼吸肌驱动。由于膈肌随胸膜腔内压被动地运动，即吸气时胸膜腔内压增加，膈肌上抬；呼气时胸膜腔负压下降，膈肌下移。从而使患者的呼吸运动呈现和正常状况下相反的变化，即呼气时腹部向外膨出，吸气时腹部快速塌陷，称为胸腹矛盾运动。常见于重症哮喘和 COPD，还见于双侧膈肌瘫痪。

（三）呼吸频率、节律和幅度

计数呼吸次数时应避免引起患者的注意，最好在数心率的同时进行，因为患者在关注下，呼吸次数可以下意识地发生变化。正常人静息状态下呼吸次数为 16～20 次 / 分。

1. **呼吸过速（tachypnea）** 是指呼吸频率持续在 24 次 / 分以上（图 3-5-11）。肋骨骨折或胸膜炎时，由于吸气时疼痛加重，患者为减轻疼痛被迫采用浅快呼吸。肝大和腹水患者由于膈肌不能充分下降也会出现类似的情况。另外，机体在缺氧或氧耗量增加时呼吸频率都会代偿性增快，见于肺炎、心力衰竭、发热、甲状腺功能亢进症等多种情况。呼吸深快可见于正常人情绪激动或紧张、高通气综合征等。癔病患者在特定情况下会出现发作性的呼吸深快，由于长时

正常的频率

呼吸过缓

呼吸浅快

呼吸深快

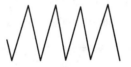

呼吸深慢(Kussmaul呼吸)

图 3-5-11　常见呼吸频率和幅度的改变示意图

间过度通气，患者可发生呼吸性碱中毒，出现口周、肢端麻木、头晕等症状，严重者出现手足搐搦。

2. 呼吸过缓（bradypnea）　是指呼吸频率小于 12 次 / 分（图 3-5-11）。常见于呼吸中枢受抑制的情况，如镇静剂或麻醉剂过量，颅内压增高等。代谢性酸中毒时，血液中 [H⁺] 浓度增高，刺激呼吸中枢，出现深大（慢）呼吸，以充分地排出 CO_2，称为 kussmaul 呼吸，常见于糖尿病酮症酸中毒和尿毒症酸中毒。也见于心肺功能非常好的人，但不会小于 10 次 / 分。

3. 周期性呼吸（图 3-5-12）　包括 Cheyne-Stokes 呼吸和 Biot 呼吸。Cheyne-Stokes 呼吸（又称潮式呼吸）是间歇性高通气和呼吸暂停周期性交替出现的一种呼吸形式。呼吸暂停可以持续 15 ~ 60 秒，然后呼吸幅度逐渐增加，达到最大幅度后慢慢降低直至呼吸暂停。Biot 呼吸（又称间停呼吸）则是在呼吸暂停后呼吸频率和幅度迅速恢复到较正常稍高的水平，持续一段时间后突然出现呼吸暂停。Biot 呼吸主要见于中枢神经系统病变，由于大脑血流量减少，心脏到大脑的血流时间延长而对动脉血气的变化反馈延迟，因此 Biot 呼吸是较 Cheyne-Stokes 呼吸更为严重的情况。此外，周期性呼吸还见于使用呼吸抑制剂、尿毒症等情况。少数情况下见于婴儿和老年人。

4. 叹息样呼吸（图 3-5-13）　呼吸不规则，并常常出现叹气（sigh），即间断出现大潮气量呼吸，是心因性呼吸困难的常见表现，见于精神紧张或抑郁症等。

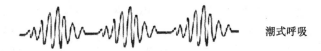

潮式呼吸

间停呼吸

图 3-5-12　周期性呼吸

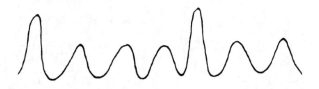

图 3-5-13　叹息样呼吸

（四）胸壁情况

胸壁浅静脉在正常情况下无明显显现，当出现上腔静脉阻塞时胸壁浅静脉由于侧支循环建立而明显充盈，主要分布于前上胸部，其血流方向为自上而下，常见于肺癌所致纵隔淋巴结转移。观察肋骨和皮下脂肪还可以判断患者的营养状况。

二、触诊

（一）胸壁（chest wall）

对胸壁疼痛部位进行触诊有可能发现胸壁压痛，常见于肋骨骨折或胸壁软组织损伤。胸骨旁有压痛的包块常见于肋软骨炎，好发于第 2 肋软骨，常见于青年女性。胸骨压痛可见于白血病骨髓浸润。握雪感提示皮下有气体存在，即皮下气肿。最常见的原因是气管支气管树或肺泡破裂，气体沿支气管血管鞘进入到纵隔中，沿深筋膜到达皮下。因此皮下气肿常常发生于气胸患者。皮下气肿可以是局限性的，如胸骨上窝和颈根部；也可以非常广泛，从前胸壁到侧胸壁，甚至腹壁。

（二）胸廓扩张度（thoracic expansion）

胸廓扩张度是指患者深呼吸时，胸廓的扩张程度，是在视诊基础上对胸廓运动是否充分

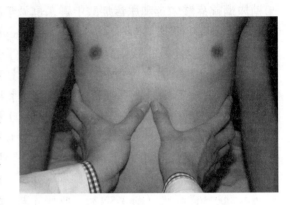

和对称的进一步检查。被检者取卧位或坐位时，检查者将左右拇指沿肋缘对称放置于剑突两侧，手掌和四指轻贴于下侧胸部（图3-5-14）。嘱患者深呼吸，观察吸气时双手拇指分开的情况并通过手掌感觉两侧胸廓的扩张。正常情况下，胸廓扩张度双侧对称，如果胸廓在吸气时不能对称地扩张提示扩张受限的一侧有病变，见于大量胸腔积液、气胸和胸膜肥厚等。被检者取坐位时，可以在背部检查胸廓扩张度，方法为左右拇指在第10后肋水平放于脊柱两侧，手掌轻轻贴放于侧后胸壁，余检查方法同上。

图3-5-14　胸廓扩张度检查手法

（三）语音震颤（vocal fremitus）

语音震颤又称触觉语颤，指被检者发声时，声波沿气管支气管树传导，经肺泡至胸壁，此时，通过触摸可感知到胸壁的震颤，即为语音震颤。语音震颤因为发音音调和强度不同，以及胸壁结构和厚度不一而差别较大。正常情况下语音震颤两侧对称，最强部位在胸骨两侧第2肋间周围及肩胛间区，即气管支气管分叉处。检查时嘱患者重复说"yi..."，检查者用双手掌或手掌尺侧缘进行触诊。为便于对比，可用双手置于胸部对称部位同时触诊，或用单手分别于两侧触诊。自上而下，从前到后进行检查。注意语音震颤是否对称，有无增强或减弱（图3-5-15）。

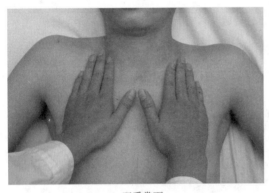
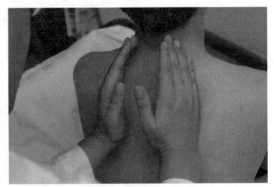

A. 双手掌面　　　　　　　　　　　　　　B. 双手尺侧缘

图3-5-15　触觉语音震颤手法

语音震颤减弱或消失见于肺气肿、气胸、胸膜肥厚、胸腔积液或支气管阻塞。语音震颤增强见于肺实变、肺内巨大肿块或贴近于胸膜的巨大空洞。

（四）胸膜摩擦感（pleural friction fremitus）

胸膜摩擦感是患者呼吸时在胸壁触到的一种粗糙的摩擦感，其感觉类似于皮革互相摩擦。可出现于吸气相和呼气相，以吸气相明显。发生机制为胸膜炎症使胸膜变得粗糙，在呼吸时，两层胸膜互相摩擦所致。

三、叩诊

(一)叩诊方法

叩诊方法分为间接叩诊法和直接叩诊法。以间接叩诊法使用最为广泛，检查时患者取卧位或坐位。检查前胸时从锁骨上窝开始，然后沿第 1 肋间依次向下逐个肋间进行叩诊。检查侧胸壁时嘱患者双臂交叉抱于头部，从腋窝沿各肋间依次叩诊。检查背部时嘱患者上半身略前倾，双手交叉抱于胸前，闪开肩胛骨遮挡的部位，从上而下依次叩诊。叩诊时注意左右对比，每个肋间间隔 4 ~ 5cm 叩诊一次。直接叩诊法适用于病变范围广泛者，如大量胸腔积液、气胸等。

(二)叩诊音分类

根据叩诊部位下方含气量的多少，从不含气到完全含气可依次呈实音 (flatness)、浊音 (dullness)、清音 (resonance)、过清音 (hyperresonance) 和鼓音 (tympany)。

清音是正常肺部的叩诊音，呈中低音调，较响亮而易闻及。

过清音是由于肺含气量增加所致，常见于肺气肿患者，儿童胸壁较薄叩诊时也可呈过清音。过清音较清音的音调低，有较深的回响，声音相对较强，极易闻及。

鼓音产生的原因为胸腔内积气，如气胸。鼓音音调较清音高，强度中等而响亮，类似击鼓的声音。

浊音是由于叩诊区域下方肺的含气量下降或肺和实体器官重叠所致，浊音音调较高而不响亮，叩诊音较短。

实音是由于叩诊区域下方完全不含气所致，叩诊音高调，持续时间短。

(三)胸部叩诊

1. 正常叩诊音 正常情况下，肺野叩诊呈清音，心脏、肝等部位叩诊呈实音。在肝和肺以及心和肺的交界处呈浊音，如在肺肝交界处，自上而下呈现出由清音到浊音再到实音的变化。由清音转为浊音所在的肋间为肝上界，由浊音转为实音的肋间为肺下界。同理，心的浊音界是心脏大小较真实的反映。在左季肋区，由于其内胃泡含气，叩诊呈鼓音。正常情况下，肺部叩诊音受年龄、性别、营养状态等多种因素影响，最直接的影响因素是胸壁厚度。胸壁厚则叩诊音浊化，胸壁薄则叩诊音清化。

2. 肺界叩诊 肺上界即肺尖部，和锁骨上窝水平相同。确定其边界的准确叩诊方法是，将板指垂直贴放于锁骨上窝，从斜方肌前缘中点依次向两侧叩诊，由清音变为浊音的部位为肺上界的两侧界。该清音带宽约 5cm，又称 kornig 峡。当该清音带变窄或消失时，提示肺尖病变，常见于肺结核。正常人平静呼吸时肺下界分别在锁骨中线第 6 肋间（左侧受胃泡鼓音区的影响不易确定）、腋中线第 8 肋间和肩胛线第 10 肋间（图 3-5-16）。因体型差别，矮胖者可上移 1 个肋间，瘦长者可下移 1 个肋间。肺下界降低多见于肺充气过度，如肺气肿、支气管哮喘发作期。肺下界上移见于肺不张和引起膈肌抬高的多种腹腔病变，如大量腹水、鼓肠等。胸腔积液于坐位叩诊时也可表现为肺下界上移，如果为少量游离胸水，则卧位叩诊时锁骨中线或腋中线的肺下界可恢复正常。

3. 异常叩诊音 正常肺叩诊呈清音的区域

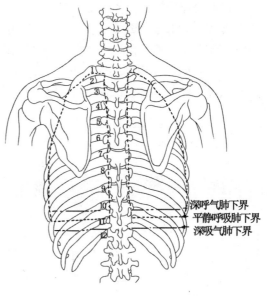

深呼气肺下界
平静呼吸肺下界
深吸气肺下界

图 3-5-16 肺下界和肺底移动度

出现任何其他的叩诊音均为异常。浊音或实音见于肺脏含气量下降的病变，如肺不张、肺实变或肺部巨大占位；还见于胸腔积液、胸膜肥厚等。过清音提示肺过度充气，见于肺气肿或哮喘。广泛鼓音提示为气胸，限局性鼓音见于位置贴近于胸壁的巨大空洞或肺大泡。深部病灶（距胸壁 5cm 以上）或病灶范围较小（直径 < 3cm）时通过叩诊难以发现，常常需要进行辅助检查，如胸部 X 线片等。

4．肺底移动度　肺底移动度指被检者在用力吸气和用力呼气时肺下界的移动范围。常常采用肩胛线上肺下界的变化进行测量。先于平静呼吸时叩出肺下界，嘱被检者深吸气后屏气，继续向下叩诊至新的肺下界，做标记。让被检者平静呼吸数次，然后再作深呼气后屏气。沿平静呼吸时肺下界向上叩诊或自第 7 后肋间向下叩诊至肺下界，标记。两标记点之间的距离即为肺底移动度，正常人肺底移动度约为 6 ~ 8cm（见图 3-5-16）。肺底移动度缩小见于膈肌运动受限的各种情况，如肺气肿、腹部疾病（大量腹水、巨大肿瘤）和膈肌瘫痪；以及肺组织体积缩小，如肺纤维化、肺不张等。肺底移动度检查过程繁琐，需要多次屏气，病情较重或年老体弱者常常无法配合完成；在肺下界不能叩出的情况下无法检查。

四、听诊

听诊是检查肺和胸膜病变的重要方法。听诊时应使用膜型体件，因为膜型体件传导高频声音好于钟型体件，并且听诊音域较广。体件要紧贴皮肤。嘱被检者张口做深慢呼吸。听诊顺序和体位与叩诊时相同。注意上下对比、左右对比。背部听诊时避开肩胛骨。当病情较重无法采取自主体位时，可以不按顺序检查，重要的是听诊要全面。有一些附加的声音会干扰呼吸音的听诊，往往叠加于呼吸音之上，如胸毛在听诊时摩擦产生的声音。如果干扰听诊，可用水打湿后再行检查。气道中少量的分泌物会使呼吸音的性质发生改变，可以嘱患者做深呼吸或咳嗽数声后再行检查。

（一）正常呼吸音

呼吸音（breath sound）是气流在气管、支气管和肺泡中运动时所产生的声音。根据听诊部位、呼吸音强度、性质以及吸气相和呼气相的不同特点，可将呼吸音分为肺泡呼吸音、支气管肺泡呼吸音和支气管呼吸音（图 3-5-17）。

肺泡呼吸音（vesicular breath sound）是空气在细支气管和肺泡内进出时产生的，是一种低调、强度较弱的呼吸音。其特点为吸气时音响强、音调高，吸气相声音较呼气相强且持续时间长，可以在大部分肺野闻及。支气管肺泡呼吸音（broncho-vesicular breath sound）音调和音响中等，吸气相和呼气相的比例相当，可以在距主支气管最近的前胸部和背部区域听到，即前胸部第二肋间附近和肩胛间区。支气管呼吸音（bronchial breath sound）音调高、音响最强，性质较粗糙，呼气相声音较吸气相强且持续时间长。正常情况下只在气管附近可以闻及，如喉

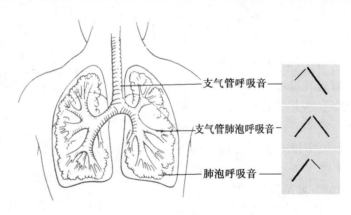

图 3-5-17　正常呼吸音

部、胸骨上窝。

（二）异常呼吸音

1. 异常肺泡呼吸音　①肺泡呼吸音减弱或消失：主要原因为气道内气流速度减慢和呼吸音传导障碍，前者见于呼吸运动受限的各种原因，如胸廓运动受限、呼吸肌功能障碍、肺气肿等；后者见于支气管阻塞，如阻塞性肺不张、慢性支气管炎，以及气胸、胸腔积液和胸膜肥厚等。②肺泡呼吸音增强：见于引起呼吸运动增强的各种情况，如运动、发热、贫血等。当一侧肺部病变引起通气功能下降时，健侧肺代偿性通气过度，可使该侧肺泡呼吸音增强。③呼气相延长：见于下呼吸道广泛狭窄以及肺泡弹性回缩力减退的情况，如 COPD 和支气管哮喘等，常伴有呼吸音减弱。④呼吸音粗糙：见于气管、支气管炎。炎症导致气道黏膜充血、水肿和分泌物增多，黏膜面不光滑使得气道内气流摩擦增强。

2. 异常支气管呼吸音和异常支气管肺泡呼吸音　在正常肺泡呼吸音部位听到支气管呼吸音又称管状呼吸音（tubular breath sound）。其发生机制为病变部位肺组织传导增强，且支气管通畅，见于肺实变、肺实变中央有大的空腔和支气管相通的情况，如肺脓肿、空洞性肺结核等。在正常肺泡呼吸音部位听到支气管肺泡呼吸音的机制和管状呼吸音类似，只是肺实变的程度和范围较小，或肺实变和含气肺组织混合存在。中等量胸腔积液患者，积液上方的肺组织由于压迫性肺不张而含气量减少，其传导性能接近于肺实变。如果病变侧支气管通畅，则在积液区上方可以听到强度较弱且遥远的管状呼吸音，或呈现支气管肺泡呼吸音的特点。

（三）附加音（adventitious lung sound）

附加音是呼吸音以外的肺部听诊音，可分为连续性附加音和不连续性附加音，前者又称干啰音（rhonchi，wheeze）包括哮鸣音（sibilant rhonchi）、鼾音（sonorous rhonchi）和喘鸣（stridor），后者又称湿啰音或水泡音（crackles，rales）。

1. 干啰音　性质为乐音样，分为：

（1）哮鸣音：见于各种原因所致的气道狭窄，包括气道痉挛、黏膜增厚和管腔阻塞等。音调较高，频率达 400Hz 或以上。大多数哮鸣音在吸气相和呼气相都可以闻及，呈连续性，以呼气相为响。用力呼气时更易闻及，因为用力呼气可以使气道的狭窄程度加重。哮鸣音可以是单一音调的，也可以含有不同音调和音响。哮鸣音有较大的可变性，可以随听诊部位和听诊时间的不同而不同。双侧哮鸣音常见于哮喘发作，是由于气道痉挛和气道内分泌物增多所致，也见于急、慢性支气管炎。单侧或更为局限的哮鸣音常常提示气道中有新生物或异物。肿瘤压迫支气管可以在压迫部位产生固定的单一音调的哮鸣音。

（2）鼾音：鼾音响亮，音调低，频率约为 200Hz 或更低，类似于打鼾发出的声音，在吸气相和呼气相均可闻及。多发生于气管和大的支气管，病因主要为气道中存在较黏稠的分泌物，有时咳嗽可以使鼾音消失。

（3）喘鸣：常出现于吸气相，粗糙、音调高，多数非常响亮，不用听诊器也可清晰闻及。主要见于大气道狭窄（如异物、新生物、邻近器官外压）、喉部和气管的部分阻塞或痉挛（如喉头水肿、喉痉挛等），多伴有吸气性呼吸困难和三凹征，需要紧急处理。

2. 湿啰音或水泡音　是吸气时气流通过气道中稀薄的分泌物产生气泡然后破裂，所产生的声音。由连续出现的多个断续性、短暂的气泡破裂音组成。常常出现于吸气相，偶见于呼气相早期。部位较固定，性质不易变化，咳嗽往往不能使其消失。根据发生部位和出现在吸气相早晚的不同分为粗湿啰音（coarse crackles）和细湿啰音（fine crackles）。

（1）粗湿啰音：又称大水泡音，较响，是吸气相早期听到的类似于大量水泡破裂的声音，持续时间长，发生于气管、主支气管和大空洞等部位。常见于支气管扩张、急性左心衰、肺结核空洞等。

（2）细湿啰音：又称小水泡音，为高调、不连续的湿啰音，发生于吸气末，持续时间短，发生于中、小支气管，常见于支气管炎、肺炎、肺淤血、肺梗死等。捻发音（crepitus）是一种极细的均匀一致的湿啰音。在吸气终末闻及，性质类似于捻搓头发时发出的声音。发生机制为细支气管和肺泡因为分泌物的存在而陷闭，吸气时被气流冲开而重新开放。常见于细支气管炎、肺淤血等。老年人或长期卧床者在肺底亦可闻及捻发音，在深呼吸或咳嗽后可消失，一般无临床意义。弥漫性肺间质纤维化患者双肺底可闻及一种吸气末高调、密集、近耳的细湿啰音，性质颇似撕开尼龙扣带所发出的声音，称为 Velcro 啰音，又称爆裂音。限局性湿啰音常见于肺局部病变，如肺炎、肺结核、支气管扩张等，其中不随体位变化和咳嗽影响的固定性湿啰音是支气管扩张的重要体征。双肺底的湿啰音多见于慢性充血性心力衰竭、慢性支气管炎、特发性肺间质纤维化等疾病，随体位改变而迅速变化的湿啰音是心力衰竭的特征之一。双肺满布湿啰音见于急性肺水肿、重症支气管炎。

（四）语音共振（vocal resonance）

被检者讲话时发出的声音经肺传导至胸壁引起震动，通过听诊进行检查，即语音共振。语音共振的影响因素和语音震颤相同。

1. 支气管语音（bronchophony）　嘱被检者发出长音"yi..."的声音，通常情况下在胸壁听到的是含混不清的声音。如果声音非常清楚、响亮则称为支气管语音，常见于肺组织实变。

2. 羊鸣音（egophony）　嘱患者说"yi..."，听到的是"a..."的声音，即语音的性质发生改变。常见于肺实变合并胸腔积液、肺叶不完全实变、肺梗死和中等量胸腔积液上方的肺组织。

3. 耳语音（whispered）　嘱患者用耳语音调说"1、2、3"，在胸壁清楚地闻及音调较高的耳语音，意义同支气管语音，见于肺实变。

相反，语音共振减弱或消失常见于支气管阻塞、肺充气过度以及胸膜病变等传导功能下降的情况。

（五）胸膜摩擦音（pleural friction rub）

是一种粗糙的声音，常见于胸膜炎，发生机制同胸膜摩擦感。在吸气相和呼气相均可闻及，在下侧胸部最响，因该处随呼吸运动的幅度最大。胸膜摩擦音在屏气时消失，而心包摩擦音不消失可资鉴别。当胸膜炎症波及纵隔胸膜时，可出现心包胸膜摩擦音，与呼吸及心脏搏动均有关。胸膜摩擦音常见于纤维素性胸膜炎、肺炎、肺梗死、胸膜肿瘤和尿毒症等。

第四节　乳　房

青春期后女性的乳房（breast）逐渐增大，成年女性的乳房在第 2 ~ 6 肋骨之间，呈半球形，两侧对称，位于胸大肌前的浅筋膜和深筋膜之间。乳房腺体由 15 ~ 20 个腺叶组成，以乳头为中心呈放射性分布。浅筋膜和深筋膜之间通过 Cooper 韧带连接。儿童和男性乳房基本没有发育，因此不明显，其乳头大约位于锁骨中线第 4 肋间隙。

检查乳房时应在光线明亮的检查室进行，充分暴露并全面仔细地进行检查。患者采取坐位或仰卧位，先视诊后触诊。以乳头为中心做水平线和垂直线可将乳房分为四个象限，以便准确描述病变部位（图 3-5-18）。

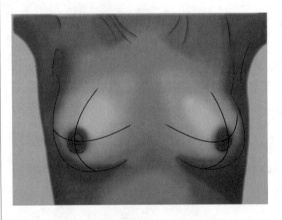

图 3-5-18　乳房分区（四个象限）

一、视诊

（一）大小和形态

正常女性乳房基本对称，少部分患者由于发育的原因可略不对称。一侧乳房明显增大见于炎症、囊肿或肿瘤等，双侧明显增大见于巨乳症。男性一侧或双侧乳房呈女性样发育、肥大见于男性乳房发育。

（二）表面情况

皮肤发红、肿胀、皮温增高伴疼痛见于急性乳腺炎，皮肤发红而无热痛见于乳房弥散型癌。乳房表面皮肤呈"橘皮"样改变见于乳腺癌，其机制为肿瘤侵及淋巴管，引起皮肤淋巴样水肿，毛囊孔下陷。乳房表面皮肤凹陷常见于乳腺癌早期，由于肿瘤组织浸润到 Cooper 韧带，使之收缩，引起皮肤下陷，亦可见于乳房外伤和慢性炎症。乳癌晚期皮肤破溃形成溃疡，并可有恶臭。肿瘤广泛浸润时，可在乳房及周围组织中形成多发小结节和小索条，皮肤暗红、僵硬。妊娠和哺乳期妇女乳房显著增大，乳晕扩大，色素加深。乳晕色素沉着明显见于肾上腺皮质功能减退症（Addison 病）。

（三）乳头（nipple）

注意乳头有无内缩、抬高，有无异常分泌物。乳头内缩常常为发育异常。乳头抬高常常是乳腺癌的特征。乳头异常分泌物见于导管内病变或乳房慢性炎症，乳头血性分泌物主要见于导管内良性乳突状瘤，亦可见于乳腺癌。

（四）腋窝和锁骨上窝

是乳房淋巴引流的重要区域，乳房病变时应仔细观察这些区域有无红肿、包块、溃疡和瘘管等。

二、触诊

触诊时患者取坐位，双臂自然下垂，然后双臂上举或叉腰以充分暴露乳房及其周围组织。仰卧位检查时为充分暴露可以垫小枕抬高肩部。触诊时先健侧再患侧，用手指掌侧面平放于乳房表面轻柔地滑动触诊。避免用手指抓捏进行触诊，因易将乳腺组织误为肿块。检查左侧乳房时从外上象限开始顺时针依次触摸，直至检查完四个象限，最后检查乳头。检查右侧乳房时从外上象限开始逆时针进行触摸。未哺乳的乳房，腺体被纤维组织紧密包绕，触诊柔软，质地均匀。哺乳后，曾经膨大的腺体回缩，纤维组织松弛，触诊时弹性减退，并可有结节感和纤维索条感，老年女性更为明显，此时应注意勿将腺体的小叶误认为肿块。月经期前乳腺小叶充血，乳房肿胀，影响触诊。触诊时注意下述情况：

（一）硬度和弹性（consistency and elastic）

硬度增加和弹性下降常见于炎症和肿瘤浸润。乳头弹性消失常见于乳晕下的肿瘤。

（二）压痛（tenderness）

乳房的限局性压痛常见于炎症，经期乳腺因为充血明显可有压痛。恶性肿瘤常无压痛。

（三）包块（masses）

触及包块后应注意以下特征：

1. 位置和大小　记录包块的大小，以便比较。以乳头为中心，按时钟钟点的方位和轴向描述包块的部位，同时记录包块和乳头间的距离。50% 以上的乳腺癌位于外上象限。

2. 外形（contour）和硬度　表面光滑、质地柔软或呈囊性感见于良性肿瘤，表面凹凸不平、质地坚硬见于恶性肿瘤。

3. 活动度（mobility）　用双手捏住肿瘤两端的皮肤，观察肿瘤和皮肤是否粘连，恶性肿瘤常常和皮肤粘连，乳晕下的良性肿瘤由于有乳管穿过常常和乳晕发生粘连。多数良性肿瘤活动性大，而炎症包块较固定。早期恶性肿瘤活动尚可，晚期肿瘤由于周围组织如筋膜和胸大肌被浸润，活动度明显变小。可嘱患者双手叉腰使胸大肌紧张，然后再行触诊检查包块的活动度。乳房触诊后应仔细触诊其引流部位的淋巴结，如腋窝、锁骨上窝和颈部的淋巴有否肿大和压痛。此处常为乳房炎症扩展和恶性肿瘤转移的所在。

三、乳房的常见病变

（一）急性乳腺炎

常见于产后哺乳期妇女。炎症部位的乳房皮肤发红、变硬、有压痛。短期内液化形成脓肿，出现波动感。患者常常有高热、寒战等全身症状，外周血白细胞增高。

（二）乳腺良恶性肿瘤

恶性肿瘤常见于中年妇女，肿瘤多为单发并与周围组织粘连，局部皮肤呈橘皮样改变，肿瘤质地坚硬、活动性差。晚期周围淋巴结常肿大。良性肿瘤质地柔软、边界清晰、活动度好，常见良性肿瘤有乳腺囊性增生，乳腺纤维瘤等。

（三）男性乳房增生

多发生于青春期，常与睾丸发育不全有关，还见于内分泌紊乱，如使用雌激素、肾上腺皮质功能亢进症和肝硬化等。

第五节　呼吸系统病征分析

肺和胸膜病变所致的病理生理改变会使胸部（肺和胸膜腔）的某些物理学特性发生改变，从而形成不同的体征。通过对这些病态体征的分析，并结合患者的症状和其他病史特点可以对明确患者的临床诊断具有重要意义。肺和胸膜疾病对胸部物理学特性的影响主要表现在以下几个方面：

（1）胸腔或肺容积的改变

（2）胸腔或肺含气量的改变

（3）胸腔或肺传导性能的改变

（4）通气功能的改变

以上变化可以通过视、触、叩、听等检查反映出来：

（1）胸腔或肺容积的改变会使邻近脏器的位置发生改变，如气管、纵隔、横膈发生移位，甚至胸廓的外形发生变化，可以通过视诊、触诊或叩诊发现，其中气管触诊是重要的检查之一；

（2）胸腔或肺部含气量的变化会造成叩诊音的改变；

（3）胸腔或肺脏传导性能的变化主要表现为语音震颤和语音共振的改变，可以通过触诊和听诊发现；

（4）呼吸运动的变化可以通过视诊或触诊发现。

但是，仅仅依靠其中的某一种特征往往不能进行准确的判断，如一侧肺容积缩小或肺部含气量减少都可以有多种不同的原因。只有将体征进行综合分析才会得出准确的判断。以下通过临床常见的肺和胸膜病变对体征分析进行阐述。

一、肺实变

肺实变（pulmonary consolidation）是指肺泡被炎性分泌物或其他成分广泛地充填。其他成分包括水肿液、出血，或是肿瘤细胞等成分。其主要特征为：

（1）肺容积无明显改变：肺泡中充填的成分代替了原有的气体，并不影响肺容积；

（2）病变部位含气量下降；

（3）病变部位传导增强：肺泡中的充填成分近似于液体或半固体的特性，因此传导功能较正常含气的肺泡明显增强，同时因为支气管通畅，声音的传导不受影响；

（4）通气功能基本丧失：肺泡被充填后气体难以进入，因此通气无法进行。

由于上述的变化，肺实变部位的典型体征如下：

视诊：患侧呼吸动度减弱；

触诊：气管无偏移，语音震颤增强；

叩诊：浊音或实音；

听诊：可闻及支气管呼吸音，耳语音增强。

其中病变部位闻及支气管呼吸音、语颤增强是肺实变的主要特征。

出现典型肺实变的常见疾病有细菌性肺炎（典型病理表现为大叶性肺炎）、干酪性肺炎，少见情况如某些特殊类型的表现为肺炎样的肺腺癌（原称细支气管肺泡癌）。大叶性肺炎的病理改变分为充血期、红色肝变期、灰色肝变期和消散期，其中肝变期为典型的肺实变，灰色肝变期肺实变达到高峰。典型的临床表现为，青壮年人于受凉、过度疲劳或酗酒后急骤起病，寒战、高热、咳嗽、咳痰、患侧胸痛，病情严重时可出现明显的呼吸困难，甚至休克等（图 3-5-19）。

干酪性肺炎为肺部结核菌感染，患者急性或亚急性起病，低热或中等热多见，咳嗽、咳痰，痰量少，有时咯血。多数有明显的结核中毒症状，如盗汗、乏力、食欲减退、体重下降等。

类似肺炎表现的肺腺癌发生肺实变的原因为，肿瘤细胞沿肺泡壁生长，并沿 Kohn's 孔播散，最终形成大面积的肺实变。起病隐匿，常常因为合并感染而发现。不合并感染时无发热，主要症状为咳嗽、咳痰，典型表现为大量白色泡沫痰，随着病情的进展逐渐出现呼吸困难（图 3-5-20）。

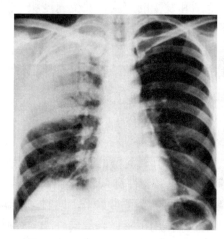

图 3-5-19　大叶性肺炎胸部正位 X 线片（右上叶肺炎）

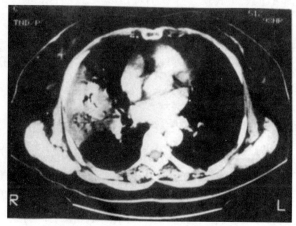

图 3-5-20　肺炎样肺腺癌胸部 CT 改变

二、肺不张

肺不张（atelectasis）是指任何原因所致的肺组织容积的缩小。但是体格检查时可以发现的肺不张往往是累及肺叶较多的大面积肺不张。肺不张最常见的两种类型分别是阻塞性肺不张和压迫性肺不张。

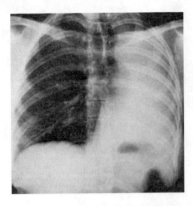

图 3-5-21 左全肺不张胸部正位 X 线片，可见气管左偏及心脏向左移位

阻塞性肺不张（obstructive atelectasis）的病因为病变部位的支气管阻塞，常见原因为肿瘤、异物阻塞或支气管周围肿大的淋巴结压迫。阻塞远端肺组织中的气体逐渐吸收后发生肺不张，肺组织中的气体吸收使得病变侧胸腔内负压增加，甚至出现患侧胸廓的塌陷（图 3-5-21）。

压迫性肺不张（compressive atelectasis）见于胸腔积液、气胸或肺内巨大占位。肺不张发生的主要机制是，上述病变使得胸腔内负压减小，对肺的牵拉力下降，肺因弹性回缩力而萎陷，因此称之为松弛性肺不张应更为准确一些。

阻塞性肺不张的主要病变特征为：

（1）肺容积缩小：肺内负压增加造成邻近脏器移位，甚至胸廓变形；

（2）病变部位含气量减少；

（3）传导减弱：由于支气管阻塞，声音无法通过支气管传导，显著的影响病变远端肺组织的传导；

（4）通气功能丧失：支气管阻塞时气体不能进出病变部位的肺组织。

由此产生的典型体征改变为：

视诊：患侧胸廓塌陷，呼吸动度减弱；

触诊：语音震颤减弱，气管向患侧移位；

叩诊：病变部位呈浊音。心界叩诊时心界向患侧移位；

听诊：呼吸音减弱或消失，语音共振减弱或消失。

阻塞性肺不张的临床表现由两部分构成，一是原发病的临床表现；二是肺不张的临床表现。如肺癌造成的肺不张，常见于老年人，多有长期吸烟史，有刺激性干咳或痰中带血等表现。肺不张主要表现为呼吸困难，取决于肺不张累及的范围和发生的速度，发生速度快，阻塞较大的支气管，则呼吸困难发生快且严重。反之，肺不张发生缓慢，或阻塞范围小，则可没有症状或症状轻微。

压迫性肺不张主要表现为原发病的症状和体征。在中等量胸腔积液的时候可有压迫性肺不张的体征出现。

三、肺气肿

肺气肿（emphysema）是指细支气管远端气腔的扩张，并伴有气腔壁的破坏，而无明显的纤维化。病理上可分为小叶中心性肺气肿、全小叶性肺气肿和混合性肺气肿。由于气腔壁破坏、弹性纤维断裂，肺的弹性回缩力下降，呼气末肺容积不能回复至正常水平。同时，由于肺弹性回缩力的下降，使得胸膜腔内的负压减小，对胸廓的牵拉作用下降，胸廓向外膨隆。肺气肿的肺就像老化的气球，在未吹气的情况下较正常气球体积大（残气量增加），吹入一定量的气体后放气，由于老化，弹性下降，气体释放的速度要较正常的气球缓慢的多。肺气肿的主要病变特征为：

（1）肺容积增加（多称对称性）；

（2）肺含气量增加：由于肺弹性回缩力下降，肺内出现气体滞留，在呼气末气体不能充分呼出；

（3）传导减弱：由于肺含气量增加，传导性能下降；

（4）通气功能显著减退：为了能较为充分的呼出肺内的气体，需要克服肺弹性回缩力的下降，因此呼气用力，呼气时间延长。

由此产生的典型体征改变为：

视诊：桶状胸，呼吸运动减弱，呼气相延长；

触诊：双侧语音震颤减弱；

叩诊：过清音。肺底移动度减小（图3-5-22）。

听诊：呼吸音减弱，耳语音减弱。由于多数患者有慢性支气管炎病史，听诊时常常可以闻及干性啰音或湿啰音。

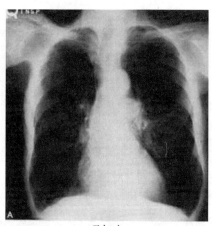
A. 吸气末

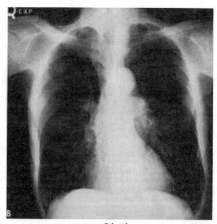
B. 呼气末

图 3-5-22　肺气肿胸部正位 X 线片

其中，桶状胸、叩诊过清音和呼气相延长是肺气肿的主要特征。

肺气肿最常见的原因为慢性支气管炎。常见于中老年人，表现为慢性咳嗽、咳痰病史，冬季症状较重，部分患者有喘憋、胸闷。往往有长期吸烟史。发生肺气肿后逐渐出现进行性的劳力性呼吸困难，活动耐量下降。

四、胸腔积液

正常人胸腔内有 3～15ml 的液体，胸腔内液体的生成和吸收处于动态平衡。由于全身或局部因素使得液体形成过快或吸收过缓，造成胸膜腔内的液体量增加，就会产生胸腔积液（pleural effusion）。根据胸腔积液的性质，可将常见的胸腔积液分为漏出液和渗出液两种类型。漏出液是由于胸膜毛细血管内静水压增加或血浆的胶体渗透压减低引起。主要见于：①心力衰竭：左心衰竭（脏层胸膜毛细血管的静水压增高）、右心衰竭（壁层及脏层胸膜毛细血管的静水压增高）。②肝硬化、肾病综合征、营养不良等：发生主要机制为血浆胶体渗透压下降。渗出液的主要发生机制为胸膜毛细血管通透性增加或淋巴引流障碍。见于各种感染和非感染性肺和胸膜炎症、肿瘤、肺栓塞等。炎症可造成胸膜毛细血管的通透性增加，肿瘤所致者多数有淋巴管阻塞引起的淋巴回流障碍。其他原因所致的胸腔积液还包括血胸、脓胸和乳糜胸。胸腔积液的病变特征因胸腔积液量的多少而不同。

1. 小量胸腔积液（图3-5-23）　小量胸腔积液时对肺和胸廓的物理学特征一般无明显影响。只是在胸膜急性炎症所致的少量胸腔积液时，因为胸膜性胸痛，患者的呼吸运动受到限制。

2. 中等量胸腔积液（图3-5-24）　中等量胸腔积液的特征：

（1）积液部位不含气，为液体所取代；

（2）传导性能减弱，由于压迫性肺不张，声波不能经支气管树直接传导至胸壁，在液体中衰减，同时由于压缩的肺和积液形成气液面，使得部分声波被反射；

（3）呼吸运动受限，积液以上部位的特征，为压迫性肺不张的特征，肺由于胸腔积液的存在而发生萎陷，含气量减少，同时由于气道通畅，因而传导性能增强，类似于肺实变的特征。

3．大量胸腔积液（图 3-5-25）　大量胸腔积液的特征：

（1）积液特征明显（同中等量积液的积液部位特征）；

（2）邻近脏器移位：胸腔积液使得患侧的胸膜腔内负压减小，邻近脏器受对侧胸膜腔负压的牵拉而发生移位。表现为气管和心界向健侧移位。

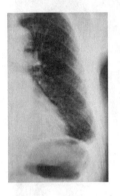 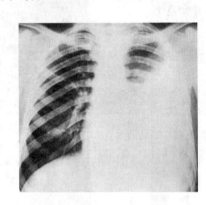 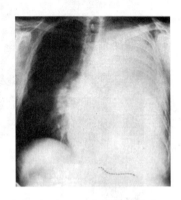

图 3-5-23　左侧胸腔积液　　　　图 3-5-24　左侧胸腔积液　　　　图 3-5-25　左侧胸腔积液
（小量）　　　　　　　　　　（中等量）　　　　　　　　　　（大量）

由此产生的典型体征改变为：

1．小量胸腔积液

胸腔积液为漏出液时，很难发现阳性体征，或仅有下肺部叩浊，肺下界轻度上移。渗出性胸腔积液时可出现以下体征：

视诊：患侧呼吸动度减弱；

触诊：患侧可有胸膜摩擦感；

叩诊：无明显异常或患侧肺下界略上移；

听诊：患侧呼吸音减低，可闻及胸膜摩擦音。

2．中等量胸腔积液

视诊：患侧卧位，患侧胸廓饱满，呼吸动度减弱；

触诊：患侧叩诊呈实音的区域语音震颤消失；

叩诊：患侧下胸部叩诊实音；

听诊：患侧叩诊呈实音的区域呼吸音减低或消失，语音共振消失。

积液平面以上出现下述情况：语音震颤增强，可闻及支气管呼吸音。

3．大量胸腔积液

视诊：患侧卧位，患侧胸廓饱满，呼吸动度减弱；

触诊：气管向健侧移位，患侧语音震颤消失；

叩诊：患侧实音，心界向健侧移位；

听诊：患侧呼吸音消失，语音共振及耳语音消失。

胸腔积液的临床表现因原发病的不同而不同。漏出液时除原发病的临床表现外，胸腔积液所引起的症状取决于积液量的多少，少量时可无症状（＜ 0.3L），严重时可以出现明显的呼吸困难、心悸。患者强迫患侧卧位或不能平卧。

结核性胸膜炎（tuberculous pleuritis）早期为纤维素性胸膜炎，表现为发热、刺激性干咳、胸痛。胸痛与呼吸运动有关，深吸气时加重，为典型的胸膜性胸痛。随着积液量的增多，胸痛逐渐减轻，而呼吸困难加重。

脓胸（empyema）：为严重的胸腔感染，表现为高热、寒战、呼吸困难和剧烈的胸痛。胸水呈脓性，厌氧菌感染时可有臭味。

恶性胸水（malignant pleural effusion）：为肿瘤转移至胸膜所致，胸水增长迅速，常常为血性。患者主要表现为呼吸困难，可以有胸痛，常无发热。呼吸困难的程度和胸腔积液量的多少有关。

五、气胸

气体通过破损的胸膜进入胸膜腔称为气胸（pneumothorax）。根据病因可分为自发性气胸和外伤性气胸。自发性气胸常常见于先天性肺大泡、慢性阻塞性肺疾病患者，胸膜下的肺大泡破裂使得脏层胸膜裂开，气体进入胸腔发生气胸。外伤性气胸常见于针灸、刀刺伤等，损伤到脏层胸膜发生气胸。根据气胸胸膜撕裂口的特性又可将气胸分为：闭合性气胸、交通性气胸和张力性气胸。气胸的主要病变特征：胸膜腔被大量气体占据、胸膜腔负压消失，患侧的肺萎陷（图 3-5-26）。

气胸的主要病变特征为：

（1）患侧胸廓扩张：胸腔负压消失，胸廓失去负压的牵拉而向外膨隆；

（2）胸部含气量增加；

（3）传导减弱；

（4）呼吸运动减弱或消失。

由此产生的典型体征改变为：

视诊：强迫健侧卧位或不能平卧，患侧呼吸动度减弱或消失，胸廓饱满；

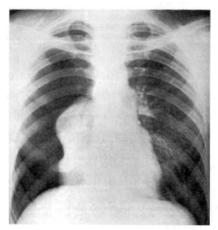

图 3-5-26　右侧气胸

触诊：患侧语音震颤减弱或消失，气管向健侧移位；

叩诊：患侧鼓音，心界移位；

听诊：患侧呼吸音减弱或消失，耳语音减弱或消失。

其中叩诊呈鼓音和呼吸音消失是气胸的主要特征。

气胸患者常常有胸膜腔内压增加的诱因，如举重物、屏气、剧烈咳嗽等，然后突发胸痛和程度不等的呼吸困难。气胸患者的临床症状和基础肺病以及胸膜撕裂口的特征有关，有严重基础肺病的患者，如慢性阻塞性肺疾病的患者，即使肺脏压缩很少，患者也会出现较为严重的呼吸困难。闭合性气胸患者，由于胸膜裂口在发生气胸后自动闭合，如果积气量不大，则症状不重，并可逐渐缓解。积气量大时，可以有明显的气急。张力性气胸时，由于胸膜裂口在吸气时开放，呼气时闭合，使得胸腔内正压持续增加，压迫心脏和大血管，出现严重的呼吸困难、烦躁不安、大汗淋漓、休克、甚至呼吸心脏骤停。

六、胸膜肥厚

因炎症造成胸膜纤维化、钙化，称为胸膜肥厚。纤维结缔组织收缩可造成胸廓塌陷。最常见的原因为胸膜炎后遗留的病变。胸膜肥厚的主要病变特征：

1. 轻度胸膜肥厚或胸膜钙化

（1）胸壁厚度增加；

（2）胸膜的传导性能增强；

（3）胸腔容积缩小。

2．重度胸膜肥厚

（1）胸壁明显增厚；

（2）胸膜的传导性能减弱；

（3）胸腔容积明显缩小，牵拉邻近脏器移位。

由此产生的典型体征改变为：

视诊：患侧呼吸动度减弱或消失，患侧胸廓塌陷；

触诊：患侧语音震颤增强（轻度肥厚或钙化）、减弱或消失（重度肥厚）；气管向患侧移位；

叩诊：患侧叩浊音，心界向患侧移位；

听诊：患侧呼吸音减弱，耳语音减弱或消失。

胸膜肥厚的主要临床表现为活动耐力下降，表现为不能适应较剧烈的运动。严重时可发生明显的呼吸困难，部分患者甚至可因为胸膜收缩牵拉而出现胸廓塌陷。

（李海潮）

第六节　心脏检查

心脏检查是全身体格检查的重要部分之一。通过体格检查可获取初步的、快捷的、可随时复查或动态观察的信息，以便为临床的诊断及治疗提供依据。心脏检查结果能对进一步正确选择辅助检查提供重要的参考。同时，心脏检查所见如心音的改变、心脏杂音、交替脉等重要的体征，是目前辅助检查所不能发现的。

心脏检查仍遵循视诊、触诊、叩诊、听诊进行。一般有条件时患者取平卧位，也可取坐位，有些体征的获取需先后通过多个体位进行检查。

一、视诊

有关心脏检查的视诊内容包括两方面：

（一）一般状态视诊检查

可提供心脏病的诊断线索。如：①呼吸困难（dyspnea）之端坐体位见于心力衰竭；②口唇或舌下发绀（cyanosis）见于 Fallot 四联症、Eisenmenger 综合征、右心衰竭、上腔静脉梗阻综合征等；③皮肤黄色瘤（xanthelasma）提示家族性高脂血症；皮肤环形红斑（annular erythema）见于急性风湿热；皮肤黏膜瘀点（petechia）、Janeway 损害（手掌和足底直径 1 ~ 4cm 的出血性红斑）、Osler 结节（指或趾垫出现的豌豆大小的红色或紫色痛性结节）见于感染性心内膜炎；④角膜混浊（corneal opacity）可见于肺源性心脏病或心肌病；眼距过大（hypertelorism）提示可能伴有先天性心脏病，尤其是肺动脉瓣狭窄和主动脉瓣上狭窄；40 岁以下出现眼角膜老年环（arcus senilis）者提示高胆固醇血症；⑤颈部明显的血管搏动见于三尖瓣反流和主动脉反流；颈蹼（neck webbing）见于 Turner 综合征（伴有主动脉缩窄）和 Noonan 综合征（伴有肺动脉瓣狭窄）；⑥四肢细长、关节过伸提示有合并主动脉瓣关闭不全的 Marfan 综合征；⑦杵状指（趾）（acropachy）也常见于先天性发绀型心脏病。

（二）心脏视诊

视诊（inspection）检查内容包括胸部心前区外形改变、心尖搏动和心脏其他位区搏动。检查室的温度不要低于 20℃，光线明亮，来自左前方。被检者取仰卧位，其胸部应充分袒露，但应注意其他部位的保暖，必要时医生也可将视线与胸廓同高。心脏视诊检查常和触诊检查紧密结合交叉进行，因为视诊所见也常为触诊所及，且有时视诊检查不到之处可通过触诊进一步补充和验证。

1. **胸部外形** 心前区（precardium）为胸部的一部分。正常人该区胸壁与右侧对称。下列情况可出现心前区胸壁局部隆起：心脏明显增大，如始于幼年的先天性心脏病、风湿性心脏瓣膜病和心肌病、大量心包积液、主动脉瘤。胸廓畸形如鸡胸、漏斗胸、脊柱后凸或侧凸与其他畸形等常可影响心脏正常位置和外形，提示存在或合并有某些心脏病，如 Marfan 综合征，脊柱后侧凸可引起肺源性心脏病。扁平胸可致假性心脏增大。

2. **心尖搏动** 心尖搏动（apical impulse）是指心脏收缩时，心尖向外运动，冲击心前区胸壁肋间组织，使其随之搏动。由于心尖邻近胸壁，因此在该处可见或触及心尖搏动。检查时检查者位于被检者右侧，其双眼与被检者前胸体表同高，以便视线与心尖部呈切线（tangential lighting），有利于观察心尖搏动状况。一般在呼气末观察较清楚。注意心尖搏动的位置、范围和强度。正常成人心尖搏动位于胸骨左缘第 5 肋间，左锁骨中线内 0.5 ~ 1.0cm，搏动范围直径为 2.0 ~ 2.5cm。矮胖型和瘦长型者可分别在上下一肋间观察到。妊娠时横膈抬高，心脏向左侧移位，心尖搏动接近左锁骨中线。小儿心脏横位，心尖搏动可在第 4 肋间接近锁骨中线或其略偏外处。胸壁厚（如肥胖、乳房大或悬垂）、肋间隙窄者心尖搏动较弱，搏动范围也较小，观察不清。胸壁薄或肋间隙宽时心尖搏动增强，范围较大。情绪激动和剧烈运动时，心尖搏动也增强。

病理状态下心尖搏动异常如下：

（1）心尖搏动位置的改变：心尖搏动位置受心脏本身疾病和邻近的胸腹部疾病的影响，凡能造成纵隔移位或横膈抬高的疾病均可造成心尖搏动移位：①心脏增大时，心尖搏动位置多有改变。如：心尖搏动向左下方移位，提示左心室增大；心尖搏动向左侧略向上移位，提示右心室增大；左右心室均增大时，心尖搏动向左下移位。②一侧胸膜粘连或一侧肺不张使心脏随纵隔被牵拉移向患侧，心尖搏动向患侧移位；一侧胸腔积液或气胸使心脏随纵隔被推移而移向健侧，心尖搏动向健侧移位。③有脊柱畸形或胸廓畸形者，正常心脏位置受其影响也会改变，心尖搏动位置随之改变。④大量腹水、腹腔内巨大肿物可使心脏随被抬高的膈而上移，心尖搏动相应上移。⑤先天性右位心（dextrocardia）或全内脏反位（situs inversus viscerum）者其心尖搏动位于胸骨右侧与正常心尖搏动相对应的位置。

（2）心尖搏动强度与范围的改变：①左心室肥大（left ventricular hypertrophy）、甲状腺功能亢进症、贫血、发热患者，可见心尖搏动增强，范围扩大。②急性心肌梗死、扩张型心肌病患者由于心肌收缩力减弱可导致心尖搏动减弱；心包积液、缩窄性心包炎、肺气肿、左侧大量胸腔积液或气胸等患者，由于心脏与前胸壁距离增大可导致心尖搏动减弱，甚至消失。③心脏收缩时，心尖搏动反而内陷者，称为负性心尖搏动（inward impulse），即 Broadbent 征，见于粘连性心包炎，系因心包与周围组织广泛粘连所致。正常人左侧卧位时，心尖搏动可左移 2 ~ 3cm，而粘连性心包炎患者左侧卧位时心尖搏动无位置变化。

3. **心脏其他位区的搏动** 包括肺动脉瓣区、主动脉瓣区、胸骨锁骨区和剑突下上腹部区的搏动。对这些部位搏动的视诊不如触诊清楚，宜通过触诊明确。

二、触诊

心脏触诊（palpation）应与视诊检查密切结合。触诊内容主要包括心尖搏动、心脏其他位区搏动、震颤和心包摩擦感。患者仰卧位或坐位，若坐位触不清可改仰卧位或左侧卧位检查。检查者应注意手要温暖，一般先用右手全手掌开始检查，置于心前区，然后渐缩小至用手掌尺侧（小鱼际）或示指和中指指腹并拢同时触诊，亦可用右手并拢的示指、中指和环指三指指尖和（或）指腹以及近端手掌触诊心尖搏动和其他各个部位的搏动，检查震颤用手掌尺侧掌面或示指、中指和环指三指掌面，而不是指尖。触诊顺序从心尖部开始，而后移到胸骨左缘肺动脉瓣区、胸骨右缘主动脉瓣区，剑突下上腹部。

（一）心尖搏动及心脏其他位区搏动

1. 心尖搏动　在视诊心尖搏动后，用触诊方法进一步确定心尖搏动（图 3-5-27A）的位置、强度和范围。心尖搏动是心脏在等容收缩期（isovolumic constriction period）由后冲击前胸壁所能观察到的最大搏动点（the point of maximum impulse，PMI）。PMI 通常在距前正中线 10cm 内，直径不超过 2 ~ 3cm。若在相同的呼吸时相，在两个肋间隙均可触及 PMI 或 PMI 外移，提示心脏扩大。正常人左侧卧位时 PMI 稍向左侧移位，若 PMI 未向外移则不提示心脏扩大。左侧卧位 PMI 移位超过 3cm，对左心室肥大的判断甚有价值；若心尖搏动范围超过 3cm，提示左心室舒张期末容量增加，而心尖搏动范围小于 3cm，表明左心室舒张期末容量正常。

一般先用指尖在左锁骨中线第 5 肋间触诊 PMI，因指尖对小范围局限性搏动（localized motion）的检查较敏感。若此处未触及心尖搏动，检查者应在心尖区范围移动触诊的手指位置继续寻查。然后，改用近端手掌掌面进行触诊，有利于触及大范围的弥散性搏动（gener alized motion）。当手掌感知有被强而有力的心尖搏动抬起之感的搏动，称为抬举性搏动（lift impulse or heave impulse），是左心室肥大的重要体征。

2. 心脏其他位区搏动　在用手掌近端掌面进行触诊后，检查者再依次触诊心脏其他各位区（图 3-5-27B，图 3-5-27C）。

（1）胸骨左缘第 2 肋间（肺动脉瓣区）收缩期搏动：见于肺动脉高压或肺动脉扩张，是由肺动脉瓣在压力增加时关闭所致。在少数正常青年人，尤其瘦体型人体力活动或情绪激动时此区也可触及搏动。

（2）胸骨右缘第 2 肋间（主动脉瓣区）及胸骨上窝收缩期搏动：见于主动脉弓动脉瘤、

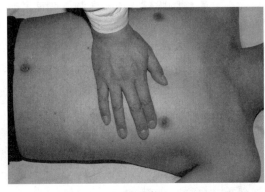

A. 心尖部

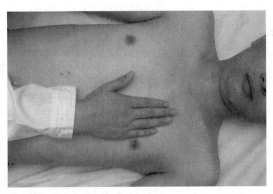

B. 胸骨左缘

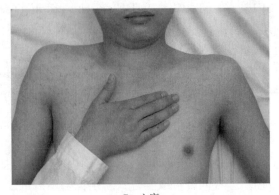

C. 心底

图 3-5-27　心脏触诊

升主动脉瘤、主动脉弓扩张、升主动脉扩张、主动脉瓣关闭不全、甲状腺功能亢进症和贫血。

（3）胸骨左缘第3、4肋间搏动：见于右心室肥大（right ventricular hypertrophy）。虽然通常PMI与左心室心尖一致，但有右心室肥大时，心脏顺时针转位，左心室向后转位故难以触及。此时PMI准确地说实为右心室所构成，右心室产生的心尖搏动范围更大。慢性阻塞性肺疾病患者，因肺过度充气（overinflation）使PMI向右向下移位。此类患者PMI不但在胸骨左缘第3、4肋间可触及搏动，而且在上腹部、胸骨下端亦可触及搏动。

（4）剑突下搏动：该搏动可能是由右心室搏动或是腹主动脉搏动产生。前者见于右心室肥大，后者见于腹主动脉瘤或正常的腹主动脉搏动。鉴别右心室肥大引起的搏动或是腹主动脉搏动的方法为：用示指、中指、环指三手指并拢平放在剑突下，向其上后方加压，若搏动冲击指尖并在吸气时增强，为右心室搏动；若搏动冲击手指掌面并在吸气时减弱，则为腹主动脉瘤。某些正常人如瘦体型人以及发热、贫血和甲状腺功能亢进症患者，剑突下可见到和触及正常的腹主动脉搏动。

（二）震颤

震颤（thrill）是用手触知的一种细小的由心脏搏动而产生的振动感。类似于用手在猫胸摸到的由其呼吸发出的振动感觉，故又名"猫喘"。心脏触诊震颤的产生机制与心脏杂音产生的机制相似（详见心脏听诊节），由血流从心脏的一腔通过缩窄口径（restricted orifice）或循异常的方向流动形成湍流（turbulent flow）造成瓣膜、血管壁或心腔壁震动而形成。触诊震颤检查时应注意其发生的部位、时相[收缩期和（或）舒张期]、强弱和性质。触诊检查时，可用另一只手同时触诊颈动脉，若与颈动脉搏动同时出现的为收缩期震颤。震颤的强弱取决于血流的速度、通道的狭窄程度、狭窄两边的压力阶差和胸壁的厚度。震颤的性质取决于振动的频率，快速振动产生细颤（fine thrills），慢速振动产生粗颤（coarse thrills）。

触诊震颤的临床意义如下：①心尖部舒张期震颤提示二尖瓣狭窄；②胸骨左缘第2肋间收缩期震颤提示肺动脉瓣狭窄；③胸骨右缘第2肋间收缩期震颤提示主动脉瓣狭窄；④胸骨左缘3～4肋间收缩期震颤提示室间隔缺损；⑤胸骨左缘第2肋间连续性震颤提示动脉导管未闭。

（三）心包摩擦感

心包摩擦感（pericardium friction rub）是由于心包发生炎症时，渗出的纤维素使其表面变得粗糙，当心脏搏动时，其脏层与壁层摩擦产生的振动传到胸壁被触及。收缩期和舒张期皆可触及而以收缩期更为明显。以胸骨左缘第4肋间心脏无肺覆盖之处较易触及。坐位前倾时或呼气末较为明显。当心包渗液增加时，心包脏层与壁层被分离开，摩擦感则消失。

三、叩诊

心脏是一个实质性器官，叩诊（percussion）呈实音。但心脏两侧有含气的肺覆盖，未被肺覆盖的部分叩诊仍为实音，又称为绝对浊音（absolute dullness），其边界即心脏绝对浊音界；被肺覆盖的部分叩诊呈浊音，又称为相对浊音（relative dullness），其边界即心脏相对浊音界，此为实际的心界（图3-5-28），相当于心脏在胸壁体表的解剖投影边界，代表心脏的轮廓大小。当有胸壁过厚、胸廓畸形、重度肺气肿、气胸、大量胸腔积液、大片肺实变、大块肺肿瘤、纵隔肿瘤、大量腹水或腹腔巨大肿瘤（使膈抬高）等情况时，心浊音界叩不出或叩不准确。

（一）正常心浊音界及其构成（图3-5-29）

正常人心脏左界在左侧第2肋间大致与胸骨左缘平齐，此处相当于肺动脉段。左第3肋间为左心耳，左第3肋间以下逐渐形成向外突出的弧形凸起，第4～5肋间为左心室，在第5肋间心尖处距前正中线最远，为心脏的最左边界。右界第2肋间相当于升主动脉和上腔静脉，右

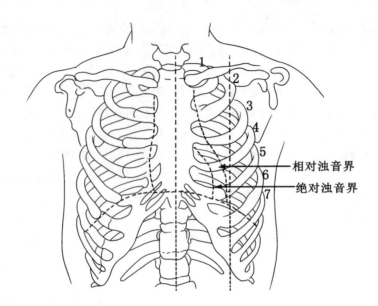

图 3-5-28　心脏绝对浊音界和相对浊音界

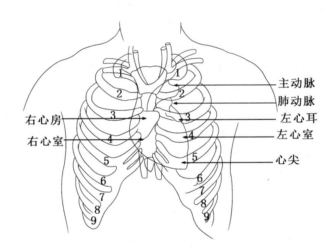

图 3-5-29　心脏各部在胸壁上的投影

侧第 3 肋间以下为右心房，右界各肋间处大致与胸骨右缘重叠一致，仅第 4 肋间处稍超过胸骨右缘。主动脉与左心室交接处向内凹陷，形成心腰。第 2 肋间以上的部分称为心底，相当于肺动脉和主动脉。心脏下缘由右心室与左心室的心尖部构成。

（二）心浊音界叩诊要点

环境应安静，以免影响叩诊音的判断。

叩诊方法：被检者采取坐位或仰卧位。用间接叩诊法。若被检者坐位，叩诊板指与肋间垂直（对瘦体型者亦可与肋间平行）；若被检者为仰卧位，则叩诊板指与肋间平行（即与心缘垂直）。从心尖搏动最强点外 2 ~ 3cm 处开始，沿肋间由外向内逐步移动叩诊，每次移动范围 0.5cm，当叩诊音由清音变为浊音处可确定为心浊音界。此时翻动板指（不离开胸壁）并沿其末端指节横纹与胸壁接触之点用笔作一标记。然后由下而上逐一肋间叩至第 2 肋间并予标记。再叩诊右界，先在右锁骨中线自上而下逐一肋间叩诊，当叩诊音由清音变为浊音处为肝上界，从其上一肋间（多为第 4 肋间）开始，由下而上分别在第 4、第 3 肋间和第 2 肋间由外向内叩出浊音界并予标记。

测量和记录：预先划准作为参照的前正中线（anterior midline）和左锁骨中线（midclavicular

line，MCL），正常人两者的垂直距离为 8 ～ 10 cm。测量各个肋间叩得的浊音界标记点与前正中线的垂直距离（非胸壁的弧线距离）。按表 3-5-1 的格式记录所测定的数据。

表3-5-1　正常成人心脏相对浊音界参考值

右界（cm）	肋间	左界（cm）
2 ～ 3	Ⅱ	2 ～ 3
2 ～ 3	Ⅲ	3.5 ～ 4.5
3 ～ 4	Ⅳ	5 ～ 6
	Ⅴ	7 ～ 9

左 MCL 距前正中线距离：8 ～ 10cm

（三）心浊音界叩诊的临床意义

由于被检者的胸壁和心脏形态结构的个体差异以及某些疾病的影响，检查者的主观因素，使心脏叩诊的浊音界并非与实际心界完全一致。仅作为线索和参考。

1．左心室增大　心浊音界向左下扩大，心腰加深，外形呈靴形（图 3-5-30），称为"主动脉型"。常见于主动脉瓣关闭不全、高血压性心脏病等。

2．左心房增大　左心房显著增大时，心腰消失甚至反而膨出。胸骨左缘第 3 肋间处心浊音界向左扩大，既有左心房增大又有肺动脉高压引起的肺动脉段扩大，相当于原心腰部分心浊音界更显丰满或膨大，心浊音界外形呈梨形（图 3-5-31），称为"二尖瓣型"。见于二尖瓣狭窄等。

3．右心室增大　轻度增大时仅使绝对浊音界增大，而不影响相对浊音界。右心室显著增大时，心浊音界向右扩大；由于心脏同时有顺时钟向转位，左心室向左向后转位使心浊音界亦向左扩大，但不向下扩大。故心浊音界是向两侧扩大。见于肺源性心脏病等。

4．左、右心室增大　心浊音界向两侧扩大而且心左界向左下扩大，称"普大型"。常见于扩张型心肌病、重症心肌炎和全心衰竭等。

5．心包积液　心包积液使心浊音界向两侧扩大，相对、绝对浊音界几乎相同，且随体位变动而变化，坐位时因心包积液的重力关系，浊音界呈三角形烧瓶样，而卧位时心底部因心包

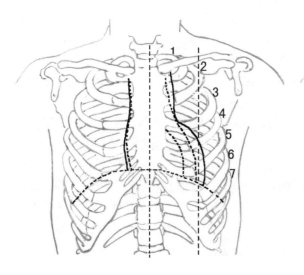

图 3-5-30　主动脉瓣关闭不全的心浊音界（靴形心）
心界的虚线分别代表正常心脏绝对浊音界和相对浊音界

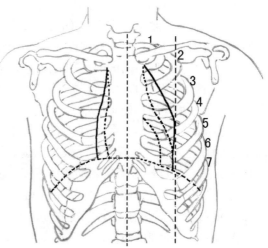

图 3-5-31　二尖瓣狭窄的心浊音界（梨形心）
心界的虚线分别代表正常心脏绝对浊音界和相对浊音界

有充盈的积液使浊音界增宽，此为心包积液的特有体征。

6．第1、2肋间浊音界增宽　见于升主动脉瘤、主动脉扩张和胸部甲状腺。

四、听诊

心脏听诊是心血管系统物理诊断中可获取信息最多，也是最重要和较难掌握的诊断方法。根据检出的心率、心律、心音变化和杂音等，结合病史和其他体检资料，常使我们得到有价值的重要线索，再做必要的、有的放矢的辅助检查，便可做出相应的诊断。心血管系统辅助检查日新月异，临床已经可以获得心脏和大血管的二维、三维静态乃至动态的影像，以及心血管腔内的压力、血液流速、流量等参数。这使我们不必再耗费过多的精力去做繁杂的心脏听诊。但许多辅助检查不仅费用昂贵还常不能及时进行。有些阳性体征如奔马律、心包摩擦音等，具有直接提示疾病诊断的价值，而这恰是辅助检查所不能替代的。

（一）听诊区

整个心前区乃至胸、腹、颈、四肢各部均可作为听诊部位。而心脏瓣膜的启闭为主所产生的声波传至体表最易被听清的部位称为心脏瓣膜听诊区。因血流方向等影响，使其与解剖部位不完全一致。临床必听的有以下五个听诊区（图3-5-32）。包括①二尖瓣区：位于心尖搏动最强处，又称心尖区；②肺动脉瓣区：位于胸骨左缘第2肋间；③主动脉瓣区：位于胸骨右缘第2肋间；④主动脉瓣第二听诊区：位于胸骨左缘第3肋间；⑤三尖瓣区：位于胸骨左缘第4、5肋间。

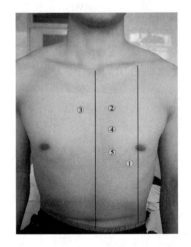

图3-5-32　心脏瓣膜听诊区
①二尖瓣区；②肺动脉瓣区；③主动脉瓣区；
④主动脉瓣第二听诊区；⑤三尖瓣区

（二）听诊顺序

为使听诊能突出重点又不致遗漏，临床多习惯从心尖区开始，逆钟向顺序依次听肺动脉瓣区、主动脉瓣区、主动脉瓣第二听诊区和三尖瓣区。

（三）听诊内容

包括心率、心律、心音、额外心音、杂音和心包摩擦音。

1．心率（heart rate）　即每分钟的心搏次数。正常成人心率范围为60～100次/分，老年人偏慢，女性、儿童偏快。凡成人心率>100次/分、婴幼儿心率>150次/分称为心动过速（tachycardia）。心率<60次/分称为心动过缓（bradycardia）。心率的改变由多种生理性、病理性或药物因素引起。

2．心律（cardiac rhythm）　即心脏搏动的节律。正常人心律规则，有些青少年人可出现呼气时心率减慢、吸气时增快的呼吸性窦性心律不齐（respiratory sinus arrhythmia），并无临床意义，是因吸气相交感神经系统张力较呼气相增高所致。听诊时发现的心律失常常见的为期前收缩（premature beat）和心房颤动（atrial fibrillation）。期前收缩通常是指在规则心律基础上，提前出现的心脏搏动，其后常有一较长间歇。根据其发生频率的多少可分为偶发（<6次/分）和频发（≥6次/分）。心房颤动查体特点是所谓的"三不等"，即①第一心音强弱不等；②第一心音间隔长短不等，即心律绝对不规则；③心率与脉率不等，心率快于脉率，此体征称为脉短绌（pulse deficit），在心率快时尤为突出。这是因为当心室率快时，并不是每次左心室收缩都能排出足够量的血液将压力传到周围动脉而被触到。心房颤动见于各种器质性心脏病，少数原因不明者则称为特发性。

3．心音（cardiac sound）　每个心动周期（图3-5-33，图3-5-34）中可能被听到的心音按其顺序，依次命名为第一心音（S_1）、第二心音（S_2）、第三心音（S_3）和第四心音（S_4）。通

常只能听到 S_1 和 S_2。

（1）S_1：S_1 标志着心室收缩的开始，在心电图 QRS 波后 0.02～0.04s。它几乎完全是由于房室瓣（主要为二尖瓣）关闭时瓣膜装置突然拉紧产生的振动所致。S_1 的听诊特点为音调较低钝，强度较响，历时较长（持续约 0.1s），与心尖搏动和颈动脉搏动同时出现，在心尖区最响。

（2）S_2：S_2 标志着心室舒张期的开始，约在心电图 T 波终末或稍后，它主要是由于主动脉瓣和肺动脉瓣关闭时半月瓣突然紧张振动所致。S_2 的主动脉瓣成分称为 A_2，在主动脉瓣区最响，其传导范围广泛可达颈部、肺动脉瓣区和心尖区。S_2 的肺动脉瓣成分称为 P_2，在肺动脉瓣区最易被听到，其范围局限，并不传导到主动脉瓣区。因此，主动脉瓣区 S_2（以 II_A 表示，II 表示第 2 肋间）的异常，标志着主动脉瓣关闭音的改变；而肺动脉

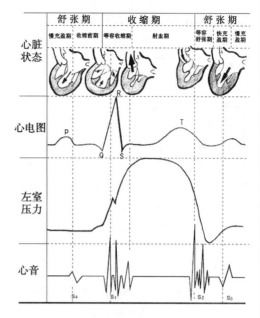

图 3-5-33　心动周期（1）

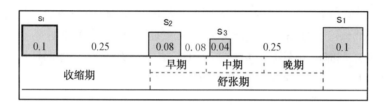

图 3-5-34　心动周期（2）

瓣区 S_2（以 II_P 表示），虽多标志着肺动脉瓣关闭音的改变，但有时也可能是主动脉瓣关闭音的改变。将主动脉瓣区 S_2 称为 A_2、肺动脉瓣区 S_2 称为 P_2，显然是不正确的。S_2 的听诊特点为音调较高，强度较弱，历时较短（约 0.08s），在心底部最响。

（3）S_3：出现在心室快速充盈期之末，为低频低振幅的声波。其产生原因是由于心室快速充盈末期血流急速冲击室壁，使室壁膨突与振动所致。S_3 的听诊特点为音调低、强度弱且持续时间短（约 0.04s），似为 S_2 的回音，用钟型体件轻置于心尖区或其内上方较易听到。在部分儿童和青少年中可闻及生理性 S_3，成人出现 S_3 则大多属病理性。

（4）S_4：出现在心室舒张末期，约在下一个 S_1 前 0.1s。S_4 的成因被认为是当心房收缩增强时进入心室的血液遇到顺应性减低的室壁致使瓣膜装置（房室瓣、瓣环、腱索和乳头肌）突然紧张振动所引起。S_4 的听诊特点为音调低钝、强度弱。S_4 几乎均为病理性，嘱患者左侧卧位，紧按钟型体件较易听清。

听诊心音时，应首先判定 S_1 和 S_2，由此才能确定心动周期的时相，即 S_1-S_2 为收缩期，S_2-S_1 为舒张期。通常 S_1-S_2 短，S_2-S_1 长。当心尖区听诊难以判定 S_1 和 S_2 时，可用寸移法，即先听肺动脉瓣区和主动脉瓣区，心底部的 S_1 和 S_2 易于分辨，按 S_1、S_2 的节律将听诊器体件渐移至心尖区，即可判定。还可在心尖区听诊时用另一只手轻触颈动脉，与颈动脉搏动同步的即为 S_1。

4. 心音的改变

（1）心音强度的改变：除胸廓厚度、肺遮盖心脏的程度等心外因素外，影响心音强度的主要因素为心脏瓣膜位置的高低、瓣膜的完整性和活动度以及心脏收缩力与心搏血量等。

1）S_1 强度的改变：① S_1 增强：常见于二尖瓣狭窄。因左心室前负荷（容量负荷）减小，

使心室收缩开始时二尖瓣处低垂位，同时心室充盈减少，心室收缩期相应缩短，使左室内压上升加速，造成瓣膜关闭幅度大、速度快，导致 S_1 亢进。在心室内压上升加速时，如精神紧张、体力活动、高热、严重贫血、甲状腺功能亢进症等情况下 S_1 均可增强。完全性房室传导阻滞时房室分离，当心房心室几乎同时收缩时 S_1 明显增强，故又称"大炮音"（can non-sound）。② S_1 减弱：当左心室前负荷（容量负荷）过高时，过度充盈的左室使二尖瓣飘浮至高位处于半关闭状态，左心室收缩使瓣膜关闭幅度减小造成 S_1 减弱。临床见于二尖瓣关闭不全、主动脉瓣关闭不全和一度房室传导阻滞等。当心肌收缩力减弱时 S_1 亦相应减弱，临床常见于各种心脏病发生心力衰竭时。③ S_1 强弱不等：心房颤动时因每个心动周期长短不等，心室充盈程度不等，二尖瓣位置高低不等，致使 S_1 强弱不等。完全性房室传导阻滞时，完全性房室分离，心室收缩距其前的心房收缩时间长短不等，使心室充盈程度各不相等，致使 S_1 强弱不等。

2）S_2 强度的改变：主、肺动脉半月瓣的活动度与完整性，主、肺动脉内压力高低和体肺循环阻力大小决定着 S_2 的强度。① S_2 增强：体循环阻力增大，主动脉内压增高时，如高血压、主动脉硬化时，可在主动脉瓣区听到亢进的 S_2。肺循环阻力增大、肺动脉高压时，如肺心病、左心衰竭、二尖瓣狭窄伴肺动脉高压和左向右分流的先心病等，常在肺动脉瓣区听到亢进的 S_2。② S_2 减弱：体、肺循环阻力减小、压力减低时可分别导致 S_2 的 A_2 或 P_2 减弱，如低血压、主动脉瓣或肺动脉瓣狭窄和关闭不全。S_2 在心底区的强度视年龄而不同。儿童和青少年 II_P 较 II_A 为响，中年人 II_A 与 II_P 相近，老年人 II_A 响于 II_P 多因主动脉硬化所致。

（2）心音性质改变：心肌严重病变时，S_1 和 S_2 均减弱且性质相似，可形成"单音律"（monotone rhythm）。大面积急性心肌梗死或重症心肌炎时常伴明显心动过速，当心率加快致收缩期和舒张期时限相近时，可听到类似钟摆声，故又称"钟摆律"（pendular rhythm）或"胎心律"（embryocardia rhythm），提示病情严重。

（3）心音分裂（splitting of heart sounds）：S_1 或 S_2 的两个主要成分之间的间距通常只有 0.03s，不能被人耳分辨，而呈单一的心音。当两个主要成分间距延长时，则出现一个心音分成两个声音的现象，称为心音分裂。

1）S_1 分裂　当左、右心室收缩明显不同步时，三尖瓣较二尖瓣关闭延迟 > 0.03s 时，可致 S_1 分裂。右心室排血量较左心室排血量高时（由左向右分流）或完全性右束支传导阻滞时，可出现病理性 S_1 分裂。

2）S_2 分裂　临床较常见。①生理性分裂（physiologic splitting）：多数人在深吸气末因胸腔负压增大，腔静脉向右心血液回流增加，右心室排血时间延长，肺动脉瓣关闭在吸气相时明显延长，可导致 S_2 轻度分裂，即 A_2 和 P_2 被分别听到，在青少年尤为常见。②通常分裂（general splitting）：临床最常见到的 A_2 和 P_2 间距变宽的 S_2 分裂。见于右心室排血时间明显延长致肺动脉瓣延迟关闭，如完全性右束支传导阻滞、肺动脉瓣狭窄、二尖瓣狭窄等；或左心室排血时间明显缩短，致主动脉瓣提前关闭，如二尖瓣关闭不全、室间隔缺损等。③固定分裂（fixed splitting）：指 S_2 分裂程度几乎不受吸气、呼气相影响，S_2 分裂的两个成分时距较固定，可见于先天性房间隔缺损。房间隔缺损时，虽然患者吸气时腔静脉回流至右心血流量增多，但同时右心充盈过度使左向右的分流减少，呼气时腔静脉回心血量减少，但左向右的分流增多，结果是呼吸对保持在一恒定的、高充盈水平的右室无大影响，因此分裂的 S_2 不因呼吸而改变。④反常分裂（paradoxical splitting）：又称逆分裂（reversed splitting），是因 S_2 的 A_2 成分位于 P_2 之后，即主动脉瓣关闭反常地迟于肺动脉瓣关闭，吸气时分裂变窄，呼气时变宽。见于完全性左束支传导阻滞。重度高血压或主动脉瓣狭窄者，左心室排血时间明显延长时，也可闻及 S_2 逆分裂（图 3-5-35）。

5．额外心音（extra cardiac sound）　指正常 S_1、S_2 之外听到的病理性附加心音。

（1）舒张期额外心音

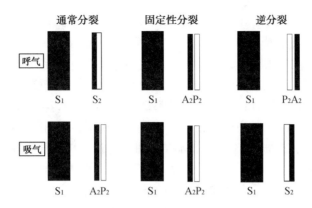

图3-5-35　心音分裂示意图
P2：第二心音肺动脉瓣成分；A2：第二心音主动脉瓣成分

1) 奔马律（gallop rhythm）：奔马律是一种病理性 S_3 和（或）S_4 与 S_1、S_2 构成的三音律（triple rhythm）或四音律（quadruple rhythm），当心率加快时类似奔驰的马蹄声故称为奔马律。听到奔马律提示心脏有器质性病变。奔马律按额外音在舒张期出现时间的早晚分为以下三种：①S_3 奔马律：临床最常见。当心室前负荷过重且心肌病变使心室壁顺应性减退时，心室舒张中期血液快速充盈导致僵硬室壁振动产生病理性 S_3。其为一短促、低调的额外音。S_3 奔马律又称为舒张早期奔马律（diastolic gallop）或室性奔马律（ventricular gallop），舒张早期奔马律，可理解为病理性 S_3。根据其来源又可分为左室奔马律和右室奔马律。左室奔马律大多在平静呼气时，用钟型体件轻置于心尖区或其内侧时易于闻及，特别在患者轻微活动后立即左侧卧位时更易听清楚。病理性 S_3 必须与生理性 S_3 相区别。生理性 S_3 可见于健康儿童青少年，在心率不快时易听到，S_3 与 S_2 的间距近于 S_1 与 S_2 的间距，当被检查者取坐、立位时 S_3 消失。病理性 S_3 强度较响，S_3 与 S_2 间距较远，当患者取坐、立位时其强度虽减弱，但大多仍可听到。临床上左室奔马律见于各种器质性心脏病发生左心衰竭时，如冠心病严重心肌缺血及大面积心肌梗死、重症心肌病、心肌炎等。右室奔马律可见于右心衰竭时，如肺心病等，在剑突下或胸骨左缘第 3、4 肋间易听到。②S_4 奔马律：当心室舒张末压增高或室壁顺应性减退时，心房代偿性收缩增强，使心室舒张末期血液冲击较僵硬的室壁，使其振动产生 S_4。S_4 奔马律又称为舒张晚期奔马律（late diastolic gallop）或收缩期前奔马律或房性奔马律（atrial gallop）。临床多见于心室后负荷过重导致心室肥厚的心脏病，如高血压性心脏病、冠心病、肥厚型心肌病和主动脉瓣狭窄等。③重叠型奔马律（summation gallop）：为病理性 S_3 和 S_4 重叠在一起所致。在心动过速或房室传导时间延长时，两音可在心室舒张中期重叠，产生一个较响亮的额外音。如两种奔马律同时出现则听诊时闻及 S_1、S_2、S_3 和 S_4，则称为四音律。无论 S_3 和 S_4 是否重叠，其临床意义均与 S_3 奔马律相同。

2) 开瓣音（opening snap）：在二尖瓣狭窄而瓣膜弹性及活动度尚好时，可在 S_2 后闻及一高调、短促、清脆的额外音，称为开瓣音或二尖瓣开放拍击音。其成因是舒张早期血液自左心房通过狭窄二尖瓣口急速流入左心室，二尖瓣突然开放后又突然停止导致瓣膜振动所致。当瓣膜出现严重粘连、硬化、钙化或伴有二尖瓣关闭不全时则不能再闻及开瓣音。

3) 心包叩击音（pericardial knock）：缩窄性心包炎者因心包粘连增厚、缩窄，严重限制心室舒张，致使舒张早期快速充盈阶段室壁扩张骤然停止，其振动产生叩击音。此额外音在心尖区和胸骨下段左缘易听到。

4) 肿瘤扑落音（tumor plop）：左房黏液瘤者在心尖区或其内上方，可闻及一音调较低的额外音。其成因为舒张期瘤体碰撞房、室壁和瓣膜以及瘤蒂突然拉紧导致的振动所致，故其特点为随体位而改变。

(2) 收缩期额外心音　临床意义较小，物理诊断时可仅做参考。

1）收缩早期喷射音（early systolic ejection sound）：其紧接于 S_1 之后约 0.05 ~ 0.07s，为一高调、短促、清脆、爆裂样额外音，其音"咔嗒"按响声又称为喷射性喀喇音（click）。正常心脏心室收缩时，血液喷射到主、肺动脉所产生的振动很弱不能闻及，而当主动脉或肺动脉内压增高或扩张时，随着心室射血半月瓣有力开启或脉壁的振动增强时则可被听到，在心底部易闻及。①肺动脉收缩期喷射音：在胸骨左缘第 2、3 肋间最响，不向心尖传导，呼气时增强，吸气时减弱或消失。见于肺动脉高压、轻中度肺动脉瓣狭窄、房间隔缺损、室间隔缺损、动脉导管未闭和原发性肺动脉扩张等。②主动脉收缩期喷射音：在胸骨右缘第 2、3 肋间最响，可向心尖传导，不受呼吸影响。见于高血压、主动脉扩张、主动脉瓣狭窄、主动脉瓣关闭不全及主动脉缩窄等。当瓣膜钙化、活动减弱时，此喷射音消失。

2）收缩中、晚期喀喇音（mid and late systolic click）：性质与收缩早期喀喇音相同，在心尖区或其内侧易闻及。喀喇音出现在 S_1 后 0.08s 者称收缩中期喀喇音，0.08s 以上者为收缩晚期喀喇音。其成因为房室瓣（多数为二尖瓣），在收缩中、晚期脱入左心房，引起瓣叶或腱索被突然拉紧振动所致。这种情况临床上称为二尖瓣脱垂（mitral valve prolapse），因半数以上二尖瓣脱垂合并二尖瓣关闭不全，故可伴有收缩晚期杂音，一般通称为二尖瓣脱垂综合征。

（3）医源性额外音

1）人工心脏瓣膜音（cardiac valve prosthesis）：在人工机械瓣置换术后，可产生瓣膜启闭时碰撞支架所致的喀喇音，为高调、短促、响亮的金属乐音。人工二尖瓣开瓣音在胸骨左下缘最明显，关瓣音在心尖部最响。人工主动脉瓣开瓣音在心底及心尖部均可听到，而关瓣音则仅在心底部闻及。

2）人工心脏起搏音（artificial cardiac pacing）：在安置人工心脏起搏器后，可有两种额外音：膈肌音，发生在 S_1 前，因起搏电极导管位置不当，脉冲电流刺激膈肌，膈肌收缩产生额外音，此时视诊、触诊可发现明显的肌肉收缩，较听诊更可靠。起搏音：发生于 S_1 前 0.08 ~ 0.12s，在心尖内侧及胸骨左下缘最清楚，因电极附近局部肌肉收缩和电极导管在心腔内摆动产生的额外音，无临床意义。

6. 心脏杂音（cardiac murmurs）　心脏杂音则是在心音和额外心音之外的一种不同频率、不同强度、持续时间较长的夹杂噪音。许多心脏杂音对心血管病的诊断具有重要意义。

（1）杂音产生的机理：正常情况下血液在心血管腔内呈层流状态（laminar flow），不产生杂音。当在某些病理生理状况下血流从层流转变为湍流状态（turbulent flow），即形成湍流，当其达一定强度时使心壁、瓣膜以及大血管壁发生不规则的振动而产生杂音（图 3-5-36）。

1）血流加速：血液和所有其他流体一样，在流速快到一定程度时，即由层流变为湍流，流速越快，湍流越明显，杂音越响。见于健康人剧烈运动后、重度贫血、甲状腺功能亢进症等高动力循环状态。

2）瓣膜或大动脉狭窄：器质性狭窄，如二尖瓣狭窄、主动脉瓣狭窄、肺动脉瓣狭窄；肾动脉、股动脉等狭窄。相对狭窄如主动脉、肺动脉扩张以及心室腔扩大造成的房室瓣口狭窄。血液流经狭窄处便可产生湍流。

3）瓣膜关闭不全：器质性关闭不全因心脏瓣膜挛缩畸变、穿孔等所致。相对性关闭不全因心脏扩大所致。血液在关闭不全处发生反流，此种反流均属湍流。

4）异常通道：心脏内或大血管之间存在异常通道时，血液在此种通道处发生分流，这种分流也属湍流。如室间隔缺损、动脉导管未闭、动静脉瘘等。

5）心腔内漂浮物：乳头肌、腱索断裂的残端或带蒂的赘生物、血栓等在心腔内漂浮，可干扰血流产生湍流。

6）大动脉瘤样扩张：血液在正常血管腔流入明显扩张管腔处，可产生湍流，如主动脉瘤。

（2）杂音听诊要点：听到杂音应根据以下六点来判断其临床意义。

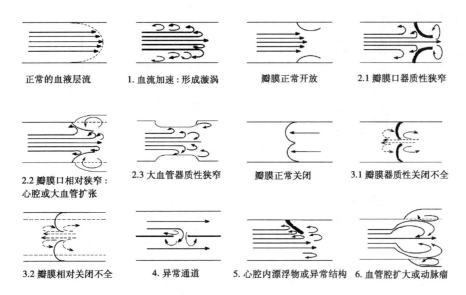

正常的血液层流　　1. 血流加速：形成漩涡　　瓣膜正常开放　　2.1 瓣膜口器质性狭窄

2.2 瓣膜口相对狭窄：心腔或大血管扩张　　2.3 大血管器质性狭窄　　瓣膜正常关闭　　3.1 瓣膜器质性关闭不全

3.2 瓣膜相对关闭不全　　4. 异常通道　　5. 心腔内漂浮物或异常结构　　6. 血管腔扩大或动脉瘤

图 3-5-36　心脏血管杂音产生机制示意图

1）部位：杂音最响部位常与病变部位有关。通常杂音在某瓣膜听诊区最响，则提示该部位有病变，如杂音在心尖区或主动脉瓣区或肺动脉瓣区最响，分别提示二尖瓣或主动脉瓣或肺动脉瓣可能有病变，如最响部位在胸骨左缘第 3、4 肋间，则提示可能存在室间隔缺损。

2）时期：发生在 S_1 与 S_2 之间的杂音，称为收缩期杂音（systolic murmur，SM）。发生在 S_2 与下一个 S_1 之间的杂音，称为舒张期杂音（diastolic murmur，DM）。在收缩期与舒张期分别出现的两个杂音，称为双期杂音。在收缩期与舒张期不间断的一个杂音，称为连续性杂音。收缩期和舒张期杂音，按杂音出现的早晚，持续时间的长短，又可分为早期、中期、晚期和全期杂音。不同时期的杂音可反映不同的病变。临床上，舒张期及连续性杂音均为病理性；而收缩期杂音则有病理性和生理性两种可能，必须根据其强度、性质等进一步分析。

3）强度：杂音的强度取决于血流速度，心血管腔狭窄、瓣膜关闭不全的程度，血液反流量、分流量等因素。因舒张期杂音具有明确的临床意义，故仅区分为轻、中、重度三级即可。而收缩期杂音则一般细分为六级：

1 级　极轻，很柔和，占时很短，仅在非常安静环境仔细听诊时才能听到。

2 级　轻度，较易吸到。

3 级　中度，明显易听到。

4 级　响亮，同时伴有震颤。

5 级　很响震耳并伴有明显震颤，只需将听诊器体件一侧边缘接触胸壁即可听到。

6 级　极响并伴有强烈震颤，听诊器体件靠近而不接触胸壁亦可听到。

杂音强度具体描述方法是以 6 为分母表示六级分类法，以其响度级别为分子，分别为 1/6、2/6、3/6、4/6、5/6 和 6/6 级。一般认为大于 3/6 级收缩期杂音多为病理性，而 1/6、2/6 级多为生理性。杂音强度有多种变化类型：有的开始时较弱而渐增强，称为递增型杂音（crescendo murmur）；有的开始时较强而渐减弱，称为递减型杂音（decrescendo murmur）；有的开始时弱，渐增强后又渐减弱，称为递增—递减型杂音（crescendo-decrescendo murmur）；有的强度始终基本不变，称为一贯型杂音（regular murmur）；杂音由收缩期开始（S_1 后）逐渐增强，至 S_2 时达最高峰，在舒张期逐渐减弱，至下一心动周期 S_1 前消失，其形态为跨越收缩期和舒张期的菱形杂音，菱峰位于 S_2 处，称为连续型杂音（continuous murmur）。心音图检查可将杂音强度的变化清晰描记（图 3-5-37）。

4）性质：根据杂音音调、音色的不同，临床常用柔和、粗糙、吹风样、叹气样、隆隆样、

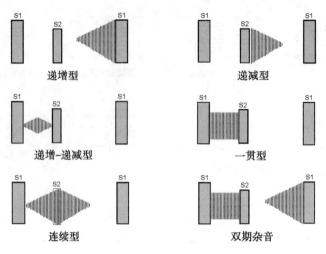

图 3-5-37　杂音示意图

（滚桶样、雷鸣样）、机器样、喷射样、乐音样和鸟鸣样等来形容描记。不同性质的杂音，反映不同的病理改变。杂音的频率常与形成杂音的血流速度成正比，心血管腔狭窄所致的杂音多为低调性，而瓣膜关闭不全所致的反流性杂音多为高调性。器质性杂音多较粗糙，而功能性杂音多较柔和。

　　5）传导：杂音常沿着产生杂音的血流方向传导，也可借周围组织向四周传导。听诊时应先找出杂音的最响部位，再寻找其传导方向，并确定其范围。借此可有助于判断杂音的来源和病变性质。

　　6）生理动作对杂音的影响：体位改变、一般运动、呼吸和屏气等生理动作，可导致回心血量、血液分布以及血流速度等改变，致使某些杂音强度改变。这有助于对杂音临床意义的判断。①体位改变：被检者取卧位时，因回心血量增多，可因通过各瓣膜口血流量增多，常使瓣膜狭窄和关闭不全的杂音增强。左侧卧位时，心尖朝下，二尖瓣口血液反流更为加速，可使二尖瓣狭窄的舒张期隆隆样杂音更易闻及，从卧位迅速站立时，瞬间回心血量减少，可致肥厚梗阻型心肌病左室流出道狭窄加重，使胸骨左缘第 3、4 肋间收缩期粗糙杂音增强。前倾坐位时，主动脉瓣关闭不全瓣口反流量增多，使舒张期叹气样杂音增强。②呼吸影响：深吸气时，胸腔负压增加，腔静脉回到右心的血量增加，使流经三尖瓣与肺动脉瓣口的血流增多，与之相关的杂音可增强。深呼气时，特别是呼气末屏气并做呼气动作（Valsalva 动作）时，胸腔压力增加，腔静脉回流到右心的血量减少，而肺静脉回流到左心的血量增多，使流经二尖瓣与主动脉瓣口的血流增多，与之有关的杂音可增强。③运动使心率加快、心搏增强，可使某些杂音增强。

　　（3）各类杂音的临床意义（图 3-5-38）：心脏杂音是物理诊断中的重要体征之一。有些杂音提示被检者患有疾病，称为病理性杂音。有些杂音出现在正常健康人，称为生理性杂音或无害性杂音。杂音产生的部位有器质性病变的，称为器质性杂音，显然其属于病理性杂音。而杂音产生的部位虽无器质性病变，但因其他部位的器质性病变，导致相对性心血管腔的狭窄或关闭不全的杂音，称为相对性杂音。相对性杂音与生理性杂音以及血流加速产生的杂音又可合称为功能性杂音。可见杂音的分类命名较繁杂，闻及杂音不一定判断患有心脏病，甚至可以没有任何疾病；反之有些心脏病（如冠心病）并不产生杂音。功能性杂音与器质性杂音的鉴别如表 3-5-2。

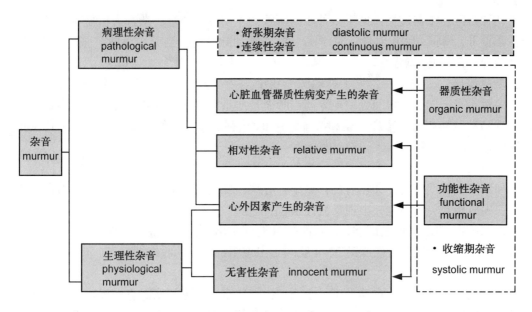

图 3-5-38　心脏杂音分类与临床意义

表3-5-2　功能性杂音与器质性杂音的鉴别

	功能性		器质性
	无害性	相对性	
年龄	儿童、青少年多见	不定	不定
听诊部位	肺动脉瓣区和（或）心尖区	不定	不定
时期	仅见于收缩期	不定	不定
强度	常 < 3/6 级	常较弱	舒张期不定 收缩期常 ≥ 3/6 级
持续时间	短	较短	可较长 甚至可为全收缩期或全舒张期
传导	局限	较局限	可局限或广泛传导
震颤	无	无	可伴有
性质	柔和、吹风样	柔和或粗糙	收缩期　高调、粗糙、吹风样或喷射样 舒张期　高调、叹气样或低调隆隆样或连续机器样
病变部位	无	他处	局部

各类杂音分述如下：

1）收缩期杂音

二尖瓣区：①器质性：见于风湿性二尖瓣关闭不全、二尖瓣脱垂综合征等。杂音呈高调、粗糙吹风样，强度多 ≥ 3/6 级，持续时间长，可为全收缩期一贯型、甚至遮盖 S_1，并可向心前区及左腋下广泛传导。②相对性：见于高血压性心脏病、冠心病、扩张型心肌病等。当左心室腔扩大、房室瓣环扩大时，导致二尖瓣相对关闭不全，出现反流性杂音。③心外因素性：包括生理性（如运动、妊娠）和病理性（如发热、贫血、甲状腺功能亢进症等）因素，使血液流速加快所致。杂音为柔和、吹风样、时限短、不传导。强度 < 3/6 级，当心外因素解除后，杂音也随之消失。

主动脉瓣区：①器质性：见于多种原因所致的主动脉瓣狭窄。杂音为粗糙喷射样，向颈部传导，常伴 II_A 减弱。②相对性：见于高血压和主动脉硬化，当升主动脉扩张时，出现柔和、吹风样杂音，常伴 II_A 增强。

肺动脉瓣区：①器质性：见于肺动脉瓣狭窄。杂音为喷射样，常伴 II_p 减弱。②相对性：见于二尖瓣狭窄、先心病房间隔缺损等。当肺循环血量明显增多或肺动脉高压，导致肺动脉扩张，出现肺动脉瓣相对狭窄产生柔和杂音，伴 II_p 增强。③生理性：临床常见，尤其在儿童及青少年中。

三尖瓣区：①器质性：罕见，特点类似于器质性二尖瓣关闭不全，但不向腋下传导。可伴颈静脉和肝脏收缩期搏动。②相对性：见于肺心病、二尖瓣狭窄合并右心衰竭，因右心室腔扩大导致三尖瓣相对关闭不全，出现反流性杂音。

其他部位：室间隔缺损在胸骨左缘第 3、4 肋间常出现粗糙响亮的收缩期杂音，并伴震颤。肥厚型梗阻性心肌病在胸骨左缘第 3、4 肋间常出现粗糙响亮的收缩期杂音。

2）舒张期杂音

二尖瓣区：①器质性：主要见于风心病二尖瓣狭窄，罕见的病因有先天畸形、老年性二尖瓣环钙化、类风湿关节炎、系统性红斑狼疮等。②相对性：见于主动脉瓣关闭不全，当左心室舒张时主动脉瓣重度反流，使心脏内容量急剧增多，导致二尖瓣处于半关闭状态，产生相对狭窄性杂音，称为 Austin Flint 杂音。两类杂音鉴别如表 3-5-3。

表3-5-3　二尖瓣器质性与功能性舒张期杂音的鉴别

	器质性	相对性
杂音性质	粗糙、隆隆样	柔和、隆隆样
时期	舒张中、晚期、递增型	舒张中期、递减型
震颤	常伴	无
S_1	常增强，呈拍击性	常减弱
开瓣音	可有	无
心律	常有房颤	常为窦性
X 线心影	呈二尖瓣型"梨形心"；右室、左房肥大	主动脉型"靴形心"；左室肥大、心腰明显

主动脉瓣区：主动脉瓣关闭不全，可呈现开始于舒张早期的叹气样、递减型器质性杂音。多在主动脉瓣第 2 听诊区听得清楚，前倾坐位、呼气末屏气时更易听到。见于风心病或先心病主动脉瓣关闭不全、Marfan 综合征、特发性主动脉瓣脱垂和梅毒性心脏病等。

肺动脉瓣区：临床上器质性肺动脉瓣关闭不全者罕见，绝大多数为相对性，常见于二尖瓣狭窄，当发生严重肺动脉高压时肺动脉扩张，致半月瓣相对关闭不全。杂音为柔和、吹风样、递减型、常伴 II_p 增强，称为 Graham Steell 杂音。

三尖瓣区：此区听到局限、舒张期隆隆样杂音为器质性三尖瓣狭窄所致，临床罕见。

3）连续性杂音：当存在连续性心血管腔左向右分流时，可闻及连续性杂音。常见于先心病动脉导管未闭。杂音粗糙、响亮类似机器开动样，故又称为机器样杂音（machinery murmur；Gibson murmur）。在肺动脉瓣区及其附近易听到。杂音始于 S_1 后呈递增型，至收缩晚期达高峰，此后在舒张期递减，形成持续于收缩、舒张期的一个大菱形杂音。其菱峰恰在 S_2 处，且往往将 S_2 遮盖。冠状动静脉瘘、肺内动静脉瘘以及外围动静脉瘘等也可出现连续性杂音。在甲状腺侧叶闻及连续性杂音，多提示局部血流丰富，为甲状腺功能亢进症体征之一。

4）颈静脉营营音：当颈静脉血流快速回流至右心房时，可在颈根部、锁骨下窝处闻及连续性柔和杂音。以手指压迫颈静脉阻断血流时，杂音即消失。

5）其他：在正常儿童及青少年，锁骨上可能听到轻柔、短促的收缩期杂音。其与颈静脉营营音均无临床意义，故又称为无害性杂音（innocent murmur）。

7. 心包摩擦音（pericardial friction sound） 心包为一弹力纤维囊，正常心包脏层、壁层光滑，之间有少量心包液，故心脏舒缩时不产生摩擦音。纤维蛋白性心包炎时，粗糙的二层心包相互摩擦而产生近在耳边的抓刮样、高调粗糙音。其为与心搏一致的、收缩期与舒张期的双相性摩擦音，有时仅在收缩期易听到。在胸骨左缘第3、4肋间（心脏前无肺脏遮盖的裸区）最清楚。屏气时心包摩擦音仍存在，借此可与胸膜摩擦音鉴别。将听诊器体件加压时，摩擦音增强。当心包积液增多将二层心包隔开时，摩擦音即消失，但如有部分心包粘连时，则仍可闻及。

第七节　血管检查

血管检查是心血管检查的重要组成部分。本节重点阐述周围血管检查，包括脉搏、血压、血管杂音及周围血管征。采用的主要方法是视诊、触诊及听诊。

一、视诊

对体表可见的血管如颈动脉、颈静脉及胸壁、腹壁和肢体浅静脉等的视诊见有关章节。颞浅动脉、肱动脉、桡动脉等纡曲见于动脉硬化。毛细血管搏动征（capillary pulsation）：轻压受检者指甲床末端，如见到与心搏同步的红、白交替的节律性微血管搏动现象，称为毛细血管搏动征。准确地说，因毛细血管无平滑肌，其不可能搏动，此征应称为微血管搏动征，但多约定俗成仍称之为毛细血管搏动征。

二、触诊

检查脉搏主要用触诊，习惯上先检查桡动脉，在需要时也应依次触诊颞浅动脉、耳前动脉、肱动脉、腘动脉、胫后动脉以及足背动脉等。当患者心搏微弱或骤停时应检查近心大动脉如颈动脉或股动脉，触诊内容主要包括：脉率、节律、强弱、紧张度和动脉壁状态，以及波形变化。用示指、中指、无名指的指腹平放于被检者腕关节近端的桡动脉处，两侧均需触诊以作对比。在生理情况下两侧几无差异。在一侧桡动脉近心端发生狭窄阻塞时，两侧脉搏明显不同，如锁骨下动脉、腋动脉、肱动脉有严重动脉粥样硬化及主动脉缩窄和无脉性多发性大动脉炎时。

（一）脉率
即脉搏的速率，其快慢受生理、病理乃至药物因素的影响。通常脉率与心率一致，仅在某些心律失常时如心房颤动和频发期前收缩时可发现脉率少于心率的情况。届时触诊脉搏和听诊心率须同时进行，以资对照。

（二）脉律
脉搏的节律反映左心室的节律。正常人脉搏规则。许多心律失常可表现为脉律异常，如期前收缩呈二联律、三联律者相应出现二联脉、三联脉；二度窦房或房室传导阻滞者可有脉搏脱漏，称为脱落脉（dropped pulse）；心房颤动时可出现脉短绌。

（三）强弱
脉搏的强弱取决于心搏量、脉压和外周血管阻力。心搏量大、脉压大、外周阻力低时，脉搏强、振幅大，称为洪脉（bounding pulse），见于高动力循环状态如高热、甲状腺功能亢进症以及主动脉瓣关闭不全等。心搏量小、脉压小和外围阻力高时，脉搏弱、振幅低，称为细脉（small pulse），见于心力衰竭、休克、主动脉瓣狭窄以及重度二尖瓣狭窄等。

（四）紧张度与动脉壁状况

脉搏的紧张度主要取决于动脉收缩压，通常用三指触诊法检查。以近端手指渐加压于动脉，至远端手指触不到脉搏时，则提示所施压力已将动脉血流阻断，借此可判断动脉的紧张度并可大致估计被检者的收缩压。如所触及的动脉呈条索状、结节状或纡曲、硬度增加而弹性减弱，则提示动脉硬化。

（五）脉波

血管内压力变化的曲线称为波形，临床需要时可用有创或无创方法将其描记出来。临床通常借脉搏触诊来粗略估计脉波变化（图 3-5-39）。

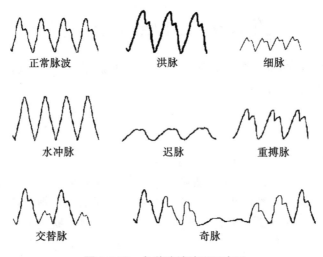

正常脉波　　　　洪脉　　　　细脉

水冲脉　　　　迟脉　　　　重搏脉

交替脉　　　　奇脉

图 3-5-39　各种脉波波形示意图

1．正常脉波　由升支、波峰和降支组成。左心室收缩射血至主动脉，压力最高点为波峰（潮波）。左心室舒张动脉内压力下降形成降支。在降支上有一小切迹，是由于主动脉瓣关闭，主动脉弹性回缩所致，所形成的小波，称为重搏波。在主动脉明显硬化时，此波减弱。

2．洪脉（见前述）。

3．细脉（见前述）。

4．水冲脉（water-hammer pulse）　升支、降支骤起骤落，幅度增大，急促有力。将被检者手臂高举过头，并握紧其手腕掌面，可明显触及犹如水冲的脉搏（图 3-5-40）。其成因为脉压明显增大，见于主动脉瓣关闭不全、甲状腺功能亢进症以及动脉导管未闭等。

5．迟脉（pulse tardus）　升支、降支均缓慢、波幅低、波峰平宽。见于主动脉瓣狭窄。

6．重搏脉（dicrotic pulse）　正常情况下，脉搏计记录到的重搏波不能被触及。在某些病理情况下，此波增高而被触及，即称为重搏脉。可见于肥厚型梗阻性心肌病及长期发热且周围血管紧张度降低时。

7．交替脉（pulsus alternans）　为强弱交替而节律规则的脉搏。多认为是由于心肌损害致使左心室收缩强弱交替所引起，为左心室衰竭的体征之一。

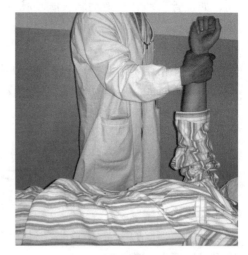

图 3-5-40　水冲脉检查

8. 奇脉（paradoxical pulse）　正常人吸气时因胸腔负压增大，肺静脉回流到左心血量减少，左心室搏血量减少，理应使脉搏减弱。但吸气时腔静脉回流到右心的血量增加，使肺循环血量也相应增加，致使左心室搏出血量减少不明显。当心脏压塞或心包缩窄以及重度阻塞性呼吸系统疾病时，可因右心室舒张受限，腔静脉回心血流受阻，再加上吸气时右室充盈使室间隔左移，终致左心室搏出量明显减少，使脉搏减弱甚至难以触及，而在呼气时脉搏增强。此种与正常人明显不同的脉搏称为奇脉。用血压计检测奇脉较触诊法更准确，深吸气时收缩压较呼气时降低 10mmHg 以上，即可判断为奇脉。

9. 无脉（pulseless）　即触及不到脉搏，可见于严重休克和无脉症。

三、听诊

（一）动脉听诊

正常人在颈动脉、锁骨下动脉等大动脉处可听到相当于 S_1 与 S_2 的两个声音，称为正常动脉音，无临床意义。动脉杂音：多见于周围动脉、肺动脉和冠状动脉。如甲状腺功能亢进症者，可在甲状腺侧叶闻及连续性杂音，提示血流丰富；肾动脉狭窄时，在上腹部或腰背部闻及收缩期杂音；肺内动静脉瘘时，在胸部相应部位闻及连续性杂音；冠状动静脉瘘时，可在胸骨中下段闻及柔和的连续性杂音或双期杂音，部分以舒张期更为显著。当明显主动脉瓣关闭不全时，将听诊器体件置于股动脉或肱动脉处，可闻及与心搏同步的短促"嗒-，嗒-"声，系因脉冲式血流冲击动脉壁所致，称为枪击音（pistol shot sound）。如再稍加压力。可能听到收缩期与舒张期双重杂音，称为 Duroziez 双重杂音。此杂音系因脉压增大，血流往返于听诊器所造成的人工狭窄处所致。凡显著脉压增大的其他病理情况，亦可能闻及此类杂音。

（二）静脉听诊

由于静脉压力低，很少出现湍流，故听诊闻及杂音的机会较少。有关内容见头颈部和腹部检查。

四、血压

血流对血管壁的侧压力称为血压（blood pressure，BP），通常是指体循环动脉压。

（一）测量方法

临床通常用汞柱式血压计或电子血压计，而弹簧式血压计因准确性稍差，现已较少使用，见第三篇第二章。

（二）测量原理

将袖带缠于一侧上肢，使之充气，当压力高于血管内压时，血流即被阻断，届时在其远端靠听诊或压力感受器不能检出动脉搏动。当袖带放气减压至略低于动脉收缩压时，左心室收缩时将有血流冲过受压动脉。听到第一个动脉音的汞柱高度即为收缩压，此为 Korotkoff 5 期法的第 1 期。连续放气减压至左室舒张压水平时，受压血管内血流即从脉冲式转变为持续血流，动脉音突然变钝（第 4 期）继而消失（第 5 期）的汞柱高度即为舒张压。对于妊娠妇女、甲状腺功能亢进症、严重贫血、主动脉瓣关闭不全及 Korotkoff 音不消失者，可以第 4 期作为舒张压，或舒张压可以同时记录两个数值。收缩压与舒张压之差为脉压（pulse pressure，PP），脉压之 1/3 与舒张压之和为平均压（MBP）。

（三）血压标准

表 3-5-4 提供 ≥ 18 岁成人血压的分类。该分类根据非同日 ≥ 2 次测压值，且每次测压 ≥ 2 次的坐位血压的平均值。

表3-5-4　血压水平的定义和分类

类别	收缩压 (mmHg)	舒张压（mmHg）
理想血压	< 120	< 80
正常	< 130	< 85
正常高值	130 ~ 139	85 ~ 89
1 级高血压（"轻度"）	140 ~ 159	90 ~ 99
亚组：临界高血压	140 ~ 149	90 ~ 94
2 级高血压（"中度"）	160 ~ 179	100 ~ 109
3 级高血压（"重度"）	≥ 180	≥ 110
单纯收缩期高血压	> 140	< 90
亚组：临界收缩期高血压	140 ~ 159	< 90

注：如收缩压与舒张压水平不在一个级别时，按其中较高的级别分类

（四）临床意义

1. 高血压　至少 3 次非同日血压 ≥ 140/90mmHg 者，即为高血压。如仅收缩压 ≥ 140mmHg 而舒张压 < 90mmHg 则称为收缩期高血压。我国高血压患者已逾 1 亿人，是危害人民健康的最大心血管流行病，需要我们高度关注。高血压绝大多数是原发性高血压，约 < 5% 继发于其他疾病，称为继发性或症状性高血压，如慢性肾炎。

2. 低血压　血压 < 90/60mmHg 为低血压。除少数无症状体质性轻度低血压者外，多见于严重疾患，如休克、急性心脏压塞、心肌梗死等。若患者平卧 5 分钟以上后站立 1 分钟和 5 分钟，其收缩压下降 ≥ 20mmHg 且伴有头晕或晕厥则为直立性低血压。

3. 双上肢血压差别　正常双上肢血压差别 ≤ 10mmHg，若 > 10mmHg 则属异常。应考虑如动脉粥样硬化、大动脉炎、先天性动脉畸形以及主动脉缩窄等血管病变的可能。

4. 上、下肢血压差异　正常下肢血压可高于上肢 20 ~ 40mmHg，如下肢血压低于或明显高于上肢血压，则应考虑如主动脉缩窄、大动脉炎以及动脉粥样硬化等血管病变的可能。

5. 脉压改变　正常脉压为 30 ~ 40mmHg，> 40mmHg 为脉压增大，见于主动脉硬化、主动脉瓣关闭不全、甲状腺功能亢进症等；< 30mmHg 为脉压减少，见于主动脉瓣狭窄、心脏压塞和严重衰竭患者等。

（五）动态血压监测

以袖带法仪器自动定时测量血压称为动态血压监测（ambulatory blood pressure monitoring，ABPM）。通常 6am ~ 10pm 每 15 分钟测量一次，10pm ~ 6am 每 30 分钟测量一次。动态血压测值常低于诊所偶测血压值，一般将清醒时血压 ≥ 135/85mmHg，睡眠时 ≥ 120/75mmHg，24 小时平均血压值 ≥ 130/80mmHg 定为高血压。大多数人在睡眠时血压下降 10% ~ 20%，如果不存在这种血压下降现象，则其发生心血管事件的危险几率将会增加。动态血压监测能提供评价无靶器官损害情况下所谓白大衣高血压的可靠依据，也有助于判断患者头晕、头痛、胸闷、胸痛、心悸等症状与血压的关系以及评估明显耐药的患者、降压药物引起低血压综合征、阵发性高血压以及自主神经功能失调引起的血压变化。动态血压监测还能提供血压升高占测量总次数的比值，即整体血压负荷，其所测值与靶器官损害的相关性优于诊所偶测血压。临床上已将动态血压监测作为诊所偶测血压的重要补充手段。

第八节　循环系统病征分析

一、二尖瓣狭窄

二尖瓣狭窄（mitral stenosis）是临床常见的心脏瓣膜病。其主要病因为风湿性，2/3 患者为女性，少数为先天性、老年性二尖瓣环钙化累及到瓣叶以及系统性红斑狼疮等。基本病变是二尖瓣由于反复炎症、渗出与增生性病变遗留的瓣叶交界处粘连、融合、增厚、畸变与钙化，瓣膜开放受限至瓣口面积减小。正常二尖瓣口径面积约 4.0 ~ 6.0cm²，一般将二尖瓣口缩小程度分为三度：轻度狭窄：瓣口面积缩小至 1.5cm² 以上；中度狭窄：瓣口面积缩小至 1 ~ 1.5cm²；重度狭窄：瓣口面积缩小至 1.0cm² 以下。二尖瓣狭窄致左心房扩大、左心房压升高，依次引起肺静脉和肺毛细血管压力升高，导致肺淤血，进而可发展为肺动脉高压和右心室肥大，终至右心衰竭。

（一）症状

最早出现的症状是劳力性呼吸困难，此后可发展为夜间阵发性呼吸困难、静息性呼吸困难，严重者可表现为端坐呼吸甚至心源性肺水肿。常伴咳嗽，当肺淤血致肺血管破裂时可发生咯血。

（二）体征

1. 视诊　重度二尖瓣狭窄者双颧可呈紫红，称为"二尖瓣面容"。当右心室肥大时心尖搏动可向左移位。若儿童期即有二尖瓣狭窄，心前区可有隆起。

2. 触诊　心尖区可能触及舒张期震颤。患者左侧卧位时明显。右心室肥大时，心尖搏动左移，于胸骨左下缘或剑突下可触及右心室收缩期抬举样搏动。

3. 叩诊　二尖瓣轻度狭窄时，心浊音界正常。当左心房肥大、肺动脉高压扩张和右心室肥大时，心脏相对浊音区可呈近似梨形，即心尖圆钝略向左增大，心腰消失甚至反向膨出。

4. 听诊　心尖区 S_1 亢进，可伴开瓣音，提示前叶较柔顺，活动度尚好。瓣叶僵硬钙化，则 S_1 减弱，无开瓣音。心尖区可闻及舒张中、晚期低调隆隆样递增型杂音，左侧卧位呼气末易听到，心房颤动时，舒张晚期杂音可不明显。Ⅱ$_P$ 亢进、分裂，即分别听到 S_2 的 A_2 与 P_2、且 P_2 增强，提示存在肺动脉高压的可能。可伴有相对肺动脉瓣关闭不全的舒张期 Graham steell 杂音。晚期患者多表现心房颤动的"三不等"体征。

二、二尖瓣关闭不全

二尖瓣关闭依赖二尖瓣装置（瓣叶、瓣环、腱索、乳头肌）和左心的结构与功能的完整性，其中任何部分的异常都可导致二尖瓣关闭不全（mitral insufficiency or incompetence）。慢性二尖瓣关闭不全多见于风心病，即风湿性炎症引起瓣叶畸变、挛缩。其他病因为二尖瓣脱垂、冠心病乳头肌病变等。因左心室代偿潜力大，故病程多很长，有时无症状期可达数十年。然而，一旦出现左心功能不全症状即提示左心室失代偿，病情常可迅速发展。急性者见于因缺血坏死或感染导致的乳头肌或腱索断裂以及二尖瓣置换术后并发的瓣周漏。临床相对少见，但因心脏来不及代偿故常发病急、发展快、病情凶险。

（一）症状

轻度二尖瓣关闭不全可终身无症状。中、重度者因二尖瓣口多量血液反流致使心搏血量减少，常表现疲劳、乏力，晚期则出现肺淤血所致的呼吸困难。急性重度二尖瓣关闭不全可发生严重呼吸困难乃至急性肺水肿和心源性休克。

（二）体征

1．视诊　心尖搏动向左下移位，搏动增强，若发生心力衰竭则搏动减弱。

2．触诊　心尖搏动有力，可呈抬举性，重度二尖瓣反流时，可能触及收缩期震颤。

3．叩诊　心脏相对浊音界向左下移位。

4．听诊　心尖区 S_1 常减弱，可闻及 ≥ 3/6 级全收缩期、粗糙吹风样杂音，可向左腋下、左肩胛下区传导。后叶损害为主者，杂音可传向胸骨左缘及心底部。严重反流时，心尖区可闻及 S_3 及紧随 S_3 后的短促的舒张期隆隆样杂音。

三、主动脉瓣狭窄

主动脉瓣狭窄（aortic stenosis）主要病因有风湿性、先天性和老年退行性主动脉瓣钙化，少数病因有感染性心内膜炎、系统性红斑狼疮等。当主动脉瓣口面积＜正常 1/3 时，左心室后负荷明显增加，终致室壁向心性肥厚乃至心力衰竭，心排血量减少引起心脑等重要脏器供血不足。

（一）症状

由于左心室代偿潜力大，故症状多出现较晚。呼吸困难、心绞痛和晕厥或先兆晕厥为典型主动脉瓣狭窄常见的三联症。

（二）体征

1．视诊　心尖搏动增强，当左心室肥大时可向左下移位。

2．触诊　心尖搏动有力，可呈抬举性。主动脉瓣区常可触及收缩期震颤。主动脉瓣狭窄明显者脉搏呈迟脉。

3．叩诊　左心室肥大时，心脏相对浊音界向左下移位。

4．听诊　$Ⅱ_A$ 减弱，严重主动脉瓣狭窄时 S_2 可逆分裂。肥厚的左心房强力收缩时，在心尖区可闻及 S_4。主动脉瓣区出现 ≥ 3/6 级粗糙吹风样递增—递减型收缩期杂音，向颈部传导，有时可传至胸骨左缘和心尖区。

四、主动脉瓣关闭不全

主动脉瓣关闭不全（aortic insufficiency or incompetence）主要病因为风心病。其他可见于严重高血压、主动脉硬化等导致的主动脉根部扩张，以及先天性畸形如 Marfan 综合征等。慢性主动脉瓣关闭不全因左心室前负荷增加致心腔扩张，代偿期多较长能维持正常心排血量和肺静脉压。晚期失代偿时，左心室收缩功能减退，发生左心衰竭。急性主动脉瓣关闭不全，如反流量大而左心室代偿性扩张受限，导致左心室舒张压急剧增高，常发生明显肺淤血甚至肺水肿。

（一）症状

首发症状常为因心搏量增多所致的心悸以及体位性头晕。晚期发生呼吸困难等左心衰竭症状。急性重度主动脉瓣关闭不全者，迅速出现左心衰竭甚至心源性肺水肿。

（二）体征

1．视诊　心尖搏动向左下移位，范围较大。颈动脉搏动可明显增强。

2．触诊　心尖搏动向左下移位，呈抬举样。可出现微血管搏动征和水冲脉。

3．叩诊　心脏相对浊音界向左下扩大，心腰明显，形似靴形。

4．听诊　S_1 减弱，$Ⅱ_A$ 减弱，因舒张早期左心室快速充盈增加，心尖区常可闻及 S_3。主动脉瓣区或其第二听诊区可听到柔和、叹气样舒张期杂音，其时限长短取决于主动脉瓣反流的持续时间。以前倾坐位呼气末屏气时此杂音最清楚。重度反流致二尖瓣相对狭窄时，在心尖区可闻及舒张中期隆隆样 Austin Flint 杂音。在股动脉、肱动脉等处可听到枪击音和 Duroziez 双重杂音。枪击音、Duroziez 双重杂音、微血管搏动征和水冲脉，通常合称为周围血管征。

五、心包积液

正常心包液约 50ml，在病理情况下可达 100～3000ml，称为心包积液（pericardial effusion）。心包为一弹力纤维囊，有一定的顺应性，但当积液过速和（或）过多时，可致心包腔内压剧增，致使心脏舒张受限，称为心脏压塞。当心室前负荷和心排血量明显减少时，表现循环衰竭而危及生命。感染性心包积液可因病毒、结核杆菌引起，而化脓性细菌所致者已较罕见。非感染性心包积液可为风湿性、肿瘤性、出血性和尿毒症性等。

（一）症状

除原发病症状外，可出现心前区闷痛、呼吸困难以及支气管、肺、喉返神经、食管等受压引起的干咳、声嘶、吞咽困难等。

（二）体征

1．视诊　心尖搏动减弱或消失。静脉压明显增高时，出现颈静脉怒张。

2．触诊　心尖搏动减弱或不能触及。脉搏可减弱，有时触及奇脉。静脉淤血明显时可出现肝大、腹水以及皮下水肿等。

3．叩诊　心脏绝对浊音界可向两侧扩大，卧位时心底部增宽，坐立位时则心尖部增宽。

4．听诊　少量心包积液或心包粘连时可闻及心包摩擦音，大量心包积液时，心音减弱而遥远。偶可听到心包叩击音。

血压可正常或降低，脉压可减小。还可由于左肺受压出现 Ewart 征，即左肩胛下区语颤增强、叩诊浊音并闻及支气管肺泡呼吸音。

六、心力衰竭

心力衰竭（heart failure）简称为心衰，是由于任何原因的初始损伤，引起心肌结构和功能的变化，最后导致心室泵血功能低下，心力衰竭也是一种进行性病变，一旦起始，即使没有新的心肌损害，仍可自身不断发展。心衰时常伴体、肺静脉被动性充血，故又称为充血性心力衰竭。临床上心衰常与心功能不全（cardiac dysfunction）混用，后者常用以表示无症状性心脏舒缩功能障碍。任何心血管病发展到一定阶段均可发生心衰，临床常见基本病因有冠心病、高血压性心脏病、心肌病、心肌炎、心脏瓣膜病、肺心病和先心病等。除此尚有诱发因素促使其发病，如感染、心律失常、输液过多过快以及过度劳累等。根据心衰发病的急缓，分为急性和慢性心衰；根据心衰的临床表现，又可分为左心衰、右心衰和全心衰。根据心动周期，分为收缩性心衰和舒张性心衰。

（一）症状

1．左心衰竭　是指左心室代偿功能不全而发生的心衰，临床较常见以肺循环淤血为特征。表现为不同程度的呼吸困难，早期为劳力性，可为夜间阵发性。晚期为静息性，最严重者出现急性肺水肿。可伴咳嗽、咳痰，偶伴咯血。心排血量明显不足时可表现乏力、头晕、少尿等症状。

2．右心衰竭　以体循环淤血表现为主。常出现消化道及肝淤血引起的腹胀、食欲缺乏、恶心甚至呕吐等。

（二）体征

1．左心衰竭　主要为肺淤血的体征。

（1）视诊：可见一定程度的口唇、甲床发绀及呼吸急促，重者取强迫端坐位。急性肺水肿时可出现自口鼻涌出大量粉红色泡沫，并大汗淋漓。

（2）触诊：严重者可触及交替脉。

（3）叩诊：除基础心脏病的固有体征外，慢性左心衰者心脏相对浊音界一般多向左下扩大。

（4）听诊：因肺淤血程度不同，肺部湿啰音可局限于肺底部也可扩至全肺。心率快时，心尖区及其内侧可闻及舒张期奔马律，P_2 亢进。

2．右心衰竭　主要为体循环淤血的体征。

（1）视诊：可见颈静脉搏动增强、充盈、怒张，肝颈静脉回流征阳性则更具特征。可出现明显周围性发绀及皮下水肿，晚期可发生黄疸及大量腹水。

（2）触诊：可触及淤血肿大的肝，常伴触痛。下肢或腰骶部可查到可凹性皮下水肿，严重者全身水肿。

（3）叩诊：心脏相对浊音界常向左移位。可发现胸腔积液和腹水体征。

（4）听诊：除基础心脏病的相应体征外，可因右心室显著扩大，出现三尖瓣相对性关闭不全的反流性杂音以及右心室舒张期奔马律。

（刘艳阳）

第六章 腹部检查

腹部包括腹壁、腹腔及其内的脏器。腹腔上方以膈肌为顶，下方以骨盆为底，前壁上起剑突和两侧肋骨下缘，下至耻骨联合和两侧腹股沟，后壁为脊柱、肋骨、腰肌、骨盆壁，左右两侧上为肋骨下缘，下为髂嵴。腹腔内脏包含消化、内分泌、泌尿、生殖器官，以及血管、淋巴管等。

腹部检查是全身体格检查的重要组成部分。通过腹部检查可找出相应的器官病变线索，为采取有针对性的辅助检查从而明确诊断提供重要依据。腹部检查方法包括视诊、触诊、叩诊和听诊，并按此顺序记录检查结果。由于触诊可能会使受检者腹部受到激惹（尤其是小儿），引起不适，或使原有的腹痛加重或促使痛区的范围扩大而影响下一步检查，触诊也会影响肠蠕动而改变肠鸣音，故先进行视诊、听诊和叩诊检查，最后做触诊检查。

第一节 腹部的体表标志及分区

为了准确描述和记录腹部体征和脏器病变的部位和范围，以及腹腔穿刺点、手术切口定位，应熟悉腹部体表标志、分区及其相关的脏器在体表的投影。

一、体表标志

包括以下常用标志（图 3-6-1）。

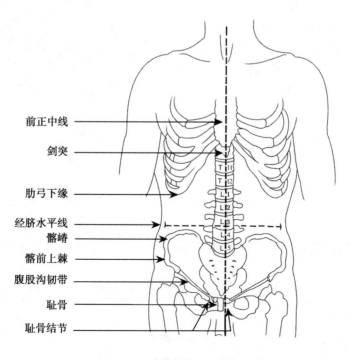

图 3-6-1 腹部体表标志（前）

腹中线（midabdominal line）　为腹部的前正中线，是胸骨中线的延续，用于腹部分区定位等。

剑突（xiphoid process）　为胸骨下端的软骨，腹部前壁体表的上界，用于肝的测量等。

腹上角（upper abdominal angle）　为两侧肋弓至剑突根部的交角，用于肝的测量。

肋弓下缘（costal margins）　由第8～10肋软骨和第11、12游离肋骨即"浮肋"构成，为腹部体表的上界，用于腹部分区、肝脾测量和胆囊底体表投影的定位。

腹直肌外缘（lateral border of the rectus muscle）　腹直肌位于前正中线两侧，起于耻骨联合和耻骨嵴，止于5～7肋软骨和剑突。两侧腹直肌外缘可见和（或）可触及，用于胆囊底体表投影的定位和手术切口定位等。

脐（umbilicus）　位于腹中线腹部中心区，其后投影相当于第3～4腰椎之间，用于腹部分区、阑尾压痛点定位和腹腔穿刺点定位等。

髂前上棘（anterior superior iliac spine）　为髂棘前上方的突出点，用于腹部分区、阑尾压痛点和骨髓穿刺点的定位等。

髂嵴（iliac crests）为两侧髂骨翼最高点，其连线与后正中线交点相当于第3~4腰椎棘突间隙，用于腰椎穿刺点定位。

耻骨联合（pubic symphysis）　为骨盆最下方左右耻骨结合部，其上双侧突出部分为耻骨结节（pubic tubercles），与两侧腹股沟韧带共同构成腹部前壁体表的下界。

腹股沟韧带（inguinal ligament）　腹部与股部分界处之韧带。与耻骨联合共同构成腹部前壁体表的下界。腹股沟韧带用于该处淋巴结、股动脉和股静脉的定位等。

肋脊角（costovertebral angle）　为背部两侧第12肋与脊柱的交角，用于肾区压痛点与叩痛部位定位。

二、腹部分区

1．四区分法（quadrantic division）　即以腹中线与脐水平线将腹分为四区（图3-6-2），各区的命名及相应的脏器组织见表3-6-1。此法较简单、实用，但定位脏器不够精确。

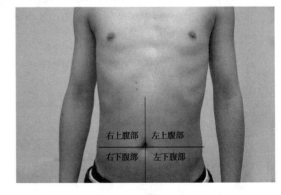

图3-6-2　腹部四区分法

表3-6-1　腹部四区名称及其相应的脏器组织

右上腹部（right upper quadrant RUQ）	左上腹部（left upper quadrant LUQ）
肝	肝左叶
胆囊	脾
幽门、十二指肠	胃
小肠	小肠
胰头	胰体、胰尾
右肾上腺	左肾上腺
右肾	左肾
结肠肝曲	结肠脾曲
腹主动脉	腹主动脉

续表

右下腹部（right lower quadrant RLQ	左下腹部（left lower quadrant LLQ）
升结肠	降结肠
盲肠、阑尾	乙状结肠
小肠	小肠
充盈的膀胱、右侧输尿管	充盈的膀胱、左侧输尿管
女性：增大的子宫、右侧卵巢	女性：增大的子宫、左侧卵巢
男性：右侧精索	男性：左侧精索

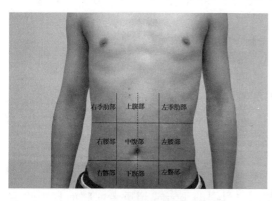

图 3-6-3 腹部九区分法

2．九区分法（nine division） 以两侧肋弓下缘（第 10 肋骨下缘）连线和两侧髂前上棘连线为两条水平线，与左右髂前上棘至腹中线中点所作平行于腹中线的两条垂直线相交，将腹部分成九个区（图 3-6-3）。该九区命名及体表投影的器官组织见表 3-6-2。由于腹部脏器紧密相邻、重叠，九区分法更能细致表述相应的脏器组织定位。但该分区小，某脏器可能占据一个以上的分区。

表3-6-2　腹部九区名称及其相应的器官组织

右季肋部 Right hypochondrial region	上腹部 Epigastric region	左季肋部 Left hypochondrial region
肝右叶	肝左叶	脾
胆囊	胃、十二指肠	胃、胰（尾）
结肠肝曲	横结肠	结肠脾曲
右肾上腺	胰（头、体）	左肾上腺
右肾	腹主动脉、大网膜	左肾
右腰部 Right lumbar region	**中腹部（脐部）Umbilical region**	**左腰部 Left lumbar region**
升结肠	十二指肠	降结肠
空肠	横结肠、空肠、回肠	空肠、回肠
右肾	左右侧输尿管	左肾
	腹主动脉、肠系膜	
右髂部 Right iliac region	**下腹部 Hypogastric region**	**左髂部 Left iliac region**
回肠下端、盲肠、阑尾	回肠	乙状结肠
女性：右侧卵巢、输卵管	乙状结肠	女性：左侧卵巢、输卵管
男性：右侧精索	充盈的膀胱、输尿管	男性：左侧精索
	女性：增大的子宫	

第二节　腹部视诊

　　进行腹部体检时，被检者取平卧位，暴露全腹（上至腹上角，下至腹股沟部 - 耻骨联合）。为保暖，应提供毯子，随时遮盖其他部位。室内光线宜明亮，光线最好来自头侧或足侧。医生站在被检者右侧仔细而全面观察。在观察腹部器官轮廓、胃肠蠕动波、肠型、肿块、呼吸运动时，视平线与腹平面呈切线方向，更容易发现细微变化（图3-6-4）。

腹部视诊的主要内容：腹部外形、皮肤、腹壁静脉、呼吸运动、蠕动波和上腹部搏动等。

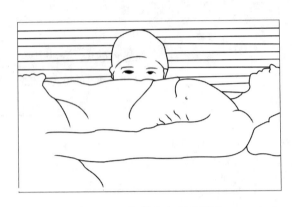

图3-6-4 切线方向观察腹壁

一、腹部外形

一般以肋骨下缘至耻骨联合假定平面为参照，来判断腹部外形的变化。健康正力型成年人，前腹面平坦或略凹陷。生理状态下，小儿、孕妇、习惯静坐者或超重者前腹面高于此平面；老年、瘦型人前腹面略低于此平面。病理状态下，前腹面明显高于此平面，称为腹部膨隆，低于此平面称为腹部凹陷。

（一）腹部膨隆（abdominal protuberance）

分为全腹膨隆或局部膨隆。

1. 全腹膨隆

（1）肥胖：腹壁皮下脂肪过多所致。

（2）腹腔积气（flatus）：胃肠内大量积气，可使腹部呈球形或半球形。腹部外形不随体位改变。多见于各种类型的肠梗阻、肠麻痹；腹腔内有游离的气体称为气腹（pneumoperitoneum），见于胃肠穿孔或腹腔镜诊治前人工注气。

（3）腹腔积液：腹腔内有大量积液即腹水（ascites）时，腹部外形随体位改变而变化。平卧时，腹水沉于腹腔两侧，腹部扁而宽，呈蛙腹状（frog belly）。坐位或立位时，腹水下沉，下腹部膨隆（图3-6-5）。此类腹水多见于门脉高压、右心衰竭、缩窄性心包炎、肝静脉-下腔静脉阻塞综合征（Budd-Chiari syndrome）、肾病综合征及来自胃、肝、胰、卵巢等癌灶引起的腹膜转移癌。结核性腹膜炎、胰腺炎等引起的腹水，因腹膜炎症、腹肌紧张，腹部隆起呈尖凸状（图3-6-6），称为尖腹（apical belly）。

（4）腹内巨大肿块：见于巨大卵巢囊肿、畸胎瘤等。这种腹部膨隆，不随体位改变而变化。

2. 局部膨隆　可由局部胃肠胀气、局限性积液、肿大的器官、腹内肿块、腹壁肿块和腹壁疝等引起。上腹部膨隆见于由幽门梗阻或胃扭转引起的胃扩张、肝左叶肿大、胰腺肿物；右上腹部膨隆见于肝大、胆囊肿大、结肠肝区肿瘤；左上腹部膨隆见于脾大、结肠脾曲肿瘤；左侧腹或右侧腹部膨隆见于该侧肾盂积水、积脓，多囊肾、肾肿瘤；脐部膨隆见于脐疝、腹部炎症性肿块；下腹部膨隆见于子宫增大、尿潴留（膀胱过度充盈，排尿后可消失）；右下腹膨隆见于回盲部结核或肿瘤、克罗恩病（Crohn病）、阑尾脓肿；左下腹膨隆见于降结肠及乙状结肠肿瘤或因积存粪块嵌塞所致。胃下垂患者立位时下腹膨隆。腹壁肿物引起的局限性膨隆，见

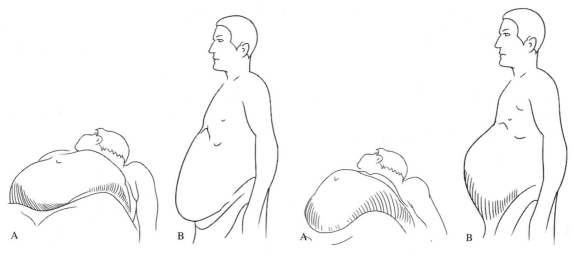

图 3-6-5　腹部蛙腹形	图 3-6-6　腹部尖凸形
A 卧位　B 立位	A 卧位　B 立位

于皮下脂肪瘤、神经纤维瘤等。嘱患者卧床时抬头颈时腹壁肌肉收缩，可见腹壁肿物更为明显；若是腹腔内肿物，在腹肌收缩后反而不显或消失，故可加以鉴别。

（二）腹部凹陷（abdominal retraction）

分为全腹凹陷和局部凹陷。

1. 全腹凹陷　典型表现呈舟状，称舟状腹（scaphoid abdomen），前腹明显低凹，周边肋弓、髂嵴和耻骨联合更显凸出。见于明显消瘦、脱水、恶病质（cachexia），如恶性肿瘤、结核病、脑垂体功能减退症、糖尿病、甲状腺功能亢进症、败血症等。此外，膈肌麻痹（吸气时腹部凹陷）、膈疝、早期急性弥漫性腹膜炎（因腹肌痉挛性收缩）均可致全腹凹陷。

2. 局部凹陷　多由腹部手术后腹壁瘢痕收缩使腹部变形或腹直肌分离（diastasis of the rectus muscle）。

二、皮肤与腹壁外观

腹部视诊皮肤形态学变化包括皮疹、色素沉着、腹部条纹、腹部体毛、瘢痕、脐、疝、腹壁静脉等，常一目了然。这些体征有重要意义。

1. 皮疹（skin rash）　为全身性疾病的表现之一（参见本篇第二章）。腹部的重要皮疹有：某些发热伴皮疹传染病（猩红热、麻疹、伤寒等）出现的皮疹，如伤寒在发病第 7～10 天，腹部可见玫瑰疹（roseola）。猩红热、风疹可见斑丘疹；药物、食物等引起的变态反应在腹部分别可见到荨麻疹和各种形态的皮疹。

2. 色素（pigmentation）　肾上腺皮质功能减退症，系腰带的部位有褐色色素沉着。重症急性胰腺炎约有 5% 的患者在腰部和脐部出现皮肤瘀斑，分别称为 Grey-Turner 征和 Cullen 征，是由于血液自腹膜后间隙渗到腹膜外组织间，或脐部皮下。后者偶见于异位妊娠破裂或子宫内膜异位症。妊娠妇女在脐与耻骨之间的中线上有褐色色素沉着。腹部长久热敷，也可出现局部的红褐色色素斑。

3. 腹部条纹（striae）　多分布于下腹部。白色、浅褐色纹见于肥胖者和孕妇，由于真皮裂开显露出的瘢痕组织所致。淡蓝色、紫色纹是皮质醇增多症的常见征象，见于下腹部、髂部、大腿上部、臀外侧和髂嵴下部，系真皮层变薄显露出皮下毛细血管网之色。

4. 腹部体毛（hairs）　男性胸部体毛可延伸至脐部，阴毛分布呈三角形，尖在上。女性阴毛分布呈倒三角形，尖在下，止于耻骨联合。腹部体毛增多或女性阴毛呈男性型分布见于皮质醇增多症、肾上腺性变态综合征或糖皮质激素药物副作用。腹部体毛稀少见于垂体功能减退症、性腺功能减退症或黏液性水肿（myxedema）。

5．瘢痕（scars）　为外伤、腹部手术和腹壁感染灶遗迹和标记，尤其是局部的手术切口瘢痕提示过去曾做过相应的手术。如右上腹胆囊手术、右下腹阑尾手术等。

6．脐（umbilicus）　正常脐稍凹陷。脐明显突出外翻见于大量腹水、腹内压增加，脐可膨出形成脐疝（umbilical hernia）。脐凹分泌物呈脓性伴臭味，提示有炎症，重则形成溃疡或癌；分泌物出现尿臊味，为脐尿管未闭征象。

7．疝（hernia）　腹腔组织内容可经腹腔内、腹壁或骨盆壁的组织间隙或薄弱部分突出而形成腹部疝。分为腹内疝和腹外疝两类。腹内疝少见，如食管裂孔疝等。腹外疝包括：脐疝，见于婴幼儿、经产妇和大量腹水患者；手术后瘢痕组织愈合不良引起的切口疝（incisional hernia）；股疝（femoral hernia）位于腹股沟韧带中部，多见于女性；腹股沟疝位于腹股沟韧带内侧，男性多见，包括腹股沟斜疝（indirect inguinal hernia）和腹股沟直疝（direct inguinal hernia）。男性腹股沟斜疝可下降至阴囊，该疝在直立位时或用力咳嗽时更为明显，平卧位时可回纳，如发生嵌顿时可引起急性腹痛。

8．腹壁静脉（the venous pattern of the abdominal wall）　正常人除皮肤白皙、消瘦者外，一般看不到腹壁静脉，若腹壁静脉粗大，高出皮肤而隆起、蜿蜒迂曲，称为腹壁静脉曲张（varices of the abdominal wall）。为辨明腹壁静脉曲张的来源，需检查其血流方向。检查方法：选择一段无分支的静脉，检查者将并拢的左右示指压在血管上，然后分别向外侧滑动，挤出该段静脉内血液，达一定距离后放松一侧示指，另一指紧压不动，观察静脉是否迅速充盈，若充盈，表明血流来自该侧。再用同法放开另一指，便可看出血流方向，如果这一段挤空的静脉未充盈，表明血流的方向不是来自放松的手指这一端（图 3-6-7）。

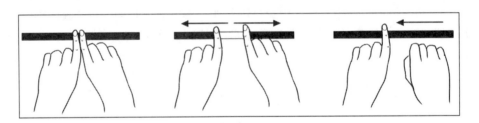

图 3-6-7　腹壁静脉曲张检查手法

正常情况下，脐水平线以上的腹壁静脉血流自下而上经胸壁静脉和腋静脉进入上腔静脉。脐水平以下的腹壁静脉自上而下经大隐静脉而流入下腔静脉。各种原因引起的门静脉高压时，腹壁静脉以脐为中心流向周围，形如水母头。系因血液经再通的脐静脉（胚胎时的脐静脉出生后应该闭塞）而入腹壁静脉形成侧支循环，流向四方（见彩图 3-6-8）。上腔静脉梗阻时，上腹壁或胸壁的曲张静脉血流因入上腔静脉受阻而转向下方（见彩图 3-6-9）。下腔静脉梗阻时，脐以下的腹壁静脉血流进入下腔静脉受阻而转向上方。曲张的静脉多分布在腹壁两侧。

三、呼吸运动

正常人吸气时腹壁随膈肌下降而上抬，呼气时下伏。男性和小儿的呼吸运动类型以腹式呼吸为主、腹壁起伏明显；女性以胸式呼吸为主，腹壁起伏不明显。腹式呼吸减弱常见于腹膜炎症、腹水、腹腔内巨大肿物或妊娠，尤其是有急性腹痛时。腹式呼吸消失见于胃肠穿孔所致急性腹膜炎或膈肌麻痹（diaphragma myoparalysis）等。腹式呼吸增强见于癔病患者过度换气的呼吸状态，或胸腔疾病如胸腔积液等。

四、胃肠型和蠕动波

正常人腹部一般看不到胃肠轮廓和蠕动波，仅在腹壁特别松弛或菲薄者如老年人、经产妇、极度消瘦者，可能隐约见到胃和肠的轮廓及蠕动波形。胃肠道发生梗阻时，因梗阻近端的胃或肠段扩张而隆起，并伴有该部的蠕动加强，呈现出胃或肠的轮廓，形成胃型或肠型，同时可见到蠕动波。胃蠕动波自左肋缘下开始，缓慢地向右推进，到达右腹直肌旁（幽门区）消失，此为正向蠕动波。有幽门梗阻时尚可见到自右向左的胃逆蠕动波。小肠所致的蠕动波多见于脐部。完全梗阻时，胀大的肠袢呈管状隆起，肠型呈梯形排列于腹中部，称为梯形征（ladder sign）。并可见到明显的肠蠕动波，此起彼伏，运行方向不一。此时腹部膨胀，听诊则可闻及高调的肠鸣音或呈金属音调。结肠远端梗阻时，可见腹部周边有宽大的肠型，扩张的盲肠胀大呈球形。如有麻痹性肠梗阻，则蠕动波消失（听诊肠鸣音消失）。在观察蠕动波时，宜从侧面腹壁切线方向观察（见图 3-6-4）。

五、上腹部搏动

上腹部搏动（impulse of upper abdomen）多由腹主动脉搏动传导而来，可见于瘦型正常人。腹主动脉瘤和肝血管瘤患者，上腹部搏动明显；二尖瓣狭窄或三尖瓣关闭不全引起右心室增大，亦可见明显上腹部搏动。

第三节　腹 部 触 诊

腹部触诊（abdominal palpation）是全身检体重点之一，是腹部检查最重要的方法。腹部触诊对于确定腹膜刺激征、脏器肿大和腹部肿块有重要作用，结合其他方法对于腹部体征的认定和疾病诊断线索很有意义。

腹部触诊检查准备及注意事项：患者常采取仰卧位（supine position）。应尽量放松腹部，头部置低枕，两臂自然平放于躯干两侧，双腿屈曲，或膝下垫一枕头。检查脾时增加右侧卧位（right lateral decubitus）。检查肾时宜结合坐位（sitting position）或立位（upright position）检查。触诊腹部深部肿物时，也可结合肘膝位（elbow-knee position）检查。检查者应站在患者的右侧，手应温暖、动作宜轻柔。手过凉、用力过大均可造成腹肌紧张，影响触诊。检查者既应严肃认真，又应和蔼可亲。有时检查者的手接触患者腹部时，患者怕痒，出现腹肌紧张影响检查，可嘱患者用自己的手放在腹部上，检查者通过患者的手逐渐加压，待其适应后，再更换检查者的手进行检查。边检查边观察患者表情，通过交谈和询问有关病史，分散其注意力。教给患者做深而慢的腹式腹式呼吸来配合检查。有时用尽各种方法，仍不能使患者腹肌放松，可试用"Nicholson"法：将检查者左手掌掌面放在患者胸骨下部，逐渐增加压力，胸部扩张受限，使胸部呼吸改为腹部呼吸，因为在吸气时腹肌必然放松，检查者可利用此机会触诊。

触诊方法：

1．浅部触诊法（light palpation）　将右手手指掌面平放于患者腹壁上，在腹壁上进行轻压滑动触诊（图 3-6-10）。以检查腹肌紧张度、压痛、浅表肿物、搏动和肿大的脏器，并为深部触诊做准备。

2．深部触诊法（deep palpation）　主要用于检查腹腔内脏器大小、腹部肿块。

（1）深部滑行触诊法（deep slipping palpation）：用于检查腹部脏器，尤其是肠管及肿块。检查者用右手并拢的 2、3、4 指端或两手重叠平放在被检者的腹壁上，由浅入深在每次吸气时逐渐迎向腹腔脏器或肿块，呼气时追向腹腔脏器或肿块进行触诊。当触诊的手感知腹腔的脏器或肿块时，在其上做上下左右滑行触摸。如触及肠管或肿块呈长条形，应做与其长轴方向垂直的触诊（图 3-6-11）。

（2）双手触诊法（bimanual palpation）：通常用于肝、脾、肾及腹腔肿块的触诊。用右手触诊。将左手置于被检者背部，并将被检查部位或脏器向腹侧右手方向托起，既可发挥固定作用，又可使被检查的脏器或肿块更接近体表，在双手双合之间配合右手的触诊检查。

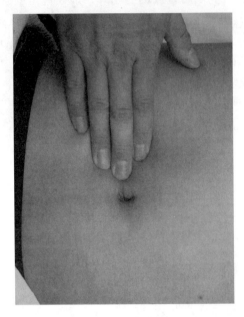
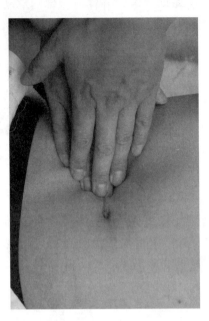

图 3-6-10　腹部浅触诊法　　　　　　　图 3-6-11　腹部深部滑行触诊法

（3）深压触诊法（deep press palpation）：用一个或两个并拢的手指垂直于腹壁被检查的部位（如阑尾压痛点）深压触诊（图 3-6-12）。

（4）冲击触诊法（ballottement palpation）：腹腔内有大量积液时，触诊肿大的肝、脾或腹内较大的肿物时用此法。用 3～4 个并拢的手指约与腹壁呈 70°～90° 角度置于腹部的相应部位，进行急速地冲击，不要离开腹壁，手指末端可以触到有浮沉之感的脏器或肿物实体（图 3-6-13）。

触诊的程序与方式：一般是从健区至病灶区，从左至右，从下至上逐渐缩小范围，对比地查向病灶处，原则上从左下腹开始按横 "S" 形线路方向触诊。若病灶在左侧，则从右开始；病灶在下，则从上开始。

触诊的重要内容与项目：①腹壁紧张度；②压痛与反跳痛；③脏器触诊；④腹部肿块；⑤液波震颤；⑥振水音。

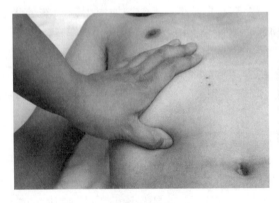
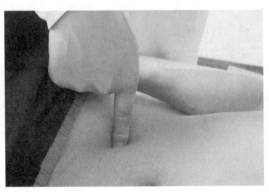

A. 胆囊触痛　　　　　　　　　　　B. 阑尾触痛

图 3-6-12　腹部深压触诊法

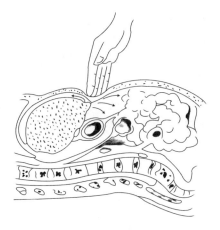
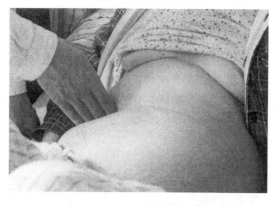

A. 大量腹水时触诊肿大的肝　　　　　　　B. 大量腹水时触诊腹内肿块

图 3-6-13　腹部冲击触诊法

一、腹壁紧张度

正常人腹壁柔软而坚实，张力适中。病理情况下可出现腹壁紧张度（somatic tensity of abdomen）增加或腹壁紧张度减弱，腹壁紧张度增加是指不受意志控制的一种肌卫（involuntary guarding），由于腹膜受到刺激而引起的腹壁硬度增加，不能自行消除。某些被检者尤其是儿童或年青人怕痒或不愿让人触摸检查，以致受检时发笑使腹肌痉挛腹壁硬度增加，但采取分散其注意力和劝说等方法后，可消除之，不属异常。病理性腹壁紧张度增加包括全腹壁紧张度增加和局限性腹壁紧张度增加：

1. 全腹壁紧张度增加　①腹腔内大量积液、肠胀气或人工气腹时，腹壁因腹腔内容物增加而绷紧，但无腹肌痉挛，触之饱满，无明显压痛。②急性胃肠穿孔（perforation），细菌感染或化学物质（胃液、肠液、胆汁、胰液）等刺激腹膜引起急性弥漫性腹膜炎，腹肌痉挛，高度紧张，呈强直状态（rigidity），其而强硬如板，称板状腹（board-like abdomen）。③实质性脏器破裂（rupture），常见于肝或脾破裂、异位妊娠破裂，血液刺激腹膜引起腹肌收缩紧张，腹壁触诊紧张度增加，但不如胃肠急性穿孔后腹壁紧张程度强。④结核性腹膜炎，腹膜增厚并与肠系膜、肠管粘连，腹壁紧张度增加，呈中等程度，触及有如揉面感，或称柔韧感（dough kneading sensation）。腹膜转移性癌有时也有类似触诊柔韧感。⑤大量腹水、年老体弱、过度肥胖、腹肌发育不良的患者患腹膜炎时，全腹壁紧张度增加，但不明显。

2. 局限性腹壁紧张度增加　主要为脏器炎症累及局部腹膜而引起，如急性胆囊炎引起右上腹壁紧张度增加；急性阑尾炎引起右下腹壁紧张度增加；急性胰腺炎引起上腹正中或左上腹壁紧张度增加；胃穿孔胃内容物沿肠系膜向下流至右下腹，而引起该部肌紧张。

腹壁紧张度减低或消失，表现为腹壁触之松软无力，缺乏弹性。全腹壁紧张度减低或消失，见于：①脊髓损伤引起的腹肌瘫痪、重症肌无力；②年老体弱、经产妇、慢性消耗性疾病、脱水状态；③大量放腹水后。局限性腹壁紧张度减低，见于引起局部腹肌瘫痪的疾病如脊髓灰质炎、周围神经损伤、腹直肌分离等。

二、压痛与反跳痛

压痛：触诊按压腹部时引发的疼痛，称为压痛（tenderness），表明该处可能存在相应的腹壁或腹腔的病变。腹壁的病变表浅，腹腔内的病变深在。判定压痛来自腹壁有两种方法：①捏起压痛区的腹壁后，压痛更明显；②仰卧位抬起头颈和肩背部促使腹肌收缩时，压痛更明显。

　　反跳痛：触诊出现压痛时，短暂保持按压的手指在原处不动，然后迅速抬手，患者感觉腹痛突然加剧，有痛苦表情或表述腹痛，称为反跳痛（rebound pain）。系因抬手时壁层腹膜受牵拉刺激，表明腹腔脏器组织炎症病变已累及腹膜壁层。若尚未累及壁层腹膜时，可仅有压痛而无反跳痛。腹壁肌紧张、腹部压痛与反跳痛三联征合称为腹膜刺激征（peritoneal irritation sign）。

　　腹腔内多种病变均可在腹部触诊时出现压痛，包括脏器组织的炎症、出血、穿孔、破裂、梗阻、扭转、套叠、肿瘤等。腹部常见疾病的压痛点、压痛区见图 3-6-14。

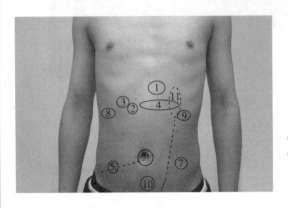

图3-6-14　腹部常见疾病的压痛点
①胃炎、胃溃疡；②十二指肠溃疡；③胆囊炎、胆囊结石；④胰腺炎、肿瘤；⑤阑尾炎；⑥小肠疾病；⑦乙状结肠炎、肿瘤；⑧肝、结肠肝曲疾病；⑨脾、结肠脾曲疾病；⑩膀胱、子宫疾病(女性)；⑪肾结石:疼痛沿输尿管径路放散至会阴部。

　　压痛部位的确定可作为诊断的重要线索，与相关的病变脏器和疾病有联系。如：右上腹压痛提示有胆囊炎、胆石病、肝病、右下肺炎等，胆囊区深部触诊时有压痛伴因触痛而短暂屏气或有痛苦表情，称为 Murphy 征阳性（见图 3-6-12A）；上腹部压痛见于胰腺炎、消化性溃疡等；左上腹压痛见于急性心肌梗死、胃炎、胃溃疡等；双侧腰部压痛见于肾和输尿管炎症、结石等；脐部压痛见于小肠炎症、肠梗阻、蛔虫病等；下腹部压痛见于子宫、膀胱等盆腔疾病等；右下腹部压痛见于盲肠疾病等，如在脐与右髂前上棘连线的外 1/3 和中 1/3 的交点即阑尾点（McBurney point），有压痛表明有典型的阑尾炎（见图 3-6-12B）。

　　以下为腹部触诊的几种特殊手法对于腹痛的病因诊断有一定意义：

　　1．腰大肌试验（iliopsoas test）　检查下腹痛患者时，嘱其病侧髋关节屈曲 90°，然后检查者用右手和左手分别固定其膝、踝关节，让患者作伸髋对抗动作（图 3-6-15）。如伸展时出现腹痛，提示腹膜后有激惹，如后位阑尾炎。亦可让患者卧向健侧，将患侧下肢向后过伸，询问是否引起腹痛，如有疼痛为阳性。

　　2．闭孔内肌试验（obturator maneuver）　检查下腹痛患者时，嘱其病侧髋关节屈曲 90°，检查者双手分别固定膝、踝关节，将股部向内侧旋转，如伴随髋关节旋转有下腹疼痛提示闭孔内肌有激惹，见于盆腔与后位阑尾炎症（图 3-6-16）。

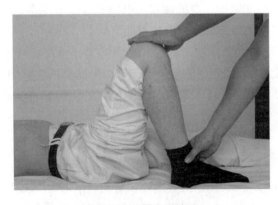

图3-6-15　腰大肌试验
曲髋呈 90°，检查者左手固定足与踝，右手压膝，患者在作伸展大腿对抗时出现盆腔疼痛

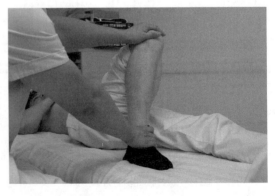

图3-6-16　闭孔内肌试验
曲髋呈 90°，检查者左右手分别固定膝关节与踝关节，嘱患者大腿内旋时出现下腹疼痛

3．牵涉性触痛（referred tenderness）　检查者在腹部一处深触诊，疼痛发生于远处，提示远处可能存在局限性腹膜炎。

4．结肠充气试验（Rovsing 试验）　用右手压迫左下腹降结肠，向近段施压可使结肠内的积气传至盲肠和阑尾部位，如引起右下腹疼痛为阳性。提示局部有炎症。

三、脏器触诊

（一）肝触诊

1．触诊方法

（1）双手触诊法（bimanual palpation）：较为常用。检查者左手掌托住被检者右腰部并向上推，拇指张开置于右肋弓部，既可作为肋弓下缘标记，又可与腰部左手掌配合固定右下胸，有助于横膈随吸气下移推动肝下移。右手为触诊手，第 2 ～ 5 指并拢，掌指关节伸直，稍加压平放于腹部，与被检者肋弓下缘基本平行。主要用第 2、3 指前端桡侧感知，随被检者吸气时迎向下移的肝下缘，呼气时稍加压再追踪肝下缘一次。这样随被检者吸气—呼气有两次触及肝下缘的机会。若经过一完整的吸—呼周期，右手未触及肝下缘，可略向头侧方向上移0.5 ～ 1cm，继续触诊直至触及肝下缘（图 3-6-17）。分别记录肝下缘在右锁骨中线和前正中线上离肋缘和剑突根部的距离，以 cm 为单位。

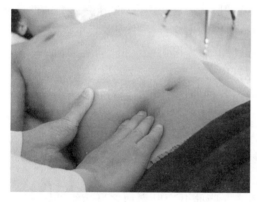
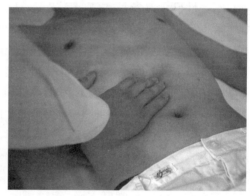

A. 肋下　　　　　　　　　　　　　　　　　B. 剑下

图3-6-17　肝触诊

（2）单手触诊法（monomanual palpation）：只用右手操作，方法同双手触诊之右手动作。主要用于腹壁膨隆、肥胖、腹水患者肝触诊，触诊时右手比上法加大压力。

（3）冲击触诊法（ballottement palpation）：见图 3-6-13，主要用于大量腹水时肝触诊。

（4）勾指触诊法（"hook" method palpation）：适合于儿童、腹壁菲薄松软者或肝边缘不清者，检查者位于患者头侧右肩旁，面向足侧。第2 ～ 5 指屈曲呈钩状，在患者腹部锁骨中线上由足侧向头侧随吸气—呼气移动来逐渐感知肝下缘（图 3-6-18）。

2．触诊检查中应注意的几个问题

（1）双手触诊法中右手为触诊手，四指并拢，以示指、中指前端桡侧感知肝下缘最敏感。一般从髂前上棘连线水平或更低位开始，从下而上触诊肝，否则可能始终在肝表面上触诊而

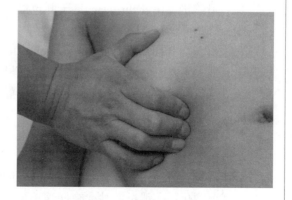

图 3-6-18　钩手法触诊肝

未能触及肝下缘，易漏诊巨大的肝。

（2）用力适中，手法勿过重，否则引起受检查者疼痛不适，影响触诊效果。

（3）必须配合被检查者腹式呼吸的吸气—呼气时相进行触诊，触诊的右手要与之同步。初学者一个最常见的错误就是在被检者吸气期间，触诊之手已过早地抬起移开了，既未等待随吸气末了感知下移的肝下缘的机会，也失去再感知随呼气即将回退的肝下缘的机会。

（4）识别非肝器官和组织，如：①腹直肌腱划：不随呼吸上下移动，两侧对称。对于腹肌发达的被检者腹部检查时尤应注意；②过长的浮肋：其质地硬，位置偏外侧；③横结肠：充盈时为横行的条状物；④右肾下极：位置深，下缘钝圆，不像肝向两侧延伸；⑤其他：如肿大的胆囊、胃癌、胰腺癌等均可误检为肝大。

3．触诊内容与特点描述

（1）大小：正常成人肝下缘一般触不到，少数人于肋弓下缘在深吸气时可触及肝下缘，不超过 1cm，在剑突下（以剑突根部而不是剑突尖部为起点）可触及，在 3cm 以内，不超过剑突根部至脐距离的上 1/3 水平。确定肝的大小应以肝下界及肝上界综合判断。下界参照上述肝下缘的标准，上界以叩诊右锁骨中线肝界为准。

肝下移（downward displacement）：肝上界及肝下界均降低，肝上下径正常，见于肝下垂（hepatoptosis）、右侧胸腔积液、肺气肿。

肝大（hepatomegaly）：肝上界正常或升高，肝下界超出上述正常范围。肝大分为感染性肝大与非感染性肝大（参见本章第六节）。①感染性肝大：见于病毒性肝炎、细菌性肝脓肿、钩端螺旋体病、肝包囊虫病、血吸虫病、传染性单核细胞增多症、华支睾吸虫病等。②非感染性肝大：见于肝淤血、脂肪肝、酒精性肝病、中毒性肝病、肝肿瘤、肝囊肿、白血病等。

（2）质地（palpatory consistency）：肝质地包括以下三度：

Ⅰ度：质软，如口唇样柔软，为正常肝质地，各种原因引起的急性肝炎早期阶段肝质地亦较软。另一种特殊的柔软质地为囊性感，见于肝囊肿或肝脓肿液化，触之为局限性的囊样感觉，大而表浅者可触及波动感。

Ⅱ度：质韧，为中等硬度，触之如鼻尖样硬度，见于慢性肝炎、肝淤血、脂肪肝等。

Ⅲ度：质硬，触之如前额硬度，见于肝硬化、肝癌（坚硬如石）等。

（3）表面和边缘：正常肝表面光滑，边缘整齐。脂肪肝、肝淤血之肝边缘钝圆。肝硬化、肝癌、多囊肝表面结节状，边缘不规整。

（4）压痛：正常肝无压痛，肝炎症、淤血及其他病因引起的肝大累及包膜则有压痛。肝脓肿、肝癌压痛明显。

（5）搏动：三尖瓣关闭不全患者，由于右心室的收缩性搏动通过右心房、下腔静脉传导到肝，使肝呈扩张性搏动，双手分别放在肝区的左右可触知开合样搏动。肿大的肝波及腹主动脉，传导其搏动，手放在肝区可感知为上下之搏动。

（6）肝震颤（liver thrill）：见于肝包虫病，由于包囊中的子囊浮动撞击囊壁引起震颤，手指下压触诊时可感知其震颤。

（7）肝颈静脉回流征（hepatojugular reflux）：见于右心衰竭淤血性肝大时，用右手掌面平压肝逐渐加大压力时，可见颈静脉怒张更明显，放手停压后恢复原状。系因将肝的淤血挤压回心，超过了右心房的负荷，迫使血逆流入颈静脉而出现怒张，称为肝颈静脉回流征阳性。正常人无此体征。若已有肝硬化则不容易出现此征。

常见肝疾病触诊主要特点：①急性肝炎：轻度肿大、表面光滑、边缘钝、质软或韧、有压痛。②肝淤血：肝明显肿大（肿大的程度与淤血的程度相关）、表面光滑、边缘钝、质韧、压痛、肝颈静脉回流征阳性。③脂肪肝：肝轻度肿大至中度肿大、表面光滑、边缘钝、质韧、无压痛。④肝硬化：一般早期肿大晚期缩小，而酒精性肝硬化、淤血性肝硬化、胆汁性肝硬化等肝脏可能长期肿大；质硬、边缘锐利、表面有小结节、一般无压痛。⑤肝癌：进行性肝大，肝表面高低不平，有大小不等结节，边缘不整，肝质地坚硬如石，压痛明显。

（二）脾触诊

脾触诊方法一般采取两种体位（图 3-6-19）：①患者平卧，双腿屈曲，检查者左手第 2 ～ 5 指掌面插向被检者左胸背部即左第 9 ～ 11 肋处，并向上推，右手平掌，从脐平线或其以下左锁骨中线上开始，在被检者作腹式呼吸的吸—呼动作相配合下，吸气时迎向随膈肌下移的脾下缘，呼气时再次追向即将移回的脾下缘，检查者的右手逐步移行从而触感脾下缘。②若上述方法未触及脾，则可采取右侧卧位，右下肢伸直，左下肢屈曲，检查者从脐平线或以下起始，朝向受检者左肋弓方向，逐步配合吸—呼动作触诊，感知脾下缘。

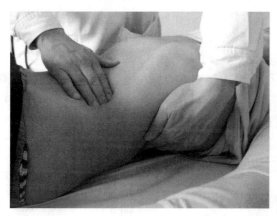
A. 仰卧位

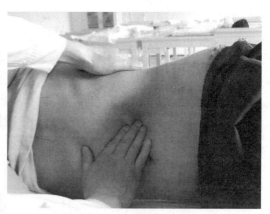
B. 右侧卧位

图 3-6-19 脾触诊

正常脾触不到，若能触到，则脾可能肿大一倍以上。触到脾时不仅要注意其大小，而且应注意其形状、质地，表面光滑与否，有无压痛与摩擦感。脾大的测量与记录法（图 3-6-20）：第 I 线，为左锁骨中线与左肋弓下缘交点至脾下缘的距离，以 cm 表示。脾轻中度肿大时只作第 I 线测量。第 II 线，为左锁骨中线与左肋弓下缘交点至脾最远点的距离，一般大于第 I 线上的距离。第 III 线，为脾右缘与前正中线的距离，超过正中线，测量脾右缘至正中线的最大距离以"+"表示，未超过正中线则测量脾右缘与正中线的最短距离以"-"表示。

脾大一般分为轻、中、高三度。脾下缘不超过肋下2cm 为轻度肿大。肋下 2 ～ 7cm，在脐水平线以上，为中度肿大。超过7cm，在脐水平线以下、甚至肿大的脾右缘越过前正中线，则为高度肿大，即巨脾。

在确定脾大时，需注意与下列情况鉴别：

（1）脾下移：见于左侧胸腔积液、积气，迫使脾随膈下降而向下移位；或见于内脏下垂。

（2）左肾肿大：增大的左肾位置较深，边缘圆钝无切迹。

（3）肿大的肝左叶：肝左叶与肝右叶为一体，与脾之右缘不同，无脾切迹（notch）。

（4）结肠脾区肿物：质硬、多为不规则形，不与左肋缘相连。

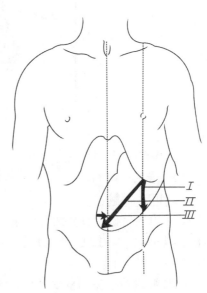

图 3-6-20 脾大测量方法

（5）胰尾囊肿：无切迹，位于腹膜后，不随呼吸移动。

引起脾大的常见病：轻度脾大常见于急性或慢性病毒性肝炎、伤寒、粟粒性结核、急性疟疾、感染性心内膜炎、败血症等感染性疾病。中度脾大常见于肝硬化、门脉高压、淋巴瘤、慢性淋巴细胞性白血病、系统性红斑狼疮、慢性溶血性黄疸。脾高度肿大见于慢性粒细胞性白血病、骨髓纤维化、血吸虫病、黑热病等。脾压痛见于脾脓肿或脾栓塞，后者还有摩擦感。

（三）胆囊触诊

可用双手滑行触诊法或钩指触诊法进行。正常情况下胆囊隐没于肝之下，触不到。只有当胆囊肿大超过肝下缘及肋弓下缘时，才有可能在右肋弓下缘与腹直肌外缘交界处（即胆囊点）被触及。炎性肿大的胆囊一般呈梨形或卵圆形、有囊性感，表面光滑，张力较高，随呼吸上下移动，常有触痛。如胆囊肿大且伴有明显压痛，常见于急性胆囊炎；无压痛者，常见于壶腹周围癌。胰头癌压迫胆总管可引起的梗阻性黄疸且进行性加深，伴有胆囊显著肿大但无压痛，称为 Courvoisier 征。胆囊肿大而有实性感者，见于胆囊结石或胆囊癌（图3-6-21）。若胆囊有炎症，但无肿大或肿大不显著时，则可能触不到胆囊。此时可采用以下方法：检查者以左手掌平放于患者右胸下部，以拇指的指腹钩压于右肋弓下缘与腹直肌右缘交点处，嘱患者缓慢深吸气。在吸气过程中有炎症的胆囊下移时碰到钩压的拇指，可引起疼痛，称为胆囊触痛；如深吸气时患者感觉疼痛并中止吸气，称为 Murphy 征阳性（见图3-6-12A）。

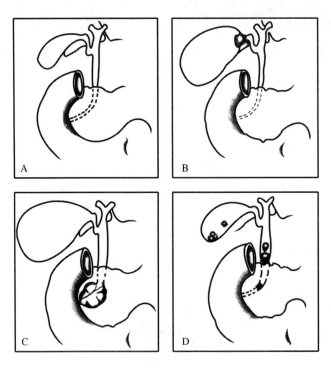

图3-6-21　胆囊触诊的临床意义
A. 正常；B. 胆囊管结石引起梗阻；C. 肿瘤引起胆总管梗阻（Courvoisier征）；D. 结石引起胆总管梗阻

（四）肾触诊

正常人肾位于脊柱两旁，左肾上端平第11胸椎下缘，下端平第2腰椎下缘；右肾比左肾低，其上端平第12胸椎，下端平第3腰椎。正常人肾不易触及，身材瘦长、腹壁松弛者有时可触及其右肾下极。

肾触诊检查多用双手合诊方法。可采取平卧位、坐位或立位。卧位触诊右肾时，被检者两腿屈膝。检查者立于其右侧，以左手掌从背后托起右腰部，右手掌平放在右腰腹部，手掌大致平行于右肋缘，自下而上进行深触诊，于被检者吸气时双手互夹合诊，可触到肾下极，有光滑圆钝之感。触诊左肾时，左手越过被检者前方从背后托起左腰部，右手掌横置于患者左腰腹部，同前法双手合诊。如被检者腹壁较厚以致检查者右手难以压向后腹壁时，可在被检者吸气时，用左手向前冲击后腰部，如肾处于两手之间时，则右手有被实体冲顶的感觉；反之，也可用右手向左手方向冲击，左手也可有同样的感觉。

如卧位未触及肾，还可取坐位或立位按卧位时的手法，用两手前后配合触诊肾。当肾下垂或有游走肾时，坐位、立位较易触及肾。在深吸气时若触到 1/2 以上的即认为有肾下垂（nephroptosis）。右侧肾下垂易误认为肿大的肝，左侧肾下垂易误认为肿大的脾，应注意鉴别。如肾下垂明显并能在腹腔多个部位被触及称为游走肾（floating kidney）。肾肿大见于肾盂积水或积脓、肾肿瘤、多囊肾等。当肾盂积水或积脓时，肾的质地较软可有波动感；多囊肾常有一侧或两侧肾不规则形增大，可伴有多囊肝；肾肿瘤则表面不平，质地坚硬。

当肾和尿路有炎症、结石或其他疾病时，可在相应部位出现压痛点：①季肋点（前肾点）：第 10 肋骨前端，右侧位置稍低，此点相当于肾盂位置。②上输尿管点：在脐水平线上腹直肌外缘。③中输尿管点：在髂前上棘水平腹直肌外缘，相当于输尿管第二狭窄处。④肋脊点：背部第 12 肋骨与脊柱的交角（肋脊角）的顶点。⑤肋腰点：第 12 肋骨与腰肌外缘的交角（肋腰角）顶点（图 3-6-22）。肋脊点、肋腰点和季肋点是肾炎症性疾病，如肾盂肾炎、肾脓肿和肾结核等常出现的压痛点。如炎症深隐于肾实质内，可无压痛而仅有叩击痛。上输尿管点或中输尿管点出现压痛，提示输尿管结石、结核或化脓性炎症。

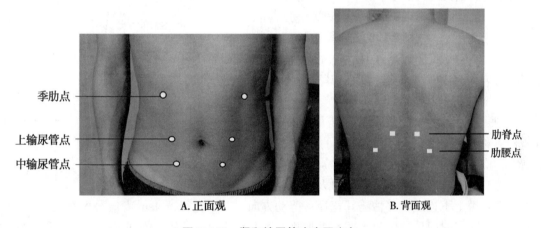

A.正面观　　　　　B.背面观

图 3-6-22　肾和输尿管疾病压痛点

（五）膀胱触诊

正常膀胱未充盈尿时隐于盆腔内，因而触不到。只有当膀胱充盈胀大，超出耻骨上缘时方可在下腹中部触到。一般采用单手滑行法触诊。被检者仰卧位屈膝，检查者右手自脐开始向耻骨方向触摸，触及囊性包块即是充盈的膀胱。但应与子宫或其他肿物鉴别。膀胱增大多由积尿所致，触之囊性感，不能用手推移，按压时有胀感、有尿意。极度充盈时，触之较硬，但仍光滑。排尿或导尿后缩小或消失，借此可与妊娠子宫、卵巢囊肿及直肠肿物等鉴别。若失去正常的圆顶形态，则有可能有病理性改变。

膀胱胀大提示有排尿困难，极度排尿困难即被称为尿潴留。梗阻性尿潴留多见于尿道梗阻，如前列腺增生或前列腺癌、膀胱颈和尿道结石等；而非梗阻性尿潴留，可见于脊髓病（如截瘫）、颅脑损伤或支配膀胱和尿道括约肌的神经病变，即神经源性膀胱。也见于昏迷患者、腰椎或骶椎麻醉后、手术后局部疼痛患者。长期尿潴留可引起膀胱慢性炎症，导尿后膀胱不能完全回缩。当膀胱有结石或肿瘤时，有时可用双手合诊触诊方法检查，右手示指戴手套插入直肠内向腹侧方向推压，左手四指在耻骨联合上部向下施压，可在腹腔的深处耻骨联合的后方触到。

（六）胰腺触诊

胰腺位于腹膜后，位置深而且质地柔软，故一般触及不到。在上腹部相当于第1、2腰椎处，胰头位于中线偏右，胰体尾在中线偏左侧。当胰腺有病变时，如在上腹中部或左上腹有横行的条带状肌紧张及压痛，并涉及左腰部者，提示胰腺炎症；如起病急伴有腰部皮下瘀血（Grey-Tuner 征）、或脐部皮下瘀血（Cullen 征）呈紫蓝色斑，则提示出血坏死性胰腺炎。如在上腹部触及质硬而固定性的横行条索状肿物时，应考虑为慢性胰腺炎；如有坚硬块状，表面不光滑似有结节，则可能为胰腺癌。发生于胰头部者，可出现黄疸及无痛性胆囊肿大，即Courvoisier 征阳性（图 3-6-21C）。在急性胰腺炎发病后，若在上腹部或左上腹部触到囊性肿物伴有肌紧张和压痛，可能为胰腺假性囊肿。但要注意与胃等部位的肿瘤鉴别。

（七）腹部可触到的其他正常脏器或组织（图 3-6-23）

一些正常结构易被误诊为腹部肿块，如：

1. 腹直肌肌腹及腱划　腹肌发达者如运动员等，腹壁的中上部可触到腹直肌肌腹，其呈分隔的半球状或方块状隆起，较坚实，隆起间有横行凹沟，即腱划。易误为腹壁肿物或肝边缘。但腹直肌肌腹及腱划在中线两侧对称分布，较表浅，在做屏气、仰卧屈颈抬肩或取半坐位使腹肌收缩时更为明显，借此可与肝及腹腔内肿物区别。

2. 腰椎椎体及骶骨岬　对于腹壁松弛薄软者，在腹部中线位深触时常可触到骨性硬度的腰椎椎体或骶骨岬。易将其误认为腹部肿瘤。在其左前方常可触到腹主动脉搏动，其宽度不超过3.5cm。

3. 腹主动脉　触诊双手掌在脐下腹中线偏两旁相对称位置向下进行深触诊，可触及腹主动脉侧缘和腹主动脉的搏动（图 3-6-24），但在一些正常人尤其是肥胖者触不到。若能触及腹主动脉，

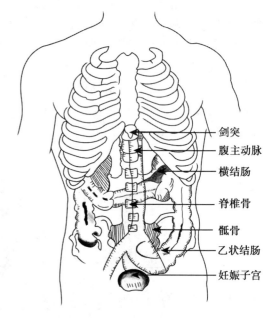

图 3-6-23　腹部可触及的其他脏器或组织

剑突
腹主动脉
横结肠
脊椎骨
骶骨
乙状结肠
妊娠子宫

应注意其是否上下连续，并估测其宽径、搏动方向。对于宽径＞4cm 者应警惕有腹主动脉瘤。腹主动脉是固定的而且沿长轴下行，而典型的腹主动脉瘤是可从一侧到另一侧、活动性的，但非纵向移动。深触诊时，触诊双手的指腹感触到腹主动脉搏动方向是膨胀性、分散性的，表明搏动方向是直接来源于腹主动脉。若搏动方向是上下起落的，表明是通过位于腹主动脉之上的肿块组织传导的，借此可以区别。

4. 乙状结肠　正常乙状结肠尤其是有粪便充盈时常可被触到，呈软光滑的索条状，无压痛，可移动或压之变形。若有干结粪块滞留，则可触及较硬的球状或粗条状物。因可伴有左下腹不适及轻压痛而易误认为肿瘤；当排便后或清洗肠道后，粪块移走或消失。

5. 横结肠　正常人于上中腹部可触到充盈时横行的条状物即横结肠，触之光滑柔软，可移动，部分人横结肠呈"V"字形或"U"字形，可在脐部或脐部以下触到横结肠条状物。横结肠或结肠肝曲可误判为肝下缘；但与肝下缘不同，横结肠上下缘均可被触知。

6. 盲肠　大多数人在右下腹可触到充盈时的盲肠。有圆钝感，可移动、柔软、表面光滑、无压痛。应与右下腹部肿瘤鉴别。

7. 妊娠子宫　育龄期的女性受孕后，随着月份增大子宫体积也相应生理性增大（图 3-6-25），下、中腹部可触及增大的子宫。故育龄期女性出现原因不明的"腹部肿块"而就医，亦应

注意是否妊娠子宫，不要误认为腹部肿瘤。应结合其有停经史、乳房增大、乳晕扩大和色素加深、皮肤色素沉着以及妇科检查加以确定。但应排除病理性子宫增大，如子宫肿瘤和其他腹部肿瘤。

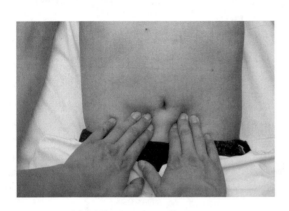

图 3-6-24　腹主动脉触诊

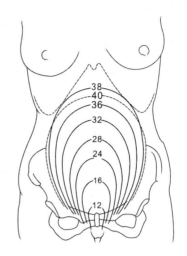

图 3-6-25　妊娠腹部（数字表示妊娠周数）

四、腹部肿块

除以上脏器、组织的正常结构外，若能触及来自腹壁、腹腔内和腹膜后的肿块，则具有病理意义。腹部包块主要包括良性肿瘤、恶性肿瘤、炎性肿块、囊肿、肿大的淋巴结、外伤性血肿、胃内结石等。

触到腹部肿块时应注意其以下特点：

（一）部位

首先，区分所触及的肿块是在腹腔内或是在腹壁（腹腔外）。腹壁肿块在视诊时可见腹壁局限性膨隆，仰卧位屈颈抬肩或半坐位使腹壁肌肉收缩时，触及肿块更为明显。若是腹腔内肿块，在腹肌收缩后反而不显或消失，故可加以鉴别。

其次，区分肿块是在腹腔内或是在腹膜后，可通过肘膝位进行检查，此时腹腔内的肿块触之更为清楚且有下垂感，活动度亦增加。若为腹膜后肿块因其深在而固定，则不如在仰卧位时触之清楚，亦无下垂感。

腹部肿块，一般常来源于其相邻的脏器。如：左上腹肿块见于脾充血性或浸润性病变、左侧结肠肿瘤和左肾肿瘤等。上腹部肿块常见于胃、胰腺、横结肠或肝左叶的肿瘤、胃幽门梗阻或胃内结石等。右上腹肿块常见于肝、胆和右肾的肿瘤，炎症性肿大或浸润性疾病。两侧腰部的肿块常见于结肠的肿瘤。左下腹肿块见于乙状结肠的肿瘤或炎性肿块、左侧输卵管和卵巢的肿瘤，炎症性肿块或脓肿等。右下腹肿块常见于盲肠、阑尾、远端回肠、右侧输卵管和卵巢的肿瘤，炎症性肿块或脓肿等。中下腹的肿块常见于粘连型结核性腹膜炎、子宫或膀胱的肿瘤、腹主动脉瘤等。下腹两侧类球形、可活动、有压痛的肿块可能为腹腔内肿大的淋巴结；游走性腹部肿块可见于卵巢囊肿。

（二）大小

触及的肿块大小以其测定的长径（cm）×宽径（cm）表示。因其前后径（即厚度）不易测出，故可粗略估计。为了形象地描述，可以用大家熟悉的实物作比喻，如核桃大小、鸡蛋大小、拳头大小等，但也应注明其最大长径与宽径的厘米（cm）数值。胃肠道肿物一般很少超过其腔径，因为其增大到一定程度即可引起不同程度的内腔梗阻。巨大肿块多见于卵巢、肝、脾、肾、胰等脏器病变和腹膜后淋巴结结核或肿瘤。若肿块大小多变或可自行消失，则可能是空腔脏器如肠袢的发作性痉挛、扩张或不完全梗阻所引起，缓解期可消失。

（三）形态

肿块的形态包括其形状、轮廓、边缘和表面情况。圆球形、表面光滑的肿块多为良性病变，如囊性病变（炎性肿大的胆囊、卵巢囊肿等）或肿大的淋巴结。不规则形、表面凹凸不平而质硬者，多见于恶性肿瘤，也可见于慢性炎症性肿块或结核性肿块。软性的团块状肿块见于肠蛔虫病、肠套叠。左上腹有切迹的肿块，是脾大的特征。

（四）质地

包括质地软、中等硬度或坚硬三级。质地软的肿块见于早期的急性炎症性肿块或液化的脓肿，如阑尾脓肿等；质地软而有囊性感的肿块，见于卵巢囊肿等。中等硬度的肿块见于慢性炎性肿块如 Crohn 病、慢性胰腺炎或结核性肿块，如回盲部肠结核、粘连型结核性腹膜炎等。质地坚硬的肿块见于恶性肿瘤，如肝癌、胃癌等，也可见于多囊肝、多囊肾。

（五）压痛

急性炎性包块多有明显压痛，可见于急性胆囊炎、肝脓肿、阑尾脓肿等。慢性炎症性肿块也可有压痛，如慢性胰腺炎、肠结核或 Crohn 病等。在空腔器官梗阻、脏器肿瘤等疾病时，则压痛轻重不一。

（六）移动度

如果肿块随呼吸而上下移动，多为肝、脾、胃、肾的肿物，胆囊因附在肝下，横结肠借胃结肠韧带与胃相连，故其肿物亦随呼吸而上下。肝和胆囊的移动度大，不易用手固定。如果包块能用手推动者，则可能来自胃、肠或肠系膜。移动度大的多为带蒂的肿物或游走的脏器。局部炎症性肿块或脓肿及腹腔后壁的肿瘤，一般较固定不移动。

（七）搏动

消瘦者可以在腹部见到或触到动脉的搏动。如在腹中线附近触到明显的膨大伴以扩张性搏动，则应考虑腹主动脉或其分支的动脉瘤。有时尚可触及震颤。

五、液波震颤

腹腔内有大量游离液体时，如用手触动腹部，可感到液波震颤（fluid wave thrills），或称波动感（fluctuation）。检查时患者平卧，医生以一手掌面贴于患者一侧腹壁，在对侧腹壁对应部位用另一手四指并拢屈曲，触动腹壁（或以指端冲击式触诊），如有大量液体存在，则贴于腹壁的手常有被液体波动冲击的感觉，即波动感。为防止腹壁本身的振动传至对侧，可让另一人将一手的手掌尺侧缘压于脐部腹中线上，即可阻止之（图 3-6-26）。此法可粗略地检查腹水

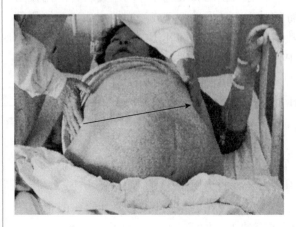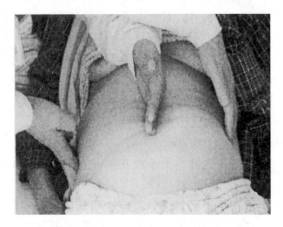

图 3-6-26　液波震颤检查方法

存在，但需有 3000 ~ 4000 ml 以上液量才能查出，不如移动性浊音检查方法敏感。

六、振水音

当胃肠内有多量液体及气体存留时，振动腹部或左右晃动腹部可出现液气撞击后流动发出的音响，称为振水音，提示胃或结肠因远端有梗阻而扩张。检查方法：被检者仰卧，检查者可将耳接近腹部直接听取，用右手弯曲的四指连续冲击被检者的中上腹部使之振动，或检查者双手分别放在被检者腹部的两侧左右摇晃腹部；亦可将听诊器膜型体件置于上腹部，另一手自一侧振动或摇晃被检者的腹部，或在局部做冲击性震动，以引出振水音。正常人在餐后或饮进多量液体时可有上腹振水音，一般在餐后 6 小时内消失。但若在清晨空腹或餐后 6 ~ 8 小时以上仍有此音，则提示有胃或十二指肠排空障碍，如幽门梗阻或肠系膜上动脉压迫综合征（mesenteric superior artery syndrome）。

第四节　腹部叩诊

腹部叩诊主要内容包括：根据实质性脏器所在部位的叩诊浊音区或实音区有无扩大、缩小、移位变化，判断脏器肿大、缩小或移位；实质性脏器所在部位有无叩击痛；判断有无胃肠胀气、腹腔内有无游离气体或液体以及腹部肿块的存在等。腹部叩诊一般采用间接叩诊方法，手法宜轻，以便获得清晰的叩诊音。

一、正常腹部叩诊音分布及病理状态下的变化

正常人的腹部叩诊浊音区分布在肝脾实质性脏器所在部位、腹部两侧近腰肌处以及充盈的膀胱或妊娠子宫，其余大部分部位因胃肠腔内含正常气体为鼓音区。在病理状态下，腹部叩诊音区有相应的变化。包括：①正常的鼓音区范围缩小，如：正常鼓音区出现浊音或实音，提示有腹部肿块占位，或肿大的脏器占位，或腹腔内有游离液体，即腹水形成；②病变脏器所在部位浊音区或实音区扩大，提示有该脏器肿大；③鼓音区范围扩大：当胃肠高度胀气或因胃肠穿孔腹腔内出现游离的气体时，则腹部鼓音区范围扩大，使原肝的正常浊音区缩小甚至消失。

二、肝叩诊

包括：①用叩诊方法确定肝上界和辅助判定肝下界，并与触诊法和搔刮听诊法结合确定肝下界，测定肝上下径；②检查肝区有无叩击痛。

确定肝上界的方法：在右锁骨中线上，从第 2、3 肋间肺清音区起逐个肋间向下叩诊。当由清音变为浊音时，即为肝上界。此处是被肺覆盖的肝顶部，为肺—肝界，又称肝相对浊音界。继续向下叩 1 ~ 2 个肋间，若浊音变为实音（因该处的肝不再被肺覆盖而直接贴近胸壁，故叩诊呈实音），此为肝绝对浊音界，实为肺下界（图 3-6-27）。

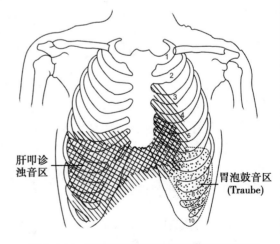

图 3-6-27　肝叩诊浊音区及胃泡鼓音区示意图

确定肝下界的方法：仍在右锁骨中线上从腹部鼓音区由下向上叩诊，当由鼓音变为浊音时即是肝下界。但因肠腔内气体覆遮肝的影响，叩出的肝下界与触诊得出的肝下缘可能不一

致，可高于实际的肝下界 1 ~ 2cm。但若肝下部分明显增厚，受肠腔内气体覆遮的影响小，则叩诊的肝下界与触诊的肝下缘两者结果较为接近。

正常肝上界在右锁骨中线上第 5 肋间，下界平右肋弓下缘。矮胖体型者肝上界可高一个肋间，瘦长体型者则可低一个肋间。肝上、下界二者之间的距离为肝上下径，正常成人约为9 ~ 11cm。

肝浊音界扩大多表明各种原因引起的肝大（参见本章第六节），也见于膈下脓肿，系因其使肝下移和膈抬高。肝浊音界缩小见于急性重型肝炎、肝硬化和胃肠胀气等。肝浊音区消失是急性胃肠穿孔重要征象之一，多由于肝表面覆盖游离的气体叩诊呈鼓音；但在有明显胃肠胀气、间位结肠（结肠位于肝与横膈之间）、人工气腹、全内脏转位时，也可出现肝浊音区明显缩小或消失。肝浊音区向上移位见于右肺纤维化、右下肺不张、人工气腹、鼓肠等。肝浊音区向下移位见于右侧胸腔积液、肺气肿、右侧张力性气胸等。

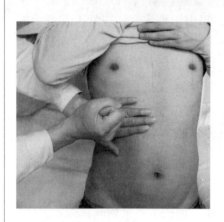

图 3-6-28　肝区叩击痛

肝区叩击痛（thump pain）检查手法：将左手掌平置于受检者肝区，右手握拳以轻、中强度捶击左手背，若被检者肝区疼痛即为肝区叩击痛阳性。见于肝炎、肝脓肿或肝癌等肝实质性病变。正常人无肝区叩击痛。胆囊位于被肝覆盖的深处，当有胆囊炎症时，胆囊区可有叩击痛（图3-6-28）。

三、脾叩诊

根据超声显像测量脾最大长径一般小于 10 ~ 11cm，宽径（厚径）一般小于 3.5 ~ 4cm。脾大的方向一般是向下、向中线的方向，但早期脾大主要是其前后方向，当脾轻度肿大而在左肋弓下缘触不到时，脾叩诊可作为检查脾大小的补充。

脾叩诊方法：被检者取右侧卧位，在左侧腋中线上最下的一个肋间进行轻叩诊，同时嘱被检者作缓慢的深呼吸，若深呼气时的清音被深吸气时的浊音取代，提示有脾大，系因肿大的脾随吸气时膈的下降而下移所致。脾叩诊浊音前缘不超过左腋前线，若其前缘浊音界超过左腋前线，则提示脾大。正常人脾叩诊浊音区位于左腋中线第 9 ~ 11 肋，脾浊音区扩大见于各种原因所致之脾大（参见本章第六节）；脾浊音区缩小见于左侧气胸、胃扩张、鼓肠等。

四、胃泡鼓音区叩诊

胃泡鼓音区（见图3-6-27）由含气的胃底穹窿部构成，呈半球形，其上界为膈肌及左肺下缘（左第 6 肋水平），下界为左肋弓，左界为脾（左腋前线），右界为肝左缘。胃泡鼓音区大小不一，与胃泡含气量的多少和胃内容充盈状态有关，亦受周边器官组织病变的影响。空腹时大，饱餐后缩小或消失。在禁食 2 小时以上或空腹状态下，叩诊此区若有明显缩小或消失，则提示脾大、肝大、左侧胸腔积液、心包积液等。脾大时，脾浊音界前缘超过左腋前线，并且胃泡鼓音区明显缩小或消失。

五、腹水叩诊

腹腔内存积游离的液体即腹水，因其重力关系而沉于腹腔的最低处，此处叩诊呈浊音。该叩诊浊音区随体位变动而出现相应的变动，称为移动性浊音（shifting dullness），此检查是判断腹腔内有无游离积液的一种重要方法。

检查方法：

1．比较仰卧位与左、右侧卧位时脐部与侧腹部叩诊音的变化（图3-6-29）。其原理是：当腹腔积液患者取仰卧位时，液体因重力作用积聚于腹腔低处，含气的肠管漂浮其上，故叩诊腹中部呈鼓音，腹部两侧呈浊音。患者取侧卧位时，液体积聚于下部，肠管上浮，位于下方的一侧腹部为浊音，位于上方的一侧腹部为鼓音。

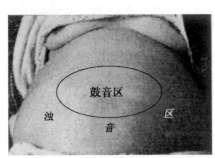
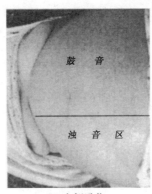
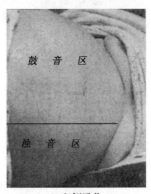

A. 仰卧位

从前正中线开始叩诊，叩诊板指与前正中线平行，逐渐移向左侧叩诊，可发现叩诊音由鼓音变为浊音

B. 右侧卧位

叩诊发现左侧腹部浊音后，叩诊板指固定不动，患者转向右侧卧位，继续自板指部位向上叩诊。左侧由原浊音区变为鼓音区

C. 左侧卧位

右侧腹叩诊浊音，叩诊板指固定不动，患者转向左侧卧位，继续自板指部位向上叩诊。右侧由浊音区变为鼓音区

图 3-6-29 腹部移动性浊音叩诊：比较两侧卧位浊音的变化

检查方法：患者仰卧，医生立于患者右侧，先从脐部开始叩诊（为鼓音），沿脐平面向左侧叩诊，直达左侧髂腰肌边缘，如叩诊变为浊音，则叩诊板指位置固定（不离开皮肤），嘱患者向右翻身取右侧卧位，重新叩诊该处，听取音调有无变化（应变为鼓音）；然后再向右侧移动叩诊，直达浊音区，则叩诊板指固定位置，嘱患者向左侧翻身取左侧卧位，再次叩诊，听取音调的变化（应变为鼓音）。

以上因体位改变而出现浊音区与鼓音区的相互变动，提示腹腔内有游离腹水。当腹腔内游离腹水在1000ml以上时，即可用此法检查出。含气的肠管始终浮于积液的最上面，而其下的气—液平面即浊音界则会随体位变动而变化。当侧卧时查出鼓音变浊音的气—液界面之后划线标记，再取仰卧位叩诊脐部探测鼓音变浊音的气—液界面划线标记，据此浊音移动范围可估计腹腔积液的程度。

2．比较仰卧位和肘膝位脐部叩诊音的变化（图3-6-30）。如果腹水量少，用以上方法不能查出时，可采用肘膝位腹部叩诊法。先在仰卧位时叩诊脐部，若此处叩诊为鼓音，再嘱受检者取肘膝位，使腹水积于最低部位的脐部相当于"小水坑"。分别由两侧腹部向脐部逐步移行叩诊，如由鼓音转为浊音，则提示有少量腹水沉于脐部，此为叩诊水坑试验（puddle test）。也可利用该体位结合听诊轻弹音（flicking）音响的变化判断少量腹水的存在，即听诊水坑试验：将膜型听诊器体件置于脐部，检查者的弹指轻弹一侧腹壁并同时听其音响；当听诊器体件逐渐向对侧腹部移动并继续轻弹时，音响突然变低之处，即为腹水的界面。用同样方法检查另一侧，以判定音响变化即腹水边缘。此法大约可检出200ml以上的游离腹水。

在确定有无腹水时，应注意与肠管内有大量液体潴留、巨大的卵巢囊肿等鉴别。腹水（ascites）的常见原因见本章第六节。

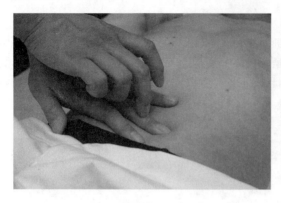
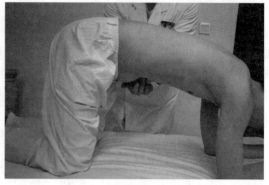

A. 仰卧位叩诊　　　　　　　　　　　　　　　B. 肘膝位叩诊

图3-6-30　腹部移动性浊音叩诊：比较仰卧位和肘膝位浊音的变化

六、膀胱叩诊

膀胱叩诊用于判断膀胱充盈与否及其膨胀的程度。在耻骨联合上方进行叩诊。当膀胱内有尿液充盈时，该区叩诊呈浊音；膀胱空虚时，因该区覆盖肠管，叩诊呈鼓音，膀胱的轮廓叩不清。对于低血容量休克患者补充血容量治疗有效时，膀胱部位叩诊应在原鼓音区出现浊音，提示已有尿液。尿潴留所致膀胱增大，该区叩诊呈浊音，在排尿或导尿后复查，浊音转为鼓音。而在妊娠的子宫、子宫肌瘤或卵巢囊肿，该区叩诊也呈浊音，但排尿或导尿后无变化，可予鉴别。腹水时，耻骨上方叩诊的浊音区，其弧形上缘凹向脐部，而膀胱充盈胀大时浊音区弧形上缘凸向脐部。

七、肾区叩痛

肋脊角处叩击痛主要用于检查肾病变。检查方法：患者采取坐位或侧卧位，检查者用左手掌平放在其肋脊角处即肾区，右手握拳，以轻度、中等度的力量叩击左手背引起该区疼痛，称为肾区叩击痛，可见于肾炎、肾盂肾炎、肾结石、肾结核及肾周围炎等。

第五节　腹部听诊

腹部听诊主要内容包括：肠鸣音、振水音、腹部血管杂音、搔弹音和妊娠后期的胎心音。被检者取仰卧位，多采用膜型听诊器体件轻轻压在腹部各有关部位腹壁上进行检查，重点听诊上腹部、脐部。

一、肠鸣音

肠鸣音（bowel sound）为肠蠕动时肠管内液体和气体流动发出断断续续的咕噜声。腹部听诊肠鸣音可提供有关肠道气体和液体活动的情况。在急性腹痛等情况下，由于叩诊、触诊检查有可能改变肠活动状况，所以宜在视诊、听诊检查以后再行叩诊、触诊检查，以便获取更准确的肠鸣音变化体征。正常安静状态下，肠鸣音每分钟4～5次。肠鸣音的频率和音响程度并不恒定，肠蠕动随肠内容物的增加而增强增速，因此餐后肠蠕动频繁、音响增强。

在病理状态下，肠鸣音常有以下变化：①在急性胃肠炎、服泻剂后或肠腔内有大量出血后积血时，肠蠕动增强增速，肠鸣音每分钟可达10次以上，其音响大，但音调不高，称肠鸣音活跃（active bowel sound）。②在早期机械性肠梗阻时，肠鸣音不仅频繁、音响大，而且音调高，称肠鸣音亢进（hyperactive bowel sound）。肠中气体和液体在肠管强烈收缩后经过狭窄部位时产生气过水声（gurgling），可每隔数分钟听到一次；因肠管高度扩张肠鸣音产生共鸣故音调高亢呈"叮叮"的金属音（tinkling），这是肠梗阻特征性体征之一。机械性肠梗阻见于肠肿瘤、结核、粪石、蛔虫等引起的肠内阻塞；手术后或炎症引起的粘连使肠牵拉成角、肠扭转或粘连带压迫使肠腔狭窄；各种嵌顿的腹壁疝、肿瘤或脓肿压迫肠管产生梗阻。③一些神经、体液因素直接抑制肠壁肌肉，使其减弱或失去蠕动能力，因而肠鸣音次数减少，称肠鸣音减弱（hypoactive bowel sound）；主要见于急性腹膜炎、低血钾、久病的老年人等胃肠动力低下的状态等。如持续 3 ~ 5 分钟仍未听到肠鸣音，称为肠鸣音消失（absent bowel sound），提示有麻痹性肠梗阻（paralytic ileus）存在；主要见于急性弥漫性腹膜炎、重症急性胰腺炎、腹部手术反射性抑制引起的肠麻痹、缺血性肠病、药物或毒物中毒等；④对于肠梗阻患者，若肠鸣音由频繁高亢转变为稀少低调时，要警惕发生绞窄性肠梗阻（strangulated intestinal obstruction）的可能性，此时肠腔内容物通过及肠壁的血液循环均发生障碍。

二、血管杂音

腹部听诊可确定腹部杂音的存在，包括动脉性杂音和静脉性杂音。腹主动脉瘤、腹主动脉炎或肿物压迫腹主动脉造成狭窄，均可在上腹部听到收缩期吹风样杂音。肾区血管杂音是确定肾动脉狭窄的重要线索，见于 60% 肾血管性高血压患者，尤其是对于青年高血压患者应注意听诊腹部血管杂音；可在脐上约 3 ~ 5cm 或前正中线之左或右旁 3 ~ 5cm 处听到收缩期吹风样杂音，多为一侧性，可放散至腰部，甚至背侧。胰腺癌部位的血管杂音可在左上腹部听到，系因肿块压迫脾动脉所致。在下腹两侧听到收缩期吹风样杂音，应考虑髂动脉狭窄。肝硬化门脉压增高时，由于侧支循环形成，脐静脉的开放，尤其是腹壁静脉曲张严重时，在脐部或上腹部可听到静脉连续的嗡鸣声。

由于腹部血管杂音也可出现于正常人，所以对其解释宜慎重。大多数正常人的血管杂音发生于收缩期，而且多在剑突至脐部之中线，不放散、音响及音调低。病理性血管杂音多具有上述其自身临床特点。

三、搔弹音

右手手指轻轻搔刮或弹击腹壁，左手持听诊器膜型体件相应部位同时听诊即搔刮试验（scratch test）。通过搔刮试验引出腹部音响的变化即搔弹音（scratch sound）的改变可辅助测定肝下缘、微量腹水和胃扩张的胃边界。

1. 肝下缘的测定　当腹壁较厚肝触诊不清楚或不能满意地配合触诊时，可用搔刮试验以协助定界，其原理是根据声音在空腔脏器和在实质性脏器中的传导不同。被检者取仰卧位，检查者以左手持听诊器膜型体件于右锁骨中线肋弓下缘之上，右手手指在右锁骨中线自下而上，或以听诊器处为中心由远处向膜型体件处方向渐移，轻轻搔刮腹壁或弹击腹壁，当其未达肝下缘时，声音远而轻微，当搔弹指达肝边缘时，声音明显增强而接近。此法测定的肝下缘，可与肝下界的触诊、叩诊相互验证。

2. 听诊水坑征（puddle sign）　用于微量腹水检测，参阅腹部叩诊（叩诊水坑试验）。

3. 胃扩张的胃边界测定　被检者取仰卧位，检查者以左手持听诊器膜型体件于左上腹部胃区，右手手指在左锁骨中线自下而上，或以听诊器处为中心由远处向膜型体件处渐移、轻轻搔刮腹壁或弹触腹壁，当其未达大量内容物充盈的胃边缘时，声音远而轻微，当搔弹指达充盈的胃边缘时，声音明显增强而接近，故可用此法确定胃界。

第六节　腹部常见病征分析

一、肝大

（一）如何确定肝大

肝触诊和叩诊检查是检查肝大的重要方法。正常人肝上界由叩诊确定，一般在右锁骨中线第 5 肋间。其下缘通常不能被触及，但在腹壁松弛或体型瘦长的人，可在肋弓下缘触及肝下缘，一般不超出 1cm；在剑突下（以其根部为准）肝一般不超过 3cm 或剑突与脐连线距离的上 1/3 长度（cm）。如患者腹壁较紧张而触诊不满意，可用叩诊法确定肝的上下径。正常成人身高在 161cm 以下者，肝的上下径为 10～11cm；身高在 161～170cm 以上者则为 11～12cm。超过上述诸标准称为肝大。

在判断已触及的肝是否有病理意义时，应结合其硬度（此点尤其重要）、表面与边缘情况、有无压痛与叩痛等，并结合其他临床资料加以全面分析。影像检查如超声显像、CT、MRI 等检查不仅在长径上，而且可就其横断面或矢状面判定肝大小。

（二）病因与发生机制

肝大的病因与发生机制有多种，主要包括感染性和非感染性肝大两大类。

1. 感染性肝大　主要是由感染引起肝的炎症、充血、组织水肿，其中以病毒性肝炎最为常见。

（1）病毒性感染：病毒性肝炎、传染性单核细胞增多症、巨细胞病毒性包涵体病等。

（2）细菌性感染：细菌性肝脓肿、伤寒、急性化脓性胆管炎、肝结核等。

（3）螺旋体感染：钩端螺旋体病、肝梅毒。

（4）寄生虫感染：阿米巴肝病、疟疾、血吸虫病、华支睾吸虫病、肝包虫病等。

（5）其他感染性疾病。

2. 非感染性肝大

（1）肿瘤：原发性肝细胞癌、胆管癌、肝转移癌等恶性肿瘤均可导致肝大；常见良性肿瘤主要包括肝囊肿、血管瘤等。

（2）中毒性肝大和药物性肝损害：化学毒物如乙醇、四氧化碳、氯仿、酚、苯引起中毒性肝损害等，药物如利福平、四环素、吡嗪酰胺等可引起中毒性肝炎。

（3）淤血性肝大：肝脏因淤血而肿大，主要见于各种原因所致充血性心力衰竭、心肌病、心包炎、先天性心脏病、Budd-Chiari 综合征等。

（4）胆汁淤滞性肝大：各种原因引起的肝内、外胆管长期梗阻或肝内胆汁淤滞，特别是病因不易去除时，均可引起肝内、外胆管的炎症、增生、胆栓和狭窄等病变，而导致肝大。主要见于原发性胆汁性肝硬化、原发性硬化性胆管炎、先天性胆道闭锁等。

（5）代谢异常：非酒精性脂肪肝、肝豆状核变性、血色病、肝淀粉样变等。

（6）血液病：白血病、淋巴瘤、多发性骨髓瘤、真性红细胞增多症等，可因肿瘤细胞浸润、感染导致肝大。

（7）其他：如系统性红斑狼疮等结缔组织病与免疫反应有关的疾病亦常见肝大。

（三）诊断思路

1. 问诊要点　针对上述病因问诊可提供肝大的重要诊断线索，尤其是有关传染病的流行病学病史，如病毒性肝炎的密切接触史、血吸虫病流行区的河水接触史、肝包虫病流行区的生活史和工作经历对相应疾病的诊断甚有帮助。酒精性肝病与长期酗酒有关，非酒精性脂肪肝与肥胖、糖尿病及血脂异常有关。胆汁淤积与原发性和继发性胆道梗阻有关。淤血性肝大的病理基础是全身或肝脏局部静脉血液回流受阻。中毒性肝病多有长期服药史或毒物密切接触史。多囊肝、肝豆状核变性、血色病是遗传性疾病。

2．肝大的特点

（1）肝大的程度：轻度肿大见于病毒性肝炎、中毒性肝炎；中度肿大见于淤血性肝大、肝外胆管梗阻、细菌性肝脓肿、血吸虫病等；重度肝大见于原发性或转移性肝癌、血吸虫病和多囊肝等。间歇性肝大多见于肝淤血和感染，进行性肝大多见于肝恶性肿瘤。

（2）肝的质地：质软见于急性肝炎、伤寒等急性传染病；质中度见于慢性肝炎、脂肪肝、淤血性肝大、肝汁淤积性肝大；质硬见于肝癌、多囊肝。

（3）肝表面情况：炎症性、淤血性、胆汁淤积性肝大和脂肪肝的肝表面光滑；肝硬化、肝癌和多囊肝的肝表面有大小不一的结节。

（4）肝触痛与叩击痛：主要见于炎症性、淤血性、胆汁淤积性肝大，尤其是肝脓肿和肝癌。

（5）肝区搏动感：三尖瓣关闭不全伴有右心衰竭时，肝区有扩张性搏动；肝癌组织压迫腹主动脉或肝动脉，肝区可有传导性搏动。

3．伴随症状和体征

（1）伴高热和寒战者，多见于肝脓肿、胆道感染、败血症等。

（2）伴黄疸者，应结合病情和相关检查判断是否有肝内外胆道梗阻或肝内胆汁淤积、溶血性黄疸和肝细胞性黄疸（参见第一篇第十五章黄疸）。

（3）伴肝区疼痛者，主要见于炎症性、淤血性、胆汁淤积性肝肿大和肝恶性肿瘤。

（4）伴蜘蛛痣、肝掌者，主要见于各种病因所致肝硬化。

（5）伴腹水者，主要见于肝硬化、门脉高压、淤血性肝肿大、肝癌、急性或亚急性肝坏死等。

（6）伴脾大者，主要见于肝硬化、门脉高压、血吸虫病、血液病等。

（7）伴心脏扩大、病理性心脏杂音、颈静脉怒张、肝颈静脉回流征、水肿者，应考虑淤血性肝肿大。

（8）伴肾肿大者，主要见于多囊肾。

（9）伴出血、紫癜者，见于严重肝脏疾病、血液病、长期梗阻性黄疸、钩端螺旋体病。

（10）伴明显的消瘦者，见于肝癌和肝硬化，尤其是肝癌患者短期内体重大幅度下降。

4．实验室检查

（1）血常规：白细胞计数增多和中性粒细胞分类增高提示细菌、螺旋体、寄生虫感染等引起的肝大，尤其是肝脓肿、全身炎症反应综合征，也见于急性溶血、急性中毒和恶性肿瘤（如肝癌、慢性粒细胞性白血病等）。淋巴细胞分类增高见于传染性单核细胞增多症、病毒性肝炎和淋巴瘤等。嗜酸性粒细胞增多见于寄生虫病、淋巴瘤、晚期癌肿等。白细胞计数减少（主要是中性粒细胞减少）见于病毒感染、伤寒、血液系统疾病（如恶性组织细胞病等）、系统性红斑狼疮等。肝大伴血小板减少主要见于肝硬化、脾功能亢进、系统性红斑狼疮等。

（2）肝有关的实验室检查：①反映肝细胞损害的 ALT、AST，反映胆汁淤积的 ALP、GGT，反映胆红素代谢的 TBil、DBil，反映代谢的血糖、血脂水平，反映肝脏合成功能的白蛋白、凝血酶原时间；②甲、乙、丙、丁、戊型肝炎的血清标志物；③反映免疫状态的免疫球蛋白、自身抗体测定；④肝和消化道肿瘤标志物 AFP、CEA、CA125、CA199 等；⑤反映铜铁代谢的铜蓝蛋白、转铁蛋白饱和度等。

5．影像检查　超声显像、CT 和 MRI 可辅助判断肝大程度，是否有占位及其性质，肝前（门静脉）和肝后血管（肝静脉和下腔静脉）是否通畅，胆系是否有梗阻以及胰腺是否有病变。肝瞬时或实时弹性测定可以了解肝硬度，从而有助于判断是否有肝硬化。

6．病理组织学检查　对通过病史、体检、实验室及影像学检查仍不能确诊的病例，应该行肝穿刺病理学检查。对疑有肝肿瘤者，可在超声显像或 CT 引导下行肝穿刺，或行腹腔镜检查并在直视下肝穿刺活组织检查。

二、脾大

（一）如何确定脾大

在正常情况下脾触不到，如确实触及即认为是脾大。触诊方法未能确定脾大时，应采用叩诊方法检查脾浊音界。腹部超声显像、CT 等检查有助于明确脾脏大小和形状，尤其是对脾脏仅有横径增大时较触诊更为准确。体检时，应注意鉴别和排除其他脏器及其病变：肝左叶、左肾、结肠脾曲、胰尾，或左侧胸腔积液、心包积液、肺气肿引起的脾下移。

（二）病因和发生机制

1. 感染性疾病

（1）病毒感染：病毒性肝炎、传染性单核细胞增多症、巨细胞病毒感染等。

（2）细菌感染：伤寒、副伤寒、全身炎症反应综合征、感染性心内膜炎、粟粒性结核、脾脓肿等。

（3）寄生虫感染：疟疾、血吸虫病等。

（4）螺旋体感染：钩端螺旋体病、梅毒等。

（5）立克次体感染：如斑疹伤寒等。

2. 非感染性疾病

（1）门脉高压症致脾淤血：门静脉血栓形成、肝硬化、Budd-Chiari 综合征、右心衰竭、缩窄性心包炎。

（2）血液系统疾病：溶血性贫血、骨髓纤维化或骨髓增生性疾病、白血病、淋巴瘤。

（3）结缔组织病：系统性红斑狼疮、类风湿关节炎、皮肌炎、结节性多动脉炎等。

（4）其他：脾囊肿、血管瘤、错构瘤、皮样囊肿、Gaucher 病、结节病（sarcoidosis）等。

（三）诊断思路

1. 问诊要点　了解患者籍贯和居住地区，如疟疾、血吸虫病常见于我国南方地区，夏秋季发病者应注意伤寒、副伤寒等。

2. 脾大特点　一旦触及脾，应注意大小、硬度、触痛、边缘和表面情况以及是否有摩擦感等。脾大程度可为病因诊断提供一定线索：轻度肿大一般见于感染、急性白血病、骨髓增生异常综合征、结缔组织病等；中度脾大见于慢性溶血、肝硬化、慢性淋巴细胞白血病、淋巴瘤、慢性感染等；高度脾大主要见于慢性粒细胞白血病、骨髓纤维化、黑热病、血吸虫病及疟疾等。急性肿大质软、轻压痛，如有局部压痛明显应注意脾脓肿、脾栓塞等；慢性肿大则多质硬、无压痛。结核性结节、淋巴瘤、脾肿瘤等可引起脾表面不平滑和变形。

3. 伴随症状和体征

（1）伴发热者见于感染性疾病，如伤寒、副伤寒、粟粒性结核、疟疾、病毒性肝炎；非感染性疾病，如淋巴瘤、恶性组织细胞病等。稽留热见于伤寒，间歇热见于疟疾和革兰阴性杆菌败血症，弛张热见于感染性心内膜炎等，周期性发热见于淋巴瘤。

（2）伴贫血：轻、中度贫血见于亚急性、慢性感染；伴重度贫血多见于溶血性贫血、急性白血病、淋巴瘤及恶性组织细胞病等。

（3）伴黄疸：多见于肝病或溶血性贫血。

（4）伴肝大者可见于肝硬化（但后期肝缩小而仍有脾大）、右心衰竭、肝炎、淋巴瘤、骨髓纤维化及传染性单核细胞增多症等。

（5）皮肤表现：伴紫癜见于血小板减少性紫癜、白血病和肝病等；伴皮肤色素沉着常提示肝硬化、血色病；伴蜘蛛痣、毛细血管扩张，应考虑肝硬化。

（6）伴颈静脉怒张等右心衰竭体征者主要见于淤血性脾大。

4．实验室检查

（1）血象：伴中性粒细胞增多常提示细菌感染；出现明显幼稚细胞提示各型白血病；血小板减少见于特发性血小板减少性紫癜；全血细胞减少见于急性白血病、骨髓增生异常综合征、脾功能亢进等。

（2）肝功能检查：有助于确定肝疾病引起的脾大。

（3）粪便检查：注意有无华支睾吸虫、血吸虫之虫卵。

（4）骨髓检查：对急性白血病、恶性组织细胞病和淋巴瘤有诊断价值。

（5）病原体检查和免疫学检查：血、尿、粪便和骨髓的细菌培养有助于细菌感染性疾病的诊断；肝炎病毒标志物检查有助于病毒性肝炎的诊断；血清抗体、抗原检查有助于伤寒、副伤寒、梅毒、免疫性疾病的诊断。

5．影像检查　腹部超声显像、放射性核素、CT、MRI 等检查用于确定脾大、肝大及辅助检查其邻近脏器病变、腹部肿块。

6．脾穿刺检查　主要用于脾肿瘤、原因未明的、常规检查无法确诊的脾大检查，应做好防止出血并发症的充分准备。

三、腹水

（一）如何确定腹水

由于各种原因引起的腹腔内游离液体积聚超过 200ml 称为腹水（ascites）。通过腹部叩诊检查发现有移动性浊音，一般可以发现 1000ml 以上的腹水。大量腹水时腹部视诊可见全腹膨隆；用手触动腹部一侧，另一侧贴于腹壁的手掌能感知液体冲击，即液波震颤。小量腹水可在肘膝位叩诊脐部有移动性浊音来确定，或用听诊法即水坑试验（puddle test）听取腹壁轻弹后腹水处音响变化来判断。借助于超声显像及 CT、MRI 等影像检查可准确判断腹水存在。

腹水必须与其他原因所致的腹部膨隆相鉴别：

1．巨大卵巢囊肿　可引起高度腹部膨胀，叩诊浊音与波动感，易与腹水相混淆。巨大卵巢囊肿有以下特征：①患者仰卧时，肠被压向腹后部与两侧，因此前腹叩诊呈浊音、腹两侧部呈鼓音；②腹部前后膨胀度大于两侧膨胀度；③脐下腹围大于脐部或脐上的腹围；④脐孔上移；⑤尺压试验（ruler pressure test）：卵巢囊肿传导腹主动脉搏动使横压在腹壁上的直尺可随腹主动脉搏动，而腹水无此搏动；⑥脐至髂前上棘的距离两侧不相等；⑦囊肿的轮廓可明显触知，阴道检查提示囊肿起源于卵巢。超声检查和腹部 CT 也有助于巨大卵巢囊肿与腹水的鉴别。

2．其他囊肿性病变　巨大腹腔囊肿或积水、大网膜囊肿、腹膜后囊肿或胰腺囊肿与积水，可达到极大的程度，而与腹水混淆。这些病变的特点是：①病史长，起病缓慢，无明显全身症状；②腹部膨大，但两侧不对称；③一侧或两侧腰腹部叩诊呈鼓音，并可听到肠鸣音；④ X 线钡餐检查发现胃肠受压现象，静脉肾盂造影等检查，有助于显示巨大肾积水；⑤超声检查和腹部 CT 有助于腹水与巨大腹腔囊肿、巨大肾积水的鉴别。

3．肥胖　肥胖者除腹壁由于脂肪堆积增厚外，身体其他各部位也有脂肪堆积，但腹部外形呈半球状非腹水之蛙腹状，无脐下陷，叩诊无腹部移动性浊音。

4．肠胀气　高度鼓肠时腹部膨胀，但叩诊呈鼓音，无移动性浊音。

（二）病因与发生机制

腹水的发生机制包括液体静水压增加、血浆胶体渗透压下降、淋巴循环受阻、肾和内分泌激素对水和电解质的调节障碍等。其常见病因如下：

1．心血管系统疾病　充血性心力衰竭、心包炎、原发性限制型心肌病。

2．肝实质及血管异常　肝疾病是引起腹水最常见的病因，主要包括肝硬化、肝癌、急慢性肝衰竭；肝前血管病变如门静脉炎和门脉血栓等，肝内血管病变如肝窦阻塞综合征（过去称肝小静脉闭塞性疾病），以及肝后血管病变如肝静脉和下腔静脉肝段阻塞所致的 Budd-Chiari 综合征等。

　　3. 肾疾病　肾小球肾炎、肾病综合征、肾小管病变、肾癌等。

　　4. 腹膜疾病　主要包括各种腹膜炎（结核性腹膜炎、继发于胃、肠、胆囊穿孔的化脓性腹膜炎、多发性浆膜腔炎、系统性红斑狼疮等结缔组织疾病引起的腹膜炎症等）和腹膜恶性肿瘤（腹膜间皮瘤、腹膜转移癌、淋巴瘤等）。

　　5. 腹腔脏器破裂　肝破裂、脾破裂、异位妊娠破裂等。

　　6. 营养缺乏　低蛋白性水肿、维生素 B_1 缺乏等。

　　7. 淋巴系统疾病　丝虫病、腹腔淋巴瘤、胸导管或乳糜池梗阻和损伤导致乳糜溢入腹腔产生腹水。肝硬化时肝内血管阻塞继发肝淋巴液生成增多溢入腹腔，引起腹水。

　　8. 其他　黏液性水肿、Meigs 综合征 [卵巢纤维瘤伴有腹水和（或）胸水]。

（三）诊断思路

　　1. 问诊要点　着重针对肝胆、心血管和泌尿三个系统，以及感染、免疫及肿瘤三大病因，逐项找出相关的病史线索，进行系统梳理。

　　2. 伴随症状与体征对腹水鉴别诊断的意义

　　（1）伴有轻度黄疸者，可见于肝硬化、充血性心力衰竭、肝静脉阻塞；伴有深度黄疸可见于肝衰竭、原发性肝癌或肝转移癌。

　　（2）伴有腹壁静脉曲张者，多见于肝硬化和门静脉、下腔静脉、肝静脉阻塞。侧胸壁静脉曲张显著，且下腹腹壁静脉血流方向自下而上者，提示下腔静脉阻塞。

　　（3）伴有肝大者，主要见于充血性心力衰竭、心包炎、下腔静脉或肝静脉阻塞等。

　　（4）伴有发热、盗汗、腹部压痛和揉面感者，主要见于结核性腹膜炎。

　　（5）伴有腹部肿块者，主要见于结核性腹膜炎、腹腔恶性肿瘤（胃、胰、结肠、肝癌等），女性患者应注意卵巢肿瘤的可能。

　　3. 腹水实验室检查

　　（1）传统上将腹水分为渗出液（exudate）和漏出液（transudate），其鉴别要点见表3-6-3。

表3-6-3　渗出性和漏出性腹水鉴别要点

鉴别要点	漏出性	渗出性
原因	非炎症所致	炎症、肿瘤、理化因素
外观	淡黄色，浆液性	草黄色，血性、脓性、乳糜性
透明度	透明或微浑浊	浑浊
凝固性	不自凝	能自凝
比重	< 1.018	> 1.018
细胞计数	< 100×10^6/L	> 500×10^6/L
细胞分类	以淋巴细胞、间质细胞为主	以中性粒细胞或淋巴细胞为主
黏蛋白定性	阴性	阳性
蛋白定量	< 25g/L	> 30g/L
血清腹水白蛋白浓度梯度	< 11g/L	≥ 11g/L
葡萄糖定量	与血糖值相近	常低于血糖值
腹水 LDH	< 200IU	> 200IU
腹水 / 血清 LDH	< 0.6	> 0.6
细菌学检查	阴性	可能检测到细菌

（2）血清 - 腹水白蛋白梯度（serum-ascites albumin gradient，SAAG）的概念：从上表（表3-6-3）可以看出，所谓漏出性腹水和渗出性腹水的区分是相对的，一些指标在二者之间有重叠，且二者可以相互转化（如肝硬化腹水本来为漏出液，但合并自发性腹膜炎后则变为渗出液）。为克服这些局限性，近年来国际上提出并广泛接受了 SAAG 的概念。所谓 SAAG 就是同日测定的血清白蛋白浓度与腹水中白蛋白浓度的差值，单位为 g/L；以 SAAG = 11 g/L 为界，将腹水分为高 SAAG 腹水和低 SAAG 腹水，在鉴别腹水的来源方面有一定优势。

高 SAAG 腹水（≥ 11g/L）主要由各种原因所致的门脉高压引起，包括肝硬化性门脉高压和非肝硬化性门脉高压如门脉血栓形成、肝窦阻塞综合征、Budd-Chiari 综合征、肝静脉或下腔静脉血栓形成、充血性心力衰竭、缩窄性心包炎等。低 SAAG 腹水（< 11g/L）主要由肝肾综合征、胰腺炎、结核、肿瘤等非门脉高压因素引起。

（3）腹水的腺苷脱氨酶（adenosine deaminase，ADA）检查对结核性腹膜炎诊断有一定价值。

（4）乳糜腹水检查：镜检脂肪小球、苏丹Ⅲ染色和乙醚试验、甘油三酯含量测定阳性有助于排除假性乳糜腹水。真性乳糜腹水多为肠系膜淋巴管或胸导管阻塞所致，多见于肿瘤，假性乳糜腹水见于腹膜炎症或肾病。

（5）腹水肿瘤细胞检查：有助于对进一步追踪检查确定腹腔脏器恶性肿瘤或腹膜恶性肿瘤，因其阳性率低，故应重复至少 2 ~ 3 次。

4．影像检查　腹部超声显像、X 线造影、腹部 CT、MRI 有助于确定腹腔脏器病变。

5．腹膜活体组织病理检查　通过腹腔镜进行腹膜、大网膜或腹腔内淋巴结活检，有助于明确腹膜结核、肿瘤病变。

四、腹部肿块

腹部肿块（abdominal mass）是由于各种原因引起的病理变化而形成的占位性病变，包括：腹部实质性脏器的肿大、空腔脏器的扩张，脏器或组织的炎性肿块、良性或恶性肿瘤。可来自腹壁、腹腔内和腹膜后，为先天性或后天病变形成的腹部肿块。腹部肿块是腹部重要体征之一，有时也是患者自己所察觉而就医的症状。但应注意勿将正常的脏器或组织结构当作腹部肿块，见图 3-6 -23。

（一）病因和分类

按病因腹部肿块可分为肿瘤性、炎症性、浸润性、梗阻性、创伤引起的和先天等。

1．肿瘤　良性肿瘤如腹壁或腹膜后脂肪瘤、纤维瘤、胃平滑肌瘤、卵巢囊肿、子宫肌瘤、腹主动脉瘤等。恶性肿瘤包括原发性、转移性和血液系统的肿瘤，如胃癌、结肠癌、肝癌、胆囊癌、胰腺癌、肾癌、膀胱癌、卵巢癌、淋巴瘤等。

2．炎症性肿块

（1）实质性脏器的炎症性肿大：如肝炎、肝脓肿引起的肝大；疟疾、血吸虫病、伤寒、黑热病等病原体感染引起的脾大；重症急性胰腺炎并发的假性胰腺囊肿、胰腺脓肿。

（2）空腔脏器炎症引起的积液、积脓或周围脓肿：如急性胆囊炎、阑尾周围脓肿、盆腔炎及盆腔脓肿等。

（3）器官、组织慢性炎症引起的粘连：如结核性腹膜炎、肠结核、腹腔内结核性脓肿等。

（4）肉芽肿（granuloma）性肿块：如乙状结肠、回盲部阿米巴性肉芽肿，直肠、乙状结肠血吸虫性肉芽肿，Crohn 病等。

3．浸润性肿块　肝浸润性疾病如淀粉样变性（amyloidosis）、淋巴瘤、脾浸润性疾病等。

4．空脏器官的梗阻与扩张　如幽门梗阻、急性胃扩张、肠梗阻、肠扭转、肠套叠、前列腺病变引发的膀胱尿潴留、肾盂积水、胆道梗阻所致的淤胆性胆囊肿大等。

5. 损伤引起的腹部肿块　如外伤性肝破裂、脾破裂或其他创伤引起的腹部血肿。

6. 先天性腹部肿块　如多囊肝、多囊肾、肠系膜囊肿、大网膜囊肿、胆总管囊肿等。

7. 其他　如小肠蛔虫形成的团块、腹壁疝、腹股沟疝、胃结石等。

（二）诊断思路

1. 问诊要点

（1）病程：应了解腹部肿块形成的过程。肿块长时间存在，或生长缓慢超过一年而无明显症状者多为良性肿瘤，如囊肿、脂肪瘤；肿块进行性增大多为恶性肿瘤。腹部外伤后短期内出现的肿块为血肿；若肿块在腹部外伤后很久才出现者，应考虑胰腺或肠系膜囊肿的可能。

（2）流行病学史：肝大应注意了解病毒性肝炎的密切接触史和其血行感染途径，脾大应注意了解与疟疾、伤寒的病原体感染有关的病史。对于肝脾大、结肠肉芽肿患者应注意追询有无血吸虫病流行区疫水接触史。腹部包虫囊肿与在牧区的感染有关。

（3）年龄与性别：中老年期多考虑恶性肿瘤，青年期结核性慢性炎症多见，儿童期腹部肿块多注意是否先天性的肿块；女性患者应注意子宫肌瘤、卵巢肿瘤。

（4）腹部肿块伴随的临床表现：①伴高热、寒战、腹痛和白细胞数增多：提示腹腔内有脓肿形成；②伴黄疸：提示肝内外胆道梗阻引起的胆汁淤积，如肝癌、胆囊癌、胰腺癌等；③伴腹水：提示结核性腹膜炎、腹膜原发性癌或转移性癌（来自胃、肠、肝、胰、卵巢等病灶）；④伴呕吐、腹痛、腹胀和便秘：见于肠梗阻；⑤伴柏油样便：见于胃或小肠肿瘤，伴血便见于结肠肿瘤、结肠肉芽肿和肠套叠；⑥伴血尿、脓尿、膀胱刺激征：提示膀胱肿瘤、肾肿瘤、多囊肾、肾盂积水或积脓等；⑦伴月经变化：闭经应注意是否妊娠或卵巢肿瘤，月经过多应注意子宫肌瘤；⑧伴阵发性高血压、多汗、腹痛：应注意嗜铬细胞瘤；⑨伴浅表淋巴结肿大：提示淋巴瘤或恶性肿瘤转移。

2. 确定腹部肿块的来源　主要通过视诊和触诊检查，首先应注意区分腹部肿块是在腹腔内或是在腹壁（腹腔外）。腹壁肿块视诊可见腹壁局限性膨隆，仰卧位屈颈抬肩或半坐位时，使腹壁肌肉收缩，可见并可触及腹壁肿块更为明显。若是腹腔内肿块，在腹肌收缩后反而不显或触不清。其次，应注意区分肿块是在腹腔内或是在腹膜后。通过肘膝位检查，若为腹腔内肿块则触之更为清楚且有下垂感，活动度增加；若为腹膜后肿块因其深在而固定，则不如在仰卧位时触之清楚，亦无下垂感。

3. 确定腹部肿块的部位

（1）左上腹肿块：见于脾充血性疾病和浸润性病变、脾曲部结肠癌、胰尾部癌和左肾肿瘤等。

（2）上腹部肿块：常见于胃癌、胰腺癌、横结肠或肝左叶的癌肿、胰腺囊肿、胰腺囊腺瘤、幽门梗阻或胃内结石等。

（3）右上腹肿块：常见于肝大（感染性和非感染性肝大）、胆囊肿大（急性胆囊炎、淤胆性胆囊肿大、原发性胆囊癌）和右肾的肿瘤。

（4）两侧腰腹部的肿块：常见于结肠和肾的肿瘤、肾盂积水、多囊肾、腹膜后肿瘤。

（5）脐部肿块：见于结核性腹膜炎粘连性肿块、蛔虫团块、横结肠肿瘤、肠系膜肿瘤。

（6）右下腹肿块：常见于盲肠、阑尾、远端回肠、右侧输卵管和卵巢的肿瘤，炎症性肿块或脓肿等。

（7）左下腹肿块：见于乙状结肠的肿瘤或炎性肿块、左侧输卵管和卵巢的肿瘤，炎症性肿块或脓肿等。

（8）下腹的肿块：常见于粘连型结核性腹膜炎、子宫或膀胱的肿瘤、腹主动脉瘤等。

（9）下腹两侧类球形、可活动、有压痛的肿块：可能为腹腔内肿大的淋巴结，游走性腹部肿块见于卵巢囊肿。

4．腹部肿块的性状

（1）压痛：有明显压痛的肿块多为炎性肿块，如肝脓肿、阑尾周围脓肿、绞窄性肠梗阻等。

（2）外形与质地：肿块外形不规则、表面结节状而质硬者，提示为恶性肿瘤。右上腹梨形囊性感的肿块多为胆囊疾病，下极或上极呈半球形提示为肾，呈香肠形见于蛔虫团引起的肠梗阻。表面光滑伴囊性感的肿块见于胆总管、胰腺、肠系膜和卵巢等脏器的囊肿，或胆囊积液、肾盂积水；质地呈中等硬度者主要见于结核性慢性炎症性肿块。

（3）活动度：起源于胃、肝、脾、横结肠、肾等脏器的肿块，在未与周围组织粘连或尚未蔓延至邻近组织时，可随呼吸上下移动。起源于胰、腹膜后、下腹部的肿块或腹主动脉瘤，不随呼吸移动。

（4）搏动：肿块有膨胀性搏动者见于腹主动脉瘤和三尖瓣关闭不全所致的肝搏动。

5．腹部肿块的重要辅助检查

（1）血、尿和粪便的常规检查：可作为诊断的重要线索。全血细胞减少见于脾大伴脾功能亢进、白血病；白细胞数及中性粒细胞数增多提示细菌感染如肝脓肿、阑尾周围脓肿、盆腔脓肿；血小板减少见于血小板减少性紫癜等；幼稚细胞见于白血病；尿常规检查有助于泌尿系统肿块的诊断；粪便常规检查可了解消化道出血，有助于消化道肿瘤的诊断；虫卵检查有助于血吸虫病、肝吸虫病诊断，粪便阿米巴病原体检查对阿米巴肉芽肿诊断甚有价值。

（2）肝、肾功能检查：有助于肝、肾、脾等脏器的肿瘤及相关疾病的诊断。

（3）病原体检查：对血、尿、粪便、腹水、骨髓等病原体的检查有助于与感染有关的腹部肿块的诊断；寄生虫血清免疫学检查常用于包虫病、血吸虫病等的辅助诊断，伤寒、副伤寒的血清免疫学检查亦甚有价值。

（4）影像学检查：超声显像、X线造影、CT和磁共振等检查对于腹部肿块的定位和定性诊断均有重要意义。

（5）组织活检检查：用于肿瘤、结核、肉芽肿等的病理诊断，具有确诊价值。在有适应证时，可酌情经皮穿刺，或通过内镜、腔镜穿刺，甚至剖腹探查等方式取材。

（贾继东）

第七章 生殖系统、肛门、直肠检查

生殖器（genitalia）、肛门（anus）和直肠（rectum）是全身体格检查的一部分，全面正确地检查对疾病的临床诊断和治疗具有重要的意义。在实际工作中，非专科医师常因某种原因，如环境等因素的影响或医生对该项目检查的认识不足，且因有的患者不愿接受生殖器和直肠肛门的检查，以致发生误诊或漏诊，延误治疗，造成不良后果。因此，应向患者说明该检查的目的、方法和重要性，使其接受并配合检查。男医生检查女患者时，需要有女医务人员在场，不能单独检查女患者，女性生殖器检查应由妇产科医师进行。

第一节 男性生殖器

男性生殖器包括两部分。一部分为外生殖器（external genital organs）包括阴茎、阴囊；另一部分为内生殖器（internal genital organs）包括生殖腺（睾丸）、输送管道（附睾、输精管、射精管、尿道）和附属腺体（精囊、前列腺、尿道球腺）（图 3-7-1）。检查时应充分暴露被检查部位，顺序为先检查外生殖器，后检查内生殖器。

一、阴茎

阴茎（penis）为前端膨大的圆柱体，分为头、体、根三部分。后端为阴茎根（root of penis），藏于阴囊及会阴部皮肤的深面，固定于耻骨下支和坐骨支，为固定部分；中部为阴茎体（body of penis），呈圆锥形，以韧带悬于耻骨联合前下方，为可动部分。阴茎前端膨大部为阴茎头，头的尖端处有矢状位的尿道口（urethral orifice），头后稍细的部分为阴茎颈。正常成年人阴茎长约 7～10cm，由两个阴茎海绵体和一个尿道海绵体构成，外面包以筋膜和皮肤，阴茎皮肤薄而软，有弹性和伸展性，海绵体充血后使阴茎变粗、变硬，称为勃起（erection）。

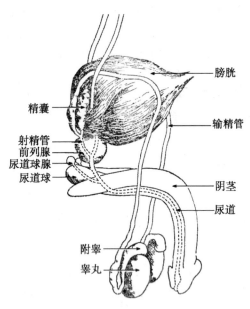

图 3-7-1 男性生殖器

（膀胱、精囊、输精管、射精管、前列腺、尿道球腺、尿道球、阴茎、尿道、附睾、睾丸）

1. 包皮（prepuce）阴茎的皮肤在头和颈处与深层贴附紧密，其余部分则疏松易于游离，皮肤自阴茎颈游离向前，形成包绕阴茎头的双层环形皱襞，称阴茎包皮（prepuce of penis），在阴茎颈又折返移行于阴茎头的皮肤。幼儿的包皮较长，包着整个阴茎头，随着年龄的增长包皮逐渐退缩，包皮口逐渐扩大。包皮不应遮盖尿道口，上翻后可被退到冠状沟，暴露阴茎头，包皮长过阴茎头但上翻后能露出尿道口和阴茎头时，称包皮过长（prepuce redundant）。若包皮上翻后不能使阴茎头外露，常由于包皮口狭窄或包皮与阴茎头粘连所引起，称为包茎（phimosis）。包皮过长或包茎常引起阴茎包皮炎或包皮嵌顿，易引起污垢在阴茎颈部残留，常被视为阴茎癌的重要致病因素之一。故提倡早期手术处理。

2．阴茎头（glans of penis）与阴茎颈（neck of penis）　阴茎前端膨大部分为阴茎头，俗称"龟头"。在阴茎头、颈交界部位有一环形浅沟，称阴茎颈或阴茎头冠（corona of glans）。检查时应尽量将包皮向上翻起，充分暴露全部阴茎头及阴茎颈，观察其颜色，有无充血、水肿、分泌物及结节等。如在阴茎头部看到或触到硬结，伴有红色溃疡，检查易出血者可能是阴茎癌，晚期可呈菜花状，表面覆盖有灰白色坏死组织，有腐臭味。冠状沟处如有单个椭圆形质硬溃疡，称之为下疳（chancre），愈合留有瘢痕，此征对诊断梅毒有重要价值。阴茎部如出现淡红色小丘疹融合成蕈样，乳头状突起，应考虑为尖锐湿疣。

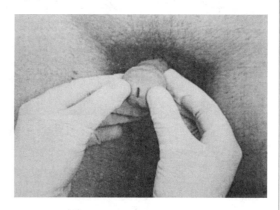

图 3-7-2　阴茎尿道口检查

3．尿道口　正常尿道口是竖鱼口形。检查时应将双手拇指置于龟头上，示指和中指置于龟头下，轻轻挤压龟头使尿道张开（图 3-7-2），观察尿道口有无红肿、分泌物及溃疡，正常尿道黏膜红润，无分泌物。尿道外口狭窄常见于先天性畸形或炎症引起的粘连。尿道口发红，附有分泌物并沿尿道有压痛者，见于尿道炎，常由链球菌或其他病原体感染引起，如尿道开口位于阴茎腹面者见于尿道下裂。

4．阴茎大小和形态　如成人阴茎过小似幼儿，见于垂体功能或性腺功能不全；反之儿童期间阴茎过大似成人，见于性早熟，如促性腺激素过早分泌。假性性早熟见于睾丸间质细胞瘤患者。

二、阴囊

阴囊（scrotum）为腹壁的延续部分，囊壁由多层组织构成，皮肤深暗而有皱褶，位于阴茎的后下方，阴囊的皮肤薄而柔软，有少量阴毛，富有汗腺和皮脂腺。阴囊内中间有一隔膜，将阴囊分为左右两个囊腔，每个囊内容物有精索、睾丸及附睾。检查时患者取仰卧位或立位，两腿稍分开，充分暴露被检查部位，常用视诊和触诊两种方法。视诊时注意阴囊的颜色，有无皮疹、囊肿、水肿等，如阴囊皮肤青紫、增厚、皱褶变浅或消失，见于阴囊皮下淤血和血肿；阴囊皮肤水肿而紧绷、发亮，并呈透明状，称阴囊水肿，此可为全身性水肿的一部分，如肾病综合征，也可因局部炎症或过敏反应、静脉血或淋巴液回流受阻等因素引起；阴囊皮肤水肿粗糙、增厚、明显下垂、皱褶变宽变浅如橡皮样，称为阴囊象皮肿，见于丝虫病引起的淋巴管炎或淋巴管阻塞所致；一侧阴囊明显增大或下垂，见于精索静脉曲张、鞘膜积液、睾丸肿瘤等。阴囊皮肤增粗增厚呈苔藓样，并伴有片状鳞屑，皮肤暗红色、糜烂、大量渗液伴奇痒，考虑阴囊湿疹（eczema scrota）。阴囊触诊检查者应将双手的拇指置于阴囊前面，其余手指放在阴囊后面，双手同时触诊，并注意检查下列内容：

1．精索（spermatic cord）　为一对柔软圆索状结构，由腹股沟管外口延续至睾丸上端。精索的主要成分是输精管、提睾肌、睾丸动脉和蔓状静脉丛，此外还有精索神经和淋巴管。左右阴囊腔内各有一条精索，位于附睾上方，正常为质软的索条状，无压痛，检查时应注意有无肿胀、触痛和结节，如输精管呈串珠样肿胀，为输精管结核；如有挤压疼痛伴局部皮肤红肿，多为精索急性炎症；靠近附睾的精索若触及硬结，常由丝虫病所致；精索有蚯蚓团样感多为精索静脉曲张。

2．睾丸（testis）　位于阴囊内，左右各一，呈椭圆形，表面光滑柔韧。分内、外侧面，前、后缘和上、下两端。睾丸随着性成熟迅速生长，老年人睾丸随着机能的衰退而萎缩变小。检查时每侧睾丸分开检查，并两侧对比，检查者用双手拇指和示、中指触及睾丸。注意睾丸的大小、形状、硬度及有无触痛、硬结等。睾丸急性肿痛、压痛明显者，见于急性睾丸炎，常继发于流行性腮腺炎、淋病等。睾丸慢性肿痛多由结核引起；一侧睾丸肿大、质硬并有结节，应考虑睾丸肿瘤或白血病细胞浸润。睾丸萎缩可由流行性腮腺炎或外伤后遗症及精索静脉曲张所引起；成年人睾丸过小，多由先天性因素或内分泌异常造成，如肥胖性生殖无能症等。

　　阴囊触诊未触及睾丸，应触诊腹股沟管内或阴茎根部、会阴部等处，或行超声检查腹腔。如睾丸隐藏在以上部位，称为隐睾症。隐睾以一侧多见，也可双侧，如双侧隐睾未在幼儿时发现没行手术复位，常常影响生殖器官和第二性征发育，并可丧失生育能力。有时正常小儿因受冷或提睾肌强烈收缩，可使睾丸暂时隐匿于阴囊上部或腹股沟管内，检查时可由上方将睾丸推入阴囊，嘱小儿咳嗽也可使睾丸降入阴囊。无睾丸常见于性染色体数目异常所致的先天性无睾症。可为单侧或双侧。双侧无睾症患者生殖器官及第二性征均发育不良。

　　3. 附睾（epididymis）　附睾是储存精子和促进精子成熟的器官，其分泌的液体除对精子供给营养外，还具有促进精子成熟的作用。形状呈新月形，贴附于睾丸上端和后缘。上端膨大为附睾头，中部为附睾体，下端狭细如囊锥状为附睾尾。检查时医师用拇指和示、中指触诊。触诊时应注意附睾大小，有无结节和压痛；急性附睾炎时附睾肿胀明显，阴囊皮肤发红疼痛，并沿精索向下腹部以及会阴部放射，附睾、睾丸及精索均有增大，以附睾头、尾为甚，有时附睾、睾丸分界不清，下坠时疼痛加重；慢性附睾炎则附睾肿大而压痛轻，质较硬并有结节感；若附睾肿胀而无压痛，质硬并有结节感，伴有输精管增粗且呈串珠状，可能为附睾结核。结核病灶可与阴囊皮肤粘连，破溃后易形成瘘管。

三、前列腺

　　前列腺（prostate）位于膀胱下方、耻骨联合后约 2cm 处，是包绕尿道根部的实质性附属性腺。形状像前后略扁的栗子，底横径 4.1cm，垂直径 2.5cm，前后径 2.6cm。上端宽大称前列腺底，下端尖细称前列腺尖，后面平坦，在正中线上有一纵行浅沟，称前列腺沟，将前列腺主体分为左右两叶，尿道从中纵形穿过，前列腺排泄管开口于尿道前列腺部。前列腺检查时患者取肘膝卧位，跪卧于检查台上，检查者右手示指戴手套，涂以润滑剂，嘱患者放松，将示指徐徐插入。正常成年人前列腺距肛门 4～5cm，前列腺直径不超过 4cm，突出于直肠小于 1cm，触诊质韧、有弹性、表面光滑、无触痛，可触及前列腺沟，左、右两叶大小及形态对称。如前列腺中央沟消失，表面光滑、质韧、无压痛，多见于老年人的前列腺肥大，多有排尿困难或排尿不畅的症状；前列腺肿大伴明显压痛见于急性前列腺炎；表面凹凸不平，有硬结节者见于前列腺癌（图 3-7-3）。如怀疑有前列腺炎等病变时，检查前列腺同时应做前列腺按摩，以留取前列腺液送检。前列腺按摩具体方法见附录中临床常见诊断技术部分前列腺检查及按摩术。

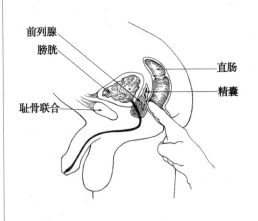

图 3-7-3　前列腺检查方法

前列腺
膀胱
耻骨联合
直肠
精囊

四、精囊

　　精囊（seminal vesicle）位于前列腺外上方，膀胱底与直肠之间，为棱锥形囊状非成对的附属性腺，其排泄管与输精管末端汇合成射精管，开口于尿道嵴上。正常精囊质软、光滑，肛诊一般不易触及。如可触及则视为病理状态。精囊呈条索状肿胀并有触压痛多为炎症所致；精囊表面呈结节状多为前列腺结核累及精囊，质硬肿大应考虑癌变。精囊病变常继发于前列腺病变，如炎症波及、结核扩散和前列腺癌的侵犯。

第二节　女性生殖器

女性生殖器分为两部分：一部分为外生殖器，包括阴阜、大阴唇、小阴唇、阴蒂和阴道前庭；另一部分为内生殖器，包括阴道、子宫和子宫附件。子宫附件由输卵管和卵巢组成。女性生殖器的主要功能是生殖后代。

一般情况下女性生殖器检查不作为常规检查项目，如全身性疾病疑有局部表现时应由妇产科医师进行检查。这一部分的检查目的是确定女性生殖器官是否正常或对异常病变作出诊断。女性生殖器检查包括视诊、触诊和阴道窥器的检查。检查时应常规排空膀胱，充分暴露外阴，仰卧于检查床上，两腿外展、屈膝，医师戴无菌手套进行检查，未婚女性一般仅用肛腹诊。检查过程中应注意防止交叉感染的发生。

一、外生殖器

女性外生殖器（external genital organs）又称外阴，指生殖器官的外露部分（图 3-7-4），位于两股内侧之间，前面为耻骨联合，后面以会阴分界。首先观察外阴的发育情况和阴毛的分布与多少，有无畸形、水肿、炎症、溃疡、赘生物或肿块等，注意皮肤和黏膜有无色泽异常、增厚或萎缩等。然后用一手的拇指与食指分开小阴唇，暴露阴道前庭及其间尿道口、阴道口和处女膜。进一步检查有无异常表现。已生育妇女还可令其向下用力屏气或咳嗽，观察有无阴道前后壁膨出、子宫脱垂或尿失禁等。

1．阴阜（mons veneris）　是位于耻骨联合前面的皮肤隆起，下衬较多的脂肪组织，青春期开始以后该部位皮肤开始生长阴毛，分布呈倒三角形，为女性第二性征。阴毛疏密、粗细、色泽因人或种族而异。如阴毛明显稀少或缺如，见于性功能减退症或席汉病；阴毛明显增多，呈男性般菱形分布者常见于雄激素水平增高的情况，如多囊卵巢综合征、男性化肿瘤或肾上腺皮质功能亢进等。

2．大阴唇（labium majus pudendi）　为左、右纵行隆起的皮肤皱襞。性成熟后表面有阴毛，其富含脂肪、丰富血管、淋巴管和神经。当局部受伤时，易出血形成大阴唇血肿。未婚女性的两侧大阴唇自然合拢，遮盖阴道口及尿道外口。经产妇两侧大阴唇经常分开；老年绝经后妇女大阴唇呈萎缩状，阴毛稀少。

3．小阴唇（labium minus pudendi）　位于大阴唇内侧，为一对较薄的皮肤皱襞，色褐、无毛、表面光滑，富含神经末梢。两侧小阴唇常合拢覆盖阴道前庭。后端彼此会合，形成阴唇系带。内侧在阴蒂下方与对侧结合成阴蒂系带（frenulum of clitoris），向上接于阴蒂。小阴唇如出现红、肿、疼痛，多见于炎症；局部色素脱失常见于白斑症，如出现结节、溃疡应考虑癌变或性传播疾病所引起。

4．阴蒂（clitoris）　位于两小阴唇会合处与大阴唇前连合之间的隆起部分，其内具有与男性海绵体相似的组织，具有勃起性，阴蒂头富含神经末梢。阴蒂过小见于性功能发育不全；阴蒂过大则考虑是否有两性畸形或雄性激素水平过高等；阴蒂红肿见于外阴炎症。

5．阴道前庭（vaginal vestibule）　为两小阴唇之间的裂隙，前方有尿道外口，后方有阴道口。前庭大腺分居于阴道口两侧，如黄豆粒大小，发生感染时局部红肿、隐痛有脓性液体流出。处女膜（hymen）位于阴道外口，其孔的形状、大小及膜的厚薄因人而异，未开始性生活者处女膜多完整，已婚者有裂痕，经产妇仅余残痕。

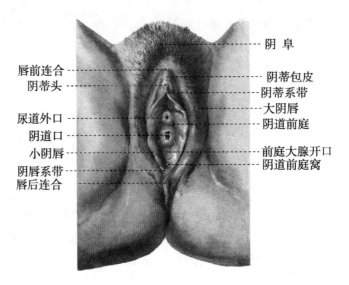

图 3-7-4　女性外生殖器

阴阜
唇前连合
阴蒂头
尿道外口
阴道口
小阴唇
阴唇系带
唇后连合
阴蒂包皮
阴蒂系带
大阴唇
阴道前庭
前庭大腺开口
阴道前庭窝

二、内生殖器

1．阴道（vagina）　为性交器官，月经血排出及胎儿娩出的通道。阴道连接子宫和外生殖器。为前、后壁相贴的由黏膜、肌层和外膜构成的肌性管道，平常前后壁相互贴近，富有静脉丛。连接子宫和外生殖器。正常阴道黏膜呈淡红色，育龄期妇女阴道有许多皱襞，有伸展性。幼儿及绝经后妇女阴道黏膜较薄，皱襞少，伸展性差。检查阴道时应注意其紧张度、有无瘢痕、肿块、充血、出血、溃疡等，同时注意阴道分泌物的量、色、味和性状，白带异常者需做涂片检查。

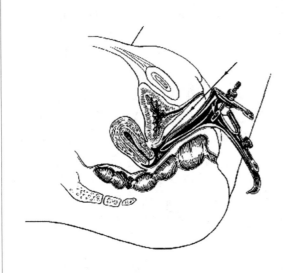

图 3-7-5　阴道窥器检查

2．子宫（uterus）　子宫为中空的肌质器官，位于骨盆腔中央，呈倒梨形，上部称为宫体（corpus uteri），下部称宫颈（cervix uteri）。宫体与宫颈比例，婴儿期为 1：2，成人后为 2：1。未产妇的宫颈外口呈圆形，经产妇由于分娩的影响形成大小不等的横裂，而分为前后两唇。检查时应注意宫颈的大小、颜色、外口形状、硬度，正常宫颈表面光滑质硬如鼻端，妊娠时质软似口唇。注意宫颈有无糜烂、息肉、撕裂、外翻、赘生物或肿块以及接触性出血等。如向上或向两侧拨动宫颈时出现疼痛称为宫颈举痛，为盆腔炎症或积血的表现。必要时行宫颈刮片或宫颈分泌物检查。宫颈炎症时宫颈充血、糜烂甚至宫口溢脓，接触性出现患者应考虑恶性肿瘤的可能性大。宫颈在阴道的顶端部，环绕宫颈周围的部分称阴道穹隆（vaginal fornix），按其位置分为前、后、左、右四部分。后穹隆最深，与直肠子宫凹紧密相连，为盆腔最低部位，临床常在此部位穿刺和引流（图 3-7-5）。触诊子宫以双合诊法进行（图 3-7-6），正常成年未婚子宫长约 7.5cm，宽 4.5cm，厚 2.5cm；触之较韧，光滑无压痛。子宫体增大可见于妊娠，病理性增大见于肿瘤。

3．子宫附件（uterine abnexa）　包括两侧输卵管（uterine tube）和卵巢（ovary）。触及子宫后，将阴道内手指移向一侧穹隆部，另一手自同侧髂嵴水平起，逐渐由上而下按压腹部，由阴道内手指相互配合，触摸该侧附件有无肿块、增厚或压痛。应注意其位置、形态、质地、活动度、与周围脏器的关系以及有无压痛等。

正常输卵管为一对细长而弯曲的管状器官，是输送卵子的管道，长约 8 ~ 14cm，管径平均为 0.5cm，位于子宫阔韧带的上缘内，内侧与宫角相连通，外端游离，与卵巢接近。正常输卵管表面光滑、质韧、无压痛。检查时应注意输卵管有无肿块、增厚或结节，有无形状的异常，和周围组织有无粘连。在急、慢性炎症或结核时，局部常有明显压痛。明显肿大时可为输卵管积脓或积水。

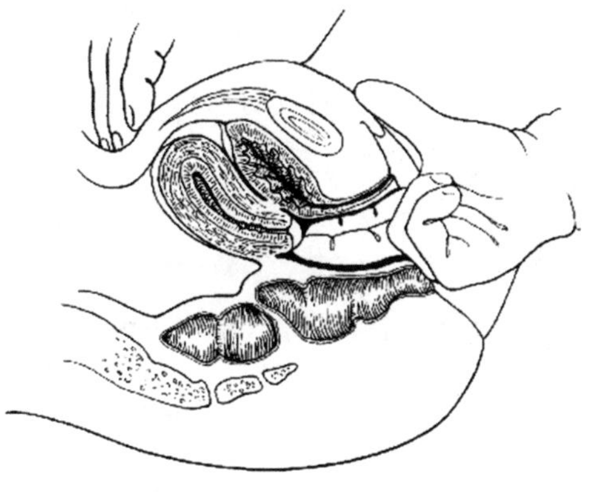

图 3-7-6　子宫双合诊触诊检查

卵巢为一对扁椭圆形性腺，具有生产卵子和分泌性激素的功能。青春期前卵巢表面光滑；青春期开始排卵后，表面逐渐凹凸不平。成年女子卵巢约 4cm×3cm×1cm，质软。腹壁较薄的妇女有时可以扪及正常卵巢，触之有酸痛感。绝经后卵巢萎缩变小、变硬；如卵巢增大，常见于卵巢囊肿、肿瘤或炎症等。

第三节　直肠与肛门

直肠（rectum）全长约 12 ~ 15cm，位于盆腔内，和肛管、肛门构成消化道的末端，直肠下端连接肛管（anal canal）。肛管长约 2.5 ~ 4.0cm，肛管下端在体表的开口为肛门（anus），位于会阴中央与尾骨尖之间。肛门外缘肉眼可见潮湿的黏膜组织，肛周皮肤色素增加，成人有少许肛毛。肛门有内、外括约肌，形成肛门环，肛门环以皮肤皱褶为标志，肛门环以上 2cm 为齿状线，由肛柱构成，肛柱之间的空隙称隐窝。肛门为鳞状上皮组织，在齿状线逐渐移行为黏膜上皮。直肠前壁在男性邻近前列腺，在女性邻近阴道和子宫。

肛门与直肠的检查方法简单，常能发现许多有临床价值的重要体征。在进行直肠与肛门检查中患者常有一些不适和恐惧，检查者应向患者充分解释直肠和肛门检查的必要性，不但可解除患者的恐惧，还可得到患者的配合。检查时可根据病情需要，选择正确的体位，手法要正确温和，切莫急躁和粗暴，这些是完成检查的必要条件。

一、检查体位

常用的检查体位如下（图 3-7-7）：

1．肘膝位　患者两肘关节屈曲，置于检查台上，胸部尽量靠近检查台，双膝关节屈曲成直角跪在检查台上，臀部抬高。此体位是检查直肠的最常用体位，肛门部易充分暴露，此体位也是检查前列腺、精囊及内镜检查的常用检查体位。

2．左侧卧位　患者向左侧卧位于检查床上，右下肢向腹部屈曲，左下肢伸直，臀部靠近检查台右边，医生在患者背侧进行检查，此体位适用于年老、体弱重病或女性患者。

3．仰卧位或截石位　患者仰卧于专门的检查床上，双下肢抬高并外展，屈髋屈膝，此体位是直肠、肛管手术的常用体位，亦可进行膀胱直肠窝检查及直肠双合诊（肛腹诊），即右手示指在直肠内，左手在下腹部，双手配合进行检查。

4．蹲位　患者下蹲呈排大便的姿势，屏气向下用力，用于检查内痔、脱肛和直肠息肉等。

5．弯腰前俯位　患者取站立位，双下肢分开，身体向前倾，双手扶于支撑物上，此体位是检查肛门视诊最常用的体位。

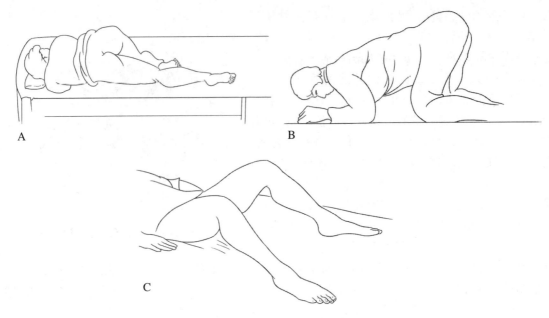

图 3-7-7   肛门直肠检查体位
A.左侧卧位；B.肘膝位；C.仰卧位或截石位

肛门与直肠检查结果及其病变部位应按时钟方向进行记录，并注明其体位。如肘膝位时肛门后正中点为 12 点钟位，前正中点为 6 点钟位，而仰卧位时的时钟位则与此相反。

肛门与直肠的检查方法以视诊、触诊为主，辅以内镜检查。

二、视诊

肛门视诊常用体位有肘膝位、左侧卧位、弯腰前俯位和截石位。检查者用手分开患者臀部，观察肛门及周围皮肤颜色及皱褶，正常颜色较深，皱褶呈放射状。检查时应观察肛门及周围有无红肿、脓血、肛裂、瘢痕、黏液、瘘管口、外痔、溃疡、肿块或脓肿及脱垂等。视诊有时可发现很有诊断价值的体征。

1．肛门闭锁（proctatresia）与狭窄   肛门闭锁与狭窄多见于新生儿先天性畸形，狭窄也可因感染、外伤或手术后瘢痕所致。

2．肛门外伤与感染   肛门有创口或瘢痕，多见于外伤或手术后，肛周有红肿及压痛见于肛周脓肿。

3．肛裂（anal fissure）   肛裂是肛管下段（齿状线以下）深达皮肤全层的纵行及梭形裂口或感染性溃疡。患者自觉疼痛尤其在排便时疼痛更明显，排出的粪便周围常附着少量鲜血，检查时肛门有明显触痛，多见于青中年人。

4．痔（hemorrhoid）   肛门和直肠上、下静脉丛曲张静脉形成的包块称为痔，是最常见的肛肠疾病，随年龄增长而发病率增高，患者常有大便带血、痔块脱出、疼痛或瘙痒感。痔根据其所在部位不同分三类：

（1）内痔（internal hemorrhoid）：最多见，由直肠上静脉丛形成，位于齿状线上方，表面为直肠黏膜所覆盖，检查时可在肛门口查到柔软的紫红色包块，排便时突出于肛门口外。

（2）外痔（external hemorrhoid）：由直肠下静脉丛形成，位于齿状线下方，表面为肛管皮肤所覆盖，在肛门外口可见紫红色包块。

（3）混合痔（mixed hemorrhoid）：由于直肠上、下静脉丛相互吻合，静脉曲张相互影响，使上、下静脉丛增生曲张，称为混合痔。位于齿状线以下，表面为直肠黏膜和肛管皮肤所覆盖。内痔后期可发展为混合痔，其具有内外痔的特点。

5. 肛门直肠瘘 简称肛瘘（archosyrinx），是直肠、肛管与肛门周围皮肤相通的瘘管。多为肛管或直肠周围脓肿、结核与克罗恩病所致，不易愈合。检查时可见肛门周围皮肤有瘘管开口，在直肠或肛管内可见瘘管的内口或伴有硬结。

6. 直肠脱垂（proctoptosis） 又称脱肛（hedrocele）。是指肛管、直肠甚至乙状结肠下端的肠壁，部分或全层向外翻而脱出肛门外。多见于营养不良、年老体弱者易发生脱肛。也常见于造成腹压增加的原因，如便秘、腹泻、慢性咳嗽、排尿、多次分娩等，腹腔压力增高，可推动直肠向下脱出。检查时嘱患者下蹲后用力屏气，使直肠脱出，部分脱垂可见圆形紫红色，表面光滑球状物，脱出一般不超过 3cm，若突出物为椭圆形块状，表面有环形皱襞，为直肠完全脱垂。

三、触诊

对肛门和直肠的触诊检查通常称为肛诊或直肠指诊。方法简单易行，对及早发现肛门、直肠的疾病有重要的诊断价值，对盆腔的其他疾病，如髂窝脓肿、前列腺及精索病变、子宫及输卵管的病变也是一项重要不可缺少的检查手段。进行直肠指诊的体位可根据患者的情况不同采用肘膝位、左侧卧位或仰卧位。触诊前应向患者作好解释，然后进行直肠指诊（图 3-7-8）。

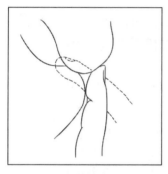
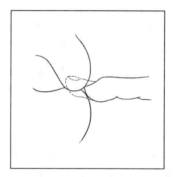

正确方法　　　　　　　　　　　　　　错误方法

图 3-7-8 直肠指诊方法

直肠指诊应按下列步骤进行：①医生右手食指戴手套，涂以润滑液，首先进行肛门周围指检，肛管有无肿块、压痛，皮肤有无疣状物，有无外痔等；②然后将食指放在肛门外口轻轻按摩，等肛管括约肌松弛后，食指轻轻插入肛门、直肠内，正常直肠仅能伸入一指；③先检查肛管括约肌的紧张度，再检查肛管直肠壁有无压痛、波动、肿块及狭窄，触及肿块应确定大小、位置、硬度及是否活动；④直肠前壁距肛缘 4 ~ 5cm，男性可通过直肠指诊触及前列腺，女性可触及子宫颈、子宫、输卵管等，必要时做双合诊检查；⑤手指抽出时应观察指套表面有无黏液或血迹，必要时应配合纤维结肠镜检查。

直肠指诊时应注意常见下列异常情况：①剧烈疼痛：见于肛裂及感染；②触痛伴有波动感：见于肛门、直肠周围脓肿；③触及柔软、光滑而有弹性的包块：多为直肠息肉；④触及坚硬表面凹凸不平的包块：应考虑直肠癌；⑤指诊后指套表面带有黏液、脓液或血液：表明有炎症或伴有组织破坏，必要时应取其涂片镜检或做细菌学检查，以助诊断。

另外，直肠指诊还可发现直肠、肛管以外的病变，如前列腺炎、盆腔脓肿、腹腔内肿瘤的种植转移等。

（胡桂才）

第八章　脊柱与四肢检查

第一节　脊　　柱

脊柱（spine）是人体的重要支柱，除了支持体重、维持躯体的多种姿势、保护内脏及神经（脊髓、马尾神经和神经根）外，还是躯体活动的中心。脊椎由7个颈椎、12个胸椎、5个腰椎、5个骶椎、4个尾椎构成。脊柱疾病时临床主要表现为疼痛、立位或坐位姿势异常以及活动受限等。脊柱检查时患者可处站立位和坐位，按视、触、叩的顺序进行。

一、脊柱弯曲度

（一）脊柱的生理弯曲

正常人直立时从侧面观察脊柱有四个生理弯曲，即颈椎段稍向前凸，胸椎段稍向后凸，腰椎段则明显前凸，骶椎段明显后凸（图3-8-1），呈S状弯曲。而从背面观察则脊柱位居躯干的正中位，平直无侧弯。直立并两手下垂时，两侧肩胛冈连线应通过第3胸椎棘突。第8胸椎棘突在两侧肩胛骨下角连线上，第3腰椎棘突应通过脐平面，第4腰椎棘突通过两侧髂嵴最高点连线。检查方法是先让患者脱去上衣及背心，使躯干充分暴露，双下肢直立、双足并拢站立位，双手自然下垂于身体两侧，检查者触诊手法：①用示、中二指夹着棘突，自上而下划压；②用中指尖压于棘突尖，示指及环指分置于棘突的两侧，自上而下于适当压力滑行触诊（图3-8-2）。划压后皮肤可出现一条淡红色充血痕，可以此观察脊柱有否侧弯。正常人此划痕为平直。

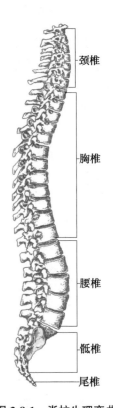

图3-8-1　脊柱生理弯曲

（二）脊柱的病理性改变

包括侧凸、后凸及前凸。

1. 脊柱侧凸（scoliosis）即脊柱偏离后正中线向左侧偏曲（C形）或向右偏曲（反C形）均称之为脊柱侧凸。根据侧凸发生部位的不同，又分为胸段侧凸、腰段侧凸及胸腰段（S形或反S形）联侧凸；另还可根据脊柱侧凸的性状及病因分成姿势性侧凸及器质性侧凸两类。

（1）姿势性侧凸（posture scoliosis）：这种侧凸脊柱的结构无异常，仅表现为站立时可见到侧凸，但其弯曲度多不固定（尤其是早期），而在改变了体位如坐位或卧位时侧凸可消失。常见原因：①儿童发育期坐位、直立姿势不端正所致；②因两下肢不等长造成代偿性脊柱侧凸；③脊髓灰质炎后遗症或坐骨神经痛等疾病所致。

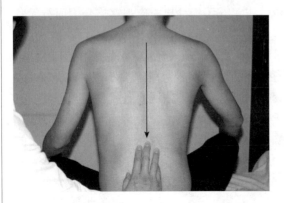

图 3-8-2　脊柱触诊

（2）器质性侧凸（organic scoliosis）：表现为在改变体位时脊柱的侧凸不能得到纠正。常见于慢性胸膜肥厚、胸膜粘连、佝偻病和肩部或胸廓畸形等患者。

脊柱侧凸时胸背部的形态改变：表现为侧凸侧的上背部抬高、胸廓饱满、骨盆降低；而对侧肩部与上背部降低、胸廓扁平、骨盆抬高。

脊柱侧凸弯腰试验检查法：如为姿势性侧凸，弯腰时侧凸消失；而器质性侧凸畸形，弯腰时侧凸体位不能消失，还在原发侧凸的上下方各出现一代偿性弯曲，因胸廓的变形，故弯腰时脊柱侧凸侧的背部明显隆起畸形。

2．脊柱后凸（kyphosis）　俗称驼背（gibbus），实则是脊柱的过度后弯，以胸段脊柱多发生。表现为前胸部凹陷、头颈部前移。脊柱胸段后凸原因较多，表现亦各不相同，不同年龄常见的病因如下：

（1）儿童脊柱后凸：多见于佝偻病患儿，称佝偻病胸（rachitic chest）。其特点是坐位时胸段明显均匀性向后弯曲，但在仰卧位时弯曲可消失。

（2）儿童、青少年脊柱后凸：以胸椎椎体结核病多见，由于锥体骨质被破坏、压缩，使棘突向后明显突出，后期形成临床上特征性的"成角畸形"。此外青少年胸段下部及腰段均可后凸，常见于发育期姿势不良及患脊椎骨软骨炎（scheuerman）患者。

（3）成年人脊柱胸段呈弧形（或弓形）后凸：表现为脊柱强直固定，于仰卧位时亦不能伸直。见于强直性脊柱炎患者。

（4）老年人脊柱后凸：表现为胸段上部，胸椎椎体被均匀压缩而后凸。见于脊椎退行性病变。

（5）外伤性胸椎椎骨压缩性骨折所致的脊柱后凸：可发生在任何年龄组。

3．脊柱前凸（lordosis）表现为脊柱过度前凸性弯曲，以腰段脊柱多发生，又称"挺腰畸形"。表现为站立时腹部明显前凸、腰后部凹陷曲线加深、臀部明显后凸。多见于生理性妊娠晚期；病理性腹腔巨大肿瘤、大量腹水、脊椎滑脱症、髋关节结核及先天性髋关节脱位致髋关节屈曲畸形等患者。

二、脊柱活动度

1．脊柱正常活动度　正常人脊柱的活动度在不同的脊柱段有明显的差异，活动度在颈椎段和腰椎段范围最大；胸椎段的活动范围较小；而骶椎段因各节骨已融合成整块骨，故近于无活动性；尾椎段各节已融合且固定，故无活动性。

脊柱活动度的检查方法：请患者取站立位，在骨盆固定的前提下按自上而下的顺序让患者做颈椎、胸椎、腰椎的活动，分为前屈、后伸、左、右侧弯，左、右旋转等动作来逐段观察脊柱各部分的活动情况。鉴于年龄差别、运动训练的不同以及脊柱结构的差异等因素，个体之间脊柱的活动度有明显差异，所以应循序渐进地、因人而异地进行检测。如患者已有外伤性骨折或关节脱位等病理性改变时，则应避免脊柱活动的检测，以免加重病情，甚至损伤脊髓。

（1）颈椎活动度检查法：要求患者直立或坐位，头居中、两眼前平视、固定双肩使躯干不参与运动。让患者做自动运动，内容如下：

颈屈：即低头，正常者下颏可抵达胸前壁。

颈伸：即仰头。屈伸动作范围皆约35°。

颈侧屈：包括左侧屈和右侧屈。即耳向同侧肩峰转动（应注意肩部不能抬起，且双肩应等高）。正常时两耳至同侧肩峰的距离应相同，侧屈幅度各约45°。

颈旋转：分左旋和右旋。形如站排时的"向左看齐"、"向右看齐"一般，旋转幅度左、右均约30°。

（2）胸椎活动度检查法：检查时应先固定骨盆，然后再转动肩部观察活动度；并了解深呼气和深吸气时胸部的扩张度。正常人胸椎左、右侧弯约20°；左右旋转约35°。正常的胸廓扩张度（thoracic expansion）约为5cm，如胸廓扩张度消失，应考虑肋骨的后关节与胸椎骨间的活动度异常所致，见于强直性脊柱炎等。

（3）腰椎活动度检查法：让患者取直立位，检查时双足不动、不屈膝、骨盆固定不向左右旋转。内容如下：

腰前屈：正常人弯腰前屈时，整个腰背部成一均匀的弧形线状，且双手指可达地面。

腰后伸：即上身后仰，腰部后伸约30°。

腰侧屈：即左侧屈、右侧屈。观察侧屈时同侧指尖达骨外侧的距离，左右对比，正常人两侧是对称一致的，约35°。

腰旋转：即腰部左旋、右旋，胸椎亦参与运动，旋转幅度较小约8°。

拾物试验（弯腰试验）：是脊椎活动度检查最简便、常用的方法，实质是检查脊柱前屈运动。正常人从地上拾物的动作是，先弯腰然后屈膝或不屈膝。而脊柱病变的患者拾物时，却不能弯腰，而是小心翼翼的屈膝下蹲并用一手撑膝以支起僵直的脊柱，于拾物后站立时，也须以手支撑着大腿逐渐向上直到站立位，而不敢放手贸然挺起腰部。这种拾物姿势，临床上称为拾物试验阳性，说明脊柱前屈运动障碍。见于脊柱结核、腰椎间盘脱出、坐骨神经痛（sciatica）及腰椎滑脱等患者。

2．脊柱活动度受限

（1）脊柱颈段活动受限：表现为①颈椎前屈运动受限，见于寰枕关节病损、颈肌病、韧带劳损或颈项强直等；②颈椎屈伸运动受限，尤以后伸运动受限更显著，见于颈椎脊柱病；③颈椎的屈伸及旋转皆受限致使颈部处于固定的强迫头位，见于寰关节病变以及颈椎结核或肿瘤、颈椎外伤或骨折及颈椎关节脱位等患者。

（2）脊柱腰段活动受限：临床见于腰肌炎、腰韧带劳损、腰椎间盘脱出、腰椎椎管狭窄、腰椎结核或肿瘤、腰椎外伤或骨折以及腰椎脱位等患者。

三、脊柱压痛与叩击痛

（一）脊柱压痛的检查可采用两种检查方法

1．先让患者取俯卧位姿势，目的是使椎旁的肌肉松弛利于确定压痛的部位。检查者用右手拇指自颈椎段开始自上而下逐个按压脊柱棘突（高处为棘突，低处为棘间）及椎旁肌肉，力度要适中。正常人的棘突及椎旁肌均无压痛。若椎旁肌压痛常见于急性腰、背肌劳损或肌纤维组织炎；若棘突有压痛则说明脊椎骨有病变。常见于脊椎结核、肿瘤、椎间盘脱出及脊椎外伤或骨折。

2．轻症者亦可采用端坐位检查方法　让患者身体稍前倾，检查者用右手拇指自上而下的逐个按压棘突及椎旁肌肉，力度要适中。出现压痛的临床意义同上述。

（二）脊柱叩击痛的检查方法

因为叩击痛对较深部的病变反应比压痛更敏感，可早期发现病变。脊柱叩击痛可采用两种检查方法：

1．直接叩击法（图3-8-3）　检查者用手指或叩诊锤自颈椎段开始自上而下直接叩击各个椎体的棘突，临床上尤以胸、腰椎多采用。在较深部的脊椎椎体病变，可出现深部的叩击痛。见于脊椎炎、胸、腰椎结核或肿瘤患者及椎间盘脱出及骨折患者。

2．间接叩击法　让患者采取端坐位（坐在硬椅子或木板床

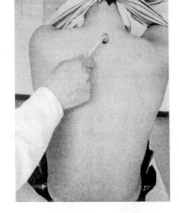

图3-8-3　脊柱叩诊

上），检查者用左手掌放在患者的头顶部，右手半握拳，以小鱼际肌部叩击左手背部，掌握适当力度并观察患者反应（如有无皱眉、痛苦状等）。正常人脊柱无叩击痛。在脊椎骨有病变时则病变部位可出现叩击疼痛，临床称之为间接叩击痛阳性，临床意义同上。临床常辅以直腿抬高试验检查，亦称 lasegue 征：检查方法是让患者仰卧，双下肢伸直。检查者一手置于膝关节上，使下肢保持伸膝位，另一只手将伸直的下肢抬高，屈髋关节。正常人抬高 > 70°。如抬高 < 30° 即出现腰痛及股后部自上而下的放射性疼痛时，即为直腿抬高试验阳性。见于坐骨神经痛、腰椎间盘脱出及腰、骶神经根炎等患者。

第二节　四肢与关节

四肢（four limbs）及其关节（articulus）的检查以视诊及触诊为主，两者互相配合进行，特殊情况下采用叩诊和听诊。检查时应观察肢体的位置、长度及周径（粗、细）、关节的形态、双侧是否对称、活动度以及运动状况等。正常人的四肢与关节是左右对称，比例及形态正常，活动自如，无肿胀、静脉显露及触痛等异常改变。

一、四肢

（一）形态异常

1．指甲异常　正常指甲表面光滑、润泽、长大于宽，矮胖者指甲近乎方形；瘦长者指甲长而狭。常见异常如下：

（1）匙状甲（koilonychia）：亦称反甲，表现为指甲中央凹陷、边缘翘起呈匙状（图3-8-4）。指甲变薄，表面粗糙而无光泽，常为组织缺铁和某些氨基酸代谢障碍之故。见于缺铁性贫血和高原疾病，偶见于风湿热、甲癣等。

（2）指甲变厚起嵴：表现为指甲变厚，表面不平无光泽，有与长轴一致的突起。见于老年人、上肢动脉供血不足或上肢神经麻痹等患者。

（3）指甲 Beau 线：表现为指（趾）甲的表面出现一条深横沟。因为局部供血不足等因素造成指（趾）甲生长缓慢或停滞造成。见于重病之后，如热性传染病、中毒及化学治疗后患者等。

2．肢体异常　种类很多，常见异常如下：

（1）杵状指（趾）（acropachy）：表现为手指或足趾末端指节增生、肥厚呈现杵状（鼓槌状）膨大，指（趾）甲背面及甲根部亦膨胀呈拱形隆起（图3-8-5）。发生机制认为与肢体末端慢性缺氧、代谢障碍及中毒等损害有关，致使末梢毛细血管增生、扩张以及软组织增生所造成。引起杵状指（趾）的病因较多。常见如下：①呼吸系统疾患如支气管肺癌、慢性肺脓肿、脓胸、支气管扩张、慢性肺广泛性纤维化及肺性肥大性骨关节病等；②心血管疾病如发绀型先

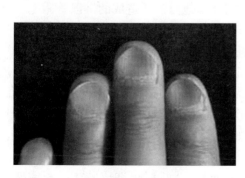

图 3-8-4　匙状甲

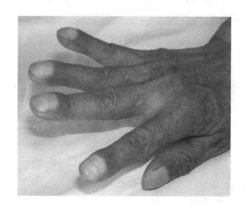

图 3-8-5　杵状指

天性心脏病、亚急性感染性心内膜炎等；③营养障碍性疾患如肝硬化、慢性溃疡性结肠炎及吸收不良综合征等；④单侧性杵状指见于患侧动脉瘤及静脉血栓等患者。

（2）肢端肥大症（acromegaly）：表现为骨骼末端、软组织及韧带等均增生、肥大，致使肢体末端部位异常粗大，尤以手、足、面部等部位表现更突出，同时皮肤亦有异常粗、厚、多毛等改变。见于垂体前叶嗜酸性细胞瘤或增生，致生长激素分泌过多所致。

（3）指尖萎缩：表现为指尖掌侧（指腹）萎缩，手指变薄。见于雷诺病（Raynaud's disease）或雷诺现象，以女性多见。

（4）猿手：表现为鱼际肌瘫痪，拇指不能外展处于内收位，形如猿猴之手。见于正中神经麻痹、进行性肌萎缩及脊髓灰质炎等患者。

（5）蜘蛛指：表现为腕部与手掌狭长，五指长而尖细。见于马方综合征（Marfan's syndrome）和先天性性腺功能不全症患者。

（6）足内翻（talipes varus）、足外翻（talipes valgus）：正常人在膝关节固定时，足掌可向内、外翻各约35°。如若足掌活动呈固定性内翻、内收的畸形位，而外踝异常隆起，且比健侧足位置低时称为足内翻；若足掌活动呈固定性外翻、外展的畸形位，而内踝异常隆起且比外踝低（正常人外踝比内踝低）时称为足外翻。足内、外翻畸形多见于先天性畸形、脊髓灰质炎后遗症及脊柱裂患者。

（7）膝外翻、膝内翻（genua varus，genua valgus）：正常人双足并拢直立时，两膝及两踝均能靠拢。若双足内踝部靠拢时，而双膝因两侧胫骨的向外侧弯曲，呈现"O"形时称为膝内翻（O形腿）；而当双侧膝关节靠拢时，双侧小腿部却斜向外方，双踝分开，呈现"X"形分离称为膝外翻（X形腿）。膝内、外翻畸形见于佝偻病及大骨节病患者。

（8）平跖足（flatfoot）：亦称扁平足（talipes planovalgus），正常人站立时足掌与足跟间的内侧有高约1cm的空隙称足弓。若足底变平站立时足底内侧空隙消失，故足心落地称平足，见于先天异常、足底韧带松弛及下肢肌无力者。平足者不能持久站立且行走的耐力及速度均受影响。

（9）弓形足（talipes cavus）：亦称高弓足，表现足纵弓过高、跖骨头下垂、足底软组织异常短缩，站立时足底中部不能着地。见于脊髓灰质炎、脊椎裂、偏瘫及胫神经麻痹等患者。

（10）马蹄足（talipes equinus）：表现为足前部不能提起，跟腱挛缩于站立时足跟悬空，只能以前足着地。主因胫前肌瘫痪。见于脊髓灰质炎、脊柱裂患者。

（11）下肢静脉曲张（varicose vein of lower limb）：表现为小腿静脉似蚯蚓状弯曲、怒张，于站立久者就更明显；卧位时尤其在抬高下肢时可以明显减轻；严重时小腿和踝部水肿，皮肤色暗紫或色素沉着，甚至出现下肢溃疡，可经久不愈。主要因为下肢大、小隐静脉血液回流受阻或静脉瓣功能不全造成。见于长久从事站立性工作人员及栓塞性静脉炎患者。

（12）水肿（edema）：在全身性水肿时肢体亦出现对称性水肿，但下肢水肿常较上肢水肿明显，多为凹陷性水肿。见于右心功能不全、慢性肾功能不全及营养性低蛋白血症等患者。而单侧肢体水肿多由于静脉或淋巴液回流受阻之故。静脉回流受阻见于血栓性静脉炎、肢体瘫痪或神经营养障碍等；而淋巴液回流受阻见于丝虫病及其他原因所造成的淋巴管阻塞。淋巴管阻塞后致使淋巴管扩张、破裂、淋巴液外溢引起纤维组织大量增生，皮肤增厚称为淋巴性水肿（lymphedema），亦称象皮肿，虽视诊下肢明显肿胀，但指压后无凹陷性改变为其特征。

（13）肌肉萎缩（muscle atrophy）：正常人肌肉丰满，肌力V级，而肌肉萎缩即表现为肢体全部或部分肌肉组织体积缩小，触之感觉松软无力。如双侧肢体的全部或部分肌肉萎缩，临床见于多发性神经炎、进行性肌营养不良症及外伤性截瘫患者；如一侧肢体肌肉萎缩，见于脊髓灰质炎后遗症、偏瘫及周围神经损伤等患者；如局部肌萎缩，可见于肌病变、肌断裂、运动神经切断及动脉供血不足部位。

（14）骨折（fracture）与关节脱位（abarticulation）：骨折时可造成肢体缩短或变形，局部出现肿胀、淤血、假关节活动，触之有剧烈疼痛甚至有时可触到骨摩擦感，同时听到骨摩擦音。在关节脱位后视诊可见到关节畸形、肢体位置改变、关节运动功能受限或消失。关节局部触诊肿胀，甚至可出现瘀斑。

（二）运动功能障碍与异常

四肢的主动运动功能是在神经的协调下由肌肉、肌腱带动关节的运动得以完成的，如果其中任何一个环节出现障碍或受到损害，均可引起运动功能的障碍与异常。而神经、肌组织的损害则可表现为程度不同的随意运动障碍及异常，在日常活动中如穿衣、抬腕、屈肘、抬肩等动作也随之出现异常改变。

检查方法是须测试四肢的伸、屈、外展、内收、旋转以及抵抗的能力等。如果肢体丧失了随意（主动）运动的功能，临床上即为瘫痪（paralysis）。

二、关节

关节是骨骼的间接连接。在正常情况下各关节本身具有其特有的形态及一定范围的运动功能。典型关节包括有关节面、关节软骨、关节囊、关节腔及关节腔内少量滑液。关节腔液利于减少两骨骼之间活动的摩擦。关节的疾患和损伤均可使肢体处于畸形状态或强迫体位，并因之而引起姿势与步态的异常、动作异常、肢体长度与粗细的异常、软组织肿胀或萎缩以及骨性标志异位等。另外关节疾患也能出现患侧休息位姿势的异常，异常的休息位实则属于强迫体位，其具有特征性。如关节外伤或炎症时，局部可出现红、肿、痛、热及变形等特征性的表现。

（一）形态异常

1．肩关节（shoulder joint）　肩的正常外形为圆弧形，三角肌区轮廓浑圆、丰满。肩关节形态异常如下：

（1）肩胛骨位置过高：见于先天性肩胛骨高位畸形、前锯肌瘫痪侧、斜颈的患侧、脊柱侧凸畸形的侧凸侧等。

（2）肩胛骨位置过低（亦称垂肩）：见于锁骨骨折、肩锁关节脱位、胸廓畸形的患侧、斜方肌瘫痪侧以及脊柱侧凸畸形的凹侧等。

（3）翼状肩：表现为肩胛骨内侧缘向后翘起似翼状，尤以双手用力推物时表现更为明显，示肩胛骨内移和上移。见于胸长神经麻痹、前锯肌或菱形肌麻痹、进行性肌营养不良及进行性肌萎缩等。

（4）方肩：表现为肩外形失去丰满，肩峰突出。从正面看其轮廓形如直角方形故称方肩。见于三角肌萎缩、肩关节脱位及外科颈骨折等。

2．肘关节（elbow joint）　正常肘关节双侧对称，伸直时肘关节轻度外翻，称携物角，检查此角时嘱患者伸直两上肢，手掌向前，左右对比，正常约5°～15°。肘关节形态异常如下：

（1）肘关节肿胀：正常人当伸肘时，鹰嘴外侧有凹窝是肘关节的最表浅处。在肘关节肿胀时表现为肘部凹窝变浅或消失。见于肘关节创伤、炎症、结核及风湿性病变等。

（2）鹰嘴周围肿块：此部位肿块特点是于屈肘时视诊肿块最明显。见于鹰嘴滑囊炎、痛风结节、风湿及类风湿关节炎皮下小结等。

（3）肘后三角形态异常：正常肘关节伸直时，肱骨内、外上髁与尺骨鹰嘴位在一直线。而屈肘90°时，此三点呈一等腰三角形（是以内、外上髁的连线为基底），临床称之为肘后三角。如此三角形异常见于肘关节脱位、肘关节骨折等骨性关系的破坏。

（4）肘内翻与肘外翻：提携角＞15°为肘外翻畸形；＜0°称为肘内翻畸形。肘外翻畸形见于肱骨外上髁破坏或骨折及肱骨外上髁脱位和炎症等。

3．腕关节（wrist joint）　正常时手掌与前臂在同一直线上，如手掌朝前则前臂处于旋后位。腕关节异常多见于：

　　（1）腱鞘囊肿：多表现为腕关节背面或桡侧呈现出圆形、无痛性、触之硬韧的包块，如推动之此包块可沿肌腱方向轻度移动。见于肌腱劳损。

　　（2）腱鞘滑膜炎：表现为在腕关节的背侧面或掌侧面的结节状隆起，触之柔软、可有压痛，此时可限制腕关节的活动。见于类风湿关节炎。

　　（3）手镯征：表现为腕部双侧下端均匀增粗变大，似戴手镯状。见于佝偻病患者。

　　（4）桡骨下段掌侧面凹陷消失：正常时桡骨下段掌侧面稍凹陷，以触诊时明显。如此凹陷消失、甚至隆起则为病态。见于桡骨下端骨折且移位时。

　　4．指关节（finger joint）　指关节可伸直、屈曲及紧握成拳。指关节形态异常如下：

　　（1）梭形指关节：表现为指间关节成梭形增生、肿胀性畸形。多为双手对称性改变。早期关节局部有红、肿、痛，晚期则呈现为强直性改变，活动受限且手腕及手指向尺侧偏斜亦称鳍形手。见于类风湿关节炎患者。

　　（2）爪形手（claw hand）：表现为手指关节呈现半屈曲位，形如鸟爪样或抓物样的畸形姿势。见于脊髓空洞症、脊髓灰质炎、多发性神经炎及麻风患者。

　　（3）骨关节炎：表现为远端指间关节两侧可见结节，坚硬不活动、时有触痛、进展缓慢，对手指功能无明显影响，晚期可使患指关节屈向一侧。见于老年性骨关节病。

　　5．髋关节（hip joint）　髋关节形态异常有：

　　（1）臀部肿胀：表现为一侧臀部肿胀，活动受限。见于髋关节后脱位、坐骨结节滑囊炎、髋关节慢性化脓性关节炎及臀大肌深部脓肿等患者。

　　（2）臀部萎缩：表现为一侧臀肌缩小。见于髋关节结核及脊髓灰质炎等患者。

　　（3）股部（股三角）深部肿块：表现为局部饱满，触之可及肿块。见于髋关节前脱位的股骨头、髂腰肌寒性脓肿或滑囊炎等。

　　6．膝关节（knee joint）　常见形态异常有：

　　膝关节肿胀：①表现多为一侧的膝关节红、肿、热、痛，并影响活动功能。见于风湿性关节炎活动期；②表现为反复受外力后关节腔或皮下出血，关节增生、肿胀的见于血友病患者；③表现为关节腔内有过多液体积聚，关节明显肿胀，于触诊时出现浮髌现象（floating patella phenomenon）。

　　浮髌试验检查法：检查者以左、右手拇指及其他手指分别固定压在髌骨上、下囊的两侧，目的是将积液挤入关节腔内使之不能活动，再以右手示指连续按压髌骨，有液体波动感；又可在下压时感觉到髌骨触及关节面后，松开手指髌骨即浮起感，称浮髌试验阳性（图3-8-6）。提示膝关节有中等以上的关节积液（50ml）。如果关节软骨受破坏及滑膜有肉芽增生时，则浮髌试验在髌骨与关节面相触时，会有一种柔软感。

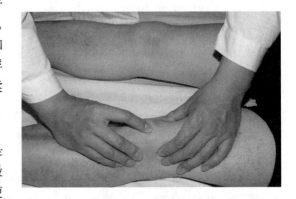

图3-8-6　浮髌试验

（二）关节运动功能及检查

　　关节运动分主动和被动运动，主动运动是指被检者用自主的力量活动关节，能达到的最大范围称为关节自主活动范围；反之用外力使关节活动的最大范围称关节被动活动范围。所以检查时让被检者做主动和被动运动，以了解各关节的活动情况。上下肢各关节的正常活动度如下：

　　1．肩关节　前屈可达90°，后伸可达45°，外展肩胛骨不动可达90°，内收肘部可达前正中线，外旋约30°，内旋约80°。

检查时应注意正常肩关节肩胛骨平贴于胸后壁上部，位置适中，两侧对称。同时还应注意双侧胸锁关节及肩锁关节应对称且应无肿胀。

肩关节检查法：首先检查肩部位置高低，是否等高的方法是：①因正常肩胛冈内端平齐第3胸椎棘突，肩胛骨下角平齐第7肋或第7肋间。所以观察如降低侧，则说明肩低；②另外还可观察患者站立，双臂自然下垂时手指尖的位置，指尖低侧为肩低侧；③患者站立位，两上肢向前平伸并在前正中线位置合掌观察，手长一侧为肩低侧。

肩关节脱位检查法：正常人将手放在对侧肩上时，肘部可贴在胸壁上。而在肩关节脱位时，患侧手放在健侧肩上时，则表现肘部不能贴在胸壁上，称杜加斯（Dogas）征阳性。

2. 肘关节　肘关节只能做屈伸运动，屈位至前臂与上臂相贴且握拳、屈腕拇指可以触及同侧肩部。

肘关节运动检查法：①肘关节是屈伸关节，但也参加前臂骨的旋转运动；②屈伸运动的中位：即肘关节的伸直位，角度为 $0°$；③屈：前臂与上臂相贴，约达 $135°\sim150°$；④伸：伸直位，即伸至 $0°$。如过度向后即称后伸。正常可后伸 $10°$ 以内。

3. 腕关节　中位：即手掌与前臂在同一直线上，以及前臂旋后位（即手掌朝前）的标准体位。以此定运动方向。

腕关节运动检查法：屈：即掌屈（前屈），约 $50°\sim60°$。伸：即背屈（背伸），约 $40°$。内收：即向小指方向偏斜，或称尺偏斜，约达 $30°$。外展：即向拇指方向偏斜，或称桡偏斜，约为 $15°$。

4. 指关节　各指关节可伸直、屈曲及紧握成拳。指关节运动检查法：最简单易行的方法是让患者做快速握拳和快速完全伸开手指动作。如完成则说明指关节运动正常。具体检查方法为取中位，即五指伸直并拢位为 $0°$。屈：即掌屈约 $90°$。伸：即伸直位，正常可伸至 $0°$，或可稍过伸。内收：即五指以中指为中心，并拢。外展：即五指以中指为中心分开。约 $30\sim40°$。

5. 髋关节　髋关节屈曲时，股前部可与腹壁相贴，后伸可达 $30°$，外展约 $60°$，内收约 $25°$，外旋与内旋各约 $45°$。

髋关节简易检查法：让患者双足并拢直立。从正面视诊看两侧髂前上棘是否对称一致，有否异常隆起及塌陷等，还应注意双侧臀皱襞是否在同一水平线上；从侧面看臀部向后方突出是否对称一致，有否异常隆起及塌陷等，还应注意双侧臀皱襞是否在同一水平线上。

6. 膝关节　让患者取站立位，双腿并拢，正常时双膝及双踝能同时并拢。另外屈膝时小腿后部可以与股后部相贴约 $120°\sim150°$，足跟可接触臀部，膝关节活动时无声响发出。膝关节运动度，伸位可达 $180°$，此外膝关节在半屈位时，小腿可以做小幅度的旋转动作。

7. 踝关节　正常直立时足与小腿呈直角位。踝关节运动背屈约 $40°$，屈（趾屈）约 $30°$，内翻、外翻各约 $35°$。

简易检查法是：①正常跟腱两侧呈凹陷状，如此凹陷消失或隆起，说明踝关节肿胀或积液；②检查足印，对了解足弓、足的负重点及足的宽度均非常重要。

如以上各关节不能达到各自的运动范围，临床称之为关节运动受限。见于相应部位的骨折、脱位、炎症、肌腱肌软组织损伤等原因。关节受限的级度如下：

0度：正常

1度：25% 以下

2度：25%～50%

3度：50%～75%

4度：75% 以上

（李鸿斌　索　欣）

第九章　神经系统检查

第一节　精神状态检查和高级皮质功能检查

除原发性精神疾病外，多种疾病均可引起精神状态和高级皮质功能异常，如代谢性脑病、颅内感染、颞叶病变等。

一、精神状态检查

精神状态检查（mental status examination）是指检查者通过直接观察患者和与患者交谈来全面了解患者精神活动状态的检查方法，检查时要注意患者的言谈举止、外表行为。精神检查要求医师具有良好的沟通技巧和敏锐的观察力，尊重和肯定患者，采取开放式交谈，鼓励患者表达内心世界。

精神状态检查包括自知力、情绪状态、意志行为等方面，检查时需注意患者的日常生活情况，仪态衣着、睡眠、饮食、卫生自理情况；合作程度及对周围环境的态度；思维形式及内容有无异常；观察患者表情、姿态，了解其内心世界的情感体验；观察患者有无本能活动减退或增强，有无怪异行为。

二、高级皮质功能检查

高级皮质功能分为认知功能和非认知功能。认知功能主要包括记忆力、定向力、计算力、失语、失认、失用、视空间技能等方面；非认知功能包括幻觉、妄想、偏执、人格改变、行为异常等。认知功能障碍将使患者的日常生活受到严重影响，本节主要介绍认知功能障碍的检查方法。

（一）记忆力

记忆力是指获得、保持、重现客观事物和经验的能力。根据记忆持续的时间分为瞬时记忆、短时记忆和长时记忆，常用韦氏记忆量表等检测。

1. 瞬时记忆检查　顺背和倒背数目是检测瞬时记忆的有效手段。检查者给出若干位的数字串，1秒钟给出1个，让患者复述给出的数字串，并逐渐增加给出数字串的长度，直到患者不能正确复述为止，一般以复述7位为正常水平。

2. 短时记忆检查　先让患者记忆简单的事物，比如钢笔、飞机等，事物应属于不同的类别，患者确认记住后再继续其他测试，5分钟后让患者复述记忆的事物。还可以让患者回忆最近发生的事件，如最近一餐的内容、如何到达医院等。存在短时记忆障碍的患者，部分甚至完全不能回忆短时间内发生的事件。

3. 长时记忆检查　包括自己的手机号码、家庭住址、父母和子女的姓名、工作单位、工作和学习经历等。

（二）定向力

分为时间定向力、空间定向力、人物定向力。可分别通过询问患者现在是白天还是晚上、年份、季节；身处何处，是医院还是家里；能否准确认出陪同家属来判断。

（三）计算力

计算力检查可通过让患者数数、简单计算来进行。常用的计算方法是 100-7=？，若患者能正确回答，则从得数中继续 -7，一般连续减 3 次。

（四）失语（aphasia）

失语是指在神志清楚、意识正常、构音无障碍的情况下，言语交流能力出现障碍，表现为口语表达、听理解、复述、命名、阅读和书写六个基本能力不全或完全丧失。可分为运动性失语和感觉性失语两类。运动性失语者不会说话，但能理解别人说话的意思，可表现为完全性不能说话，称为完全性失语，或只能讲单字、单词，说话不流利，称为不完全性失语。感觉性失语者仍会说话，而且有时说话快而流利，但由于听不懂别人说话的意思，故而答非所问。

检查时注意患者语言是否流利，说话是否费力，有无找词困难、语法错乱、刻板语言，能否达义等。可要求患者执行简单的口头指令，如张嘴、闭眼、用左手摸右耳朵等；让患者说出检查者所指的常用物品，如钢笔、杯子或身体某部分的名称，如不能说出时可描述物品的用途；还可让患者朗读报纸、书写姓名、地址等，判定患者的朗读、理解和书写能力。

（五）失认（agnosia）

是指患者感觉通路正常而不能通过某种感觉辨别熟悉的物体，包括视觉失认、听觉失认、触觉失认。

1．视觉失认　拿一些常用物品，如钢笔、水杯或其他实物，嘱患者辨认并表述出来。
2．听觉失认　嘱患者辨认熟悉的声音，如闹钟、击掌和乐曲声等。
3．触觉失认　嘱患者闭目，触摸手中的物体并加以辨认。

（六）失用（apraxia）

即运用障碍，是指在无运动或感觉障碍时，不能完成原先熟练的技巧动作或精细动作。检查时可给出口头或书面命令，观察患者执行命令或模仿动作的能力。观察患者穿衣、梳头等日常动作是否协调，能否完成简单指令，如系纽扣、挤牙膏、拨电话号码等。

（七）视空间技能

可让患者画一个钟表，填上数字，并画出指定的时间。若出现钟面缺失或指针不全，提示视空间技能障碍。

第二节　脑神经检查

脑神经（cranial nerve）共 12 对，检查脑神经对神经系统病变的定位诊断极为重要。检查者应熟知下列神经解剖要点：①除 I 嗅神经（olfactory nerve）、II 视神经（optic nerve）外，其余 10 对脑神经的传导路径均通过脑干；②按脑神经核所在脑干部位分类，中脑 2 对：III 动眼神经（oculomotor nerve）、IV 滑车神经（trochlear nerve）；脑桥 4 对：V 三叉神经（trigeminal nerve）、VI 展神经（abducens nerve）、VII 面神经（facial nerve）、VIII 位听神经（vestibulocochlear nerve）；延髓 4 对：IX 舌咽神经（glossopharyngeal nerve）、X 迷走神经（vagus nerve）、XI 副神经（spinal accessory nerve）、XII 舌下神经（hypoglossal nerve）；③由脑干发出的脑神经，除滑车神经由脑干背侧面发出外，其余均从腹侧面发出。

不同的脑神经有不同的神经功能，如嗅神经、视神经、位听神经主管感觉功能，动眼神经、滑车神经、展神经、舌下神经、副神经主管运动功能，而三叉神经、面神经、舌咽神经和迷走神经同时具有感觉、运动或植物神经功能。

一、嗅神经

患者须鼻腔通畅，意识清楚、精神状态正常，能准确回答问题。检查时应使用非挥发、无刺激性的熟悉物品，如：香烟、香皂、牙膏等。

检查方法

嘱患者闭目，以手指压闭一侧鼻孔，将香皂等物品置于另一侧鼻孔下，让患者辨别嗅到的各种气味。再换另一侧鼻孔测试，注意双侧对比。

临床意义

1．头面部外伤累及嗅神经常导致双侧嗅觉丧失；单侧嗅觉障碍多见于同侧嗅沟病变，如嗅沟脑膜瘤，此外前颅凹骨折、额底部肿瘤亦可因压迫嗅球、嗅束而导致嗅觉丧失。

2．幻嗅以海马病变多见，其他如颞叶癫痫亦可造成幻嗅。

3．嗅觉过敏多见于癔症。

二、视神经

检查方法见本篇第三章头部检查。

临床意义

1．视力减退　单侧视交叉前和双侧视交叉后病变均可引起视力减退，如双侧视皮质病变可导致皮质盲。

2．视野缺损　视觉传导通路上的病变，会出现相应的视野缺损，具有定位诊断价值。如一侧枕叶病变出现对侧偏盲和黄斑回避（偏盲侧瞳孔对光反射仍存在，同时视野中心部保存）；视交叉中部病变引起双颞侧偏盲；视束或外侧膝状体病变引起对侧同向偏盲；视辐射下部受损引起对侧同向性上象限盲；视辐射上部受损引起对侧同向性下象限盲（图3-9-1）。

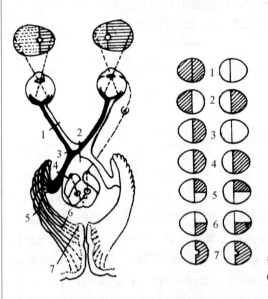

图3-9-1　视觉传导通路病变所致视野缺损示意图

1. 视神经—左眼全盲；2. 视交叉中部—两眼颞侧偏盲；3. 视交叉侧部—鼻侧偏盲；4. 视束—右同向偏盲；5. 视辐射下部—右上象限盲；6. 视辐射上部—右下象限盲；7. 视辐射全部—右同向偏盲

3．眼底检查　主要观察视乳头、黄斑区、视网膜和血管情况。

（1）视乳头水肿：可见视乳头充血，边缘模糊或消失，生理凹陷消失，静脉淤血，有出血和渗出，是颅内压增高的体征。常见于颅内占位性病变，如肿瘤、脓肿、血肿等。

（2）视神经萎缩：分原发性和继发性两种。原发性者视乳头苍白而边界清楚，生理凹陷扩大，多见于球后视神经炎、多发性硬化等变性疾病累及视神经。继发性者视乳头普遍苍白而边界不清，多见于视乳头炎晚期。

三、动眼、滑车、展神经

这三对脑神经共同支配眼球运动，可同时检查。

检查方法

1．外观　嘱患者水平直视，检查双侧眼裂大小是否对称，有无眼睑下垂，眼球有无突出或内陷，有无斜视、自发眼震。

2．眼球运动　见头部检查。

3．瞳孔检查　见头部检查。

4．集合反射（convergence reflex）见头部检查。

临床意义

（一）动眼、滑车、展神经受损

1．动眼神经麻痹　眼外肌麻痹表现为上睑下垂，眼球外斜视，眼球向内、向下活动受限，可有复视。眼内肌麻痹表现为瞳孔散大，对光反射及集合反射消失。

2．滑车神经麻痹　所支配的上斜肌麻痹，患者表现为眼球向外、向下运动困难，滑车神经麻痹很少单独出现。

3．展神经麻痹　病侧眼球外展不能，可有复视。展神经在颅底行程最长，受损机会较多。

（二）瞳孔异常

1．瞳孔散大　单侧散大可见于中脑顶盖区病变、动眼神经麻痹、海马沟回疝早期；双侧散大可见于脑疝晚期、阿托品中毒等。

2．瞳孔缩小　一侧缩小可见于 Horner 综合征；双侧缩小可见于虹膜炎、有机磷农药中毒、毒蕈中毒、吗啡中毒等；双侧瞳孔缩小如针尖者，常为脑桥病变所致。

3．对光反射　瞳孔对光反射通道任何一环节受损，均可引起对光反射消失。

四、三叉神经

检查方法

1．运动支　嘱患者张口，观察下颌是否偏斜，观察咀嚼动作时双侧颞肌、咀嚼肌有无萎缩及肌纤维震颤，肌力是否对称。

2．感觉支　嘱患者闭眼，用针刺检查面部痛觉、棉絮检查触觉，并两侧、内外对比。周围性感觉障碍为患支分布区感觉缺失，核性感觉障碍则呈洋葱皮样分布。

3．角膜反射（corneal reflex）　嘱患者睁眼注视内侧，检查者用细棉絮由视野外侧轻触外侧角膜，正常反应为双眼睑迅速闭合。被刺激侧称为直接角膜反射，对侧称为间接角膜反射。

临床意义

1．一侧运动支受损时，病变侧咀嚼肌萎缩、肌力减弱，张口下颌偏向患侧。

2．双侧运动支受损时，双侧咀嚼、张口困难，下颌反射消失。

3．某一感觉支受累时，出现同侧面部该支分布区感觉减退或消失。而核性感觉障碍表现则不同，例如三叉神经脊束核病变，同侧面部感觉减退或消失区呈洋葱皮样分布（图 3-9-2），与三叉神经周围支损害表现不同。

4．角膜反射消失　直接与间接角膜反射均消失，见于同侧三叉神经病变（传入障碍）；

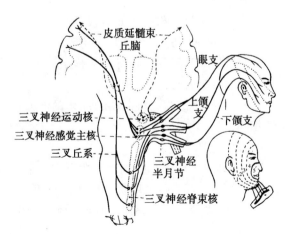

图 3-9-2　三叉神经的分布

直接反射消失而间接反射存在，见于同侧面神经瘫痪（传出障碍）。

五、面神经

主要支配面部表情肌和舌前 2/3 味觉。

检查方法

1. 运动功能检查　观察患者双侧额纹、睑裂、鼻唇沟及口角是否对称。嘱患者蹙额、皱眉、闭目、示齿、吹口哨、鼓腮，同时观察双侧是否对称。

2. 味觉检查　嘱患者伸舌，检查者用棉签蘸糖、食盐、醋或奎宁溶液，涂于舌前一侧，避免说话、缩舌，做甜、咸味检查。用手指出事先写在纸上的甜、咸、酸、苦四个字之一。先试可疑患侧，再试另一侧，每试一次溶液前需用温水漱口。面神经损害可使舌前 2/3 味觉丧失。

临床意义

面神经受损可分为周围性和中枢性两种，面神经麻痹的定位诊断，首先要鉴别周围性面瘫和中枢性面瘫（图 3-9-3）。

1. 周围性面瘫　表现为病变同侧面部表情肌全部瘫痪：眼裂扩大、额纹消失、鼻唇沟变浅，皱眉不能、闭目不紧、不能吹口哨和鼓腮、示齿时口角牵向健侧。如鼓索支受累可同时伴有舌前 2/3 味觉障碍、听觉异常；如膝状神经节受累可伴耳部疱疹（Hunt 综合征）。

2. 中枢性面瘫　表现为病变对侧眼裂以下面部表情肌瘫痪：双侧额纹对称，仅出现鼻唇沟变浅，不能吹口哨、鼓腮。中枢性面瘫病变定位在脑桥面神经核水平以上，由于上半部面肌受双侧皮质脑干束的支配，因此一侧受损蹙额、皱眉无影响。

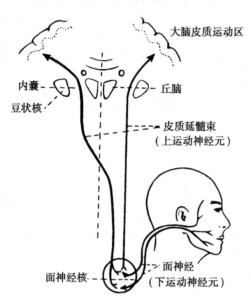

图 3-9-3　面神经的中枢支配图

（图中标注：大脑皮质运动区、内囊、丘脑、豆状核、皮质延髓束（上运动神经元）、面神经（下运动神经元）、面神经核）

六、位听神经

位听神经包括耳蜗神经和前庭神经

（一）耳蜗神经

检查方法

常用音叉进行检查，如需获得准确资料，可做电测听检查。

1. Rinne 试验　比较骨导与气导的听敏度。将振动的音叉（128Hz）置于患者乳突处（骨导），听不到声音后立即将音叉移至同侧外耳（气导），直至听不到声音，同法检查另一侧。正常时气导＞骨导。

2. Weber 试验　将振动的音叉置于患者额顶正中，比较双侧骨导，正常时两耳听到的声音相同。

临床意义

1. 耳鸣　指主观听到持续性声响，系由耳蜗神经的刺激性病变引起，低音性耳鸣提示传导径路病变，高音性耳鸣提示感音器病变。

2. 听力障碍　耳蜗神经的破坏性病变引起耳聋，各种耳聋的鉴别见表 3-9-1。

表 3-9-1　各种耳聋的鉴别

	正常	传导性耳聋	神经性耳聋	混合性耳聋
Rinne 法	气导＞骨导 阳性	骨导＞气导 阴性	气导＞骨导 弱阳性	阴性或阳性
Weber 法	正中	偏向患侧	偏向健侧	结果不定
音响障碍	正常	低音阶听力障碍	高音阶听力障碍	高、低音阶听力均障碍

传导性耳聋并非神经系统疾患：例如中耳炎、外耳道病变等；某些药物可致神经性耳聋，常为双侧性如链霉素、庆大霉素等。

（二）前庭神经

前庭神经核与小脑、内侧纵束、脑干网状结构、迷走神经核有联系，故前庭神经损害可出现平衡障碍、眼球震颤、眩晕、呕吐等症状。检查时观察是否有自发性眼球震颤；通过外耳道灌注冷热水试验或旋转试验诱发眼震，观察是否有前庭功能障碍所致的眼震减弱或消失。注意询问有无平衡障碍、眩晕、呕吐等症状。

七、舌咽、迷走神经

二者在解剖与功能上关系密切，常同时受累，故同时检查。

检查方法

1．运动　嘱患者发"啊"音，观察两侧软腭抬举情况，若一侧软腭瘫痪、健侧软腭上提有力，则悬雍垂被拉向健侧。检查患者声音是否嘶哑，必要时使用喉镜。观察咽部分泌物有无增多，询问患者是否有饮水呛咳。

2．感觉　可用棉签轻触咽后壁和软腭，询问有无感觉。舌咽神经支配舌后 1/3 味觉，检查方法同面神经。

3．咽反射（gag reflax）　用压舌板分别轻触左、右咽后壁，观察有无咽部肌肉收缩和舌后缩（恶心作呕反应）。

临床意义

一侧舌咽、迷走神经麻痹表现为吞咽困难、声音嘶哑、悬雍垂偏向健侧、咽反射减退或消失。可见于延髓背外侧综合征、延髓空洞症、枕骨大孔区肿瘤、寰枕畸形等。

八、副神经

检查方法

观察胸锁乳突肌、斜方肌有无萎缩，有无垂肩、斜颈。嘱患者转头，检查者给予一定阻力，比较两侧胸锁乳突肌肌力；嘱患者耸肩，检查者给予一定阻力，比较斜方肌肌力。

临床意义

一侧副神经病变，出现肩下垂、胸锁乳突肌和斜方肌萎缩，转颈、耸肩无力；双侧副神经麻痹很少见，见于急性延髓炎症、重症肌无力、进行性脊肌萎缩等病变。

九、舌下神经

舌下神经只接受对侧皮质延髓束支配。

检查时注意观察舌在口腔内位置，有无舌肌萎缩、舌肌纤维震颤；嘱患者伸舌，观察伸舌有无偏斜。

临床意义

1．核下性病变   一侧舌下神经损伤，伸舌偏向患侧。

2．核性病变   除伸舌偏向患侧外，还有舌肌萎缩及舌肌纤维震颤。

3．一侧核上性病变   伸舌偏向病灶对侧，无舌肌萎缩及舌肌纤维震颤。

第三节   运动系统检查

运动神经系统由下运动神经元、上运动神经元、锥体外系和小脑系统组成。运动系统检查包括肌力、肌张力、不自主运动、共济运动、姿势和步态等。

一、肌力

肌力（muscle strength）是指主动运动时肌肉的最大收缩力。

检查方法

嘱患者做肢体屈伸动作，检查者给予阻力，测试患者对抗阻力的力量，注意两侧对比。检查上肢肌力：根据举臂，上臂内收、外展，伸腕、腕屈，握拳等动作检测。检查下肢肌力：根据直腿抬高，下肢交叉内收，伸屈小腿，足背伸、屈，足趾运动等动作检测。

肌力的记录采用 0 ～ 5 级的六级分级法：

0级   完全瘫痪，肌肉无收缩

1级   肌肉有收缩，但不能产生动作

2级   肢体能在床面上平移，但不能抬离床面，不能抵抗自身重力

3级   肢体能抬离床面，但不能抵抗阻力

4级   肢体能抵抗部分阻力

5级   正常肌力

临床意义

随意肌收缩功能障碍称为瘫痪，分为完全性和不完全性。按瘫痪部位不同可分为：单瘫、偏瘫、交叉瘫、截瘫、四肢瘫。按神经解剖生理不同可分为：上运动神经元性瘫痪和下运动神经元性瘫痪。上、下运动神经元性瘫痪的鉴别见表 3-9-2，该表对定位诊断有重要意义。

表3-9-2   上、下运动神经元性瘫痪的鉴别

	上运动神经元性瘫痪 （中枢性瘫）（痉挛性瘫）	下运动神经元性瘫痪 （周围性瘫）（弛缓性瘫）
瘫痪范围	肌群或肢体瘫痪	小组肌肉或单个肌肉瘫痪
肌张力	增高（折刀样）	降低
肌萎缩	不明显，废用性	明显，早期出现
腱反射	增强	减低或消失
锥体束征	阳性	阴性
肌电图	无明显改变	失神经支配现象

二、肌张力

肌张力（muscle tone）是肌肉松弛状态的紧张度和被动运动时遇到的阻力。

检查方法

嘱患者放松肌肉，触摸感知肌肉硬度，然后被动屈伸、旋转肢体，感知阻力大小及性质，注意伸肌、屈肌有无差别。

临床意义

1. 肌张力减低　表现为肌肉松弛，被动运动阻力减低且关节活动范围加大。见于下运动神经元病变（如脊髓前角病变、周围神经疾病）及小脑病变、脊髓休克期等。

2. 肌张力增高　表现为肌肉坚硬，被动运动阻力增加且关节活动范围缩小，见于锥体系和锥体外系病变。①痉挛性肌张力增高：见于锥体系受损，上肢屈肌和下肢伸肌张力明显增高，被动运动起始阻力大，终末阻力突然变小，犹如关合水果刀，也称为折刀样肌张力增高；②强直性肌张力增高：见于锥体外系受损，伸肌与屈肌张力均增高，各方向被动运动时阻力均等，也称为铅管样肌张力增高（不伴震颤）或齿轮样肌张力增高（伴有震颤）。

三、不自主运动

不自主运动（involuntary movement）是随意肌不自主收缩产生的一些不能控制的无目的动作，多系锥体外系受损，临床上常见的有肌束颤动、痉挛、抽搐、肌阵挛、震颤、舞蹈样动作、手足徐动和扭转痉挛等。此项检查以视诊为主。

1. 震颤　是主动肌与拮抗肌交替收缩引起的关节不自主的、快速节律性运动。①静止性震颤（static tremor）：最早出现于手指，呈"搓药丸"状节律性抖动，在清醒静止状态下明显，运动时减轻，睡眠时消失。严重时波及下颌、唇、舌、四肢乃至躯干，代表性疾病为帕金森病（Parkinson's disease）；②意向性震颤（intentional tremor）：在运动时出现，越接近目的物越明显，休息时消失，见于小脑疾病。

2. 舞蹈样动作　是一种不对称、幅度不等的快速不自主运动。头面部舞蹈运动表现为瞬目、咧嘴、舌不自主伸缩等做鬼脸活动。肢体舞蹈动作表现为无一定方向的大幅度运动，摆手、摆臂等。睡眠时减轻或消失。多见于风湿性舞蹈病和遗传性舞蹈症。

3. 手足徐动　表现为肌强直和手足徐缓的强直性伸屈运动，可发生于上肢、下肢、面部和头颅，上肢远端和面部最明显。患者掌指关节过度伸展，手指扭转，可呈"佛手"样特殊姿势。下肢受累时行走困难。可见于有脑瘫、核黄疸、肝豆状核变性等。

4. 扭转痉挛　是躯干的徐动症，临床上以肌张力障碍、四肢近端或躯干沿躯体纵轴畸形扭转为特征，扭转时肌张力增高，扭转停止则肌张力正常。

四、共济运动

共济运动（coordination movement）检查的前提是肌力、肌张力正常、无不自主运动。

检查方法

1. 指鼻试验　嘱患者用示指的指尖由一定距离处轻触自己的鼻尖，两侧对比。要求做直线动作，且动作平滑、准确。如手指左右晃动，速度快慢不均，或触不到鼻尖均为异常。

2. 轮替试验　嘱患者做前臂快速旋前旋后动作，如发现动作笨拙、节律慢而不协调应视为异常。

3. 跟-膝-胫试验　患者仰卧，抬高一侧下肢，用足跟触及对侧膝盖，然后沿胫骨下移。要求抬腿要高、足跟触及膝盖要准、沿胫骨下移滑动要直，否则视为异常。

4. 闭目难立征（Romberg's test）也称昂伯征，嘱患者双足并拢直立，双手向前平伸，观察其睁眼时是否出现身体晃动甚至倾倒；再嘱患者闭眼，观察是否晃动倾倒。

临床意义

1．指鼻欠稳准　睁眼时指鼻欠稳准、接近目标时出现意向性震颤，提示小脑半球病变。睁眼正常、闭眼发生障碍见于感觉性共济失调。

2．轮替试验不协调　动作笨拙、节律慢而不协调者见于小脑性共济失调。

3．跟-膝-胫试验欠稳准　小脑损害时足跟触膝盖出现辨距不良和意向性震颤，沿胫骨下移时摇晃不稳。闭眼时足跟寻找膝盖困难见于感觉性共济失调。

4．闭目难立征　睁眼时能保持稳定的站立姿势，而闭目后站立不稳，称"Romberg 征阳性"，提示关节位置觉丧失，见于感觉性共济失调。小脑或前庭病变时睁眼、闭眼均不稳，闭眼更明显。

第四节　感觉系统检查

感觉系统检查有一定主观性，且检查者手法强弱、语言暗示均会影响检查结果，因此患者需高度配合，闭目集中注意力。检查时注意对比，通常自感觉减退区查向感觉正常区，反复检查以获取准确资料。感觉障碍表示法为消失、减退、正常、过敏，并绘图示之。

一、浅感觉（superficial sensation）

1．痛觉（pain sensation）　用大头针以均匀力量轻刺患者皮肤，询问是否疼痛，注意对比。如有痛觉障碍再上、下对比，查出痛觉障碍的范围。

2．触觉（touch sensation）　用棉絮轻触患者皮肤或黏膜，询问有无感觉。

3．温度觉（temperature sensation）　分别将装有冷水（0～10℃）及热水（40～50℃）的试管接触患者皮肤，嘱其辨别冷、热感。

二、深感觉（deep　sensation）

1．运动觉　嘱患者闭目，用手指轻夹患者手指或足趾末节，做伸、屈指（趾）动作，移动幅度5°左右，让患者辨别指（趾）运动的方向是"向上"还是"向下"。

2．位置觉　嘱患者闭目，将其肢体摆放成某种姿势，请患者描述该姿势或用对侧相应肢体摹仿。

3．振动觉　嘱患者闭目，将音叉（128Hz）振动后置于患者胸骨柄、肋骨、髂前上棘、髌骨、踝关节处，询问患者是否有振动的感觉，须上下、左右对比振动程度及振动持续时间。

三、复合感觉（synesthesia sensation）

是大脑皮质对各种深浅感觉进行分析比较后综合形成的，也称皮质感觉。

1．定位觉　测定触觉定位能力。嘱患者闭目，用手指轻触其皮肤某处，嘱其用手指出被触位置。正常误差手部<0.35cm，躯干<1cm。

2．二点辨别觉　嘱患者闭目，用分开的钝双脚规刺激两点皮肤，如患者有两点感觉，再将两脚规的距离缩短，直至患者感觉为一点为止，测出此两点间的距离。舌尖、鼻端、手指的二点辨别觉最灵敏，四肢近端和躯干最不敏感。

3．实体觉　是检查手对实体物品大小、形状、性质的识别能力。嘱患者闭目，将日常生活中熟悉的物品放于患者手中（如铅笔、钥匙、手表、硬币等），让其触摸后说出物品的名称、大小及形状等。

4．图形觉　嘱患者闭目，用竹签在其皮肤上写数字或画几何图形（如圆形、方形、三角形等），嘱其说出所画内容。

第五节　神经反射检查

反射（reflex）是最基本的神经活动，依赖反射弧来实现。反射弧包括感受器、传入神经元、反射中枢、传出神经元和效应器。反射检查包括生理反射和病理反射，根据刺激部位不同，生理反射又分为浅反射和深反射。检查反射时患者应保持松弛状态，注意左右两侧是否对称。

一、浅反射（superficial reflex）

是刺激皮肤、角膜、黏膜等引起的肌肉收缩反应。

检查方法

1. 角膜反射（corneal reflex）　见本章第二节脑神经检查

2. 腹壁反射（abdominal reflex）　患者仰卧位，双下肢屈曲使腹壁松弛，检查者用竹签沿肋缘下（胸 7～8）、平脐（胸 9～10）、及腹股沟上（胸 11～12）平行方向，由外向内分别轻划两侧腹壁皮肤，分别为上、中、下腹壁反射。正常反应为刺激侧腹肌收缩、脐向刺激部位偏移（图 3-9-4）。

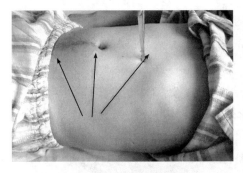

图 3-9-4　腹壁反射

3. 提睾反射（cremasteric reflex）　用竹签自下向上轻划大腿内侧皮肤，正常反应为同侧提睾肌收缩，睾丸向上提起，由腰 1～2 支配。

4. 跖反射（plantar reflex）　用竹签轻划足底外侧，自足跟至小趾根部再转向足掌内侧，正常反应为足趾跖曲，由骶 1～2 支配。

5. 肛门反射（anal reflex）　用竹签轻划肛门周围皮肤，正常反应为肛门外括约肌收缩，由骶 4～5 支配。

临床意义

1. 腹壁反射异常　生理性腹壁反射消失多见于老年人腹壁松弛者、经产妇、肥胖腹部脂肪过多。上腹壁反射消失见于胸髓 7～8 受损；中腹壁反射消失见于胸髓 9～10 受损；下腹壁反射消失见于胸髓 11～12 受损；双侧上、中、下腹壁反射均消失可见于昏迷患者；一侧腹壁反射消失见于同侧锥体束受损。腹壁反射亢进多见于精神紧张或神经症者，无定位意义。锥体外系疾病腹壁反射可增强。

2. 提睾反射异常　双侧提睾反射减弱或消失，见于腰髓 1～2 受损；一侧提睾反射减弱或消失，见于锥体束受损，也可见于老年人、阴囊水肿、精索静脉曲张、睾丸炎等。

3. 肛门反射异常　肛门外括约肌接受双侧会阴神经支配，当一侧锥体束或周围神经损害时，肛门反射仍然存在，当双侧锥体束损害或马尾神经损害时，肛门反射消失。

4. 昏迷、麻醉、熟睡时，以及一岁以内婴儿浅反射也可消失。

二、深反射（deep reflex）

是刺激肌肉、肌腱、骨膜和关节的本体感受器引起的反射，也称为腱反射。

通常表示方法为：消失（-）、减弱（+）、正常（++）、活跃（+++）、亢进和阵挛（++++）。

1. 肱二头肌反射（biceps reflex）　由颈 5～6 支配。患者坐位或卧位，前臂屈曲，检查者左手拇指置于患者肘部肱二头肌肌腱上，右手持叩诊锤叩击检查者左手拇指，正常反应为患者肱二头肌收缩，引起屈肘动作（图 3-9-5）。

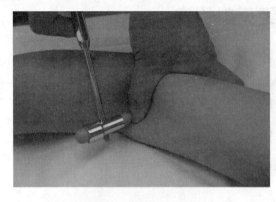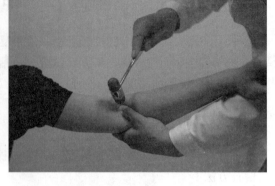

A. 肱二头肌反射（卧位）　　　　　　　　B. 肱二头肌反射（坐位）

图 3-9-5　肱二头肌反射检查

2．肱三头肌反射（triceps reflex）　由颈 6 ～ 7 支配。患者坐位或卧位，上臂外展，肘关节半屈，检查者托住其上臂，用叩诊锤叩击尺骨鹰嘴上方肱三头肌肌腱，正常反应为肱三头肌收缩，引起前臂伸展（图 3-9-6）。

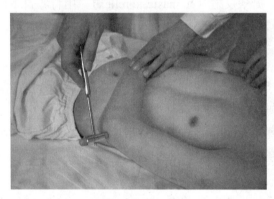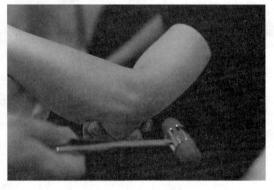

A. 肱三头肌反射（卧位）　　　　　　　　B. 肱三头肌反射（坐位）

图 3-9-6　肱三头肌反射检查

3．桡骨膜反射（radial reflex）　由颈 5 ～ 8 支配。患者坐位或卧位，前臂位于半屈半旋前位，叩击桡骨茎突下端，正常反应为屈肘、前臂旋前（图 3-9-7）。

4．膝反射（Knee reflex）　由腰 2 ～ 4 支配。患者坐位，小腿放松与大腿成直角；或仰卧

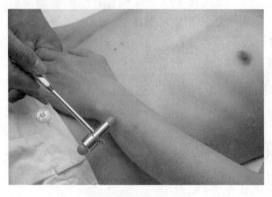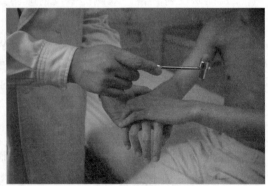

A. 桡骨骨膜反射（卧位）　　　　　　　　B. 桡骨骨膜反射（坐位）

图 3-9-7　桡骨骨膜反射检查

位，检查者左手托起双膝关节使小腿屈 120°，用叩诊锤叩击髌骨下方股四头肌腱，正常反应为小腿伸展（图 3-9-8）。

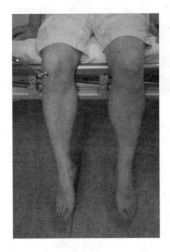
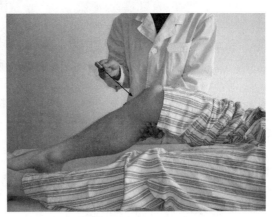

A.膝反射（坐位）　　　　　　　　　　　　B.膝反射（卧位）

图 3-9-8　膝反射的检查

5. 跟腱反射（ankle tendon reflex）　由骶 1 ~ 2 支配。患者仰卧位，一侧下肢髋关节、膝关节屈曲外展，检查者左手将患者足背屈成直角，右手持叩诊锤叩击跟腱，正常反应为腓肠肌收缩，足跖屈。检查时患者亦可取跪位（图 3-9-9）。

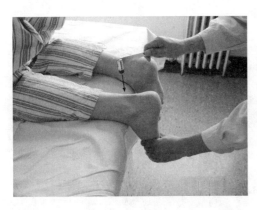
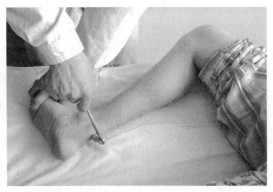

A.跟腱反射（跪位）　　　　　　　　　　　B.跟腱反射（仰卧位）

图 3-9-9　跟腱反射的检查

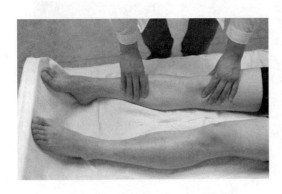

图 3-9-10　髌阵挛的检查方法

6. 阵挛（clonus）　是腱反射高度亢进的表现，提示锥体束受损。

（1）髌阵挛：患者仰卧位，下肢伸直，检查者用拇指、示指置于髌骨上缘，突然迅速向下不断推动髌骨，若股四头肌节律性收缩，髌骨节律性上下移动则为阳性（图 3-9-10）。

（2）踝阵挛：检查者左手托患者腘窝，使膝关节屈曲，右手握住患者足掌使足迅速背屈，并用手持续压于足部，若跟腱发生节律性收缩，足部交替性屈伸则为阳性（图 3-9-11）。

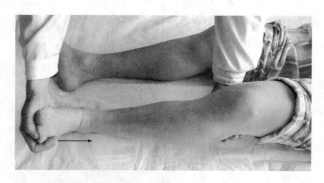

图 3-9-11　踝阵挛的检查方法

三、病理反射（pathologic reflex）

是指锥体束损害时，大脑失去了对脑干和脊髓的抑制作用而出现的异常反射，是上运动神经元损害的可靠依据。1 岁以内婴儿由于神经系统发育不完善，也可出现此反射，不应视为病理性。

1. 巴宾斯基征（Babinski 征）　是经典的病理征，提示锥体束受损。检查者用竹签自患者足底外侧缘划至小趾根部再转向足掌内侧，阳性反应为拇趾背伸，其余四趾呈扇形展开（图 3-9-12）。

2. 巴宾斯基等位征　包括：① Chaddock 征：检查者用竹签自患者外踝下方向前划至足背外侧（图 3-9-13）；② Oppenheim 征：检查者用拇指、示指沿患者胫骨自上而下加压移动（图 3-9-14）；③ Gordon 征：检查者用手挤压患者腓肠肌（图 3-9-15）；这些等位征的阳性反应表现及其病理意义与 Babinski 征相同。

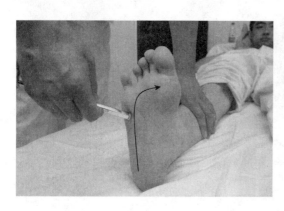

图 3-9-12　Babinski 征检查

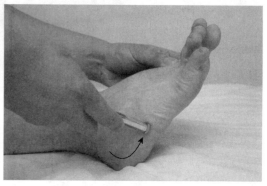

图 3-9-13　Chaddock 征检查

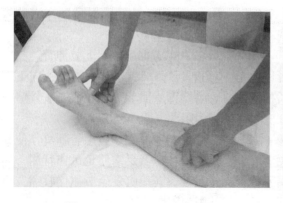

图 3-9-14　Oppenheim 征检查

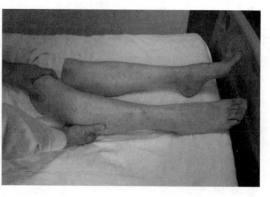

图 3-9-15　Gordon 征检查

3．Hoffmann 征 由颈 7～胸 1 支配。也有认为是深反射亢进的表现，见于锥体束损害，也可见于腱反射活跃的正常人。检查者左手持患者腕部，右手示指、中指夹住患者中指，用拇指快速向下弹刮患者中指指甲，阳性反应为患者各指迅速屈曲内收（图 3-9-16）。

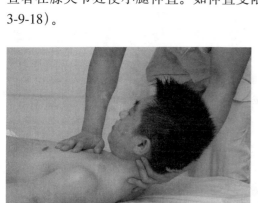

图 3-9-16 Hoffmann 征检查

四、脑膜刺激征

是脑膜受激惹的体征，常见于脑膜炎、蛛网膜下腔出血、脑膜癌等疾病。

1．颈强直 患者仰卧，检查者右手置于患者胸前，左手托患者枕部做屈颈动作，如受阻或出现颈痛使下颌不能触及前胸，即为颈强直，但应排除颈椎或颈部肌肉病变（图 3-9-17A）。

2．Kernig 征 患者仰卧，一侧下肢屈髋、屈膝各呈 90°，检查者在膝关节处使小腿伸直。如伸直受限并出现疼痛，膝关节形成角度 < 135° 为阳性（图 3-9-18）。

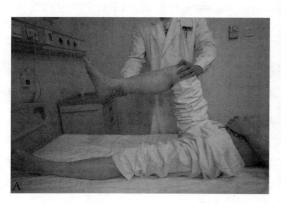

图 3-9-17A 颈强直检查

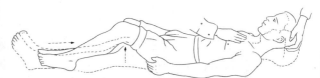

图 3-9-17B 颈项强直检查与 Brudzinski 征检查

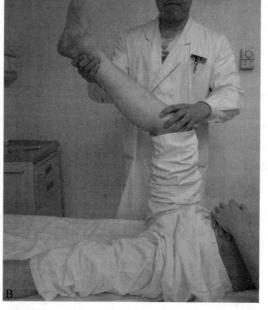

图 3-9-18 Kernig 征检查方法

3．Brudzinski 征　患者仰卧，检查者右手置于患者胸前，左手托患者枕部做屈颈动作，如两侧膝关节和髋关节屈曲为阳性（图 3-9-17B），通常于颈强直检查时同时完成此检查。

第六节　自主神经系统检查

自主神经系统由交感神经和副交感神经系统组成，主要调节内脏、血管及腺体功能。
检查方法及临床意义

一、一般检查

注意皮肤黏膜的颜色、质地、温度，毛发指甲的外观和营养状态，泌汗，瞳孔反射等情况。

二、内脏及括约肌功能检查

注意有无尿潴留或失禁，注意有无排便失禁或便秘，肛门指诊时注意肛门括约肌的松紧度。

三、自主神经反射检查

1．竖毛试验　以冰块置于颈后部数秒钟，可见竖毛肌收缩，毛囊隆起如鸡皮，逐渐由刺激局部向同侧扩大，但不越过正中线，一般扩散至脊髓损害的平面停止，可协助判断脊髓损害的平面。

2．眼心反射　被检者仰卧位闭目，测定脉率。检查者用示、中两指对双侧眼球逐渐施加压力 20 ～ 30 秒，正常时脉率减少 10 ～ 12 次 / 分。如减少超过 12 次 / 分，提示迷走神经功能亢进；脉率无改变者提示迷走神经麻痹；如脉率不减少反而增加者，提示交感神经功能亢进。

3．皮肤划痕试验　以竹签适当用力在皮肤上划一条线，数秒钟后，皮肤先出现白色划痕条纹（血管收缩）高出皮肤表面，稍后变红。如白色划痕条纹持续超过 5 分钟，提示交感神经兴奋性增高。如红色划痕条纹持续较久并明显增宽隆起，提示副交感神经兴奋性增高或交感神经麻痹。

四、自主神经试验检查

1．卧立位试验　患者平卧安静休息数分钟，计数 1 分钟脉率、测量血压，然后嘱患者直立，2 分钟后复测 1 分钟脉率和血压。正常人脉率增加 10 ～ 12 次 / 分，收缩压下降 10 ～ 15mmHg。由卧位到立位脉率增加超过 10 ～ 12 次 / 分，提示交感神经兴奋性增强；由卧位到立位收缩压下降 ≥ 20mmHg 为阳性，提示自主神经兴奋性增高，可见于特发性直立性低血压和 Shy-Drager 综合征患者。

2．发汗试验　碘淀粉法：用碘 2g、蓖麻油 10ml 与 95% 乙醇 100ml 配制成碘酊均匀地涂于全身，待干燥后再均匀地撒敷干淀粉，然后皮下注射 1% 毛果芸香碱 10mg，作用于交感神经节后纤维，刺激汗腺泌汗。出汗皮肤处，湿淀粉遇碘呈现蓝色，无汗处皮肤颜色不变，可协助判断交感神经功能障碍的范围。

（窦春阳　杨晓华）

第十章　全身体格检查

第一节　全身体格检查的目的和基本原则

本篇前面九章介绍的是按照人体的不同器官和系统进行相关体格检查的内容和方法，是初学者进行体格检查时必须掌握的基本功，也是确定患者有无异常体征（abnormal sign）的根本保证，一定要熟练掌握。然而尽管前面九章的内容合在一起就是全身体格检查（complete physical examination）的全部内容，但人体是一个有机的整体，上面内容的综合肯定会存在某些重叠和交叉，如单是右锁骨中线上的叩诊就要重复 3 次（叩诊肺下界、叩诊心右界和叩诊肝上界各 1 次），而且要想完成全身体格检查还不知要让患者反复躺下和坐起多少次，至少应在从后面查甲状腺时坐起 1 次，在后背检查肺部时坐起 1 次，检查肾区叩痛时坐起 1 次，检查脊柱时又坐起 1 次等，这样不仅延长了查体的时间，而且更重要的是增加了患者不必要的负担和不适。因此在前面九章学习体格检查的基础上，提出全身体格检查的问题是非常重要和必要的。

一、全身体格检查的目的

全身体格检查就是要在有限的相对短的时间内，在尽量不增加患者不适的前提下，确保发现异常体征，为疾病诊断提供客观依据。因此其目的是：

1. 确保全身体格检查的速度和效率，使体格检查内容既全面系统又重点突出，不漏检任何体征。

2. 做到全身体格检查顺序合理流畅，以确保在检查过程中不增加不必要的重复和不增加患者不必要的体位变动。

3. 让初学者熟练掌握全身体格检查的技能，从一开始就养成准确优良的体格检查习惯，使之在终身的医疗工作中受益。

二、全身体格检查的基本原则

（一）全身体格检查前应做好准备工作

1. 准备必需的检查器械，如听诊器（stethoscope）、血压计（sphygmomanometer）、手电筒、软尺和直尺、压舌板、叩诊槌等。

2. 用肥皂洗手，以避免交叉感染。

3. 礼貌地向患者简单介绍全身体格检查的目的，以取得患者的信任与合作。

（二）全身体格检查内容应确保全面系统

检查内容应以达到住院病历规定的各项要求为准，既应避免烦琐，也应避免漏项。具体内容如下：

1. 一般检查（全身状态、皮肤、淋巴结）

2. 头部检查（头颅、眼、耳、鼻、口腔）

3. 颈部检查（甲状腺、颈部血管、气管）

4. 胸部检查（胸壁、胸廓、乳房、肺和胸膜、心脏及血管）

5．腹部检查（视、听、叩、触）

6．生殖系统、肛门和直肠检查

7．脊柱和四肢检查

8．神经系统检查

但当面对急诊、危重患者时，则不必严格遵循此原则，宜于重点简要体格检查后立即进行抢救和治疗，待病情允许或稳定后再按上述要求补做全面系统体格检查。

（三）全身体格检查内容应确保重点突出

在全身系统全面检查的同时，重点进行体格检查更是重要的。因为通过采集病史之后，医生已初步得知患者主要患病的系统和器官，迫切需要更深入细致地检查以明确诊断，这就是查体的重点内容，带着问题进行的重点查体使全身体格检查更具有针对性。如一位心慌气短患者，通过病史采集得知是属于心血管系统疾病，因此全身体格检查除应达到住院病历规定的各项基本要求内容外，重点应集中在心脏的检查上，通过细致的心脏视、触、叩、听检查，以确定心脏是否增大，心率和心律如何，有无心脏杂音和附加音等，同时为确定有无左心衰竭，应重点听诊两肺底湿性啰音；为确定有无右心衰竭，应重点检查颈静脉怒张、肝脏肿大、肝颈静脉回流征及下肢和腰骶部水肿等。

（四）全身体格检查时应做到分段集中检查

全身体格检查时是应分段集中检查，但在书写住院病历时仍应按系统进行记录，这样做的目的是确保患者在检查过程中减少不必要的体位变化。住院卧床患者分段集中检查的顺序应该是：一般情况和生命征→头颈部→前、侧胸部（肺、心）→腹部（当病变部位在胸部时，宜先坐位检查后背部，然后再卧位检查腹部）→（变为坐位）后背部（肺、脊柱、肾区、骶部）→（恢复卧位）四肢和神经系统→（特殊体位）外生殖器、肛门和直肠。

（五）应熟记分段各部分的检查内容和顺序

可详见本章第二节。

（六）检查方法应规范

规范的检查方法对保证初学者的体格检查结果准确无误尤其重要。尽管有些系统检查内容已被打乱，如全身浅表淋巴结的检查已分别融会到各分段检查中，但检查手法不变；肺的检查虽然前后分开进行，但检查结果前后应统一考虑，才能达到准确无误。

（七）应边检查边与患者进行语言交流

在全身体格检查过程中，应边检查边与患者进行语言交流和情感沟通，一方面可解除患者的顾虑并配合医生检查，补充开始病史采集的不足；另一方面还可了解患者对检查的反应，如触诊或叩诊时应询问患者是否疼痛等。

（八）掌握好全身体格检查的进度和时间

为了减少或避免因全身体格检查时间过长带给患者的不适或额外负担，应掌握好检查的进度和时间，这对初学者来说是很重要的。因此医学生一定要先在正常人身上苦练查体基本功，熟练掌握查体的基本方法和内容，这样才能在检查患者时，逐渐做到在比较理想的时间内完成全身体格检查的全部内容和要求。理想的时间一般是不超过半小时，医学生一定要向此目标努力。

（九）全身体格检查结束时应向患者作相关说明及礼貌道谢

全身体格检查结束时，应根据具体情况适当向患者说明重要检查结果或进一步检查内容，礼貌地感谢患者的合作，并表达要尽力为患者解除痛苦的愿望。

第二节   全身体格检查的顺序和内容

根据上述全身体格检查的目的和基本原则，编排全身体格检查的顺序和基本内容，这不仅对初学者来说是非常重要的，而且也是各级医师查体的行为规范，经过多年的临床实践经验认为是行之有效的，这已成为全体医务人员的共识，作为医学生应尽快熟练掌握它，一定会终身受益。全身体格检查的顺序和基本内容以阿拉伯数字为序排列如下。

1．作好全身体格检查前的准备工作（见本章全身体格检查的基本原则部分），并嘱患者先采取平卧位。

2．观察发育与体型、营养状态、意识、面容与表情、体位等一般情况。

3．体温测量（一般由护士负责，可不重测）。

4．用双手同时对比触诊双侧桡动脉，在一侧计数脉率30秒（若不规律时应计数1分钟），手不离开桡动脉，继续计数呼吸次数30秒，以避免因专注患者呼吸而可能造成人为的干扰。

5．测量右上肢血压（若有高血压时，应同时测量左上肢血压）。

6．视诊头颅外形、毛发分布等。

7．触诊头颅有无包块和压痛。

8．视诊面部皮肤。

9．依次视诊双眼眉毛有无脱落，眼睑有无水肿、下垂，眼球有无突出或凹陷，眼球六向运动（向左、左上、左下和向右、右上、右下），结膜有无充血和水肿，巩膜有无黄染，瞳孔是否等大正圆，直接和间接对光反射及集合反射。

10．视诊双侧外耳道有无异常分泌物，触诊乳突有无压痛。

11．视诊鼻外形，检查有无鼻塞、鼻中隔偏屈和穿孔，触诊鼻窦（上颌窦、额窦、筛窦）有无压痛。

12．视诊口唇、伸舌运动、舌质和舌苔。

13．用压舌板辅助检查颊黏膜、牙齿、牙龈、口咽部和扁桃体的异常。

14．视诊颈部外形、皮肤、颈静脉充盈和颈动脉搏动及甲状腺是否肿大。

15．依次触诊双侧耳前、耳后、枕后、颌下、颏下、颈前、颈后和锁骨上淋巴结。

16．触诊甲状腺峡部和侧部（并嘱患者吞咽），肿大时触诊震颤、听杂音。

17．检查颈强直（同时注意 Brudzinski 征），触诊气管是否居中。

（注：下面18～27为一般前胸和侧胸的检查顺序，若病变在心脏或者肺和胸膜时，为便于确定病变特点，也可先查肺与胸膜，再查心脏。）

18．从前胸部视诊胸部外形、对称性、皮肤、呼吸运动，结合切线方向视诊心前区有无异常隆起、心尖搏动和异常搏动。

19．用右手触诊左侧腋窝淋巴结，用左手触诊右侧腋窝淋巴结。

20．触诊左右乳房（先健侧后患侧，由外上象限开始，左侧按顺时针方向，右侧按逆时针方向，触诊四个象限，最后触诊乳头和乳晕）。

21．前、侧胸部触诊胸廓活动度，对比触诊双侧语颤（部位包括左右两侧上、下、外部），触诊胸膜摩擦感。

22．测量左锁骨中线距前正中线距离。

23．两步法触诊心尖搏动，触诊震颤（部位和顺序同下面听诊）和心包摩擦感。

24．前、侧胸部对比肺叩诊（自上而下，左右内外对称部位对比），肺界叩诊。

25．叩诊左右心界（先左后右，自下而上，由外向内，叩右心界时可依据右锁骨中线上肺下界叩诊时的结果数肋间，不必再叩一次）并测量。

26．对比听诊前、侧胸部呼吸音（即包括左右两侧锁骨上窝，锁骨中线上、中、下部，腋前线上、下部和腋中线上、下部，共16个部位）、摩擦音，必要时（如肺或胸膜病变）听诊耳语言。

27．听诊心率、心律、心音、附加音和杂音（部位依次为二尖瓣区、肺动脉瓣区、主动脉瓣区、主动脉瓣第二听诊区、三尖瓣区）及心包摩擦音。

（注：当病变部位在肺和胸膜时，为便于确定病变特点，宜先坐起呈坐位检查后背部，即后面 36 ～ 42 的检查内容，然后再卧位检查下面腹部的内容）。

28．视诊腹部外形、对称性、皮肤（静脉、腹纹等）、脐和腹式呼吸。视诊前嘱患者继续平卧并屈膝，正确暴露腹部和放松腹肌，双上肢自然放于躯干两侧，平静呼吸。

29．脐稍下方听诊肠鸣音并计数 1 分钟，并且听诊有无腹主动脉杂音，左右上腹部听诊双肾动脉有无杂音。必要时于股动脉处听诊枪击音。

30．全腹叩诊（自左下腹开始呈横"S"形顺序，叩至右上腹），叩至右上腹时同时注意肝下界，叩诊移动性浊音（经脐水平先左后右），检查肝区有无叩击痛。

31．全腹依次浅触诊和深触诊（自左下腹开始呈横"S"形顺序，触至右上腹）。若患者有腹痛时，则应先从正常部位开始。

32．教会患者作腹式呼吸后，于右锁骨中线和前正中线上触诊肝脏（肝大时查肝颈静脉回流征），检查胆囊区有无触痛（Murphy 征）。

33．触诊脾，若平卧位未触及时，嘱患者右侧卧位再触。

34．检查腹部局部压痛和反跳痛。

35．嘱患者双下肢伸直，触诊两侧腹股沟淋巴结。然后嘱患者坐位，进行下面检查

36．于背后触诊甲状腺（在前面已触诊时也可不做）。

37．视诊背部皮肤、胸廓外形、呼吸运动和脊柱外形。

38．背部对比触诊双侧语颤（部位包括左右两侧肩胛间区的上、下部和肩胛下区的内、外部）。

39．背部两侧对比叩诊，于两侧肩胛线上分别叩诊肺下界和肺底移动度。

40．对比听诊背部呼吸音（即包括左右两侧肩胛间区的上、下部及肩胛下区的内、外部和腋后线的上、下部，共 12 个部位），必要时听诊耳语音。

41．触诊脊柱有无畸形和压痛，骶部有无水肿。

42．双侧肾区叩击痛。

43．继续坐位或取平卧位视诊双上肢皮肤、关节外形和活动度及有无杵状指或匙状指。用右手触诊左侧滑车上淋巴结，用左手触诊右侧滑车上淋巴结。必要时查水冲脉和毛细血管搏动征。

44．检查肱二头肌反射和肱三头肌反射、Hoffmann 征。

45．取平卧位视诊和触诊双下肢有无水肿，视诊关节外形和活动度。

46．检查膝反射和跟腱反射、Babinski 征、Kernig 征、Brudzinski 征。

47．必要时采取特殊体位检查肛门、直肠和外生殖器。

（马明信）

第四篇

辅助检查

第一章 心电图

第一节 临床心电图学的基本知识

一、心电发生原理与心电向量概念

（一）心电发生原理

任何活组织细胞在兴奋的时候都会产生生物电流的变化，这是生物细胞的基本特性。其主要表现是细胞膜内外电位的变化，这种电位变化是跨膜离子活动的结果，也是心脏电活动产生的基础。心脏机械收缩之前，先产生电激动，心房和心室的电激动可经人体组织传到体表。心电图是利用心电图机从体表记录心脏每一心动周期所产生电活动变化的曲线图形。此即为心动电流图（electrocardiogram，ECG），简称心电图。

不同的细胞、不同状态的细胞其电变化的生理特征不尽相同。以心肌细胞为例，心肌细胞在静息状态时，膜外排列阳离子带正电荷，膜内排列同等比例阴离子带负电荷，保持平衡的极化状态，不产生电位变化。此时如用探测电极描记，则记录出一水平线。当心肌细胞一端受到一定强度的刺激（阈上刺激）时，细胞膜对钠、钾、氯、钙等离子的通透性发生改变，引起跨膜离子流动（主要是 Na^+ 内流），使细胞内外负、正离子的分布发生逆转，受刺激部位细胞膜发生除极化（depolarization），导致细胞膜外侧带负电荷，而邻近尚未除极的部分仍带正电荷。这样，受刺激端细胞膜与仍处于静息状态的邻近细胞膜构成一对电偶（dipole），其电源（正电荷）在前，电穴（负电荷）在后。此电偶向另一端迅速扩展，直至整个细胞完成除极化，此时心肌细胞膜内带正电荷，膜外带负电荷，称为除极状态（图 4-1-1）。在除极的过程中如将探测电极面对电源，便记录为向上的波形，背离电源则记录为向下的波形（图 4-1-2）。心肌细胞完成除极后，由于细胞的代谢作用，跨膜离子的变化（主要是 K^+ 外流）又逐渐恢复到极化状态，这种恢复过程谓之复极化（repolarization）（图 4-1-3）。复极与除极先后程序一致，但复极的电偶是电穴在前，电源在后，这样就单个细胞来说，发生与除极相反的复极电位变化。此时如将探测电极面对电源，便记录为向上的波形，背离电源则记录为向下的波形（图 4-1-4）。

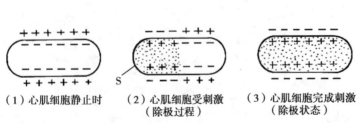

（1）心肌细胞静止时　　（2）心肌细胞受刺激　　（3）心肌细胞完成刺激
　　　　　　　　　　　　　　（除极过程）　　　　　　（除极状态）

图 4-1-1　心肌细胞除极过程

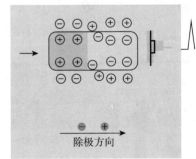

除极方向

图 4-1-2　描记图形

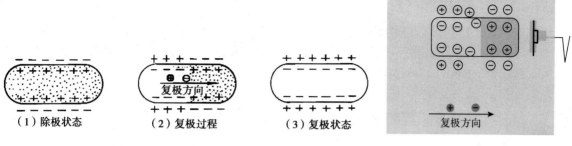

图 4-1-3　心肌细胞复极过程　　　　　　　　　图 4-1-4　描记图形

（二）心电向量概念

在正常人的心电图中，记录到的复极波方向常与除极波主波方向一致，与单个心肌细胞不同。这是因为正常人心室的除极从心内膜向心外膜，而复极则从心外膜开始，向心内膜方向推进，其机制尚不清楚。可能因心外膜下心肌的温度较心内膜下高，心室收缩时承受的压力又比心内膜小，故心外膜处心肌复极过程发生较早。

由体表所采集到的心脏电位强度与下列因素有关：①与心肌细胞数量（心肌厚度）呈正比关系；②与探查电极位置和心肌细胞之间的距离呈反比关系；③与探查电极的方位和心肌除极的方向所构成的角度有关，夹角愈大，心电位在导联上的投影愈小，电位愈弱。这种既具有强度，又具有方向性的电位幅度称为"心电向量"，通常用箭头表示其方向，而其长度表示其电位强度。心脏的电激动过程中产生许多心电向量。由于心脏的解剖结构及其电活动相当错综复杂，致使诸心电向量间的关系亦较复杂。然而一般均按下列原理合成，即心电综合向量的形成：同一轴的二个心电向量的方向相同者，其幅度相加；方向相反者则相减。二个心电向量的方向构成一定角度者，则可应用"合力"原理，将二者按其角度及幅度构成一个平行四边形，而取其对角线为综合向量。可以认为，由体表所采集到的心电变化，乃是全部参与电活动心肌细胞的电位变化按上述原理所综合的结果，将每一瞬间产生的瞬间向量按照"平行四边形"法则求得对角线即为综合心电向量（图 4-1-5）。

空间心电向量环将各瞬间综合向量的箭头顶点按时间顺序连接起来形成一个环状曲线，称为心电向量环，它是无数个瞬间向量的集合体。由于心脏是个立体的器官，它所产生的心电向量环也是立体的，占有三维空间，所以称为空间心电向量环。窦房结发出激动使心房除极产生 P 环，心电图上表现为 P 波；窦性激动通过房室结、房室束、束支及浦肯野纤维引起心室除极产生 QRS 环，心电图上表现为 QRS 波群；心室复极产生 T 环，心电图上表现为 T 波（图 4-1-6）。

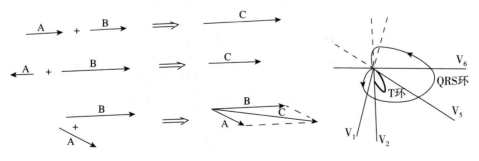

图 4-1-5　向量的综合法　　　　　　　　图 4-1-6　向量的综合法
A. B 心电向量；C 综合心电向量

二、临床心电图

（一）心电图各波段的组成和命名

心脏的起搏传导系统由特化的心肌细胞构成，包括窦房结、结间束、房间束、房室结、房室束（希氏束，His bundle）、束支及普肯耶纤维（Pukinje fiber）（图4-1-7）。

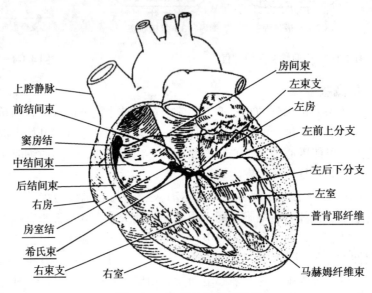

图 4-1-7　心脏特殊传导系统

正常心电活动始于窦房结起搏细胞（Pale cells），兴奋心房的同时经结间束将激动传至房室结（激动传导在此处延迟50～70ms），此后沿房室束、束支、普肯耶纤维顺序传导，最后激动心室肌。这种一系列的电激动，产生一系列的电位变化，形成心电图上的相应波段（图4-1-8）。

每个心动周期中出现的各波形，依次被首先录得临床心电图的Einthoven命名为P、Q、R、S、T、U波。①P波：为最早出现的振幅较小的波，反映心房的除极过程；②PR段：反映心房的复极过程和房室结、房室束、束支的电活动，因这些电活动通常非常弱，使PR段在零电

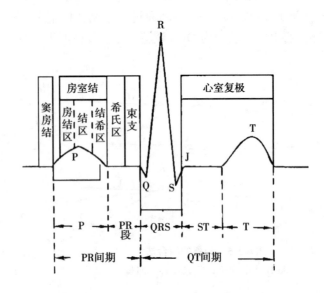

图 4-1-8　心脏除极、复极与心电图关系示意图

位的基线上；③ PR 间期：是 P 波始点到 QRS 波群始点的间距，反映心房开始除极到心室开始除极的时间；④ QRS 波群：为振幅较大的一组波群，反映心室的除极过程；⑤ ST 段：反映心室的缓慢复极过程，其电活动通常较弱，使 ST 段在零电位的基线上；⑥ T 波：反映心室的快速复极过程；⑦ QT 间期：反映心室开始除极到心室复极完毕的时间；⑧ U 波：代表心室的后继电位，可能反映普肯耶纤维的复极，为心动周期中最后出现的振幅低小的波（图 4-1-8）。

QRS 波群可因检测电极的位置不同而呈多种形态，已统一命名如下：首先出现的位于参考水平线以上的正向波称为 R 波，R 波之前的负向波称为 Q 波；S 波是 R 波之后第一个负向波；R'波是继 S 波之后的正向波；R'波后再出现负向波称为 S'波；如果 QRS 波只有负向波，则称为 QS 波。波幅较小时，则以小写字母 q、r、s 表示（图 4-1-9）。

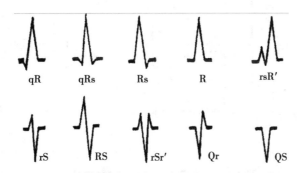

图 4-1-9 不同形态的 QRS 波群命名示意图

正常心室除极始于室间隔中部，自左向右下方向除极；随后左右心室游离壁从心内膜朝心外膜方向除极；左室基底部与右室肺动脉圆锥部是心室最后除极部位。心室肌这种规律的除极顺序，对于理解不同电极部位 QRS 波形态的形成颇为重要。

（二）导联体系（lead system）

在人体不同部位放置电极，并通过导联线与心电图机正负极相连，这种记录心电图的线路连接方法称为心电图导联。根据电极放置的部位与连接方法的不同，可组成不同导联。在长期临床心电图实践中，已形成了由 Einthoven 创设而目前被广泛采纳的国际通用导联体系，称为常规 12 导联体系。

1. 肢体导联（limb leads）　包括标准双极肢体导联 Ⅰ、Ⅱ、Ⅲ 和加压单极肢体导联 aVR、aVL、aVF，其中标准双极肢体导联反应两个肢体之间电位差变化，加压单极肢体导联基本上代表探测部位电位变化。

标准双极肢体导联（bipolar standard leads）（图 4-1-10）：

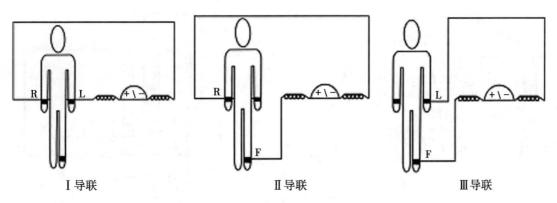

图 4-1-10 标准双极肢体导联的连接方法

Ⅰ导联（标Ⅰ）：左上肢接正极，右上肢接负极。

Ⅱ导联（标Ⅱ）：左下肢接正极，右上肢接负极。

Ⅲ导联（标Ⅲ）：左下肢接正极，左上肢接负极。

加压单极肢体导联（augmented unipolar limb leads）（图 4-1-11）：

aVR 导联：探测电极置于右上肢，导线接正极，左上肢和左下肢导线相连后接负极。

aVL 导联：探测电极置于左上肢，导线接正极，右上肢和左下肢导线相连后接负极。

aVF 导联：探测电极置于左下肢，导线接正极，右上肢和左上肢导线相连后接负极。

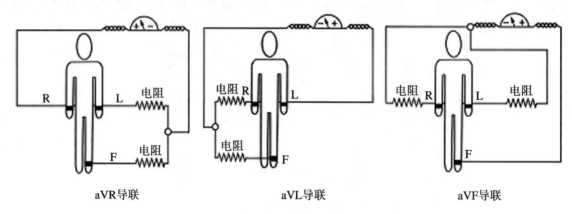

图 4-1-11   加压单极肢体导联的连接方法

2．胸导联（chest leads） 属单极导联，包括 $V_1 \sim V_6$。将右上肢、左上肢、左下肢导线分别通过 5000Ω 的电阻并相互连接，构成基本为零电位的中心电端（central terminal）作为负极。探测电极置于胸前 6 个不同部位，导线接正极，并根据需要增加附加导联（图 4-1-12）。

V_1：胸骨右缘第 4 肋间。

V_2：胸骨左缘第 4 肋间。

V_3：位于 V_2 与 V_4 两点连线的中点。

V_4：左锁骨中线与第 5 肋间相交处。

V_5：左腋前线与 V_4 同水平处。

V_6：左腋中线与 V_4 同水平处。

临床上常规导联包括Ⅰ、Ⅱ、Ⅲ、aVR、aVL、aVF 以及 $V_1 \sim V_6$ 共 12 个导联。此外根据不同需要可选作 V_7、V_8、V_9 导联及 V_{3R}、V_{4R}、V_{5R} 导联，称为附加导联。临床上诊断后壁

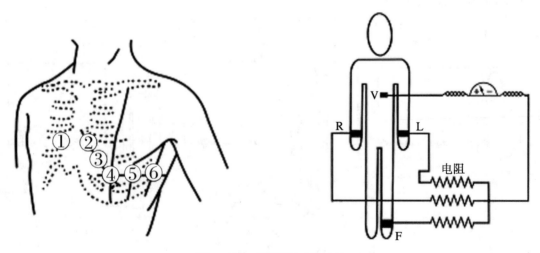

图 4-1-12   胸导联的连接方法

心肌梗死还常选用 V_7、V_8、V_9 导联：V_7 位于左腋后线 V_4 水平处；V_8 位于左肩胛线 V_4 水平处；V_9 位于左脊旁线 V_4 水平处。小儿心电图或诊断右心病变有时需要选用 V_{3R}、V_{4R}、V_{5R} 导联，电极放置右胸部与左胸前导联 V_3、V_4、V_5 对称处。

3．导联轴（lead axis） 导联的正、负极之间的假想连线称为导联轴。导联轴的方向和电偶一样，由导联的负极指向正极。

（1）肢体导联轴：将右上肢（R）、左上肢（L）、左下肢（F）电极相互连接构成三个标准导联轴组成 Einthoven 三角，心脏位于三角形的中心，每个导联轴根据电极极性分为正、负电段各半。将三角形顶点 R、L、F 分别与三角形中心相连为正电段，并延长至对边，即成为 aVR、aVL、aVF 导联轴，延长部分为负电段。将 Ⅰ、Ⅱ、Ⅲ 导联轴平行移至中心即构成肢体导联额面六轴系统（图 4-1-13）。

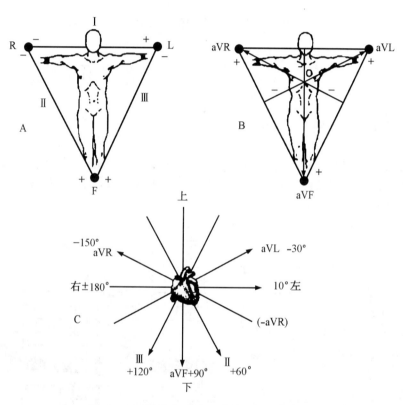

图 4-1-13　肢体导联的导联轴与其六轴系统
A.标准双极肢体导联的导联轴；B.加压单极肢体导联的导联轴；C.肢体导联六轴系统

（2）胸导联轴：将胸前 $V_1 \sim V_6$ 探测电极分别与心脏电中心连接即构成胸导联横面六轴系统，其中探测电极侧为正电段，延长至后方部分为负电段图 4-1-14。

4．心电向量环与心电图的关系　空间向量环是占有三维空间的立体环，其在额面、横面及侧面三个平面上的投影，即构成该平面向量图。平面向量图再投影在相应导联的导联轴上，即可获得相应导联的心电图。可见，心电图实际上就是空间心电向量环经过二次投影的结果（图4-1-15）。

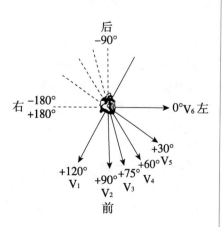

图 4-1-14　胸导联六轴系统

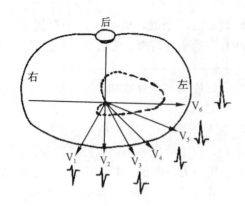
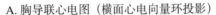
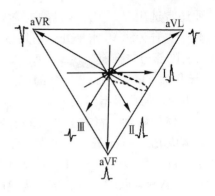

A. 胸导联心电图（横面心电向量环投影）　　　　B. 肢体导联心电图（额面心电向量投影）

图 4-1-15　心电向量环在各导联轴上的投影

第二节　心电图的测量方法和正常值

一、心电图图形描绘和测量

　　心电图记录纸上印有横线与竖线组成的小方格，每边长 1mm。竖线上的间隔代表电压，标准电压 1mV=10mm，两条横线间表示 0.1 mV；横线上的间隔代表时间，走纸速度为 25mm/s 时，两条竖线间距表示 0.04s（图 4-1-16）。

（一）心率的测量

　　心律规则时，用 60 除以 R-R 或 P-P 间期即可得出心率值（次 / 秒）。例如 R-R 间期为 0.8s，则心率为 60/ 0.8=75 次 / 分。心律不规则时，一般采取数个心动周期的平均值来计算；在临床实际工作中也可采用在 10s 内的 QRS 波群数目乘以 6 计算出心率。

（二）各波段时间的测量

　　采用单导联心电图机记录心电图，P 波及 QRS 波群时限应选择最宽的 P 波及 QRS 波群的导联测量；PR 间期应选择 P 波最宽且有 Q 波的导联进行测量；QT 间期测量应选择 12 导联中最长的 QT 间期。

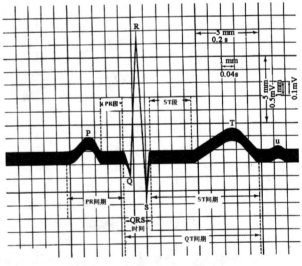

图 4-1-16　心电图波形、波段的命名及测量

如果采用 12 导联同步心电图机记录心电图，测量 P 波、QRS 波群时限应分别从 12 导联同步记录中各自最早的波形起点测量至最晚的波形终点；PR 间期应从 12 导联同步记录中最早的 P 波起点测量至最早的 QRS 波起点；QT 间期应从 12 导联同步记录中最早的 QRS 波起点测量至最晚的 T 波终点。通常规定，测量各波时间应自波形起点的内侧缘测至波形终点的内侧缘（图 4-1-17A）。

（三）各波段振幅的测量

　　在纵坐标上测量正向波的高度时，从基线的上缘测至波顶；测量负向波的深度时，从基线的下缘测至波底，以垂直距离为准。基线不是水平线时，以 QRS 波的起点作为测量参考点（图 4-1-17B）。

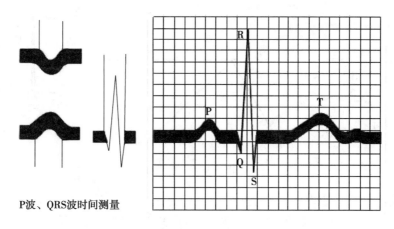

P波、QRS波时间测量

图 4-1-17A　各波段时间的测量

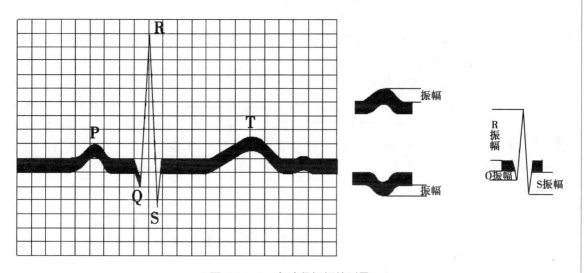

振幅

振幅

R 振幅

Q振幅　　S振幅

图 4-1-17B　各波段振幅的测量

（四）平均心电轴

1. 概念　心室除极过程中在额平面全部瞬间向量的综合称为平均心电轴（mean QRS axis），简称为心电轴。心电轴通常以额面 QRS 向量环的最大向量方向来表示。在额面六轴系统上，可采用任何两个肢体导联 QRS 电压来计算心电轴，一般采用心电轴与Ⅰ导联正侧段之间的角度表示平均心电轴的偏移方向。

2. 检测方法

（1）目测法：目测Ⅰ、Ⅲ导联 QRS 波群的主波方向，判断心电轴偏移方向的方法。如Ⅰ、Ⅲ导联 QRS 波群主波均为正向波，则推断心电轴不偏；如Ⅰ导联为正向波、Ⅲ导联为负向波，则心电轴左偏；如Ⅰ导联为负向波、Ⅲ导联为正向波，则心电轴右偏（图 4-1-18）。

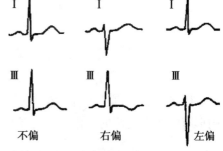

不偏　　右偏　　左偏

图 4-1-18　心电轴目测法

（2）作图法：根据Ⅰ、Ⅲ导联 QRS 波群电压的实测值（正向波和负向波的代数和），在Ⅰ、Ⅲ导联轴上相应数值处分别作垂线，连接0点与两垂线交点的射线即为心电轴，该轴与Ⅰ导联正侧段间的夹角即为心电轴的角度（图 4-1-19）。

（3）查表法：将测算出的Ⅰ、Ⅲ导联 QRS 波群电压的代数和，从专用的心电轴表上直接查出心电轴。

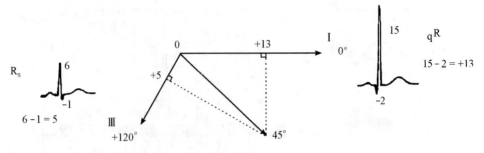

图 4-1-19　心电轴作图法

3．临床意义　心电轴位于 –30°～ +90° 为正常；位于 –30°～ –90° 为电轴左偏，见于左心室肥大、左前分支阻滞等；位于 +90°～ +180° 为电轴右偏，见于右心室肥大、左后分支阻滞等；位于 –90°～ –180° 为电轴极度右偏或称为"不确定电轴"，见于肺心病、冠心病，亦可发生在正常人。心电轴的偏移，一般受心脏在胸腔内的位置、左右心室的质量比例、激动在室内传导的状态以及年龄、体型等因素影响。

（五）心脏循长轴转位

从被检测者心尖部向心底部方向观察，设想心脏可循其本身长轴顺钟向或逆钟向转位。根据胸导联 QRS 波群的 R/S 比值，确定有无转位，从而辅助判断心室肥大。正常时 V_3 导联探测电极大约正对向室间隔，记录到 QRS 波群的 R/S 大致为 1，呈 RS 为左、右心室过渡区波形。顺钟向转位（clockwise rotation）时，V_5 导联可能记录出 RS 波形似 V_3 导联。逆钟向转位（counterclockwise rotation）时，V_1 导联可能记录出 RS 波型似 V_3 导联（图 4-1-20）。

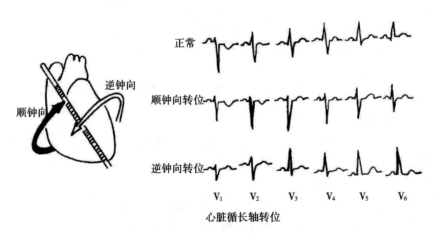

图 4-1-20　心脏循长轴转位示意图

顺钟向转位可见于右心室肥大，而逆钟向转位可见于左心室肥大。但心电图上的这种转位图形有时为心电位的变化，可出现在正常人，并非都是心脏在解剖上转位的结果。

二、正常心电图波形特点和正常值

正常心电图波形特点见图 4-1-21。

1．P 波　代表心房除极的电位变化。

（1）形态：P 波在多数导联上呈钝圆形，可有轻度切迹，但峰距 < 0.04s。

（2）方向：心脏激动正常起源于窦房结，故心房除极的综合向量是指向左、前、下，所以 P 波在 Ⅰ、Ⅱ、aVF、V_4～ V_6 导联中均为直立正向波，aVR 导联为倒置负向波，其余导联

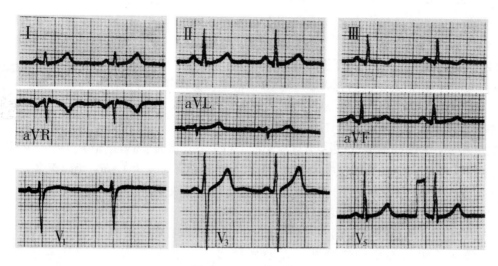

图 4-1-21 正常心电图

可呈双向、倒置或低平。

（3）时间：正常人 P 波宽度不超过 0.11s。

（4）振幅：P 波振幅在肢体导联 < 0.25mV，胸导联 < 0.2mV。

2．PR 间期 代表心房除极开始到心室除极开始的时间。成年人心率正常时，PR 间期为 0.12 ~ 0.20s；幼儿和成年人心动过速时，PR 间期相应缩短；老年人及成年人心动过缓时，PR 间期可略延长至 0.21 ~ 0.22s。

3．QRS 波群 代表心室除极的电位变化。

（1）时间：正常成年人 QRS 波群宽度多为 0.06 ~ 0.10s，最宽为 0.11s。

（2）波形和振幅：正常人 V_1 ~ V_6 导联 R 波逐渐增高，S 波逐渐变浅，V_1、V_2 导联多呈 rS 型，R/S < 1，$R_{V1} \leqslant 1.0mV$。V_3、V_4 导联多呈 RS 型，R/S 近于 1。V_5、V_6 导联可呈 qR、qRs、Rs 或 R 型，R/S > 1，$R_{V5} \leqslant 2.5mV$。aVR 导联可呈 QS、rS、rSr′或 Qr 型，$R_{aVR} \leqslant 0.5mV$。aVL、aVF 导联可呈 qR、Rs、R 或 rS 型，通常 $R_{aVL} \leqslant 1.2mV$，$R_{aVF} \leqslant 2.0mV$。在没有电轴偏移的情况下，Ⅰ、Ⅱ、Ⅲ导联 QRS 波群主波通常均为正向波。

六个肢体导联中的 QRS 波群正向波与负向波振幅绝对值之和一般不应都小于 0.5mV，六个胸导联中的 QRS 波群正向波与负向波振幅绝对值之和一般不应都小于 0.8mV，否则称为低电压。

（3）R 峰时间（R peak time）：又称室壁激动时间（ventricular activation time，VAT），指 QRS 波群起点至 R 波峰顶垂直线的间距。VAT 实际上是 QRS 波群时间的一部分，其延长时通常反映心室除极时间延长，正常人 V_1、V_2 导联 VAT ≤ 0.04s，V_5、V_6 导联 VAT ≤ 0.05s。（图 4-1-22）

（4）Q 波：除 aVR 导联外，正常人 Q 波振幅应小于同导联 R 波的 1/4，时间应小于 0.04s。V_1、V_2 导联不应有 Q 波，但偶可呈 QS 型。

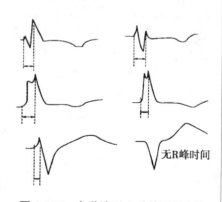

图 4-1-22 各种波形 R 峰的测量方法

4．J 点 QRS 波群的终点即为 ST 段的起点，称之为 J 点。J 点通常在等电位线上，随 ST 段的偏移而移位。有时可因心室除极尚未完全结束，部分心肌已开始复极致使 J 点上移。当心动过速时，可因心房复极波（Ta 波）重叠于 QRS 波群的后段，导致 J 点下移。

5．ST 段 自 QRS 波群的终点至 T 波起点间的线段，反映心室除极结束后缓慢复极过程。正常人 ST 段通常为一等电位线，有时可有轻微的上、下偏移，但在任一导联 ST 段压

低应 ≤ 0.05mV；ST 段抬高应 ≤ 0.1mV，因 V_1 ~ V_3 导联探测电极的位置特殊，其 ST 段抬高达 0.3mV 也可见于正常人。

6．T 波 反映心室的快速复极过程。

（1）方向：正常人 T 波的方向多与 QRS 波群主波方向相同。Ⅰ、Ⅱ、V_4 ~ V_6 导联 T 波直立，aVR 导联 T 波倒置，Ⅲ、aVL、aVF、V1 ~ V3 导联 T 波可直立、双向或倒置。如 V_1 导联 T 波直立，则 V_2 ~ V_6 导联 T 波就不应倒置。

（2）振幅：T 波振幅多与 QRS 波群振幅成平行关系。除Ⅲ、aVL、aVF、V_1 ~ V_3 导联外，T 波振幅不应小于同导联 R 波振幅的 1/10。T 波在胸导联有时高达 1.5mV 仍属正常。

因为 ST 段和 T 波反映心室的复极过程，当心室复极改变时，心电图上常发生 ST 段和 T 波的改变，通常称之为 ST-T 改变。

7．QT 间期 从 QRS 波群的起点到 T 波的终点，反映心室除极和复极全过程经历的时间。

QT 间期长短与心率的快慢相关，心率越慢，QT 间期越长，反之则越短。心率在 60 ~ 100 次 / 分时，QT 间期的正常范围是 0.32 ~ 0.44s。QTc 为经心率校正的 QT 间期，即 $QT/\sqrt{R-R}$，QTc 的正常最高值为 0.44s。

8．U 波 是 T 波之后 0.02 ~ 0.04s 出现的小波，反映心室的后继电位，其产生机制尚不十分清楚。U 波方向与 T 波多相同，U 波常在胸导联上较明显。

三、小儿心电图特点

由于小儿生理发育尚未成熟，故其心电图与成人有所差异。小儿发育过程迅速，其心电图变化也较大。从新生儿以右室占优势到成人以左室占绝对优势的转变过程，可表现在不同年龄的小儿心电图上。

1．小儿心率较快，至 10 岁以后方可大致保持为成人心率水平。小儿的 PR 间期较短，7 岁以后渐趋恒定为 0.10 ~ 0.17s；小儿 QTc 间期较成人略短。

2．小儿的 P 波宽度较成人略窄（儿童 < 0.09s），P 波的振幅于新生儿较高，以后则较成人为低。

3．婴幼儿常呈右室占优势的 QRS 波形特征。Ⅰ导联有深 S 波；V_1、V_{3R} 导联多有高 R 波而 V_5、V_6 导联常有深 S 波；V_5、V_6 导联 R 波振幅随年龄增长而增加，可因其胸壁较薄而高于成人；Q 波较成人为深，多见于Ⅱ、Ⅲ、aVF 导联，3 个月以内婴儿的 QRS 波群初始向量向左，故 V_5、V_6 导联常无 q 波。新生儿期心电图多呈"悬垂型"，心电轴 > +90°。

4．小儿 T 波的变异较大，于新生儿期，其肢体导联及右胸导联常出现低平或倒置的 T 波（图 4-1-23）。

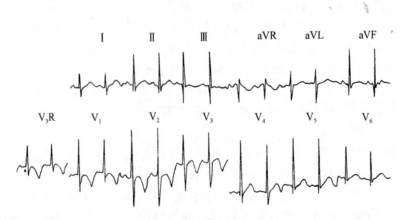

图 4-1-23 小儿心电图（9 个月婴儿）

四、老年人心电图特点

老年人因年龄增长所致的心脏生理改变及冠心病、高血压等病理改变，使其心电图与一般成年人有所不同，但心电图中某些改变的实际意义有时不易作出判断。老年人心血管系统常见的变化为心肌萎缩和动脉硬化。心电图上相应改变常显示各波段时间的延长，波形振幅的降低，Q波的出现率较高，ST-T改变较多见，心电轴趋向左偏。各种心律失常以期前收缩、房颤、传导阻滞较常见。

第三节　心房、心室肥大

房室肥大包括房室的肥厚和（或）扩大，是房室负荷过重所致，多种心脏病发展到一定阶段常发生房室肥大。当房室肥大到一定程度时可能在心电图上表现出来，凭借心电图的这些改变可推断房室肥大，其心电的改变与下列因素有关：

1．心肌纤维增粗、截面积增大，由心肌除极所产生的电压增高。

2．心室壁增厚、心室腔扩大以及由心肌细胞变性所致传导功能低下，使心肌激动的总时程延长。

3．心室壁肥厚、劳损以及相对供血不足引起心肌复极顺序发生改变。

上述心电变化可以作为诊断房室肥大及有关因素的重要依据。但由于心电图存在一定局限性，不能仅凭某一项指标而作出肯定或否定的结论，因为心肌激动产生的心电向量不仅受房室肥大的影响，还受心脏转位、房室内压力、血管阻力、心肌病变甚至许多心外因素的影响，所以心脏正常者也可表现电压增高（如胸壁较薄者、心电轴偏移）等改变。反之确已房室肥大的患者心电图也可没有明显改变。如因来自左、右心室肌相反方向的心电向量进行综合时，有可能互相抵消而失去两者各自的心电图特征，这些患者心电图表现正常。有的房室肥大患者因心肌明显纤维化，其房室除极的电压反较正常人减低。可见，心电图检测在判断房室肥大时存在敏感性与特异性均不高的局限性。在作出房室肥大诊断时应参考临床资料及超声心动图、胸部X线片、CT、MRI、心脏造影等辅助检查。

一、心房肥大

心房除极形成P波。因右心房先激动，其心电向量主要向前、下，形成P波的前支。左心房稍后激动，其心电向量主要向左后方，形成P波的后支。在V_1导联上，P波的终末负向部分，主要反映左心房的除极，其深度（mm）×宽度（s）之积称为P波终末电势（Ptf），正常应＞-0.04mm·s（图4-1-24）。

心房肥大时，肥大一侧心房的除极向量增大导致P波的改变。

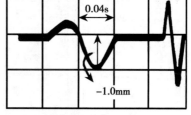

$$0.04s \times （-1.0mm）=-0.04mm·s$$

图 4-1-24　P_{V1} 终末电势测定示意图

（一）右心房肥大（right atrial enlargement）

正常情况下右心房先除极，左心房后除极。当右心房肥大时，除极时间延长，往往与左心房后除极的时间重叠，故两者合起来的总时间并未延长，主要表现为心房除极波振幅增高。右心房肥大心电图表现为：

1．P波尖而高耸，其振幅＞0.25mV，以Ⅱ、Ⅲ、aVF导联表现最为突出，又称"肺型P波"，多见于肺源性心脏病患者。

2．V_1导联P波直立时，振幅＞0.15mV，如P波呈双向时，其振幅的代数和＞0.20mV。右心房除极时间虽延长，但不会超过左心房除极时间，故两者合起来的总时间不延长，故P

波并不增宽（图 4-1-25）。

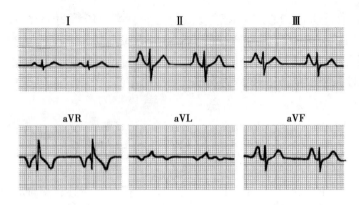

图 4-1-25　右心房肥大

（二）左心房肥大（left atrial enlargement）

由于左心房除极在后，左心房肥大时向左后的终末除极向量增大，故左心房肥大时主要表现为心房除极时间延长。

1. P 波增宽 > 0.12s。常呈双峰型，常常第二峰大于第一峰，两峰间距 ≥ 0.04s，称为"二尖瓣 P 波"，见于二尖瓣狭窄患者。

2. V_1 导联上 P 波常呈先正而后出现深宽的负向波。将 V_1 负向 P 波时间乘以负向波振幅，称为 P 波终末电势（Ptf）。左房肥大时，V_1 导联 Ptf < –0.04mm·s（图 4-1-26）。

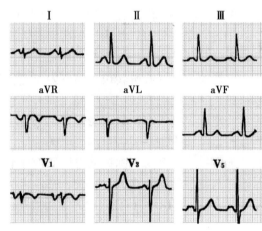

图 4-1-26　左心房肥大

（三）双心房肥大（biatrial enlargement）

双心房肥大的心电图常表现为异常高大、增宽呈双峰型的 P 波，振幅 ≥ 0.25mV，宽度 ≥ 0.12s，可见于某些风湿性心脏病和先天性心脏病（图 4-1-27）。

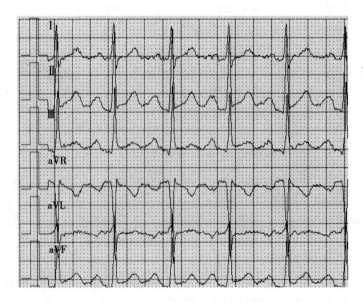

图 4-1-27　双侧心房肥大示意图

上述"二尖瓣P波"及"肺型P波"仅是左、右心房肥大的心电图术语，并非二尖瓣疾患及肺心病所特有，故心电图对此并不具有特异的病因学诊断价值。

二、心室肥大

（一）左心室肥大（left ventricular hypertrophy）

正常左心室位于右心室的左后下方，因左室壁厚度约为右室壁的3倍，所以在心电活动中，两心室的综合心电向量表现为左心室占优势的特征。左心室肥大时，使左心室占优势的这一特征更为突出，即表现为"量"的增大。QRS最大向量向左后方向增大，以向后增大最为显著，所以左室高电压更多地表现在胸导联上，且QRS波群时间延长。

1．左室高电压的表现

（1）胸导联：R_{V5}或$R_{V6} > 2.5mV$，$R_{V5}+S_{V1} > 4.0mV$（男性）或3.5mV（女性）。

（2）肢体导联：$R_I > 1.5mV$，$R_{aVL} > 1.2mV$，$R_{aVF} > 2.0mV$，$R_I + S_{III} > 2.5mV$。

2．额面心电轴 可左偏。

3．QRS波群 可增宽到0.10～0.11s，但一般<0.12s。

4．V_5、V_6的室壁激动时间 可能≥0.05s。

5．ST-T改变 由于心室肌除极过程延长或心室肌本身存在病变，可使复极过程同时发生改变。ST-T向量与QRS最大向量常呈反向的趋势，以R波为主的导联中，T波低平、双向或倒置，同时可伴有ST段下斜型压低≥0.05mV；在S波为主的导联，则T波直立。

在上述指标中，以第1条为基础，结合2、3、4、5条，符合的条件越多及超过正常范围越多者，诊断左心室肥大的把握越大（图4-1-28）。但1、5条并存时，常称之为左心室肥厚伴劳损。如仅有第1条，则仅宜判断为左室高电压，不应轻率诊断为左心室肥大。

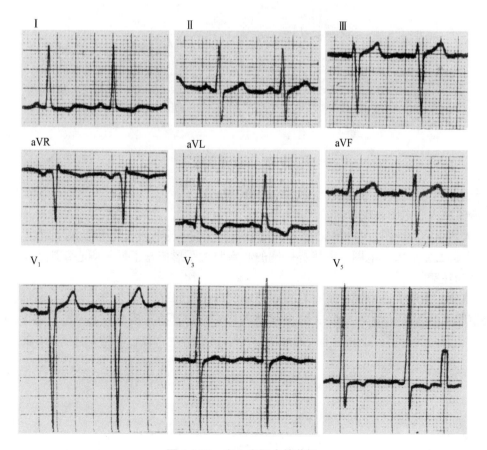

图 4-1-28 左心室肥大伴劳损

（二）右心室肥大（right ventricular hypertrophy）

右心室肥大达到相当程度时，才会出现 QRS 综合心电向量的逆转，即发生"质"的改变，自正常左心室占优势转变为右心室占优势。右前向量突出增大是右心室肥大的主要特征。心电图表现为：

1．V_1 导联 R/S ≥ 1，呈 R 型或 Rs 型，重度肥厚时 V_1 导联可呈 qR 型（应除外心肌梗死）；V_5 导联 R/S ≤ 1 或 S 波比正常加深。

2．$R_{V1}+S_{V5}$ > 1.05mV（重症 > 1.2mV）；aVR 导联的 R/q 或 R/s ≥ 1，R > 0.5mV。

3．心电轴右偏 > +90°（重症 > +110°）。

4．重度右心室肥大时，V_1 的室壁激动时间可能 ≥ 0.03s。

5．伴右胸导联（V_1、V_2 导联）T 波双向、倒置；ST 段压低。

诊断右心室肥大，一般定性诊断（据 V_1 导联 QRS 波群形态及心电轴右偏等）比定量诊断更有价值。在上述指标中，符合的条件越多诊断的把握越大。第 1 或 2 与 5 条并存时，常称之为右心室肥大伴劳损（图 4-1-29）。显然心电图对明显右心室肥大诊断的特异性较高，而敏感性较低。

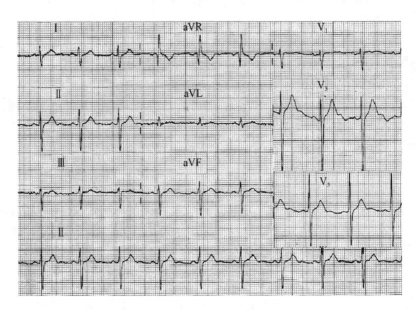

图 4-1-29   右心室肥大

（三）双心室肥大（biventricular hypertrophy）

双心室肥大心电图表现为：

1．大致正常心电图   因双侧心室增大的心电向量在一定程度上互相抵消所致。

2．单侧心室肥大心电图   占优势一侧的心室肥大图形掩盖了另一侧心室肥大的图形，通常仅表现为左室肥大。

3．双侧心室肥大心电图   既有右心室肥大的特征（如 V_1 导联 R 波为主，电轴右偏），又有左心室肥大的特征（如 V_5 导联 R 波振幅增高 R/S > 1）。这是因为左心室与右心室的除极过程存在时相方面的差别，心电图上按时序先后分别显示出左、右心室肥大（图 4-1-30）。

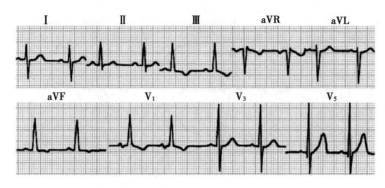

图 4-1-30　双心室肥大

第四节　心肌缺血与 ST-T 改变

心肌缺血大多发生在冠状动脉粥样硬化的基础上，因冠脉管腔狭窄和（或）冠脉痉挛所致。心肌缺血的要害主要是缺氧，导致心肌能量代谢异常。而心肌复极过程是高度依赖能量代谢的，所以心肌缺血必将导致心室复极过程的改变，从而使某些相关导联发生 ST-T 改变。这些改变的类型取决于缺血发生的程度、持续的时间以及缺血部位。

一、心肌缺血的心电图类型

1. 缺血型心电图改变　正常情况下，心外膜下心肌复极早于心内膜下心肌。心肌缺血（myocardial ischemia）时，复极过程改变，心电图显示 T 波变化。

（1）若心内膜下心肌缺血，这部分心肌复极时间较正常时更为延迟，以至最后的心内膜下心肌的复极因已没有其他与之抗衡的心电向量存在，而显得特别突出，致使 T 波向量增大而方向不变，出现高大 T 波（图 4-1-31A）。例如前壁心内膜下心肌缺血，$V_3 \sim V_5$ 导联可出现高大 T 波；Ⅱ、Ⅲ、aVF 导联出现高大 T 波，则可能提示下壁心内膜下心肌缺血。

（2）若心外膜下心肌缺血（包括透壁性心肌缺血），则其能量代谢水平降低，心肌复极顺序发生逆转，致使心内膜下心肌复极先于心外膜下心肌，即发生与正常方向相反的 T 波向量。此时面向缺血区的导联记录出倒置的 T 波（图 4-1-31B）。例如前壁心外膜下心肌缺血，$V_3 \sim V_5$ 导联可出现倒置 T 波。

2. 损伤型心电图改变　心肌损伤（myocardial injury）时，心电图相应导联除了可出现 T 波改变外，还可出现损伤型 ST 段改变。发生 ST 段偏移，表现为 ST 段压低与 ST 段抬高两种类型。

（1）心内膜下心肌损伤时　ST 向量从正常心肌指向损伤心肌。ST 向量背离心外膜面指向心内膜．使位于心外膜面的导联出现 ST 段压低，对应部位的导联常可记录到相反的 ST 改变。近年来又提出"损伤电流学说"，一般心肌缺血时（如典型心绞痛），大量钾离子自细胞外进入细胞内，导致细胞内钾离子增加，细胞内外钾离子浓度差异常升高，细胞膜出现"过度极化"状态，与周围极化程度相对较低的未损伤心肌形成"损伤电流"，使缺血部位导联上表现为 ST 段压低（图 4-1-32A）。

（2）心外膜下心肌损伤（常因透壁性心肌缺血损伤）时，面对损伤区的导联 ST 段抬高，对应部位的导联常可记录到相反的 ST 改变。当发生心肌严重缺血时（如变异型心绞痛），细胞膜部分丧失维持细胞内外钾离子浓度差的能力，使缺血细胞钾离子外逸，导致细胞内外钾离子浓度差降低．细胞膜极化不足，与周围极化程度相对较高的未损伤心肌形成"损伤电流"，使缺血部位导联上表现为 ST 段抬高（图 4-1-32B）。

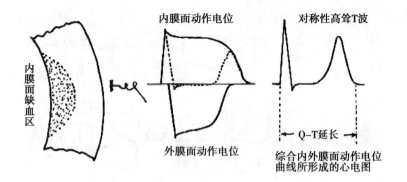

内膜面动作电位

对称性高耸T波

内膜面缺血区

外膜面动作电位

Q-T延长

综合内外膜面动作电位
曲线所形成的心电图

图 4-1-31A　心内膜下心肌缺血与 T 波变化的关系

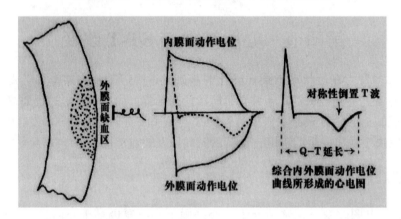

内膜面动作电位

外膜面缺血区

对称性倒置 T 波

外膜面动作电位

Q-T延长

综合内外膜面动作电位
曲线所形成的心电图

图 4-1-31B　心外膜下心肌缺血与 T 波变化的关系

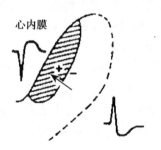

心内膜

图 4-1-32A　心内膜下心肌损伤
引起 ST 段压低

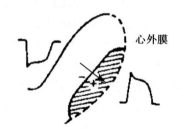

心外膜

图 4-1-32B　心外膜下心肌损伤
引起 ST 段抬高

　　另外，临床上发生透壁性心肌缺血时，心电图往往表现为心外膜下缺血（T 波深倒置）或心外膜下损伤（ST 段抬高）类型。有学者把引起这种现象的原因归为：①心外膜心肌缺血范围常大于心内膜。②由于检测电极靠近心外膜缺血区，因此透壁性心肌缺血在心电图上主要表现为心外膜缺血改变。

二、临床意义

　　临床上发现约有半数冠心病患者未发生心绞痛时，心电图可以正常，仅于心绞痛发作时记录到 ST-T 改变。少数患者在心绞痛发作时，心电图无明显改变，表现为所谓的大致正常心电图。个别患者在静息状态时心电图有一定程度 ST-T 改变，当心绞痛发作时 ST-T 改变反而减轻甚至消失，即发生了"伪性"改善。这可能是心绞痛时短暂心肌缺血加重所致的 ST-T 向量与原有慢性心肌缺血的 ST-T 向量部分乃至全部抵消的结果。

典型缺血型 ST 段改变为 ST 段水平型或下斜型压低 ≥ 0.1mV，而上斜型压低的临床意义较小。典型缺血型 T 波改变为 T 波倒置渐深、双支对称，称之为冠状 T 波。较恒定的缺血性 ST 改变和（或）低平、负正双向或倒置 T 波，多见于慢性冠状动脉供血不足。

变异型心绞痛是因冠状动脉分支痉挛导致透壁的心肌缺血损伤，心电图表现为暂时性 ST 段抬高，常伴高耸 T 波，同时对应导联 ST 段压低。

三、鉴别诊断

需要指出的是，影响心肌复极的因素很多，心电图上 ST-T 改变仅能推断其心肌复极异常，也就是说 ST-T 改变多为非特异性。因此，临床工作中很少能仅凭心电图作出"冠状动脉供血不足"、"心肌缺血"的诊断，必须密切结合临床资料来综合判断。

除冠心病外，其他多种心血管疾病，如心肌病、心肌炎、肺心病、心脏瓣膜病、心包病、先心病等均可发生 ST-T 改变。电解质紊乱（特别是低钾、高钾血症）、药物（洋地黄、某些抗心律失常药等）影响以及自主神经调节障碍也可引起 ST-T 改变。同时因除极异常（如心室肥大、束支传导阻滞、预激综合征等）造成的复极异常，又属于继发性 ST-T 改变。

第五节　心肌梗死

心肌梗死（myocardial infarction）大多因冠状动脉粥样硬化斑块破裂，病理性修复发生血栓性急性闭塞所致。少数是因冠状动脉持续强烈痉挛或冠脉栓塞所致。急性心肌梗死是冠心病的一种严重类型。除了临床表现外，心电图的特征性改变及其动态演变是确诊急性心肌梗死和判断梗死部位、范围乃至梗死时间的主要依据。

一、特征性改变

发生心肌梗死后，随着心肌供血中断时间的推移，心电图可显示缺血、损伤和坏死三种不同类型的图形。当一支冠脉急性闭塞时，其所供血心肌中心区病变最严重为坏死区，边缘区多因有侧支供血而病变较轻为缺血区，两区中间病变程度居中为损伤区。左、右冠脉依次分支形成"冠状动脉树"（coronary artery tree），每支冠脉为相应心肌供血，因此，心肌梗死的图形改变具有明显的区域特点。心电图显示的是梗死后心肌缺血、损伤、坏死心电变化的综合结果，除极顺序及传导功能的改变对图形变化也有相应的影响。

（一）"缺血型"改变

心肌缺血（myocardial ischemia）使心肌复极时间延长，动作电位 3 相延缓，QT 间期延长，T 向量背离缺血区，心电图上显示对称性 T 波。心内膜下心肌缺血，相应导联 T 波高耸直立（图 4-1-33A），心外膜下或心肌透壁缺血则 T 波对称倒置（图 4-1-33B）。当某区域（如左心室后壁）缺血而探测电极置于对侧时（如前胸壁），则记录到高耸直立的 T 波，类似心内膜下心肌缺血图形。

（二）"损伤型"改变

当缺血程度进一步加重时，即可出现"损伤型"图形。面向损伤心肌（myocardial injury）探测电极记录到 ST 段抬高。除前述"损伤电流学说"外，尚有"除极受阻学说"用以解释 ST 段抬高，即当部分心肌受损时，产生保护性除极受阻，在其余心肌除极完毕呈负电位时，这部分未除极的心肌仍为正电位，二者间出现电位差，产生从正常心肌指向损伤心肌的 ST 向量，使面向损伤区的导联出现 ST 段抬高（图 4-1-34）。

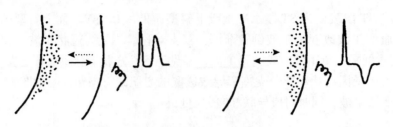

A.心内膜下心肌缺血   B.心外膜下或心肌透壁缺血

图 4-1-33   心肌缺血与 T 波变化的关系

（虚线箭头示复极方向，实线箭头示 T 波向量）

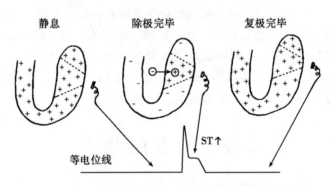

图 4-1-34   除极受阻引起 ST 段抬高

（三）"坏死型" 改变

严重、持久缺血终将致心肌坏死（myocardial necrosis）。坏死心肌细胞丧失了电活动能力，而相对正常的心肌仍照常除极，遂产生了一个与坏死部位相反的除极综合向量，使除极向量背离坏死区。探测电极面向坏死区则记录到异常 Q 波（宽度 ≥ 0.04s，深度 ≥ 1/4R）或 QS 波，称之为病理性 Q 波（图 4-1-35）。

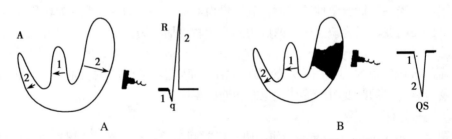

图 4-1-35   坏死型 Q 波或 QS 波发生机制

A.正常心肌除极顺序：室间隔向量（1）产生 Q 波，左右心室综合除极向量；（2）产生 R 波

B.心肌坏死后，探测电极透过坏死"窗口"记录到相反方向的除极向量，产生 QS 波

临床上对急性心肌梗死患者心电图检查时，常可同时记录到上述三种类型的图形改变（图 4-1-36）。在诊断急性心肌梗死时，缺血型 T 波改变的敏感性较高，损伤型 ST 改变的特异性较高，出现典型坏死型 Q、QS 波，特别是伴随前两种改变时诊断急性心肌梗死的可靠性最大。通常将这三种类型的图形称为急性心肌梗死的"特征性改变"。

二、心肌梗死图形的动态演变及分期

急性心肌梗死发生后心肌病变及电变化是按一定规律演进的，发病后按时间顺序记录一系列心电图，对诊断帮助极大（图 4-1-37）。

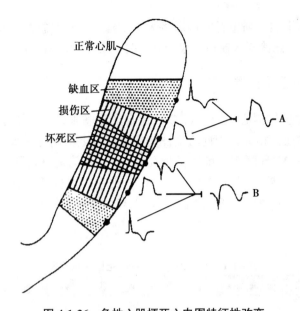

图 4-1-36　急性心肌梗死心电图特征性改变
A.体表电极记录到损伤、缺血型图形
B.体表电极面对坏死区同时记录到坏死、损伤、缺血型图形

（一）超急期（早期）

冠脉急性闭塞数分钟后，最先出现内膜下心肌缺血，心电图记录到高耸 T 波，紧接着出现 ST 段斜型抬高，与高耸 T 波相连。由于急性损伤阻滞的存在，使损伤区除极延缓，QRS 轻度增宽，且因损伤区除极后段没有其他部位心肌除极向量的影响使 QRS 振幅增高。因心肌尚未坏死，故不出现异常 Q 波。这些表现仅持续数分钟或数十分钟。

（二）急性期

此期开始于梗死后数小时或数天，可持续

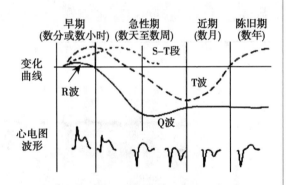

图 4-1-37　急性心肌梗死的图形演变

数周。演变过程反映损伤心肌病变加重终致坏死，出现异常 Q 波。渐发展的透壁性心肌缺血使 T 波从直立转为倒置且渐加深，ST 段前有负向 QS 波，后有倒置 T 波，故形成弓背向上的抬高，随损伤心肌的演进，ST 段渐回落到基线。此期三种特征性图形常并存。

（三）亚急期（近期）

出现于梗死后数周至数月，此期病变心肌为坏死性和缺血性，损伤心肌已不存在，故 ST 段已恢复到基线上，异常 Q 波持续存在，因侧支循环逐渐建立，缺血区供血改善，故 T 波渐变浅或转为直立。

（四）陈旧期（愈合期）

出现于梗死数月以后（通常为 3 个月到半年以上）。T 波不再动态演变，如缺血区仍得不到充分供血则表现为慢性心肌缺血图形，即 T 波持续低平、双向或倒置；如缺血区消失则 T 波恢复正常直立。此期坏死部分已形成纤维瘢痕，异常 Q 波将终身存在，但随着瘢痕的挛缩，其范围可渐缩小，有的患者异常 Q 波甚至最终消失。

目前急性心肌梗死的治疗已进入"再灌注时代"（reperfusion era），经及时有效的溶栓、介入、手术治疗，闭塞冠脉一旦恢复前向血流，心肌获得有效的"再灌注"，则急性心肌梗死的病程可显著缩短，而相应的心电图演变也可不再如上述那样典型。急性心肌梗死的救治越早越好，如果在"超急期"积极干预，则患者的预后将大为改善。通常说急性心肌梗死患者"命系几小时"以及"溶栓窗口"、"急诊介入窗口"仅为几小时，实际就是因超急期最长仅持续几小时。

三、心肌梗死的定位诊断

心肌梗死的部位主要依据心电图异常 Q 波出现的导联来判断，由于发生心肌梗死的部位多与冠状动脉分支的供血区相关，因此心电图的定位基本上与病理一致（表 4-1-1）。坏死型 Q 波或 QS 波出现于 $V_1 \sim V_3$ 导联提示前间壁梗死；$V_3 \sim V_5$ 为前壁梗死（图 4-1-38）；$V_1 \sim V_6$ 为广泛前壁梗死（图 4-1-39）；Ⅰ、aVL、V_5、V_6 为侧壁心肌梗死；Ⅱ、Ⅲ、aVF 为下壁心肌梗死（图 4-1-40）；$V_7 \sim V_9$ 为正后壁心肌梗死，而与之相对应的 V_1、V_2 导联可出现 R 波增高，称之为"梗死 R 波"。

表4-1-1　心肌梗死部位的心电图定位诊断

梗死部位	Ⅰ	Ⅱ	Ⅲ	aVR	aVL	aVF	V_1	V_2	V_3	V_4	V_5	V_6	V_7	V_8	V_9
前间壁	±				±		+	+	+	±					
前壁	±				±			±	+	+	±				
侧壁	±				±						+	+			
高侧壁	+				+										
广泛前壁	±				±		+	+	+	+	±	±			
后　壁													+	+	+
下　壁		+	+			+									

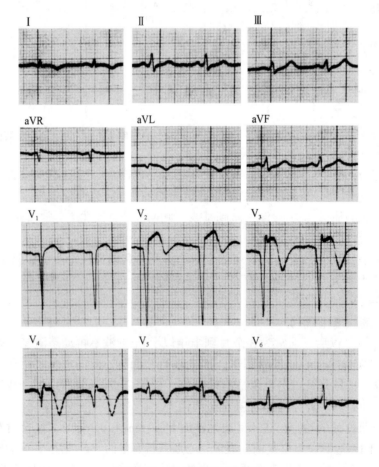

图 4-1-38　急性前壁心肌梗死

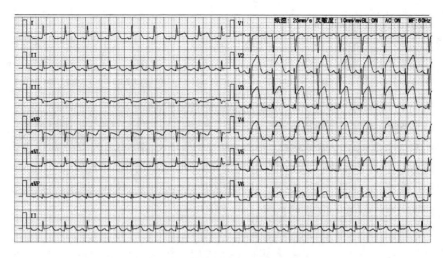

图 4-1-39 急性广泛前壁心肌梗死

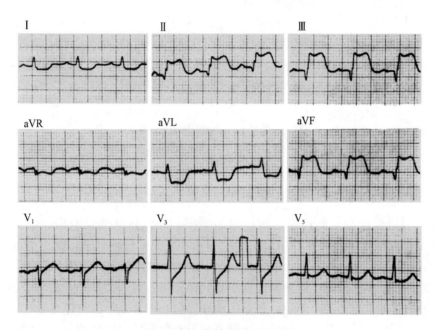

图 4-1-40 急性下壁心肌梗死

四、心肌梗死的不典型图形改变和鉴别诊断

（一）非 ST 段抬高型心肌梗死（Non-ST elevated myocardial infarction，NSTEMI）

部分急性心肌梗死患者，心电图仅显示演进性 ST-T 改变而不出现异常 Q 波，称之为 NSTEMI，此时心电图提供心肌缺血损伤的重要线索，需结合临床表现及心肌酶、肌钙蛋白等检查做出诊断。NSTEMI 患者大多年龄较高、病史较长，冠脉病变常为多支多处，多已形成相当程度的侧支循环，故当一支冠脉急性闭塞时，梗死范围较局限，病变不穿透全层心肌，而未出现异常 Q 波，而表现为 ST 段的压低和（或）T 波的倒置，此时需结合临床表现和心肌坏死标志物等检查。此外，若梗死部位位于心电图常规导联探测的盲区（如右室、左室后壁、左室后基底段等）则也记录不到异常 Q 波。少数患者还可因多部位梗死使 Q 向量相应抵消，而未能记录到异常 Q 波。

由于 STEMI 时心电图几乎都会出现 Q 或 QS 波，而 NSTEMI 则只表现于 ST-T 改变，前者也曾被称为"Q 波型心肌梗死"，后者被称为"非 Q 波型心肌梗死"。

（二）心肌梗死合并其他病变

心肌梗死合并室壁瘤时，因持续存在着机械损伤，导致抬高的 ST 段持续存在。心肌梗死合并右束支阻滞时，二者的心电图改变将分别显示出来，QRS 初始向量表现为心肌梗死特征即异常 Q 波，终末向量延迟则是右束支阻滞的表现。心肌梗死合并左束支阻滞时，QRS 向量初始部分二者将相互影响，按通常标准进行诊断将发生困难。

（三）心肌梗死的鉴别诊断

1．变异型心绞痛　心绞痛发作时，心电图表现为：ST 段抬高同时伴有对应导联 ST 段压低，T 波常增高变尖，无异常 Q 波出现，持续时间一般不超过半小时。

2．急性心包炎　急性心包炎炎症波及心外膜下心肌，产生炎性损伤电流，心电图上常出现多导联 ST 段抬高，但不出现异常 Q 波。

3．早期复极综合征　早期复极综合征是因心室肌尚未完全除极时部分心室肌已开始复极，导致 ST 段抬高，属正常变异，但由于其心电图改变的机制与 Brugada 综合征、特发性室性心动过速等有相似之处，故对其应该有新的认识。

4．其他　异常 Q 波除见于心肌梗死外，尚可见于某些其他病理过程。只要使心室肌发生一过性除极暂停，都可在心电图上记录到异常 Q 波，如急性脑血管事件、某些严重感染等。此外，心肌病、肺心病、心室肥大、左束支阻滞等均可在某些导联记录到异常 Q 波。至于心脏横位时 Q_{III}、顺钟向转位时 V_1 和 V_2 导联出现 QS 已不属病理性 Q 波，实为正常变异。

第六节 心 律 失 常

一、心律失常概述

正常人的心脏激动源于窦房结，按一定的顺序和时间依次激动心房、房室交界区、房室束、束支、普肯耶纤维和心室。如果激动的起源和（或）传导异常，则可引起心搏频率和（或）节律的改变，称为心律失常（arrhythmia）。心律失常按其形成原因分类如下：①激动起源异常，一类是窦房结起搏点本身激动的程序与规律异常；另一类是心脏激动全部或部分起源于窦房结以外的部位，称为异位节律，包括主动性异位心律，是异位节律点抢在窦性冲动发出或到达之前提早发出激动；被动性异位心律则是在没有预期的窦性冲动发出或到达时，异位节律点被迫发出激动支配心脏，这可避免心脏长时间的静止而具有生理保护意义。②激动传导异常，一是传导延缓或中断，称为传导阻滞；二是激动传导通过房室之间的附加旁路，使一部分心肌提前激动。③激动的起源和传导异常同时发生，引起复杂的心律失常（图 4-1-41）。

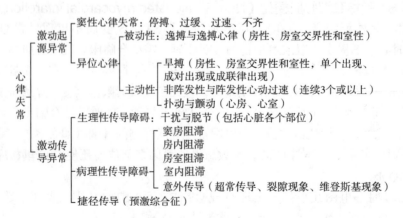

图 4-1-41 心律失常分类

二、心律失常的心电生理

心肌细胞具有自律性、兴奋性、传导性及收缩性，前三者为电生理特性与心律失常密切相关。

1. 自律性（automaticity）　即自动节律性，指心肌细胞在没有外来刺激时能自发地按一定节律产生兴奋发放冲动的特性。心房肌和心室肌细胞正常情况下不具有自律性（仅在病理状态下可表现自律性），专司机械舒缩功能，故称其为工作心肌细胞。心脏的起搏传导系统中特化的心肌细胞具有自律性，它们常成簇分布在窦房结、心房传导组织、房室交界区、房室束、束支和普肯耶纤维等处，构成起搏点。其中窦房结的自律性最高，约为 60 ~ 100 次 / 分；房室交界区次之，为 40 ~ 60 次 / 分；房室束以下为 25 ~ 40 次 / 分。心脏所有细胞的共同特点是接受发放激动频率最高的起搏点的控制，故正常心脏的主导节律是窦性心律。一旦异位节律点的自律性超过窦性频率，则异位节律点将控制心脏构成异位心律。

2. 兴奋性（excitability）　心肌细胞具备受到刺激时发生应答反应的能力，此特性称为应激性（activity）或兴奋性，其实质是细胞受到阈上刺激后，细胞膜对多种离子的通透性发生一系列规律性改变，产生动作电位，并向周围扩布。心房、心室肌细胞在兴奋后经兴奋 -- 收缩偶联继而发生收缩。心肌细胞兴奋性最突出的特点是在一次兴奋后有较长的不应期（refractory period），这能保障心肌细胞不会快速连续兴奋。不应期是随心动周期时间的长短及体内环境的变化而变化的。

（1）绝对不应期（absolute refractory period）：心肌细胞开始除极后在一段时间内（约 200ms）受极强的刺激也不会发生反应，此期称为绝对不应期。在其后的短暂时间内（约 10ms）受强刺激后仅产生局部兴奋，因除极速率慢幅度小而不能扩布到邻近细胞（但这种局部兴奋又产生自己的不应期）。通常把心肌细胞受刺激后不产生扩布兴奋的这段时间称为有效不应期（effective refractory period）。

（2）相对不应期（relative refractory period）：心肌细胞经过有效不应期后，受较强刺激能产生扩布兴奋，但除极速率和幅度均较低的这段时间称为相对不应期。此期相当于动作电位恢复至 –60 ~ –80mV，持续约 50 ~ 100ms。心肌细胞受刺激至兴奋性完全恢复这段时间称为总不应期，约为 250 ~ 400ms，即有效不应期与相对不应期之和。

心脏兴奋时，各部分心肌细胞在一段时间内兴奋性恢复各不一致，此时若受到适当强度的刺激，可能发生多处的单向传导阻滞及折返激动而引起颤动，此期称为易颤期或易损期（vulnerable period）。心室的易损期相当于心电图 T 波峰顶前约 30ms 处（易损期时间长短也随心肌的病理生理状态而改变）。在此期内若发生期前收缩或受到外源性刺激可能触发室性心动过速或心室扑动、心室纤颤，特别是病理状态下室颤阈降低时。心房的易损期相当于心电图上 R 波的降支和 S 波的时间。

心室肌复极膜电位水平与兴奋性的关系见图 4-1-42。

3. 传导性（conductivity）　一处心肌兴奋时能向周围扩布称之为心肌的传导性。心脏各部分的传导速度差别很大，普肯耶纤维及束支传导速度最快（4000mm/s），房室结传导速度最慢（200mm/s），激动在此延迟 50 ~ 70ms。当然，心肌组织的传导性是可变的，影响传导性的主要因素是动作电位 0 相的除极速率与幅度，以及下方心肌的兴奋性。通常处于不应期的组织接受激动时经其传导减慢或不能传导。

每一种心肌细胞的传导性是可以变化的。不应期的长短可直接影响了心肌细胞的传导。一个激动落在不应期内，则不能下传，随着兴奋性的恢复，传导性逐渐恢复。

绝对不应期延长可引起传导阻滞。相对不应期延长可引起传导速度减慢。

不应期缩短，心肌兴奋性增高，可出现快速性房室反应。

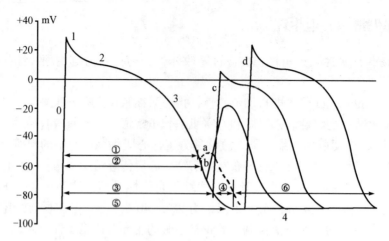

图 4-1-42　心室肌复极膜电位水平与兴奋性的关系

①绝对不应期；②有效不应期；③总不应期（②＋相对不应期）；④超常期

⑤总恢复期；⑥非不应期；a，b，c，d 分别表示不同期刺激引起的不同反应

心肌传导功能异常包括：完全性传导阻滞、单向阻滞、隐匿性传导、传导延迟、折返激动等均与心律失常有关。

三、窦性心律及窦性心律失常

凡起源于窦房结的心律，称为窦性心律。窦性心律属于正常节律。

1. 正常窦性心律（sinus rhythm）　普通心电图机仅能记录到 mV 级电位变化而无法记录到 μV 级的窦房结电位，但可据窦性激动后引起的心房除极波（P 波）形态推测激动来自窦房结。正常窦性心律的心电图特征为：P-QRS-T 波依次规律出现，且 P 波形态显示激动源于窦房结（即 P 波在导联 I、II、aVF、V_4、V_5、V_6 直立、P_{aVR} 倒置）；P-P 间期为 0.6 ~ 1.0s，P-P 间期差＜ 0.12s（见图 4-1-21），频率 60 ~ 100 次 / 分。

2. 窦性心动过速（sinus tachycardia）　成人窦性心律频率＞ 100 次 / 分，定义为窦性心动过速。窦性心动过速时 PR 间期、QRS 及 QT 间期都相应缩短，有时可出现继发性 ST 段轻度压低和 T 波低平（图 4-1-43）。常见于生理原因如运动、情绪激动和茶、酒、烟、咖啡过量，病理原因如发热、疼痛、缺氧、甲亢、贫血、休克、心力衰竭、心肌炎和拟肾上腺素类药、抗胆碱药作用等情况。

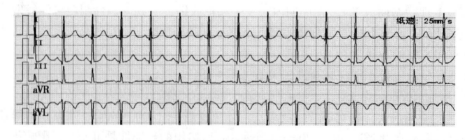

图 4-1-43　窦性心动过速

3. 窦性心动过缓（sinus bradycardia）　窦性心律的频率＜ 60 次 / 分，定义为窦性心动过缓。正常人睡眠时、老年人和运动员心率相对较慢，属生理性窦性心动过缓。颅内压增高、甲状腺功能减退症、阻塞性黄疸、低温、某些心脏病或使用负性心率药物也可引起窦性心动过缓（图 4-1-44）。

4. 窦性心律不齐（sinus arrhythmia）　心脏激动起源于窦房结，但节律不整，在同一导联

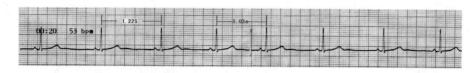

图 4-1-44　窦性心动过缓伴窦性心律不齐

上 P-P 间期差＞ 0.12s。其常与窦性心动过缓同时存在（图 4-1-44）。较常见的有呼吸性窦性心律不齐，多见于青少年，于吸气相心率快而呼气相心率慢。而与呼吸无关的窦性心律不齐，如室相性窦性心律不齐（与心室收缩排血有关）以及窦房结内游走性心律不齐（起搏点游走于窦房结头、体、尾部）少见。

5．窦性停搏（sinus arrest）　因迷走神经张力增高或窦房结自身病变，在一段时间内窦房结停止发放激动，心电图显示规律的 P-P 间期后出现长 P-P 间期，且长 P-P 间期与正常 P-P 间期不成整倍数关系（图 4-1-45）。

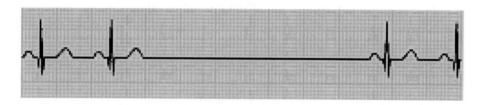

图 4-1-45　窦性停搏

6．病态窦房结综合征（sick sinus syndrome，SSS）　凡累及窦房结和其周围组织的疾病，如冠心病、心肌病、心肌炎等以及起搏传导系统退行性病变，均可发生一系列缓慢窦性心律失常，并可能引起头晕、黑蒙、晕厥、气促、胸部不适等症状，称为病态窦房结综合征。心电图主要表现有：①显著的窦性心动过缓，心率＜ 50 次 / 分，且不易被阿托品等药物纠正；②窦性停搏；③窦房阻滞；④在显著缓慢心律失常基础上，常伴发室上性快速心律失常（房速、房扑、房颤等），又称为慢 - 快综合征；⑤如病变同时累及房室交界区，则可出现房室传导障碍，长时间不出现交界性逸搏，此即称为双结病变。

四、期前收缩

（一）期前收缩概述
期前收缩多是由于心脏异位节律点所引起的提前发生的心脏搏动，又称期前收缩动（简称期前收缩）。期前收缩是临床最多见的心律失常。根据期前收缩发生的部位，分为室性期前收缩、房性期前收缩和交界性期前收缩。

（二）描述期前收缩的心电图特征常用术语
1．联律间期（coupling interval）　指异位搏动与其前窦性搏动之间的时距。室性期前收缩的联律间期从期前 QRS 起点测量至其前窦性 QRS 起点，房性期前收缩的联律间期从异位 P′ 波起点测量至其前窦性 P 波的起点。

2．代偿间歇（compensatory pause）　指期前收缩代替了一个正常窦性搏动，其后出现一个较正常心动周期长的间歇。房性期前收缩常侵入窦房结使其提前被激动，引起窦房结节律重整，所以房性期前收缩常有不完全代偿间歇。室性期前收缩不易侵入窦房结，所以窦房结节律不受影响而大多有完全代偿间歇。

3．插入性期前收缩　指插入在两个相邻正常窦性搏动之间的期前收缩。

4．单源性期前收缩　指期前收缩来源于同一异位起搏点，其形态、联律间期相同。

5．多源性期前收缩　指在同一导联上出现两种或两种以上形态及联律间期各不相等的期前收缩。

6．多形性期前收缩　指联律间期相等而形态各异的期前收缩，其临床意义与多源性期前收缩相似。

7．频发期前收缩　在常规心电图记录到每分钟超过 5 次的期前收缩，称为频发期前收缩，≤ 5 次 / 分者称为偶发期前收缩。

8．二联律（bigeminy）和三联律（trigeminy）　前者指窦性搏动与期前收缩交替出现。后者指每两个窦性搏动后出现一个期前收缩。

9．配对期前收缩　指一个窦性搏动后连续出现两个期前收缩。

10．成串期前收缩　指出现连续三个或三个以上的期前收缩，此实际上已构成异位性心动过速。

（三）期前收缩的心电图表现

1．室性期前收缩（premature ventricular contraction）

（1）提前出现的宽大畸形 QRS 波群，时限通常 ≥ 0.12s（图 4-1-46）。

（2）提前出现的 QRS-T 波前无相关的 P 波。

（3）T 波方向多与 QRS 的主波方向相反。

（4）大多为完全代偿间歇，即期前收缩前后的两个窦性 P 波间距等于正常 P-P 间期的二倍。

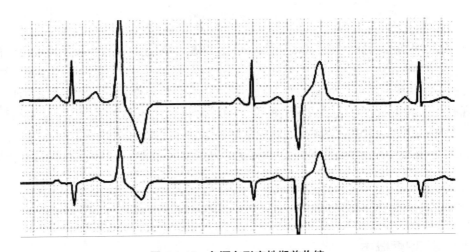

图 4-1-46　多源多形室性期前收缩

2．房性期前收缩（premature atrial contraction）

（1）提前出现异位 P′ 波，其形态与窦性 P 波不同。

（2）P′ R 间期通常 ≥ 0.12s。

（3）大多为不完全性代偿间歇，即期前收缩前后的两个窦性 P 波间距小于正常 P-P 间期的二倍（图 4-1-47）。如 P′ 波过早出现可导致干扰性 P′ R 间期延长，甚至 P′ 后无 QRS-T 形成干扰性房室脱节，称为房性期前收缩未下传（图 4-1-48）。有时 P′ 波下传至心室引起 QRS 波群变形增宽，此因激动落在右束支的不应期内而呈右束支阻滞图形，称为房性期前收缩伴室内差异性传导（图 4-1-49）。

3．交界性期前收缩（premature junctional contraction）

（1）提前出现 QRS-T 波，其形态与窦性者基本相同，其前无窦性 P 波。

（2）出现逆行 P′ 波（P 波在导联 Ⅱ、Ⅲ、aVF 倒置，P 波在导联 aVR 直立），可在 QRS 波群之前（P′ R 间期多＜ 0.12s）（图 4-1-50）或 QRS 波群之后（R- P′ 间期多＜ 0.20s）（图 4-1-51），或者重叠在 QRS 波群上。

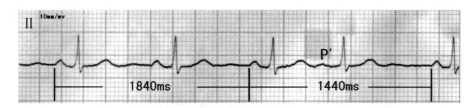

图 4-1-47　房性期前收缩的不完全代偿间歇

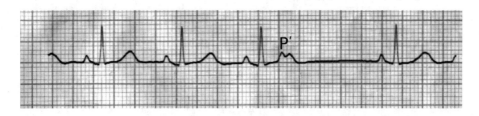

图 4-1-48　未下传的房性期前收缩

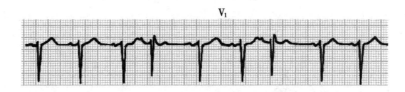

图 4-1-49　房性期前收缩伴室内差异性传导

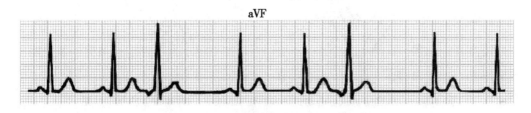

图 4-1-50　交界性期前收缩，P′出现在 QRS 之前

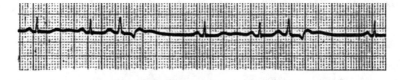

图 4-1-51　交界性期前收缩，P′出现在 QRS 之后

（3）大多为完全性代偿间歇（图 4-1-52）。

五、异位性心动过速

异位性心动过速是指异位节律点自律性增高或折返激动引起的快速异位心律。根据异位节律点发生的部位，可分为房性、交界性及室性心动过速。

1. 阵发性室上性心动过速（paroxysmal supraventricular tachycardia，PSVT）　可据 P′波的形态、P′R 或 R-P′间期在心电图上分辨出房性或交界性心动过速，但通常因 P′波不易被辨别，且两者的临床表现及防治基本相近，故常统称为室上性心动过速。此类心动过速发作时表现为明显的突发、突止特点，频率一般在 160～250 次 / 分，节律快而规则，R-R 间期差＜ 0.01s，QRS 波群形态正常，伴束支阻滞或室内差异传导时，QRS 波群增宽（图 4-1-53）。

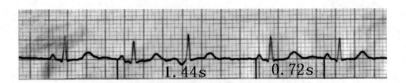

图 4-1-52　交界性期前收缩的完全代偿间歇

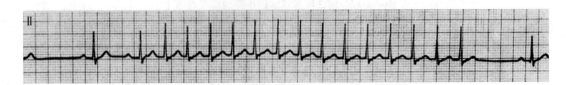

图 4-1-53　阵发性室上性心动过速

　　临床上常见的类型为房室结双径路引发的房室结折返性心动过速（A-V nodal reentry tachycardia，AVNRT）和房室旁路引发的房室折返性心动过速（A-V reentry tachycardia，AVRT）（图 4-1-54）。

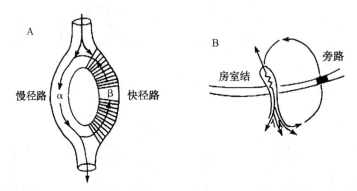

图 4-1-54　房室结折返性心动过速和房室折返性心动过速发生机制示意图
A. 房室结折返性心动过速；B. 房室折返性心动过速

　　这两类心动过速患者多没有器质性心脏病，其折返途径常较明确，可通过射频消融术根治。

　　2. 阵发性室性心动过速（paroxysmal ventricular tachycardia，PVT）　大多发生于有明确器质性心脏病患者，心电图表现：

　　（1）QRS 波群宽大畸形，时限通常 ≥ 0.12s，ST-T 波方向多与 QRS 主波方向相反（图4-1-55）。

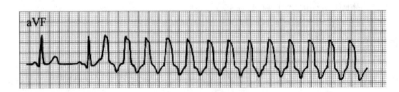

图 4-1-55　阵发性室性心动过速

　　（2）心室率通常为 140 ~ 200 次 / 分，节律可稍不齐，R-R 间期差可达 0.03s。

　　（3）如能发现 P 波，则 P 波频率慢于 QRS 波群频率，PR 无固定关系（房室分离）。

　　（4）偶尔心房激动下传到心室，称为心室夺获（图 4-1-56）；如下传的心房激动与室性节律点各自激动部分心室，则产生室性融合波（图 4-1-57），此时更支持室性心动过速的诊断。

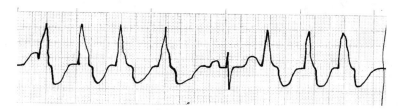

图 4-1-56　阵发性室性心动过速及心室夺获

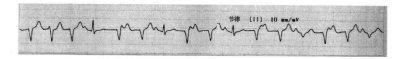

图 4-1-57　阵发性室性心动过速，心室夺获及室性融合波（第 4、7、
10 为心室夺获，第 12、15 为室性融合波）

3. 非阵发性心动过速（nonparoxysmal tachycardia）可发生在心房、房室交界区或心室，因其频率快于这些节律点的固有自主节律，故又分别称为加速性（accelerated）房性、交界性或室性自主心律。此类心动过速的发生机制是异位起搏点自律性增高，大多发生于器质性心脏病患者。心电图表现为：发作频率比阵发性心动过速慢，具有渐发渐止的特点，交界性心律频率多为 70～130 次 / 分（图 4-1-58），室性心律频率多为 60～100 次 / 分（图 4-1-59）。由于其频率与窦性心律频率相近，易发生干扰性房室脱节，并出现夺获心搏和融合波。

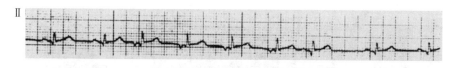

图 4-1-58　非阵发性交界性心动过速

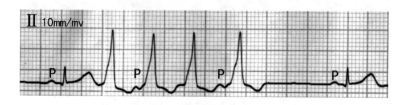

图 4-1-59　非阵发性室性心动过速

4. 扭转型室性心动过速（torsade de point，TdP）心动过速发作时出现宽大畸形的 QRS 波群，每 3～10 个心搏围绕基线不断扭转其主波的正负方向，发作时间短暂，持续数秒至数十秒而自行终止，但极易复发或恶化为室颤，患者可反复发生心源性晕厥。常见的病因为先天性长 QT 间期综合征、严重电解质紊乱（低钾、低镁血症等）、严重心动过缓（如三度房室传导阻滞等）、颅内病变及某些药物（抗心律失常药物、吩噻嗪或三环类抗抑郁药）等（图 4-1-60）。

六、扑动与颤动

扑动、颤动可发生于心房或心室。其电生理基础为心肌的兴奋性增高、不应期缩短，同时伴一定程度的传导障碍，形成环形激动或多发微折返。

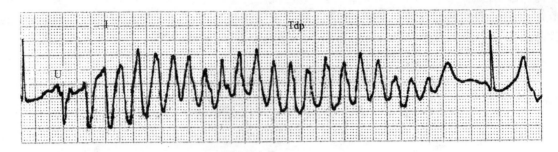

图 4-1-60 扭转型室性心动过速

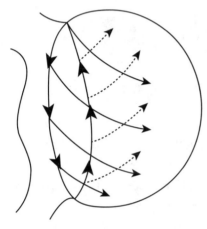

图 4-1-61 心房扑动大折返

1. 心房扑动（atrial flutter） 典型心房扑动的发生机制为房内环形激动大折返（图 4-1-61）。

心房扑动大多为阵发性，少数为持续性，其心电图表现：

（1）正常 P 波消失，代之以连续的大锯齿状扑动波（F 波），F 波间无等电位线，其波形、振幅、间隔均规则，频率多为 250 ~ 350 次 / 分，F 波多在 Ⅱ、Ⅲ、aVF 导联中显示清晰。

（2）F 波如以固定房室比例下传（如 2∶1 或 4∶1），则心室律规则。如房室比例不恒定或伴有文氏现象，则心室律可以不规则（图 4-1-62）。QRS 波群形态多正常。如 F 波的振幅和间距有差异，且频率＞ 350 次 / 分，称之为不纯房扑。

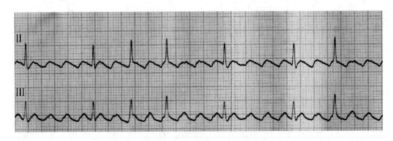

图 4-1-62 心房扑动

2. 心房颤动（atrial fibrillation） 心房颤动是临床上仅次于期前收缩的一种常见心律失常。多种心脏病发展到一定程度都可能发生心房颤动，多与心房扩大和心房肌病变有关。少数阵发心房颤动者可无明显器质性心脏病。心房颤动很可能是极多的微折返激动所引起的（图 4-1-63）。

心房颤动时整个心房失去了协调一致的收缩与舒张，致使心室的充盈受影响，心排血量降低，且易引发附壁血栓形成。心电图表现：

（1）正常 P 波消失，代之以形态各异振幅不等的颤动波（f 波），f 波频率为 350 ~ 600 次 / 分，V₁ 导联常显示最为清晰。

（2）心室律绝对不规律，QRS 波群形态多正常（图 4-1-64）。在长 R-R 间期后出现一个较短的 R-R 间期时，易出现一个增宽

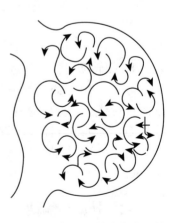

图 4-1-63 心房颤动发生机制示意图

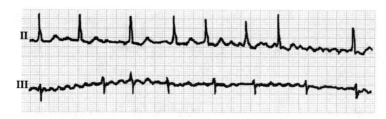

图 4-1-64　心房颤动

变形的 QRS 波，酷似室性期前收缩，此可能为房颤伴室内差异传导，应予鉴别。

3. 心室扑动与心室纤颤　现多认为心室扑动（ventr-icular flutter）是心室肌发生环行激动的结果。发生心室扑动一般具有两个条件：①心肌严重受损、缺氧或代谢异常；②异位激动落在易损期。心电图表现为：连续快速而规则的酷似正弦曲线的大振幅波，频率为 200 ～ 250 次/分。室扑常为时短暂，可很快消失或转为室颤。心室纤颤（ventricular fibrillation）往往是心脏电停止前的短暂征象。由于心室发生多灶性局部兴奋，心电图上出现波形、振幅与节律极不规律的室颤波，频率为 200 ～ 500 次/分。室扑与室颤心电图上均无法识别 QRS 波群、ST 段及 T 波，是极严重的致命性心律失常，发生室扑、室颤时患者的心脏已停止泵血，必须施以紧急复苏救治（图 4-1-65）。

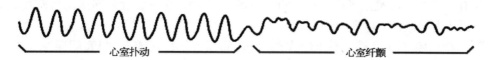

图 4-1-65　心室扑动与心室纤颤

七、传导异常

心脏传导异常包括传导障碍（病理性传导阻滞和生理性干扰脱节）和传导途径异常。

（一）传导阻滞

心脏传导阻滞（heart block）的原因可以是传导系统的器质性病变，也可以是迷走神经张力增高引起的功能性抑制或药物作用所致。按其发生的部位可分为窦房阻滞、房内阻滞、房室阻滞和室内阻滞。按其阻滞程度可分为一度（传导延缓）、二度（部分激动不能下传，即漏搏）和三度（传导完全中断）。按其病程可分为暂时性、交替性、渐进性或永久性。

1. 窦房阻滞（sinoatrial block，SAB）　常规体表心电图无法记录到窦房结电位，故一度窦房阻滞不能观察到。三度窦房阻滞与窦性停搏很难鉴别。只有二度窦房阻滞在心电图上可以显示心房和心室漏搏（P-QRS-T 均脱漏），即在规律的窦性 P-P 间期中突然出现一个长 P-P 间期，这一长间距恰等于正常窦性 P-P 间期的整倍数，此称为二度 Ⅱ 型窦房阻滞（图4-1-66）。

窦房传导逐渐延长，直至一次窦性激动不能传入心房，心电图上表现为 P-P 间期逐渐缩短，突然出现一个长 P-P 间期，长 P-P 间期小于两个窦性 P-P 间期之和，此称为二度 Ⅰ 型窦房阻滞（图 4-1-67）。

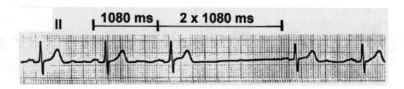

图 4-1-66　二度 Ⅱ 型窦房阻滞

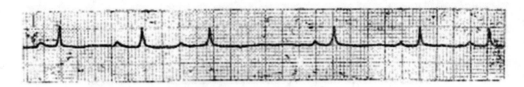

图 4-1-67　二度 I 型（文氏型）窦房阻滞（伴一度房室传导阻滞）

2. 房内阻滞（intra-atrial block）　心房内有前、中、后三条结间束连接窦房结与房室结和右、左心房。右心房与左心房之间主要由上房间束（是前结间束的房间支，又称 Bachmann 束）和下房间束连接。房内阻滞一般不产生心律不齐。心电图表现为：P 波增宽 ≥ 0.12s，出现切迹，双峰间距 ≥ 0.04s，V_1 导联 Ptf 负值增大，应结合临床资料与左心房肥大相鉴别。完全性房内阻滞很少见，其产生原因是局部心房肌周围形成传入、传出阻滞，引起心房分离。心电图表现为：在正常窦性 P 波之外，出现与其无关的 P 波或 F、f 波，自成节律。

3. 房室传导阻滞（atrioventricular block，AVB）　是临床上常见的一种心脏传导阻滞。房室传导阻滞可发生在不同水平，房室结和房室束是最常发生阻滞的部位，若左、右束支或三支（右束支和左前分支、左后分支）同时发生传导阻滞，也归为房室传导阻滞。阻滞部位越低，潜在节律点的自律性越低且稳定性越差，病情则越重，预后也越差。准确判断房室传导阻滞发生的部位有时需借助房室束（希氏束，His bundle）电图。房室传导阻滞多由器质性心脏病引起，少数因迷走神经张力增高所致。

（1）一度房室传导阻滞：心电图表现为 PR 间期延长。在成人如 PR 间期 > 0.20s，或老年人 > 0.22s，或心率没有明显改变而 PR 间期增加了 0.04s 以上，可诊断为一度房室传导阻滞（图 4-1-68）。PR 间期可随年龄、心率而有明显改变，故诊断时应予相应考虑。

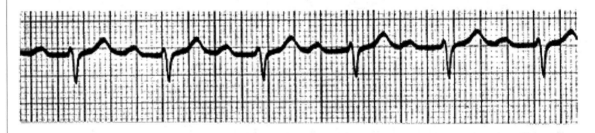

图 4-1-68　一度房室传导阻滞（PR 间期 0.28s）

（2）二度房室传导阻滞：心电图表现为部分 P 波后 QRS 波群脱漏，分为两种类型。

①二度 I 型房室传导阻滞（Mobitz I 型）：表现为 P 波规律出现，PR 间期逐渐延长（每次延长的绝对增加值通常递减），直至一个 P 波不能下传心室，即脱漏一个 QRS-T 波，出现一个包含受阻 P 波在内的长 R-R 间期，这一长间距小于窦性 P-P 间期的两倍。此后 PR 间期又复缩短，重新开始另一个周期，称为文氏周期，此种现象称为文氏现象（Wenckebach phenomenon）。以 P 波数与下传数的比例来表示房室传导阻滞的程度，例如 5∶4 传导表示 5 个 P 波中有 4 个 P 波下传心室，而有 1 个 P 波未能下传（图 4-1-69）。

②二度 II 型房室传导阻滞（Mobitz II 型）：表现为 PR 间期恒定，部分 P 波不能下传致使

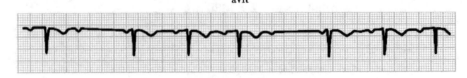

图 4-1-69　二度 I 型房室传导阻滞

其后无 QRS-T 波（图 4-1-70）。绝对不应期延长很可能是二度 II 型房室传导阻滞的电生理基础，其阻滞部位较低。凡连续出现 ≥ 2 次的 QRS-T 波脱漏者，称高度房室阻滞，例如 3∶1、4∶1 传导者。

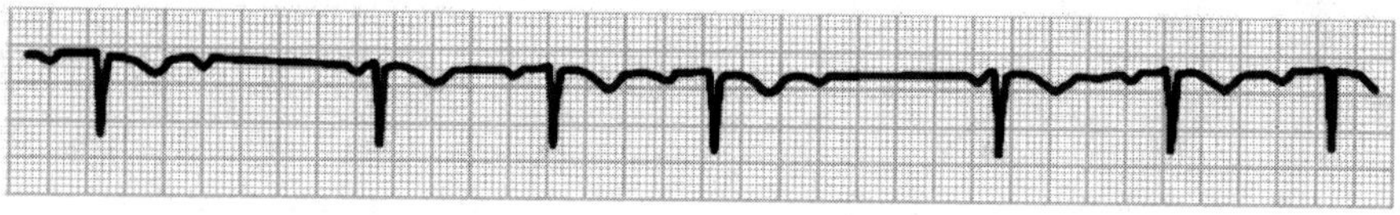

aVR

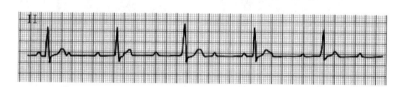

图 4-1-70　二度 II 型房室传导阻滞

二度 I 型房室传导阻滞较 II 型常见，I 型者多为功能性或病变位于房室结（大多数）或房室束（少数）的近端，预后相对较好；II 型者多因房室束远端或束支的病变所致，易发展为完全性房室阻滞，预后较差。

（3）三度房室传导阻滞：又称完全性房室阻滞。当室上性激动完全不能下传心室时，阻滞部位以下的潜在节律点将控制心室，发生交界性逸搏心律（QRS 形态正常，频率多为 40 ～ 60 次 / 分）或室性逸搏心律（QRS 形态宽大畸形，频率多为 20 ～ 40 次 / 分），临床上以交界性逸搏心律为多见。室性逸搏的出现提示阻滞部位较低。因为心房和心室分别由不同节律点控制，各自保持自身的节律，心电图表现为：P 波与 QRS 波群毫无关系，P-P 间期短，R-R 间期长（图 4-1-71）。

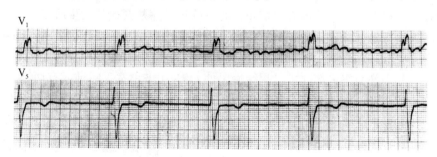

图 4-1-71　三度房室传导阻滞

P 波偶能下传心室者，称为几乎完全性房室传导阻滞。房颤时，如心室率慢而节律绝对规则，则为心房颤动合并三度房室传导阻滞（图 4-1-72）。

V_1

V_5

图 4-1-72　心房颤动合并三度房室传导阻滞

4. 束支与分支阻滞　房室束穿膜进入心室后，在室间隔上部分为细而长的右束支和粗而短的左束支。左束支又分为左前分支、左后分支和左间隔支（图 4-1-73）。一侧束支阻滞时，激动从健侧心室跨越室间隔后再缓慢地激动对侧心室，这在时间上可延长 40 ～ 60ms 以上。其中 QRS 波群时限 ≥ 0.12s 为完全性束支阻滞，＜ 0.12s 为不完全性束支阻滞。

（1）右束支阻滞（right bundle branch block，RBBB）：右束支细长且其不应期比左束支长，故传导阻滞比较常见。右束支阻滞可发生在心脏病患者，也可见于健康人。右束支阻滞时，心室激动仍始于室间隔中部，自左向右方向除极，接着经普肯耶纤维迅速激动左室，最后经心室

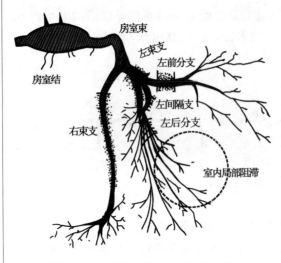

图 4-1-73 束支阻滞可能发生的部位

肌缓慢激动右室。所以 QRS 波群前半部接近正常，后半部则形态畸形增宽。

完全性右束支阻滞心电图表现：V_1 导联呈 rsR′ 型或 M 型波，QRS 波群时限 ≥ 0.12s，此为最具特征性的改变；I、V_5、V_6 导联 S 波增宽而有切迹，其时限 ≥ 0.04s；aVR 导联呈 QR 型，其 R 波宽而有切迹；V_1 导联 R 峰时间 > 0.05s；V_1、V_2 导联 ST 段轻度压低，T 波倒置；I、V_5、V_6 导联 T 波方向多与终末 S 波方向相反，而为正向波（图 4-1-74）。

不完全右束支阻滞时，QRS 形态与上述相似，但时限 < 0.12s。

右束支阻滞合并心肌梗死时，梗死所致的异常 Q 波在 QRS 波群的起始，而右束支阻滞的特征性改变在 QRS 波群的终末，二者的改变均可显现。右束支阻滞合并右室肥大时，心电图可表现为心电轴右偏，V_5、V_6 导联的 S 波可明显加深（> 0.5mV），V_1 导联 R′ 可明显增高（> 1.5mV）。

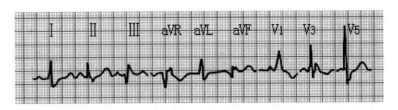

图 4-1-74 完全性右束支阻滞

（2）左束支阻滞（left bundle branch block，LBBB）：左束支粗而短，且其不应期较右束支短，故较少发生阻滞。如有发生，大多提示有器质性病变。左束支阻滞时，激动沿右束支下传至右室前乳头肌根部才开始向各方向扩布，心室除极顺序从开始就发生改变。因此室间隔激动变为右向左方向除极，导致 I、V_5、V_6 导联 QRS 波群起始为 R 波（正常时室间隔左向右除极的 q 波消失）。左心室是通过心室肌缓慢激动而除极，故 QRS 时限明显延长。心室除极向量主要向左后方，其中部及终末部除极过程缓慢，使 QRS 主波增宽、粗钝或有切迹。

完全性左束支阻滞心电图表现：V_1、V_2 导联呈 rS 或 QS 型，QRS 波群时限 ≥ 0.12s，其负向波宽且深；I、aVL、V_5、V_6 导联 q 波消失、R 波增宽、粗钝或有切迹；V_5、V_6 导联 R 峰时间 > 0.06s；ST-T 方向与 QRS 主波方向相反；心电轴可有不同程度的左偏（图 4-1-75）。

不完全性左束支阻滞时，QRS 形态与上述相似，但其时限 < 0.12s。

左束支阻滞心电图图形有时与左心室肥大十分相近，需予以鉴别。但左束支阻滞合并心肌

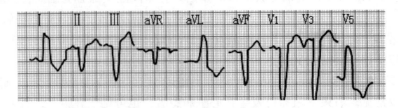

图 4-1-75 完全性左束支阻滞

梗死时，因两者均使 QRS 波群的起始向量改变，故常掩盖梗死的图形特征，仅凭心电图诊断发生困难。若左侧胸导联均呈 QS 波，或 I、V_5、V_6 导联出现 Q 波，或 V_1、V_2 导联出现 R 波等，则应考虑合并心肌梗死的可能性。

（3）左前分支阻滞（left anterior fascicular block，LAFB）：左前分支细长，支配左室左前上方，传导阻滞较常见。左前分支阻滞时，QRS 向量主要变化在额面，其初始向量朝向右下方，此后迅速经左下转向左上，心室除极向量主要指向左上方。其心电图表现：心电轴左偏在 -30°～ -90°，以达到或超过 -45° 具有较肯定的诊断价值；I、aVL 导联呈 qR 型，aVL 导联 R 波 > I 导联 R 波，II、III、aVF 导联呈 rS 型，$S_{III} > S_{II}$；QRS 时限轻度延长，但 < 0.12s（图 4-1-76）。

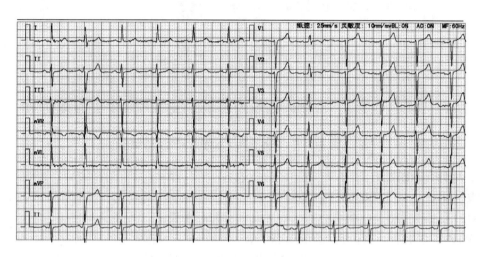

图 4-1-76　左前分支阻滞

（4）左后分支阻滞（left posterior fascicular block，LPFB）：左后分支粗短，向下向后散开分布于左室的膈面，传导阻滞较少见。其心电图表现：心电轴右偏在 +90°～ +180°，以超过 +120° 具有较肯定的诊断价值；I、aVL 导联呈 rS 型，III、aVF 导联呈 qR 型，且 q < 0.025s，$R_{III} > R_{II}$；QRS 时限 < 0.12s（图 4-1-77）。临床上在考虑左后分支阻滞诊断时应先除外引起心电轴右偏的其他原因。

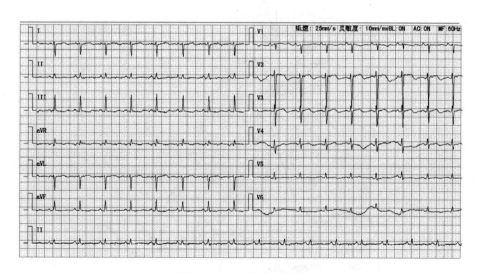

图 4-1-77　左后分支阻滞

（二）干扰与脱节现象

干扰现象（interference phenomenon）是指心脏节律点在发放激动或被激动后，处于不应期，不能被其他节律点的激动兴奋的现象称为完全性干扰现象；或可被其他节律点激动兴奋，但激动传导速度明显减慢称为不完全性干扰现象。这种因生理性不应期而发生的生理性传导障碍，称为干扰性传导障碍。脱节现象（dissocation phenomenon）又称为干扰脱节现象，是指心脏为两个频率相近的独立节律点产生的激动发生连续 3 次或 3 次以上的完全性干扰。

干扰所致的心电图变化（如传导延缓、中断）与病理性传导阻滞相似，必须予以鉴别。干扰现象虽是一种生理现象，但可使心律失常变得更为复杂。干扰可发生在心脏的各个部位，最常见的部位是房室交界区，如房性期前收缩本身的 P′R 间期延长、插入性期前收缩后的窦性PR 间期延长以及房性期前收缩的代偿间歇不完全，均属于干扰现象（图 4-1-78）。

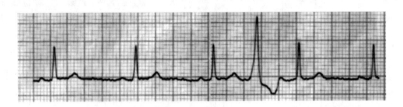

图 4-1-78　插入性期前收缩后 P-R 间期延长

（三）预激综合征

预激综合征（pre-excitation syndrome）是由于房室之间存在着先天性附加旁路，心房或心室的激动可通过此旁路提前激动心室或心房而引发的心律失常。其类型如下：

1．W-P-W 综合征（Wolff-Parkinson-White syndrome）又称典型预激综合征，其预激旁路为 Kent 束，可位于房室环的任何部位。心电图特征为：PR 间期缩短 < 0.12s；QRS 波群增宽 ≥ 0.12s，其起始部可见到粗钝、畸形的预激波（Δ 波）；PJ 间期正常；ST-T 继发性改变，即 ST 段向预激波反方向移位，T 波可低平（图 4-1-79）。

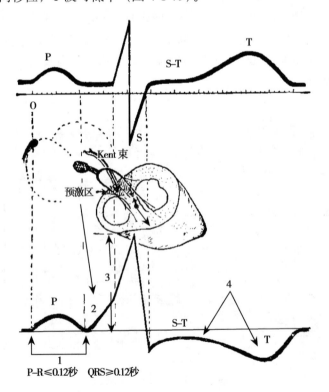

图 4-1-79　Kent 束形成的 W-P-W 综合征

根据 V_1 导联 Δ 波极性及 QRS 主波方向可对 Kent 束做初步定位。V_1 导联 Δ 波正向且 QRS 主波为正向波，一般为左侧旁路（图 4-1-80）。V_1 导联 Δ 波负向或 QRS 主波为负向波时，则多为右侧旁路（图 4-1-81）。

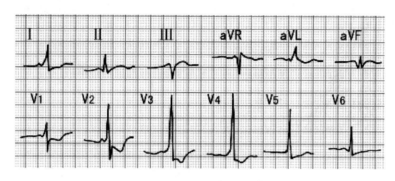

图 4-1-80　典型预激综合征（左侧旁路）

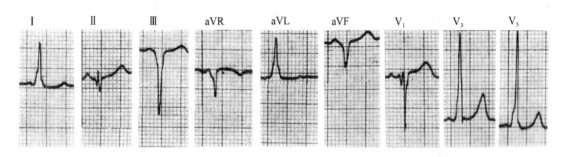

图 4-1-81　典型预激综合征（右侧旁路）

如 Kent 束只有逆传功能时，心房激动不能经其下传心室，但可引发房室折返性心动过速，此时 Kent 束作为室房传导通路，称之为隐匿旁路。

2．LGL 综合征（Lown-Ganong-Levine syndrome）又称短 PR 综合征。其预激旁路可为 James 束，James 束绕过房室结连接心房和房室束，或房室结小、发育不全引起房室结加速传导。心电图特征是：PR 间期 < 0.12s，QRS 波群起始无 Δ 波（图 4-1-82）。

3．Mahaim 型预激综合征　其预激旁路为 Mahaim 束。Mahaim 束连接房室交界区的下端与心室，因心房激动经房室结下传，所以心电图上 PR 间期正常，但激动经 Mahaim 束使部分心室肌提前除极，使 QRS 波群起始部出现 Δ 波。Mahaim 束没有逆传功能，现仅发现在右侧，但其参与折返性心动过速时呈宽 QRS 似左束支阻滞图形（图 4-1-83）。

八、逸搏与逸搏心律

心脏上一级节律点发生病变或受到抑制而出现停搏或频率显著减慢时（如病态窦房结综合征），或因传导障碍而不能下传时（如窦房或房室传导阻滞），或其他原因导致长的间歇（如期前收缩后的代偿间歇等），下一级节律点就会发出激动控制心脏。仅发出 1、2 个激动者称为逸搏（escape beat），连续发出 ≥ 3 个激动者称为逸搏心律（escape rhythm）。其 QRS 波群形态与各相应的期前收缩相似，差别在于期前收缩是提前发生，属主动性节律；而逸搏属被动性节律，具有生理保护性，由于有逸搏发生可避免长时间的心脏停搏。按其发生部位可分为交界性、室性和房性逸搏，临床上以房室交界性逸搏最常见（图 4-1-84），室性逸搏较少见，房性逸搏更少见。

1．房室交界性逸搏心律（AV junctional escape rhythm）　见于显著窦性心动过缓、窦性停搏或房室传导阻滞等患者。其 QRS 波群形态为室上性，频率通常在 35～60 次／分。

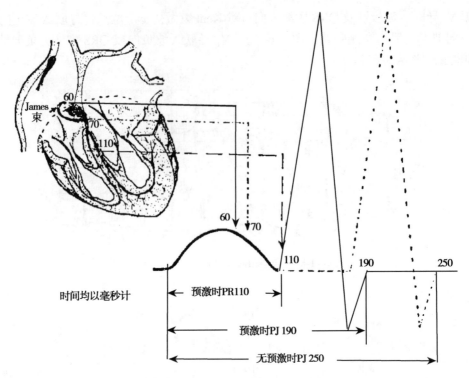

图 4-1-82　James 束形成的短 PR 综合征

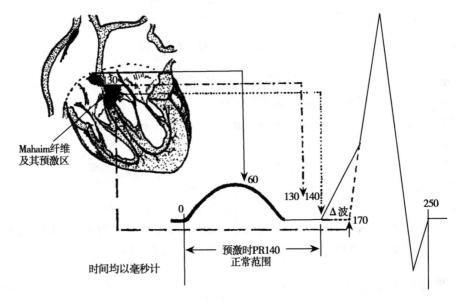

图 4-1-83　Mahaim 束形成的宽 QRS，但 PR 间期正常

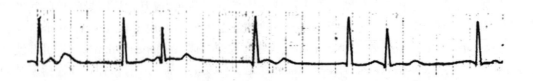

图 4-1-84　交界性逸搏、心室夺获

图示第 1、2、4、5、7 为交界性逸搏，第 3、6 为心室夺获

2. 室性逸搏心律（ventricular escape rhythm）　多见于双结病变或发生于房室束分叉以下部位严重房室传导阻滞患者。其 QRS 波群宽大畸形，频率通常在 20 ～ 40 次 / 分，节律可不

规则。

3. 房性逸搏心律（atrial escape rhythm） 窦性心动过缓时，心房内多处潜在节律点均可发出激动形成房性逸搏。其 P 波形态可异于窦性 P 波，频率通常在 50 ~ 60 次 / 分。如 P 波形态、PR 间期甚至 P-P 间期有周期性变异，则称为游走心律，游走到心房下部或达到房室交界区时，则出现与窦性 P 波方向相反的逆行 P′ 波。

4. 反复心律（reciprocal rhythm） 反复心律是一种折返性心律失常，折返部位多在房室结。当交界性逸搏下传使心室除极形成一个 QRS 波群，同时逆传使心房除极产生一个逆行 P′波，这个逆行上传的激动如在房室结内折返（当房室结内存在双径路时）再次下传心室，便产生了第二个 QRS 波群，形成两个 QRS 波群之间夹有一个逆行 P′ 波，此称为反复心律，其 R-R 间期通常 < 0.50s（图 4-1-85）。若两个 QRS 波群之间夹有一个窦性 P 波，则为逸搏 - 夺获心律，称为伪反复心律（图 4-1-86）。

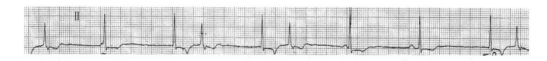

图 4-1-85 反复心律

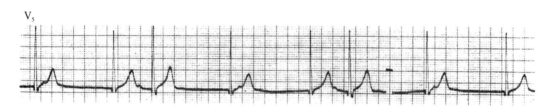

图 4-1-86 伪反复心律（逸搏—夺获心律）

第七节　电解质紊乱和药物影响

一、电解质紊乱

电解质紊乱（electrolytes disturbance）是指血清电解质浓度异常，无论其浓度过高或过低都会影响心肌的电生理特性，在一定程度上可反映到心电图上。心电图改变因受多种因素的影响，使其与血清电解质水平并不完全一致。如同时存在几种电解质紊乱时又可互相影响，加重或抵消心电图的某些改变。故应密切结合病史和临床表现进行判断。

1. 高钾血症（hyperkalemia） 血清钾 > 5.5mmol/L，可使 QT 间期缩短，T 波高耸（振幅增高、基底变窄）。血清钾 > 6.5mmol/L，QRS 波群增宽，R 波降低、S 波加深，PR 和 QT 间期延长，ST 段压低。血清钾 > 7 ~ 8mmol/L 时，QRS 波群进一步增宽，PR 和 QT 间期明显延长，P 波增宽、振幅减低甚至消失。偶尔激动可发生"窦室传导"，是因窦房结受高血钾抑制较心房肌为轻，仍在发出激动，激动沿结间束下传至心室所致。血清钾 > 9 ~ 10mmol/L 时，心室除极缓慢，形成宽大 QRS 波群甚至与 T 波融合（图 4-1-87）。高血钾还可引发严重室性心律失常（室速、室扑或室颤）甚至心脏静止。

2. 低钾血症（hypokalemia） 血清钾 < 3.5mmol/L 时，T 波降低增宽，U 波振幅增高 > 0.1mV 或 U/T > 1 或 T-U 融合、双峰，ST 段压低，QT 间期轻度延长，Q-T-U 间期明显延长。明显低血钾时，T 波倒置、ST 段压低、QRS 时限延长（图 4-1-88）。低血钾可引发多源性期前

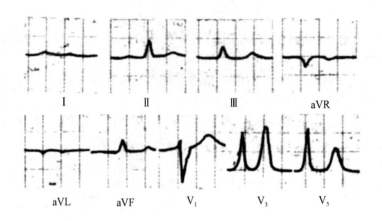

图 4-1-87 高血钾症

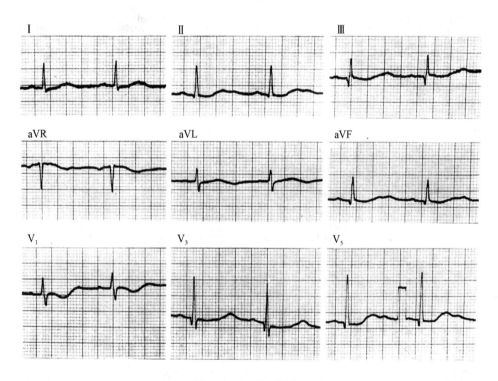

图 4-1-88 低血钾症

收缩、心动过速、室扑、室颤、心脏静止或传导阻滞等。

3. 高血钙（hypercalcemia）和低血钙（hypocalcemia） 高血钙可使心电图 ST 段缩短或消失，QT 间期缩短；严重高血钙可强烈抑制窦房结的自律性而导致窦性静止、窦房阻滞、室性期前收缩、室速等。低血钙则相反，可见 ST 段明显延长、QT 间期延长、直立 T 波变窄、低平或倒置。

二、药物影响

（一）洋地黄

1. 洋地黄效应（digitalis effects） 洋地黄直接作用于心室肌，使动作电位 2 相缩短甚至消失，并使 3 相复极加速，导致动作电位时程缩短。心电图表现为：ST 段下垂型压低，T 波低平、双向或倒置，双向 T 波常呈负正双向、终末部分直立变窄，ST-T 呈"鱼钩型"，QT 间期缩短。这些表现常为已接受洋地黄治疗的标志，故称为洋地黄效应（图 4-1-89）。

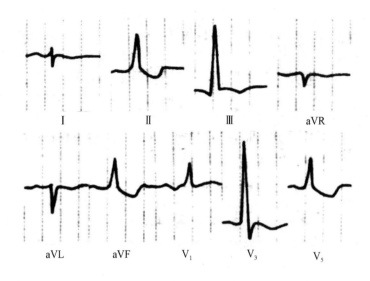

I　　　Ⅱ　　　Ⅲ　　　aVR

aVL　　aVF　　V₁　　V₃　　V₅

图 4-1-89　洋地黄效应

2. 洋地黄中毒（digitalis toxicity）　洋地黄中毒的主要表现是发生各种心律失常，常见的有频发（二联律或三联律）和多源性室性期前收缩，严重者可发生室速甚至室颤，其他的还可见到二度或三度房室传导阻滞、阵发性交界性心动过速伴房室脱节、房性心动过速伴房室传导阻滞等。

（二）抗心律失常药物

如奎尼丁、胺碘酮、索他洛尔等治疗剂量时均可抑制心肌细胞的自律性、兴奋性和传导性。心电图常表现为 QT 间期等各间期延长。药物过量时可表现出促心律失常作用（proarrhythmia），使原有心律失常加重或发生某些新的心律失常。

第八节　心电图的临床应用和分析方法

一、心电图的临床应用

心电图反映心脏的电活动，因此对各种心律失常的诊断分析具有肯定价值，目前尚没有其他方法能替代心电图在这方面的应用。心电图的特征性改变和动态演变是诊断心肌梗死的可靠依据，心电图检查是心肌梗死诊断的最实用、最重要的手段。房室肥大、心肌受损、供血不足、电解质紊乱和药物都可引起相应的心电图改变，但在这些方面心电图改变的特异性及敏感性均不够高，故仅供参考。对于心肌舒缩强度、心瓣膜活动、血流动力学状态等的判断，心电图则无法提供直接帮助，但可作为心动周期的时相标记，如做超声心动图、心音图、心阻抗图、心脏 CT、ECT 及 MRI 检查时必须与心电图同步记录。此外，在各种重症患者的救治（如在 ICU）、麻醉、手术、药物观察、基础与临床科研等方面也离不开心电监测。

二、心电图分析方法与步骤

1. 结合临床资料的重要性　心电图记录的仅是心脏的电变化，其检测技术本身又尚未完善（如体表心电图无法记录窦房结电位、房室束电活动等），某些理论还停留在假说阶段（如艾氏三角假说、损伤电流学说等），此外还受个体差异等诸多方面的影响，所有这些因素决定了心电图检查的临床应用存在一定的局限性。许多心脏疾病，特别是早期阶段，心电图可以完全正常。而某些心电图改变又可以由多种疾病引起，如 ST-T 的改变可能是心肌缺血、损伤、炎症等所致的原发性改变，也可能是心脏肥大等继发性改变，还可能是心脏的正常变异（如早期复极综合征等）。因此，在判断心电图时应密切结合临床资料，切忌就图论图。

2．动态观察心电图的价值   一帧心电图仅反应瞬间心电变化（通常心电图记录仅数秒至数分钟），所提供的信息可能较少、较不确定。而不同时间记录的一系列心电图则可提供更多有价值的信息。如胸痛患者的第一帧心电图正常，而此后短时间（几小时至 1～2 天）重复记录几帧心电图，常可进一步确定或排除急性心肌梗死等。再如一患者心电轴左偏 -30°，其临床意义难以判定，但如参考此前不久其心电轴为 +60°，则结合临床表现可确定其左前分支阻滞的诊断。

3．检查心电图记录的质量   应检查心电信号是否稳定，当发生伪差、干扰时应予及时排除，以确保记录到高质量的图形。常规记录的 12 导联心电图不能作出明确判断时，应根据临床需要再加做其他导联，如怀疑后壁心肌梗死需加作 V_7～V_9 导联，怀疑右室梗死需加作 V_{3R}～V_{5R} 导联。

4．熟悉心电图的正常变异   心电图的波形受患者年龄、性别、体型、体位、呼吸、饮食、情绪等的影响，所有这些因素都可使心电图发生正常的变异，如成年人与儿童的 P 波形态不同、肥胖者的心电图可能出现循长轴转位的改变等，因此，应熟悉心电图的正常变异，避免临床上的误判。

5．心电图的定性与定量分析   定性分析是基础，应先大致审观一遍全图，注意 P 波、QRS-T 波的有无及相关性，心电轴及各波波形、振幅、时限有无明显改变。对多数心电图来说，这样常可作出正确判断。但对于有疑点或参数在临界值的心电图则应予以定量分析，准确测量心电轴及各波振幅和时限。对于复杂心律失常，还可借助梯形图来分析各波之间的关系及心脏各部位的传导情况。

梯形图是在心电图下方划数条横线，分别代表窦房结（S）、心房（A）、房室交界区（A-V）和心室（V），另配以适当的符号，如：以圆点表示激动起源，直线表示激动传导，"丁"表示传导受阻等（图 4-1-90）。

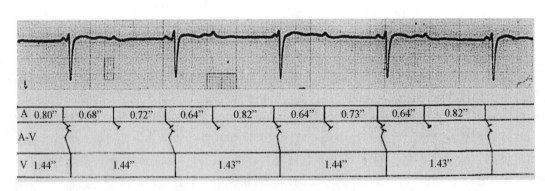

图 4-1-90   梯形图示意完全房室分离

6．心电图的诊断原则   心电图诊断应符合诊断学的一般原则，应先考虑常见病再想到少见乃至罕见诊断。心电图诊断如与临床资料明显不符时，应重新分析心电图。在证据不充分时，可客观地做出描述，如高电压、ST-T 改变、心电轴偏移、异常 Q 波等，而避免武断地做出如下结论，如"房、室肥大"、"心肌缺血"、"心肌炎"、"陈旧心肌梗死"等。

总之，心电图主要反映四个方面的问题：①房室肥大，②心肌缺血与心肌梗死，③心律失常，④传导异常。在分析心电图的时候，需要从以下几个方面入手：①确定是窦性心律或是异位心律；②大致判断心电轴有无偏移；③依次精确测量 P、PR 间期、QRS、ST、QT 间期；④观察 P-P 间期是否规则；⑤观察 R-R 间期是否规则；⑥观察 ST-T 有无压低、低平、倒置；⑦再观察 P-P 间期、PR 间期、R-R 间期及 P 波与 QRS 有无相关关系，——排除，直至做出正确诊断。

（吕凤华）

第二章　其他常见心电学检查

第一节　动态心电图

动态心电图（ambulatory electrocardiography，AECG）是指连续记录 24 小时或更长时间的心电图。该技术由美国学者 Norman J Holter 于 1949 年发明，20 世纪 60 年代早期开始应用于临床，常被称为心电 Holter 或直接简称为 Holter。动态心电图可提供被检者实际生活状态下较长时间（24 ～ 72 小时甚至更长时间）的心电信息，是一种临床广泛应用的心血管病无创性检查手段。偶尔情况下，为了记录患者极偶发但严重的心律失常信息，可将一种心电记录装置暂时埋藏在患者皮下，可阶段性记录长达两年时间内的心电信号，这种装置被称为植入式Holter，其记录系统可以由心律失常自动触发，也可由患者手动触发。

一、Holter 装置

动态心电图仪由记录系统和回放分析系统组成。

1. 记录系统　包括记录器和导联线。目前临床常用 Holter 能同时记录 12 导联心电信号，除了可以分析心率、心律情况外，还可以根据 ST-T 变化分析心肌缺血的可能性。记录电极用胶带固定于胸部，经导联线与记录器相连，将信号记录于磁带或电子储存卡上。记录器重约100g 左右，可以挂于胸前或腰间，一般配置有手动按钮，在患者感觉不适或从事体力活动时可以按压该按钮，记录器将记下在某时间点上有事件发生，患者在事件记录本上记下具体的时间和事件内容，分析时可在计算机上找到该时间点上的心电信号，结合事件性质分析其症状与心电变化的相关性，提高心电图的诊断价值。以前的 Holter 记录器只能记录 3 个导联的心电信号，只适用于心律失常分析，不能提供准确的 ST-T 改变信息，已趋于被淘汰。

2. 回放分析系统　为配有与记录器匹配的专用分析软件的计算机，以 60 倍速回放记录的电子信息，可以在 24 分钟内完成 1 天的心电信息回放，在此过程中自动对记录器记录到的心电信息进行分析。专业人员通过人机对话对电脑分析的心电图资料进行核实、判定、修改和编辑，打印出有关的数据和图表，以及异常心电图图例，作出诊断报告。

二、导联连接

以常用的 12 导联 Holter 为例，导联线上共有 10 个电极接口，分为左上、左下、右上、右下 4 个肢导电极和 6 个胸导电极，其中肢导电极固定于胸部接近四肢的位置代替常规心电图的肢导，胸导电极位置与常规心电图胸前导联位置一致（不同厂家产品的连接方式可能略有不同）。

三、临床应用价值

动态心电图常可检测到常规心电图检查难以捕捉的一过性心电改变。结合分析被检者的生活日志，可以明确患者的症状、活动状态及服用药物等和心电图变化之间的关系。其适应证为：

1．心悸、气促、胸痛、胸闷、头晕、晕厥等症状与心电图变化间关系的判断。

2．心律失常的定性和定量诊断。

3．判断是否存在无症状心肌缺血及检测缺血总负荷（记录 24 小时内 ST 段缺血性下移的总时间长度）。

4．在检测心律失常、心肌缺血基础上，适应证可扩展到药物疗效的评价，患者预后的判断，起搏器功能的评价等。

5．医学科研和流行病学调查，如正常人心率的生理变动范围，特殊职业人员（登山、潜水、飞行、宇航、驾驶员等）心脏功能的研究等。

四、动态心电图结果的评价

被检者应记好生活日志，即按时间记录自己的活动状态和有关症状，以便专业人员在评价检查结果时参考。

动态心电图受被检者体位、活动、情绪、睡眠等诸多因素的影响，有时生理与病理改变难以界定，特别是 ST-T 改变究竟是心肌缺血还是正常变异有时判断起来非常困难，必须密切结合临床表现及其他辅助检查资料进行综合分析评判。

动态心电图属回顾性检查，对需要了解即刻心电活动者应做常规心电图描记或行实时心电监测，实际临床工作中实时心电监测系统也多具备动态回放、心律及 ST 段自动分析功能，在相当程度上已将两项检查合并使用了。

由于动态心电图仪的进展能长程描记心电信息，并可以同时检测心率变异性。心率变异性作为目前唯一的一个能够定量反映心脏自主神经的活性及调节功能的检测方法，对评价许多心血管疾病和神经内分泌疾病过程中自主神经变化具有重要价值。

五、技术发展与展望

植入式 Holter 是最近几年应用于临床的一项新技术，它的问世提高了对各种心律失常尤其是有生命危险的恶性心律失常事件的诊断准确性，解决了临床上一些不明原因晕厥的鉴别诊断问题。主要适用于发作时意识丧失、行动不便或发作很少，常规心电图和 Holter 检查不能捕捉到发作当时心电图者。

新近开发出了远程心电遥测技术，患者携带记录器，正常生活状态下，在有自觉不适症状时操作记录器记录心电信息并经电话线路或互联网传递到安装在医院内的主机，医生可以及时作出诊断，指导患者就医。

第二节　心电图运动负荷试验

心电图运动负荷试验（ECG exercise test）是辅助诊断冠心病的一种方法，虽然有一定的假阳性和假阴性，但由于其方法简便、经济、无创、安全而在临床上得到广泛应用。

一、运动试验的生理和病理基础

据 Laplas 公式，心肌氧耗量与心率、心室内径、室壁张力、室内压力增加速率及心室射血时间有关。临床上常以心率与收缩压的乘积来粗略表示心肌氧耗量的大小。稳定型心绞痛患者静息状态下心肌氧供求关系处于平衡状态，故无心绞痛发作，此时其心电图无明显缺血性改变。当被检者做一定量运动时，心率加快、血压升高，氧耗量增加，有可能诱发出心肌氧的供求不平衡，此时心电图可显示缺血性 ST-T 改变。运动试验可提高心电图对心肌缺血的诊断准确性。

二、运动负荷量的确定

运动负荷量分为极量和次极量两档。极量通常指各年龄组被检者心率达到生理极限的负荷量。极限最大心率粗略计算法为220- 年龄。次极量是指心率达到 85% 最大心率的负荷量，临床上为安全起见采用次极量运动试验。例如：50 岁被检者极限心率为 220-50=170 次 / 分，次极量运动试验的目标心率则为 170×85%=145 次 / 分。为使用方便，通常采用次极量目标心率 =190- 年龄的简易公式计算。

三、常用的心电图运动试验

1．平板运动试验（treadmill test） 目前临床应用最广泛。让被检者在活动的平板上行走，根据所选择的运动方案，仪器自动分级依次递增平板速度及坡度以调节负荷量，直到被检者心率达到次极量水平。在运动前、运动中和运动后多次描记被检者的心电图，据心电图变化以判断结果。运动试验十二导联电极放置部位如图 4-2-1 所示，肢体导联电极移动到躯干最接近四肢的位置以减少肢体活动对心电图的干扰。踏板运动时一定要采取正确的踏步姿势，操作者要随时注意保护被检者，避免发生摔倒等意外。

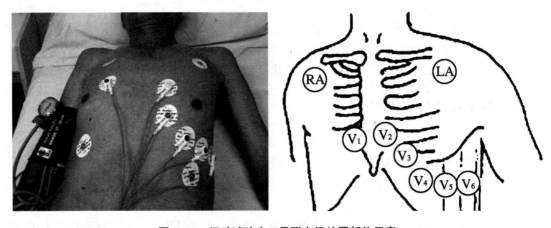

图 4-2-1   运动试验十二导联电极放置部位示意

2．踏车运动试验（bicycle ergometer test） 让被检者在装有功率计的固定无轮自行车上作蹬踏运动，以速度和阻力调节负荷量，负荷量依次递增，直到被检者达到次极量目标心率水平。分析运动前、中、后的心电图变化以判断结果。

以上两种试验各有优缺点，但大同小异，临床常取其中一种检查即可。运动前应记录被检者卧位标准 12 导联心电图、立位改良 12 导联心电图（肢体导联电极位置由四肢改为胸部左右上下四点），并测量血压作为对照。运动中监测心率、心律及 ST-T 改变，并按预定方案每 3 分钟描记一次心电图，记录一次血压。在达到目标心率后保持这一运动量 1 ~ 2 分钟，再终止运动。此后让患者平卧，每 2 分钟描记一次标准 12 导联心电图，至少观察 6 分钟，有 ST 段异常变化者直至 ST 段恢复到运动前状态。

国内常用修改的 Bruce 平板运动方案，如表 4-2-1。

表4-2-1　Bruce平板运动修改方案级别

级别	时间（分钟）（min）	速度（公里/小时）（km/h）	坡度（度）%
1	3	2.7	0
2	3	2.7	5
3	3	2.7	10
4	3	4.0	12
5	3	5.4	14
6	3	6.7	16
7	3	8.0	18
8	3	8.8	20
9	3	9.6	22

四、运动试验的适应证和禁忌证

1. 适应证　①对症状不典型者为确定或排除冠心病进行鉴别；②评估冠心病患者的心脏负荷储备能力；③评价冠心病的手术、介入及药物治疗效果；④作为对冠心病易患人群流行病调查时的筛选试验；⑤对特殊职业者的常规检查。

2. 禁忌证　所有心电不稳定、血流动力学不稳定、急性冠脉综合征（非ST段抬高急性冠脉综合征低危组除外）、重症高血压患者，各种急性病及某些不能承受运动负荷的慢性疾病患者均不应做此项检查。当被检者无以上禁忌证时，应鼓励其坚持运动达到次极量水平。

在运动中如遇下列情况应立即终止试验：①发生典型心绞痛，或发生明显头晕、头痛、乏力、视力模糊、呼吸困难、恶心、胸闷等症状；②出现面色灰白、发绀、冷汗、共济失调，极度疲劳等体征；③ST段水平或下斜型压低≥0.2mV 或 ST 段抬高；④出现室速或进行性传导阻滞；⑤心率反常性减慢和（或）血压反常性下降。

五、运动试验的结果判断

阳性标准有以下二条：

1. 运动诱发出典型心绞痛。

2. 运动中 ST 段呈水平型或下斜型压低≥0.1mV，持续时间＞2分钟（图4-2-2）。少数患者运动中出现 ST 段抬高≥0.1mV，如静息心电图有病理性 Q 波，则此 ST 段抬高多为室壁运动异常所致；如静息心电图正常，则运动中 ST 段抬高多提示有透壁心肌缺血损伤，常是某支冠

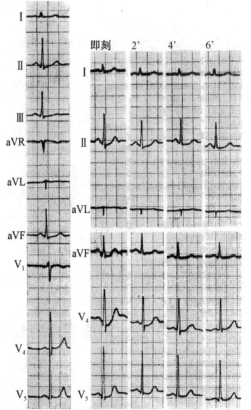

图 4-2-2　静息时心电图正常（上），运动试验中下壁及侧壁导联出现 ST 段下移（下）

状动脉主干严重狭窄所致。

应强调的是，心电图运动负荷试验阳性者如无心绞痛症状，其意义仅为冠心病的一个危险因素，不能仅凭这一危险因素作出冠心病的诊断，因为此试验的特异性一般平均为 77%（17% ~ 100%），尤其在女性被检者中易发生假阳性。其敏感性一般平均为 68%（23% ~ 100%），故心电图运动负荷试验阴性者，也不能完全排除冠心病的可能，须密切结合临床及其他辅助检查综合判断。

第三节　经食管心房调搏

一、经食管心房调搏（transesophageal atrial pacing，TEAP）的基本原理

食管位于左心房后方，两者紧相比邻，如将一电极导管插入食管，将电极置于心房水平，既能清晰地记录到心房除极波（P′）描记出食管心电图，又可以发放电刺激行心房起搏（图 4-2-3A、B）。

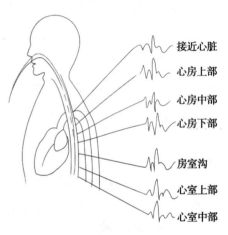

图 4-2-3A　食管心电图

二、窦房结功能测定

将食管电极置于右心房水平，发放电脉冲，频率逐级加速，当频率超过窦房结自律性后，即夺获心脏，成心房起搏心律。快速心房起搏时窦房结受到超速抑制，起搏数秒钟后终止电刺激，心脏将恢复窦性心律。从最后一个右心房起搏波（P′波）到其后第一个窦性 P 波的间距称为窦房结恢复时间（sinus node recovery time，SNRT）。正常时 SNRT < 2000ms。通过程序电刺激尚可测出窦房传导时间（sinoatrial conduction time，SACT）。正常时 SACT < 150ms。

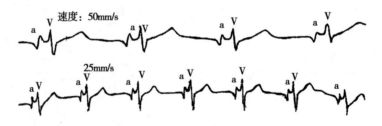

图 4-2-3B　食管内典型心电图（a 为心房波）

SNRT 与 SACT 为测定窦房结功能的两项指标。当窦房结和（或）其结周病变时，SNRT 和（或）SACT 可延长（如图 4-2-4）。

三、在阵发性心动过速诊治上的应用

1. 当常规体表心电图显示宽 QRS 波群型心动过速，又不能清晰描记到 P 波时，通过食管心电图常有助于识别心房与心室的电活动，确定是否存在房室分离（图 4-2-5），从而鉴别室性心动过速与室上性心动过速伴室内差异传导。体表心电图不能肯定诊断，经食管心电图描记可见明确的房室分离，确诊为室性心动过速，食管调搏还有助于确定房室结双径路的存在。

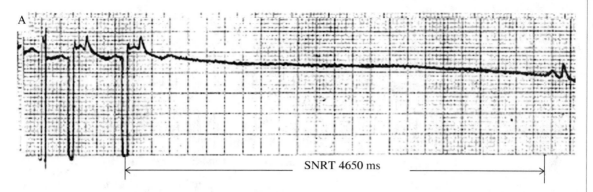

SNRT 4650 ms

图 4-2-4　当窦房结和（或）其结周病变时，SNRT 延长

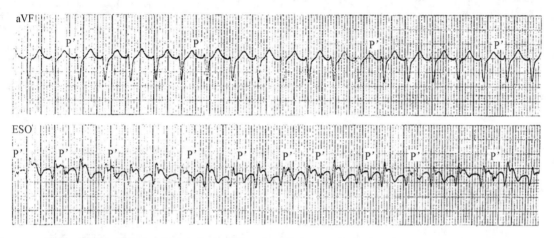

图 4-2-5　体表心电图不能肯定诊断（上），经食管心电图描计可见明确的房室分离，确诊为室性心动过速（下）

2．房室结双径路　是指其内有两条通道，β 通道传导速度快而不应期长，α 通道传导速度慢而不应期短。正常时窦性冲动循快径路（β 通道）下传，PR 间期较短。经食管电极行程序性起搏，当电刺激频率加快到激动落在房室结 β 通道的不应期内时，则经 α 通道下传（因α 通道此时已度过不应期），因其传导速度慢，故 PR 间期会突然延长。如发现 PR 间期的这种跳跃现象，则可判定房室结双通道的存在。房室结折返性心动过速可被心房电刺激诱发与终止。

3．房室折返性心动过速　如图 4-2-6 所示，心动过速发作时（心室率 125 次 / 分），QRS波正常，P 波隐约不清，食管心电图示 P′ 位于 QRS 之后，R-P′=180ms，P′-R ＞ R-P′ 故为房室折返性心动过速。

4．临床上可借助 TEAP 协助评价抗心律失常治疗的疗效。在某些情况下还可用 TEAP 快速起搏终止折返性室上性心动过速（图 4-2-7）。

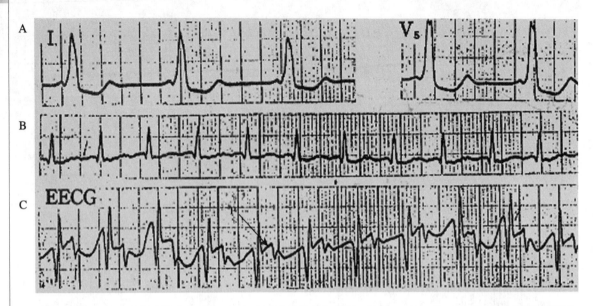

图 4-2-6　图 A 示 A 型预激综合征；图 B 示心动过速时体表心电图，心率 125 次 / 分，QRS 正常，P 波隐约不清；
图 C 示食管心电图，P′ 位于 QRS 之后，R-P′ =180ms，P′-R > R-P′，故为顺向型房室折返性心动过速

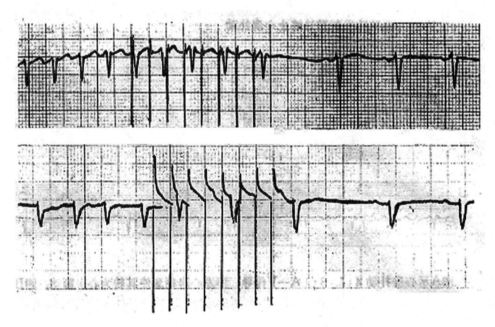

图 4-2-7　TEAP 快速起搏终止折返性室上性心动过速

（洪　涛）

第三章 超声心动图检查

超声心动图（echocardiography）是利用超声波特有的物理学特性检查记录心脏和大血管的形态结构及功能的非创伤性影像学检查方法，自1954年瑞典学者Edler首先应用超声波原理记录心脏结构活动曲线以来，经过近50年的不断发展，超声心动图检查已发展成为集M型、二维、三维、多普勒等多种技术为一体的心血管系统检查手段。超声心动图能够实时显示心脏结构、血流动力学状态、评估心脏功能及临床治疗效果，是心血管系统疾病最重要的临床检查及评价方法之一；同时超声心动图又可以作为心血管疾病的研究工具，在科研工作中中发挥着重要作用。

超声心动图检查具有以下特点：①实时显示评价心血管系统结构、功能和血流动力学状态，重复性好，可靠性高；②没有电离辐射，在常用功率范围内对人体无伤害；③相对于其他影像学检查，超声心动图检查更方便、经济。

第一节 超声心动图成像基本原理和种类

一、超声心动图物理学基础

1．超声波 超声波是声波的一种，属于机械波。频率在20～20 000Hz的声波人类可以听见，称为可闻声波，震动频率在20 000Hz以上的声波人耳听不到，称为超声波。医用诊断超声常用频率范围在2～10MHz（1MHz=10^6Hz），其中心血管系统超声检查常用范围为2.5～5MHz。

超声波基本物理量为频率（f）、波长（λ）、传播速度（C）等，他们之间的关系为$\lambda= C/f$。其超声波在体内的传播速度取决于组织的密度和弹性，与频率无关，超声波在人体软组织如心肌、瓣膜、血管以及血液等中的传播速度基本一致，大约为1540m/s。

2．超声波与组织间的相互作用 超声波与身体器官和组织间的相互作用主要有反射、折射、散射、衰减等。

反射（reflection）：超声波入射到比自身波长大许多倍的界面（大界面）时，入射波的能量部分被界面阻挡，返回至同一介质中传播的现象。反射发生于组织边缘或不同界面之间，其反射多少主要取决于界面两侧组织声阻抗的差别和反射的角度。反射是超声显像的基础。

折射（refraction）：超声波在穿过不同声阻抗的介质时，声束前进方向发生改变称为折射。利用折射效应可以增强超声成像的质量，但也可以造成"伪影"。

散射（scattering）：超声波入射到小于波长的微粒（如红细胞等）发生超声信号的散射。散射无方向性，仅有一小部分朝向探头的信号才会被检测到。利用散射原理，超声波可以显示脏器内部细微结构和血流动力学状态。

衰减（attenuation）：超声波进入人体后，信号强度随着超声能量被吸收、反射、散射而减小称为衰减。衰减程度与组织衰减系数、探头频率、距离探头的距离以及超声波的强度有关。

3．多普勒效应（Doppler effect） 当声波遇到与声束方向做相对运动的物体时，其回声的频率将产生变化，这种现象称为多普勒效应（Doppler effect）。当观察到的物体朝向探头移动时，得到的频率会增加，而当物体背向探头运动时，得到的频率会较发射频率减低。这种频率的变化称为多普勒频移（frequency shift），频移大小与物体活动速度成正比。多普勒效应是多普勒超声心动图的基础。

二、超声心动图成像原理

1. 探头 超声探头也称超声换能器，用以发射超声波和接收反射回来的超声波。探头的核心是由特殊材料（如石英或钛化陶制品）制成的压电晶体（piezoelectric crystal）。将此晶体置于交变电场中，可相应地产生压缩和膨胀从而发出超声波；反之，当超声波的振动碰击压电晶体时亦可使晶体的两端产生交变电流，这种现象称为压电效应（piezoelectric effect）。

根据结构及用途不同，用于超声心动图的探头有经胸探头、经食管探头、心腔内探头等。

2. 超声心动图仪成像原理 超声心动图成像基本原理是探头发射超声波到人体内，再接收来自体内各组织界面经过反射、折射、散射、衰减等的反射波，经超声心动图仪放大、滤波、降噪等一系列的"后处理"，最终在仪器屏幕上"实时"显示心脏结构及血流。

三、超声心动图的种类

（一）根据成像技术分类

1. M 型超声心动图（M-mode echocardiography） 声束通过心脏各层组织时产生的回声信号在荧光屏上由光点表示，光点的亮度由相邻组织声学特性的差异决定，差异越大，反射的声能越多，亮度就越大，反之就越弱。在纵坐标上光点所在的位置表示产生该回声的界面与探头的距离，横坐标是时间轴，由于心脏在不停地运动，与探头的距离也在随时变化，因而光点被展开形成正弦曲线即 M 型超声记录。所以，M 型超声心动图实际上记录的是声束所经各界面在时间轴上的运动轨迹，反映心脏一维的空间结构。目前 M 型超声心动图多在二维超声心动图引导下显示心脏局部的细微结构和运动状态、精确测量心动周期中不同时相的心脏各腔室的大小以及心功能等。

2. 二维超声心动图（2-dimentional echocardiography） 又称"切面超声心动图"（cross-sectional echocardiography），将从人体反射回来的回波信号经复杂的处理组成切面图像。二维超声心动图可以直观、实时显示心脏各结构、空间位置以及毗邻连接关系等，是超声心动图最常用最基本的检查技术方法。

3. 多普勒超声心动图（Doppler echocardiography） 多普勒超声心动图是应用多普勒效应原理评价心血管内血流动力学变化的超声心动图检查技术。多普勒超声心动图不仅可以探测心血管系统内血流速度、性质、方向、途径等，还可通过计算获得瓣口面积、血流流量、压力阶差等血流动力学参数。主要技术模式包括脉冲波多普勒（pulsed-wave Doppler，PWD）、连续波多普勒（Continuous-wave Doppler，CWD）和彩色多普勒血流显像（color Doppler flow imaging，CDFI）。

脉冲波多普勒：声波信号呈脉冲式间断发射，具有距离选通能力，可以测量不同部位的血流信息，但受脉冲重复频率（pulse repetition frequency，PRF）的限制，无法测量高速血流。

连续波多普勒：声波信号连续性发射，可以显示声束方向上血流信号的综合信息，优点是可以测量评价高速血流，缺点是不能进行血流信号定位。

彩色多普勒血流显像：显像基础为脉冲多普勒原理，在心脏或血管内多线、多点取样，回声经处理后进行彩色编码，显示血液流动的情况。这种彩色信号是人为编制和规定的，它反映血流的方向和流速，通常以红色代表血流方向朝向探头，蓝色为方向背离探头，颜色的灰度代表血流速度，速度越高，色彩越亮越鲜艳。CDFI 与二维超声心动图叠加显示，可以直观显示心脏或血管的形态结构及血流信息的实时动态图像，并可准确引导脉冲波和连续波多普勒的测量。

4. 三维超声心动图（three-dimensional echocardiography，3DE） 三维超声心动图（图 4-3-1）应用超声心动图多种采集和显示模式，在三维空间上显示心脏结构及毗邻关系，可以更直观准确的显示评价心脏结构和功能。近年来，随着实时三维矩阵探头的发展以及计算机技术的进步，三维超声心动图逐步应用于临床。

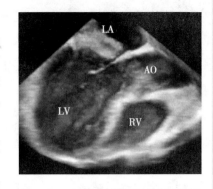

图 4-3-1 三维超声心动图（经食管探头采集）
LA- 左心房，LV- 左心室，RV- 右心室，AO- 主动脉

根据图像采集及显示模式，目前三维超声心动图技术主要有以下几种：

（1）实时三维超声心动图（Real-time three-dimensional echocardiography）：为近年来三维超声心动图最具革命性的技术，可以实时显示心脏三维结构，使三维超声心动图真正应用于临床。但受采集及处理数据速度限制，目前实时三维超声心动图可以获取 60°×30° 大小结构，显示范围偏小，很难显示较大的结构。

（2）全容积三维超声心动图（Full-volume three-dimensional echocardiography）：应用心电触发分别于 4 个心动周期分别采集 15°×60° 大小结构组成 60°×60° 结构，可以显示较大范围的结构，用于心搏量、室壁运动的评价。缺点是由不同的心动周期组合而成，受心律、呼吸影响，图像易出现错位，影响图像质量。随着技术的发展，目前单心动周期全容积三维超声心动图方法已经建立。

（3）彩色三维超声心动图（Color three-dimensional echocardiography）：采集方式与全容积模式相似，可以在三维空间显示彩色多普勒信号，更准确地评价心内异常血流。

（二）根据检查方法分类

1. 经胸超声心动图（transthoracic echocardiography，TTE） 探头置于胸前不同部位，从不同角度扫查以评价心脏结构与功能。为临床超声心动图检查常规检查方法。

2. 经食管超声心动图（transesophageal echocardiography，TEE） 经食管超声心动图属半创伤性检查，用特制的经食管超声探头经口置入食管，从心脏后方探察心脏。与经胸超声心动图相比，较少受声窗的限制，图像质量好，在观察瓣膜、赘生物、主动脉疾病等具有明显优势。

3. 术中超声心动图：（intraoperative echocardiography，IOE） 由于经食管超声心动图不影响手术视野，因此广泛应用于心脏外科手术中，称之为术中超声心动图。由于术中超声心动图可以在不影响手术操作的情况下对心外科手术进行术前及术后即刻效果的准确评价，因此提高了心脏外科手术的成功率，减少并发症。

4. 负荷超声心动图（stress echocardiography） 冠心病心肌缺血时相应节段室壁运动减低，超声心动图可以实时评价室壁运动情况，从而诊断及评价冠心病。负荷超声心动图是给予心脏一定的负荷量，最大限度增加心肌耗氧而激发心肌缺血，从而提高超声心动图诊断评价冠心病的敏感性。负荷超声心动图常用的负荷方法主要包括：①运动负荷试验，如运动平板试验、踏车运动试验等；②药物负荷试验，包括正性肌力药（多巴酚丁胺）和血管扩张剂（腺苷、双嘧达莫）等。

5. 对比超声心动图（contrast echocardiography） 对比超声心动图（图 4-3-2）也叫声学造影超声心动图。将超声造影剂经静脉注入后，可形成大量的微气泡，产生强的声波反射。根据显影部位分为右心声学造影和左心声学造影。如果声学造影剂微气泡较大不能通过肺毛细血管，显影只局限在右心称之为右心声学造影，主要检查某些先天性心脏病右向左分流等。如果声学造影剂微气泡能够通过肺循环使左心显影成为左心声学造影。近年来，随着新型造影剂研制和超声技术的进展，左心声学造影已能用于观察评价左心室心肌血流灌注情况，对冠心病心评价具有重要的意义。

6. 心腔内超声心动图 (intracardiac echocar-diography，ICE) 将微型超声探头置于心导管头端，经外周血管插入右侧心腔内，从心腔内探查心脏结构和血流的超声心动图检查方法。

7. 胎儿超声心动图 (fetal echocardiography) 超声心动图可以对母体内胎儿的心脏结构及功能进行探查，称之为胎儿超声心动图。胎儿超声心动图是目前唯一检查评价胎儿心脏结构、功能和血流的方法，对于早期筛查严重先天性心脏具有重要意义 (图 4-3-3)。

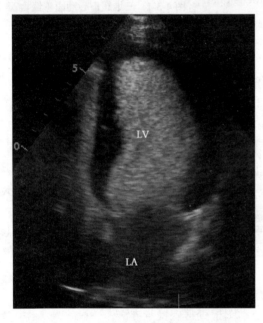
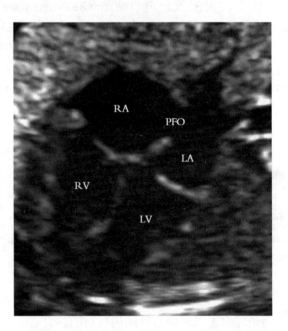

图 4-3-2　左心声学造影：经外周静脉注射左心
声学造影剂，左心室腔显影
LV- 左心室，LA- 左心房

图 4-3-3　胎儿超声心动图：孕 22 周胎儿心脏
LA- 左心房，LV- 左心室，RA- 右心房，RV- 右心室，PFO 卵圆孔

第二节　超声心动图基本图像

一、二维超声心动图

二维超声心动图切面主要是在心脏相互垂直的三个平面上进行，这三个平面分别为：长轴切面、短轴切面和四腔心切面 (图 4-3-4)。

理论上二维超声心动图可以根据临床需要多方位多切面显示心脏结构，下面为基本切面：

1. 胸骨旁左心室长轴切面 (parasternal long axis view of left ventricle) 探头置于胸骨左缘第三、四肋间，探查平面与左心室长轴平行。此切面可显示右心室前壁、右心室、室间隔、左心室、左心室后壁、左心房、主动脉根部、主动脉瓣以及二尖瓣等结构 (图 4-3-5)。在此切面应重点观察：①心腔大小；②右室前壁、左室后壁、室间隔厚度及运动幅度有无异常；③主动脉前壁与室间隔、主动脉后壁与二尖瓣前叶是否连续；④主动脉瓣、二尖瓣形态、回声、启闭有无异常；⑤主动脉有无扩张，血管内有无异常回声等。

2. 胸骨旁短轴切面 (parasternal short axis view) 自探查长轴切面的位置，探头顺时针旋转约 90°，由右上向左下探查，可依次获得主动脉根部水平、左心室二尖瓣水平、左心室乳

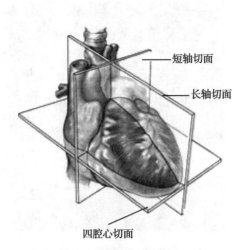

图 4-3-4　二维超声心动图基本平面

短轴切面
长轴切面
四腔心切面

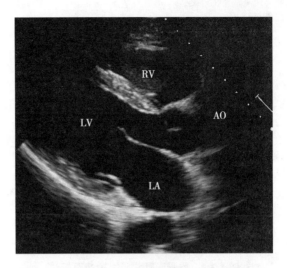

图 4-3-5　胸骨旁左心室长轴切面：左心房与左心室间为二尖瓣（舒张期，二尖瓣开放状态），左心室与主动脉间为主动脉瓣（关闭状态）
RV- 右心室，LV- 左心室，LA- 左心房，AO- 主动脉

头肌水平等系列短轴切面。①胸骨旁主动脉根部短轴切面（parasternal short axis view of aortic root）（图 4-3-6）：显示主动脉瓣环水平的心脏结构：主动脉位于中央，主动脉瓣关闭时（舒张期）形成"Y"字形关闭线，开放时贴近动脉壁，为该切面的标志性结构；其左侧为肺动脉主干和左右肺动脉，右侧为右心房、右心室流入道及三尖瓣，前方为右心室流出道，后方是左心房。②胸骨旁二尖瓣短轴切面（parasternal short axis view at the mitral valve level）（图 4-3-7）：主要显示二尖瓣前、后叶结构、随心动周期开放和关闭情况；室间隔和左室壁基底段的厚度及运动情况；右心室呈半月形由右向前包绕左室。③胸骨旁乳头肌短轴切面（parasternal short axis view at the papillary level）（图 4-3-8）：显示右心室，左心室乳头肌的位置、数量，室间隔和左室壁中间段的厚度及运动。

3. 心尖四腔心切面（apical four-chamber view）　探头通常置于心尖波动处，可同时显示左、右心室，左、右心房以及二、三尖瓣（图 4-3-9）。探头稍做旋转，还可显示左心室流出道和主动脉根部，称心尖五腔图。此切面主要显示：①左、右心室大小；左、右心房大小；

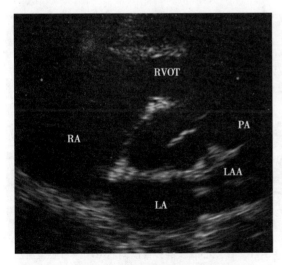

图 4-3-6　胸骨旁主动脉根部短轴切面（舒张期）
RA- 右心房，LA- 左心房，RVOT- 右室流出道，PA- 肺动脉，
LAA- 左心耳

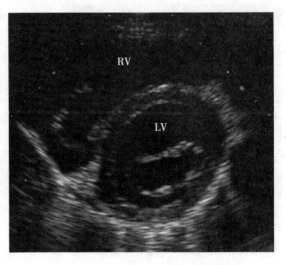

图 4-3-7　胸骨旁二尖瓣短轴切面
RV- 右心室，LV- 左心室

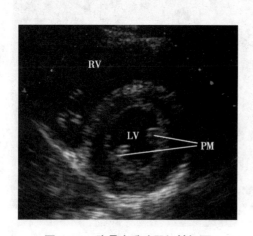

图 4-3-8 胸骨旁乳头肌短轴切面

RV- 右心室，LV- 左心室，PM- 乳头肌

图中圆形结构为主动脉根部的横截面，可见三个瓣叶活动。
PA—肺动脉；TV—三尖瓣；PV—肺动脉瓣；AO—主动脉；
R—主动脉右冠瓣；N—无冠瓣；L—左冠瓣

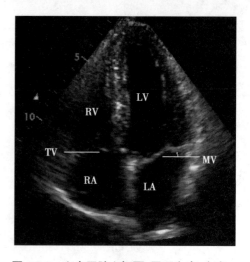

图 4-3-9   心尖四腔心切面：显示左房、左室、右房、右室和房室瓣

LV- 左心室，LA- 左心房，RV- 右心室，RA- 右心
房，MV- 二尖瓣，TV- 三尖瓣

②房间隔、室间隔连续性；③室间隔、左右心室壁厚度、运动情况；④二、三尖瓣的结构、功能等。

二、M 型超声心动图

M 型超声心动图曾是超声心动图主要技术方法，随着超声心动图技术的发展，M 型技术很大程度上已被二维超声心动图等技术取代，但由于其较高的时间分辨率等技术优势，目前临床上主要用于某些特定结构以及快速运动的评价。临床上 M 型超声心动图主要在心底部、二尖瓣和左心室腱索水平对心脏结构进行评价测量。检查通常在二维超声心动图胸骨旁左心室长轴切面图像引导下进行（图 4-3-10）。

1．心底波群（the echo pattern of the heart base） 心底波群声束（线 1）通过右心室流出道、主动脉根部、左心房。波群自前向后分别为右室流出道、主动脉根部、主动脉瓣、左心

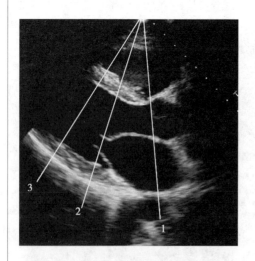

图 4-3-10   胸骨旁左心室长轴切面引导 M 型检查

1. 心底水平, 2. 二尖瓣水平,
3. 左心室腱索水平

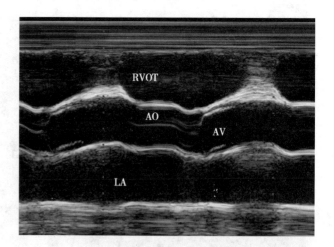

图 4-3-11   M 型心底波群：自前向后依次为右心室流出道、主动脉根部、主动脉瓣和左心房，主动脉内可见主动脉瓣启闭曲线

RVOT- 右心室流出道，AO- 主动脉，AV- 主动脉瓣，LA- 左心房

房。左心房前后径、主动脉瓣开放幅度及右心室流出道宽度常用此波群测量（图4-3-11）。

2．二尖瓣波群（the echo pattern of the mitral valve）　二尖瓣波群取样线（线2）通过右室、室间隔、二尖瓣叶及左心室后壁。曲线自前向后依次显示右心室前壁、右心室腔、室间隔、左心室腔、二尖瓣前叶、后叶、左心室后壁等结构。对二尖瓣结构及功能评价多在此波群进行（图4-3-12）。

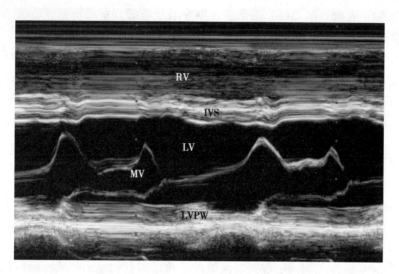

图4-3-12　二尖瓣波群：自前向后依次为右心室、室间隔、左心室、二尖瓣前叶、后叶、左心室后壁等，左室内可见二尖瓣启闭波形

RV- 右心室，IVS- 室间隔，LV- 左心室，MV- 二尖瓣，LVPW- 左室后壁

3．心室波群（the ventricular echo pattern）　心室波群（线3）自前向后依次显示右心室前壁、右心室腔、室间隔、左心室腔、二尖瓣后叶腱索、左心室后壁等结构。此区可对左心室内径、室间隔和左心室后壁厚度及其运动幅度进行标准测量（图4-3-13）。

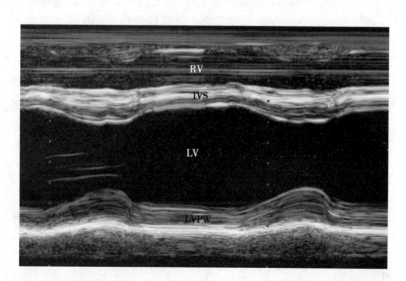

图4-3-13　左心室波群：自前向后显示右心室、室间隔、左心室、左心室后壁等

RV- 右心室，IVS- 室间隔，LV- 左心室，LVPW- 左心室后壁。

三、多普勒超声心动图

多普勒超声心动图检查一般在二维超声心动图基础上进行，对要评价位置的血流首先进行彩色多普勒血流显像，了解血流的走向、性质和起源等，然后以频谱多普勒对血流速度进行定量测量。检查时应从以下几方面评价：①血流速度；②血流时相；③血流性质；④血流途径，有无正常心脏不存在的血流通道；⑤血流方向等。

1. 二尖瓣口血流   通常在心尖四腔心切面检查。舒张期二尖瓣开放，彩色多普勒显示红色血流（朝向探头方向）自左心房经二尖瓣口进入左心室；收缩期二尖瓣关闭，一般无血流通过。频谱多普勒显示正常二尖瓣血流频谱呈舒张期正向双峰波形，E峰（第一峰）为舒张早期左室快速充盈所致，A峰（第二峰）是舒张晚期左心房收缩心室缓慢充盈所致，正常E峰＞A峰（见彩图4-3-14A、B）。

2. 主动脉瓣口血流   心尖五腔心切面是观察和测量主动脉瓣血流的常用切面。收缩期主动脉瓣开放，彩色多普勒显示蓝色血流（背离探头方向）自左室流出道经主动脉瓣口进入升主动脉；舒张期主动脉瓣关闭，无血流通过。频谱多普勒显示主动脉瓣口血流频谱呈收缩期负向单峰波形（见彩图4-3-15A、B）。

3. 三尖瓣口血流   通常取心尖四腔心切面检查。舒张期三尖瓣开放，彩色多普勒显示红色血流（朝向探头方向）自右心房经三尖瓣口进入右心室；收缩期二尖瓣关闭，一般无血流通过。频谱多普勒显示正常三尖瓣血流频谱与二尖瓣相似，为舒张期正向双峰（E峰、A峰）波形。正常三尖瓣口血流速度少于二尖瓣口血流速度（见彩图4-3-14A）。

4. 肺动脉瓣口血流   通常于胸骨旁主动脉根部短轴、右室流出道长轴切面探查。收缩期肺动脉瓣开放，彩色多普勒显示蓝色血流（背离探头方向）自右室流出道经肺动脉瓣口进入主肺动脉；舒张期肺动脉瓣关闭，一般无血流通过。频谱多普勒显示肺动脉瓣口血流频谱呈收缩期负向单峰波形。

四、经食管超声心动图

经食管超声心动图检查为半侵入性检查，具有一定的风险，故需要有经验的医师检查操作，同时应严格掌握适应证和禁忌证。检查室配备必需的抢救设备和药品。检查前患者禁食水12小时，检查时咽部局部麻醉后，取左侧卧位，心电监测，嘱患者咬好咬口器，术者将经食管超声探头经口腔轻柔插入患者食管，根据检查内容调整合适的探头深度。

经食管超声心动图常用基本切面：（见彩图4-3-16A、B、C、D）

1. 食管中段系列切面   食管中段系列切面为经食管超声心动图重要检查切面，可以清晰显示心脏多部位结构，常用来评价主动脉瓣、升主动脉、左心耳、房间隔等结构。

2. 食管下段系列切面   此位置可以显示四腔心切面、两腔心切面及左室长轴切面，主要评价左、右心房、左右心室以及二、三尖瓣等。

第三节 异常超声心动图

超声心动图以其无创、实时、经济、方便、准确等优势，在临床中发挥重要作用，已成为诊断和评价心血管疾病最重要的检查方法。

一、心脏瓣膜病

超声心动图是诊断心脏瓣膜病最重要、最常用的检查方法，它不仅可以明确有无瓣膜病，而且可以明确瓣膜病的性质、定量狭窄程度、明确手术适应证等。在我国，风湿热（rheumatic fever）仍是心脏瓣膜病的主要病因，由于风湿热而导致的瓣膜病称之为风湿性心脏病（rheumatic heart disease，RHD）。在心脏四个瓣膜中，二尖瓣病变最常见，其次为主动脉瓣病变，单独三尖瓣和肺动脉瓣病变少见。

（一）二尖瓣狭窄（mitral stenosis）

正常二尖瓣舒张期瓣口面积约 4 ~ 6cm²，二尖瓣狭窄是由于各种原因导致瓣口面积小于 2cm² 时，舒张期自左心房向左心室的血流受阻。

1. 病理解剖与病理生理 二尖瓣前后瓣叶增厚、钙化、挛缩，二尖瓣前后叶交界处粘连、开放受限，瓣下腱索增厚钙化。二尖瓣瓣口面积减小，舒张期左房血流排出受阻，左房压力升高，左心房扩大。同时肺循环阻力增加，右心负荷加重。一般根据二尖瓣口面积定量狭窄程度：轻度狭窄瓣口面积 1.5 ~ 2.0cm²，中度狭窄 1.0 ~ 1.5cm²，重度狭窄小于 1.0cm²。

2. 超声心动图表现

（1）二尖瓣增厚、回声增强、以交界处为主，瓣叶开放受限，舒张期瓣体向左室方向呈弓形凸起，呈"穹隆/气球样"改变；（2）短轴切面可见二尖瓣瓣叶舒张期开口减小呈"鱼口样"改变，在此切面可直接描记测量瓣口面积；（3）M 型显示二尖瓣前叶正常的双峰曲线消失，呈"城垛"样改变；后叶与前叶粘连，受前叶牵拉，舒张期向前运动；（4）左心房、右心室可增大；（5）多普勒超声心动图：血流通过狭窄二尖瓣口的血流速度明显增快，二尖瓣口血流频谱为高速充填频谱形态，应用二尖瓣血流频谱可测量血流速度和跨瓣压差，间接评价狭窄程度（图 4-3-17A、B）。

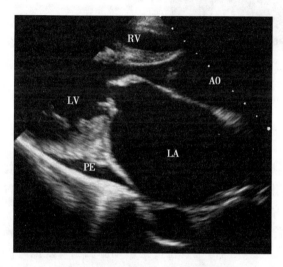

图 4-3-17A 风湿性二尖瓣狭窄：左心长轴切面显示二尖瓣增厚，交界粘连，开放受限，左房增大

LV- 左心室，LA- 左心房，RV- 右心室，AO- 主动脉，PE- 心包积液

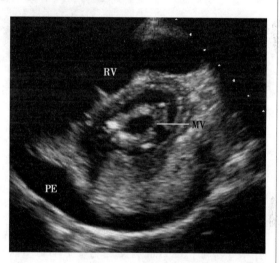

图 4-3-17B 风湿性二尖瓣狭窄：左心短轴切面显示二尖瓣增厚，开放受限呈"鱼口样"改变

RV- 右心室，MV- 二尖瓣，PE- 心包积液

（二）二尖瓣关闭不全

二尖瓣关闭不全指收缩期二尖瓣闭合不良，部分左心室血液经二尖瓣口反流入左心房。常见二尖瓣关闭全的病因为二尖瓣脱垂、腱索断裂、风湿性、瓣膜退行性变、缺血导致的乳头肌功能不全等。

1. 病理解剖与病理生理 各种病因导致的二尖瓣关闭不全病理解剖改变不尽相同，但最终都会导致二尖瓣闭合不良。二尖瓣关闭不全时左心室部分血液收缩期反流至左心房，反流的血液加上肺静脉的回流血液，使下一个舒张期进入左心室的血容量增加，导致左心容量负荷增加，左心增大。长期或重度反流，可造成左心功能不全。

2. 超声心动图表现

（1）收缩期二尖瓣对合不良，瓣叶可有增厚或回声正常；（2）根据病因不同，二尖瓣形态可有不同的改变，二尖瓣脱垂时瓣叶在收缩期脱向左房；腱索断裂时可见到断裂的腱索随血流往返甩动，称为"甩鞭征"；缺血导致乳头肌功能不全通常有节段性室壁运动异常等。（3）左室、左房增大，长期大量反流，可导致左心功能减低；（4）多普勒超声心动图：收缩期可见二尖瓣反流血流信号，根据彩色反流束面积可以估测反流程度；（5）经食管超声心动图检查可进一步显示瓣膜和腱索病变的程度、范围及活动情况等（图4-3-18）。

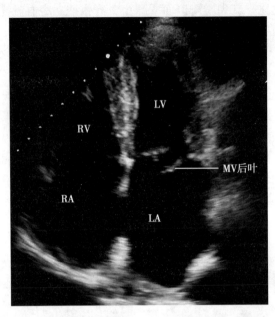

图4-3-18　二尖瓣脱垂：心尖四腔心显示二尖瓣后叶收缩期脱入左房

MV-二尖瓣，LV-左心室，LA-左心房，RV-右心室，RA-右心房

（三）主动脉瓣狭窄

正常主动脉瓣瓣口面积约2.5～3.5cm²。当瓣口面积＜2cm²时，左心室收缩期排血受阻，瓣口压力阶差增加诊断为主动脉瓣狭窄。常见病因主要有风湿性、退行性病变以及先天性发育不良等。

1．病理解剖与病理生理　风湿性主动脉瓣狭窄主要为主动脉瓣瓣缘联合部增厚粘连，瓣叶增厚挛缩；退行性病变是老年主动脉瓣狭窄的主要原因，主要特征是主动脉瓣瓣环及瓣叶的增厚、钙化；主动脉瓣两瓣化畸形是先天性主动脉瓣狭窄的主要原因。

主动脉瓣狭窄时，收缩期左心室向主动脉排血受阻，左心后负荷增减，瓣口两端压力阶差明显升高，心肌代偿性肥厚。长期严重的主动脉瓣狭窄最终会导致左心功能衰竭。

当瓣口面积＞1.5cm²，平均跨瓣压差＜20mmHg时为轻度狭窄；瓣口面积1.5～1.0cm²，平均跨瓣压差20～40mmHg时为中度狭窄；瓣口面积＜1.0cm²，平均跨瓣压差＞40mmHg时为重度狭窄。

2．超声心动图表现

（1）多切面探查可见主动脉瓣增厚、钙化、开放受限，主动脉短轴切面可见主动脉瓣瓣叶增厚粘连，瓣口形态不规则，开放面积变小；（2）室间隔及左室壁增厚，升主动脉可有增宽；（3）多普勒超声心动图显示主动脉瓣口血流速度增快，于狭窄的瓣口记录到高速血流频谱，根据血流频谱可以测量血流速度和跨瓣压差，估测狭窄程度；（4）多普勒结合二维超声心动图可以计算主动脉瓣有效瓣口面积（见图4-3-19AC和彩图4-3-19B）。

（四）主动脉瓣关闭不全

各种原因导致的主动脉瓣异常和主动脉根部病变均可导致主动脉瓣关闭不全。常见病因包括风湿性、瓣膜退行性变、主动脉根部瘤、主动脉夹层（aortic dissection）以及先天性主动脉

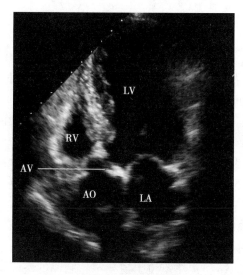

图 4-3-19A　主动脉瓣狭窄：心尖五腔心显示主动脉瓣明显增厚，开放受限

AV- 主动脉瓣，LV- 左心室，LA- 左心房，RV-
右心室，AO- 主动脉

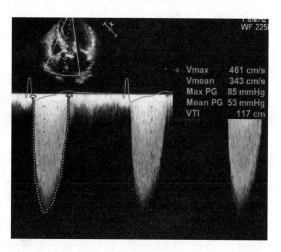

图 4-3-19C　主动脉瓣狭窄：多普勒超声心动图显示主动脉瓣收缩期高速血流，根据频谱可以测量血流速度和跨瓣压差，估测狭窄程度。

瓣畸形等。

1. 病理解剖与病理生理　大部分主动脉瓣关闭不全瓣叶增厚、钙化导致瓣叶闭合不良；主动脉根部瘤和夹层累及主动脉瓣或使主动脉瓣环扩张而导致主动脉瓣关闭不全。

主动脉瓣关闭不全时，左心室于舒张期同时接受左心房血流和主动脉瓣反流的血流，造成左心室容量负荷增重，左心室增大，左室舒张末压升高，最终导致心衰。

2. 超声心动图表现　（1）多切面显示主动脉瓣增厚、回声增强或瓣膜发育异常，心底短轴切面主动脉瓣闭合线失去正常"Y"字形态，可存在缝隙；（2）主动脉根部瘤表现主动脉瓣环、窦部及升主动脉增宽；（3）左心室扩大，代偿期室壁运动可增强，晚期运动减低，心功能减低；（4）多普勒超声心动图：舒张期主动脉血流经主动脉瓣反流至左心室（图 4-3-20A、B）。

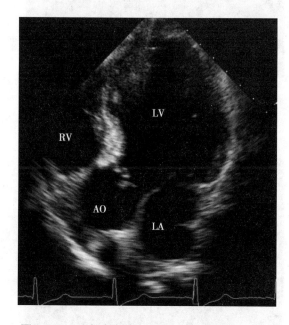

图 4-3-20A　主动脉瓣关闭不全：心尖五腔心显示主动脉瓣增厚，舒张期关闭不良

LV- 左心室，LA- 左心房，RV- 右心室，AO- 主动脉

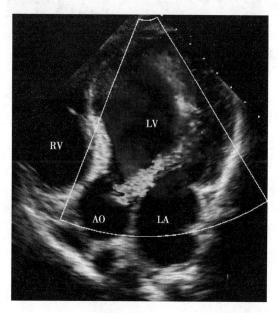

图 4-3-20B　主动脉瓣关闭不全：彩色多普勒显示舒张期主动脉血流经主动脉瓣大量反流至左心室

LV- 左心室，LA- 左心房，RV- 右心室，AO- 主动脉

二、心肌病（cardiomyopathy）

心肌病为非冠状动脉疾病、高血压、瓣膜病和先天性心脏缺陷的心肌结构和功能异常的心肌疾病。心肌病具有多种类型，肥厚型心肌病和扩张型心肌病为临床较常见的两种心肌病。

（一）肥厚型心肌病（hypertrophic cardiomyopathy，HCM）

肌厚型心肌病是一种病因不明的原发性心肌病，常有明显的家族史，目前认为是常染色体显性遗传性疾病。

1. 病理解剖与病理生理　肥厚型心肌病表现为左心室非扩张性肥厚，肥厚常为非对称性并累计室间隔，部分患者造成左室流出道的狭窄梗阻，左室排血受阻。根据左室流出道有无梗阻分为肥厚型梗阻性心肌病和肥厚型非梗阻性心肌病。

2. 超声心动图表现　（1）心肌肥厚：肥厚心肌可发生于左心室任何部位，最常见类型是室间隔非对称性肥厚，厚度常＞15mm，室间隔与左心室后壁比值常＞1.3。病变部位心肌回声增强、僵硬、运动减低；（2）左心腔正常或缩小；（3）左室流出道狭窄：肥厚的室间隔突向左室流出道，导致左室流出道狭窄；（4）二尖瓣收缩期前向运动（systolic anterior motion，SAM）：二尖瓣叶收缩期前移贴近增厚的室间隔，进一步加重了左室流出道的狭窄，二维及M型超声心动图均可探及；（5）多普勒超声心动图：梗阻性心肌病左室流出道收缩期血流速度增快。二尖瓣常见关闭不全，二尖瓣口的舒张期血流频谱常出现E峰小于A峰的"E/A倒置"现象，提示左室舒张功能异常（图4-3-21A、B、C）。

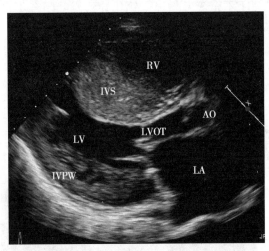

图 4-3-21A　肥厚型心肌病：左心室长轴切面显示室间隔明显增厚，回声增强，左室流出道狭窄
LV-左心室，LA-左心房，RV-右心室，IVS-室间隔，LVPW-左室后壁，AO-主动脉

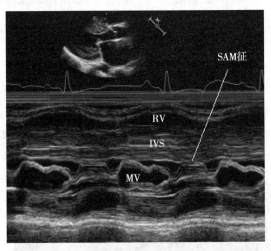

图 4-3-21B　肥厚型心肌病：M型显示收缩期二尖瓣前向运动贴近室间隔（SAM征）
RV-右心室，IVS-室间隔，MV-二尖瓣

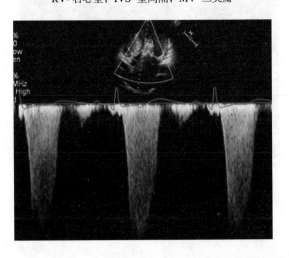

图 4-3-21C　肥厚型心肌病：多普勒超声心动图显示左室流出道收缩期血流速度明显增快。

（二）扩张型心肌病（dilated cardiomyopathy，DCM）

扩张型心肌病是一种病因不明的以心室腔扩张、心脏收缩功能减低为主要表现的原发性心肌病。

1．病理解剖与病理生理　常见以左室腔扩张为主的全心扩大，室壁厚度大多正常，心肌收缩无力，常表现为左心功能或全心功能减低。

2．超声心动图表现　（1）全心增大，左室显著增大，心腔由椭圆形变为近似圆形；（2）室腔厚度大多正常，收缩幅度呈弥漫性运动减低；左室射血分数明显减低；（3）各心瓣膜形态正常，但活动幅度均明显减弱，与明显扩大的心腔不相称，呈现"大心腔、小开口、弱活动"改变；（4）有时发现左心室腔内心尖区域有附壁血栓回声（图 4-3-22）。

三、冠心病（coronary artery disease）

冠心病即冠状动脉粥样硬化性心脏病，是由于冠状动脉粥样硬化导致冠状动脉狭窄、堵塞或痉挛，造成该血管供血区域的心肌缺血或坏死，临床上表现为心绞痛或心肌梗死。

1．病理解剖与病理生理　心肌缺血或梗死表现为相应部位室壁运动减低或消失即节段性室壁运动异常。心肌梗死后该区域局部心肌失去功能，心腔扩大，心功能减低，局部向外扩张，可形成室壁瘤；个别可发生室间隔穿孔、心脏破裂等严重并发症。

2．超声心动图表现　（1）心肌缺血：相应部位出现节段性室壁运动减低，根据室壁运动减低的部位和程度可反应相应冠状动脉病变；怀疑心肌缺血而静息状态下室壁运动正常可行负荷超声心动图进一步评价；（2）心肌梗死：受累部位室壁变薄、运动消失或反常运动，当心室腔局部在收缩期和舒张期都向外膨出，该部位心肌运动消失或为矛盾运动时，可诊断为"室壁瘤"（图 4-3-23）。明确心肌梗死并发症如乳头肌功能不全、室间隔穿孔、血栓形成、心脏破裂等；（3）多普勒超声心动图：是否合并瓣膜关闭不全等。

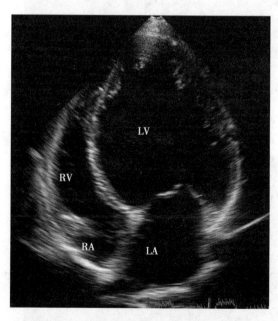

图 4-3-22　扩张型心肌病：心尖四腔心切面显
　　　　　　示左室显著扩大呈球形
LV- 左心室，LA- 左心房，RV- 右心室，RA- 右心房

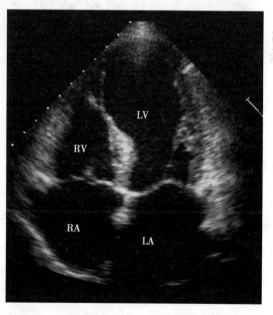

图 4-3-23　心肌梗死：心尖四腔心切面显示左室心尖
部室壁变薄，收缩期向外膨出（左室心尖部室壁瘤）
LV- 左心室，RV- 右心室，LA- 左心房，RA- 右心房

四、左房黏液瘤（left atrial myxoma）

心脏黏液瘤为最常见的原发性心脏肿瘤，可发生于任何心腔，95% 发生于心房，最常见于左心房（约占 75%）。

1. 病理解剖与病理生理　左房黏液瘤多发生在房间隔左心房面，接近卵圆窝边缘，多有纤维组织形成的蒂与房间隔相连，瘤体活动度一般较大。瘤体小一般不影响血流动力学，患者无症状；瘤体较大时舒张期常堵塞二尖瓣口，造成心房排血困难，严重者可引起晕厥或猝死；瘤体碎片有时会脱落，可引起体循环栓塞。左房粘液瘤发现后应尽快手术切除。

2. 超声心动图表现　（1）多切面探查可见左心房内团块状回声，一般回声均匀，边缘清楚，常为圆形或椭圆形，有蒂连于房间隔左房面卵圆窝边缘。瘤体在舒张期到达二尖瓣口，收缩期回到左房；蒂越长，活动度越大，甚至可达左室；（2）瘤体随心动周期血流运动，舒张期堵塞二尖瓣口，收缩期返回到左心房内；（3）多普勒超声心动图：当瘤体较大堵塞二尖瓣口导致左房排血受阻时，可见舒张期二尖瓣口血流速度增快（图 4-3-24A、B、C）。

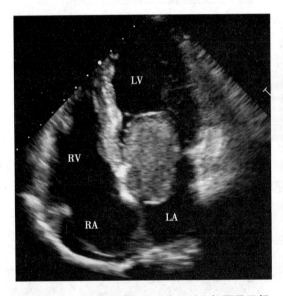

图 4-3-24A　左房黏液瘤：心尖四腔心切面显示舒张期瘤体堵塞二尖瓣口

LV- 左心室，RV- 右心室，LA- 左心房，RA- 右心房

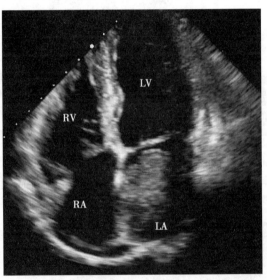

图 4-3-24B　左房黏液瘤：心尖四腔心切面显示收缩期瘤体返回左心房

LV- 左心室，RV- 右心室，LA- 左心房，RA- 右心房

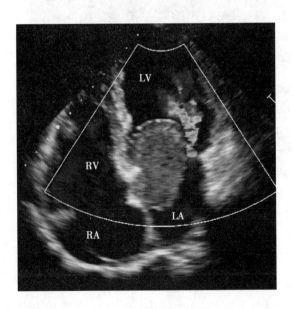

图 4-3-24C　左房黏液瘤：彩色多普勒显示舒张期瘤体堵塞二尖瓣口导致血流受阻

LV- 左心室，RV- 右心室，LA- 左心房，RA- 右心房

五、左房血栓（left atrial thrombus）

由各种原因导致心腔内血流淤滞、血液黏稠度增高可形成心腔内血栓。左心房血栓常由于二尖瓣病变、房颤等原因导致左心房内血流缓慢而形成。

1．病理解剖与病理生理　左房血栓多见于左心耳、心房后壁等部位，血栓脱落可造成体循环动脉栓塞。

2．超声心动图表现　（1）经胸超声心动图可检出大部分左房血栓，但确定或除外左心耳血栓需要经食管超声心动图检查；（2）血栓多于左房后、侧壁，单发或多发，多为中等回声，形状不规则，无蒂，基底较宽，活动度低；（3）经食管超声心动图：多切面探查左房及左心耳血栓（图4-3-25）；（4）心脏原发疾病表现。

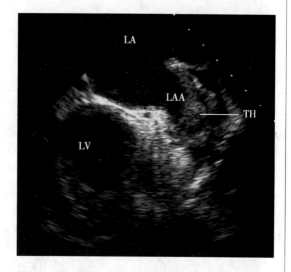

图4-3-25　左心耳血栓：经食管超声心动图显示左心耳内血栓

LA-左心房，LV-左心室，LAA-左心耳，TH-血栓

六、感染性心内膜炎（infective endocarditis，IE）

感染性心内膜炎是指由病原微生物侵袭心内膜引起的一组症候群。

1．病理解剖与病理生理　病原微生物感染入血，经循环流经心脏，附着在心内膜、心脏瓣膜、腱索等部位，在血小板、炎性细胞和纤维蛋白原的参与下形成赘生物，对心内膜、瓣膜等造成破坏。病变常累及二尖瓣和主动脉瓣，导致瓣膜穿孔、变形、腱索断裂造成瓣膜关闭不全等。赘生物可脱落导致相应部位的栓塞。

2．超声心动图表现　（1）赘生物：发现赘生物是诊断感染性心内膜炎的主要标准。多切面探查心瓣膜或心内膜上出现团状、絮状、结节状等形态大小不一的赘生物回声，边界常不清晰呈毛绒状，部分赘生物通过短小的蒂连接于瓣膜，可有小范围活动。小于2mm的赘生物经胸超声心动图较难发现，经食管超声心动图可以发现1～1.5mm大小的赘生物。（2）在有瓣膜关闭不全、腱索断裂等并发症存在时，可探及相应特征性改变；（3）多普勒超声心动图：可评价瓣膜功能（图4-3-26A、B）。

七、心包积液（pericardial effusion，PE）

心包为包绕在心脏外的纤维浆膜囊，分壁层和脏层；二者之间有一潜在的腔隙，正常时在腔隙中有20～30ml液体起润滑作用。各种原因导致心包腔内液体增加时（＞50ml），称为心包积液。

1．病理解剖与病理生理　少量心包积液一般不会引起血流动力学改变，大量心包积液尤其是急性大量心包积液会导致心脏压塞，心包腔内压力明显增高，心脏受压，左、右心室充盈减少，心输出量减少，心率加快，血压降低。

2．超声心动图表现　（1）心包腔内出现无回声液性暗区：多切面探查显示心包不同部位的积液。根据对左心室后壁和右心室前壁心包积液的测量可评估心包积液的量（2）心包积液量大时，心脏漂浮在暗区中，出现心脏摆动征；舒张期右心房、右心室塌陷表明出现心脏压塞（图4-3-27）。

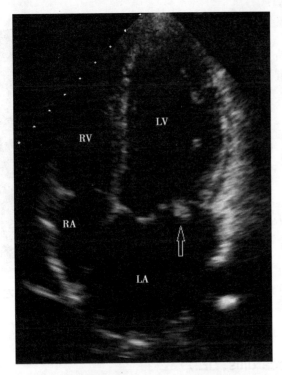

图 4-3-26A　感染性心内膜炎：心尖四腔心切面显示二尖瓣赘生物（箭头所指）

LV- 左心室，RV- 右心室，LA- 左心房，RA- 右心房

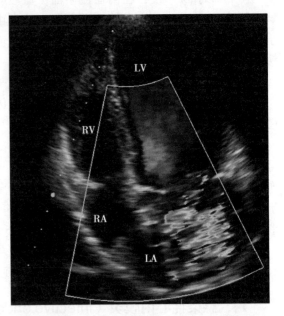

图 4-3-26B　感染性心内膜炎：彩色多普勒显示二尖瓣大量反流

LV- 左心室，RV- 右心室，LA- 左心房，RA- 右心房

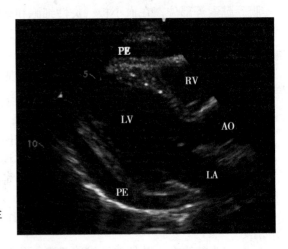

图 4-3-27　心包积液：左室长轴切面显示左心室后壁及右心室前壁心包液性暗区

PE- 心包积液，RV- 右心室，LV- 左心室，LA- 左心房，AO- 主动脉

八、先天性心脏病（congenital heart disease）

（一）房间隔缺损（atrial septal defect，ASD）

房间隔缺损是最常见的先天性心脏病，发病率居各种先天性心脏病之首。房间隔缺损常单独存在，也可与其他心脏畸形并存。

1. 病理解剖与病理生理　房间隔缺损分为原发孔型和继发孔型两大类。早期由于左心房压力高于右心房，左心房血流经房间隔缺损口流向右心房，右心容量负荷增加，导致右心增大；晚期由于肺动脉压力增高，右心压力增加，可出现右向左分流，称艾森曼格综合征（Eisenmenger's syndrome）。

2. 超声心动图表现　（1）房间隔连续性中断，回声脱失；（2）右心室、右心房扩大，室间隔与左心室后壁可呈同向运动，肺动脉可有增宽；（3）多普勒超声心动图：心房水平可见血流自左心房分流至右心房，三尖瓣和肺动脉瓣血流量相对增加，常伴有三尖瓣轻度反流。（4）经食管超声心动图可清晰显示房间隔全貌，对分流束的探及非常敏感，为诊断房间隔缺损的"金标准"，对于经胸超声心动图不能确诊患者，可行经食管超声心动图进一步明确诊断（图4-3-28A、B）。

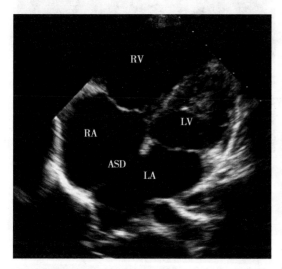

图 4-3-28A　房间隔缺损：胸骨旁四腔心切面显示房间隔连续性中断，回声脱失；右心房右心室增大

ASD- 房间隔缺损，LA- 左心房，RA- 右心房，LV- 左心室，RV- 右心室

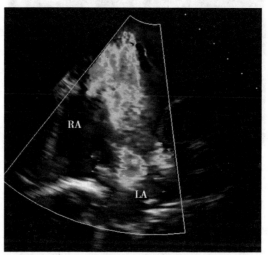

图 4-3-28B　房间隔缺损：彩色多普勒显示左心房血流自房间隔缺损分流至右心房

LA- 左心房，RA- 右心房

（二）室间隔缺损（ventricular septal defect，VSD）

室间隔缺损是由于室间隔先天发育不良导致左右心室间异常交通，为常见的先天性心脏病之一。

1. 病理解剖与病理生理　室间隔缺损根据缺损部位分为膜周部、漏斗部和肌部室间隔缺损。其对血液动力学的影响主要取决于缺损的大小和左、右心室间的压力阶差。早期为心室水平左向右分流，左心室容量负荷增加，左心增大；晚期随着肺动脉压力的升高，当右心室压超过左心室时，可出现右向左分流或双向分流。

2. 超声心动图表现　（1）相应部位室间隔连续中断，根据部位进行分型并测量缺损大小；（2）左心室增大；（3）多普勒超声心动图：可见收缩期血流自左心室经缺损口分流至右心室（图 4-3-29A、B）。

（三）动脉导管未闭（patent ductus arteriosus，PDA）

动脉导管是胎儿期连接肺动脉和主动脉的正常生理通道。出生后肺部扩张，肺循环阻力降低，动脉导管闭合，如出生一年后仍未闭合即为动脉导管未闭。

1. 病理解剖与病理生理　正常主动脉压力在整个心动周期中均高于肺动脉压力，因此动脉导管未闭时血流在整个心动周期由主动脉经未闭的动脉导管分流入肺动脉，左心容量负荷增加，左心增大；晚期随着病情发展，肺动脉压力逐渐增高，可出现动脉水平双向或右向左分流。

2. 超声心动图表现　（1）主肺动脉于左肺动脉起始部与降主动脉间探及异常通道；（2）左心室扩大，肺动脉增宽；（3）多普勒超声心动图：探及未闭的动脉导管内持续整个心动周期的主动脉向肺动脉的分流（图 4-3-30A、B）。

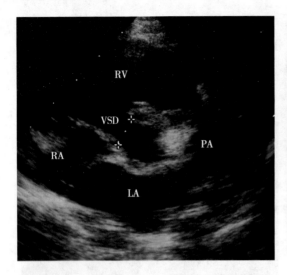

图 4-3-29A　室间隔缺损： 二维超声心动图大动脉短轴切面显示室间隔膜周部连续中断，回声脱失

VSD- 室间隔缺损，RV- 右心室，RA- 右心房，LA- 左心房，PA- 肺动脉

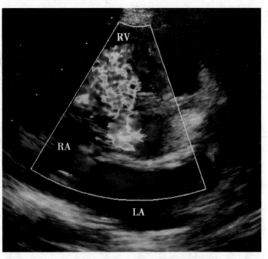

图 4-3-29B　室间隔缺损： 彩色多普勒超声心动图显示左室血流经室间隔缺损分流至右心室

RV- 右心室，RA- 右心房，LA- 左心房

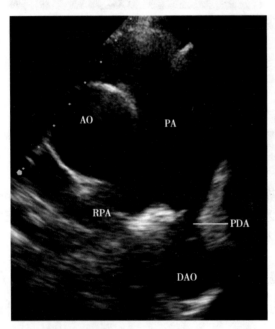

图 4-3-30A　动脉导管未闭： 二维超声心动图肺动脉长轴切面显示主肺动脉与降主动脉间动脉导管

PDA- 动脉导管，AO- 主动脉，PA- 肺动脉，RPA- 右肺动脉，DAO- 降主动脉

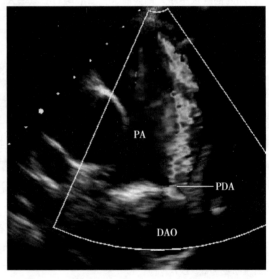

图 4-3-30B　动脉导管未闭： 彩色多普勒显示降主动脉血流自动脉导管分流至肺动脉

PDA- 动脉导管，PA- 肺动脉，DAO- 降主动脉

（吕秀章）

第四章 呼吸功能检查

呼吸功能检查是对受试者呼吸功能所进行的定性和定量评估，其主要内容为肺的通气和换气功能测定，也称肺功能测定（Pulmonary Function Test，PFT）。目前临床常用肺功能检查主要包括肺容积、呼吸流速和弥散功能测定。临床工作中，肺功能检查主要用于肺部疾病的诊断、呼吸功能评价以及评估受试者进行胸腹部大手术的风险。动脉血气分析也可反映肺的通气和换气功能，在此章也做简要介绍。

第一节 肺容积和肺通气功能检查

一、肺容积

静息状态下，在每个呼吸周期中，吸气时膈肌和肋间外肌收缩，使胸膜腔和肺内产生负压，气流进入到肺泡中，肺内容积逐渐增加，当肺泡内压和口腔压相等时，吸气终止。然后，膈肌和肋间外肌松弛，肺弹性回缩力使肺脏和胸廓回缩产生呼气，直至肺内压和口腔内压相等，呼气结束。因此，静息状态下吸气为主动运动，呼气为被动运动。深呼气时，肋间内肌和腹肌收缩，为主动过程。

（一）概念

基础肺容积包括四个互不重叠的部分（图 4-4-1）：

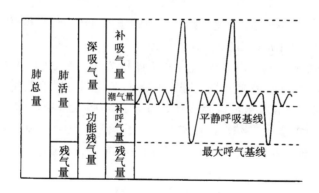

图 4-4-1 肺容积及其组成

潮气量（tidal volume，VT）：平静呼吸时每次吸入或呼出的气量。

补吸气量（inspiratory reserve volume，IRV）：平静吸气末，用力吸气时所能继续吸入的最大气量。

补呼气量（expiratory reserve volume，ERV）：平静呼气末，用力呼气时所能继续呼出的最大气量。

残气量（residual volume，RV）：用力呼气后残留在肺内的气量。

四种基础肺容积又可组成4种容量，分别是：深吸气量（inspiratory capacity，IC）：VT+IRV；肺活量（vital capacity，VC）：IC+ERV 或 IRV+VT+ERV；功能残气量（functional residual capacity，FRC）：ERV+RV；肺总量（total lung capacity，TLC）：VC+RV。

（二）肺容积的测定原理和方法

除残气量外，其他的基础肺容积均可用肺量计（spirometry）直接测出。残气量的测定方法包括气体稀释法和体积描记法（简称体描法）。气体稀释法的原理为某一已知容量的指示气体被未知容量的待测气体所稀释，测定已稀释气体中指示气体的浓度，即可通过计算得出待测气体的容量。为了准确测定残气量，所采用的指示气体必须是机体所不能产生或代谢的，并且不能和肺进行气体交换，目前常采用的气体为氦（He）或氮（N_2）。

1．气体稀释法 包括密闭式氦稀释法和氮冲洗法

（1）密闭式氦稀释法

①重复呼吸法：将肺量计筒中灌入定量的氦（10%）- 空气混合气，并给予适量纯氧自动补偿气体交换中消耗的氧以维持气体总量的恒定。受试者持续进行平静呼吸 7 ~ 10 分钟，当气体充分平衡至氦浓度保持不变达 1 分钟时，于平静呼气末终止测量。根据初始和平衡后的氦浓度、已知肺量计的容积计算出受试者的 FRC，减去补呼气量即为残气量。计算公式为：

$$FRC = \frac{（He\ 初始 - He\ 终末）\times 肺量计容积}{He\ 终末}$$

②单次呼吸法：以氦（10%）、CO（0.3%）与空气混合气为指示气体，受试者由残气位进行快速吸气至肺总量位，屏气 10 秒。然后按照上述公式计算出 FRC。由于气体平衡时间短，对于有严重阻塞性气道疾病的患者，因为肺内气体分布严重不均及气体滞留等因素的影响，该法所测定的残气量值可明显低于真正的数值。但是因为操作过程简单，对于没有严重气道阻塞者仍常采用。

（2）氮冲洗法：分为密闭式重复呼吸法和开放式重复呼吸法。现多采用密闭式重复呼吸法，原理与氦稀释法相似，只是开始测量时在肺量计中充满纯氧，重复呼吸 7 分钟，使肺量计和肺内的氮和氧达到平衡，通过测定肺量计中的氮浓度即可计算出 FRC。

2．体描法 主要原理为波义耳定律，即气体的温度和质量恒定时，其容积和压力呈反比，也就是如果气体的压力和容积发生变化，则变化前的压力（P_1）和容积（V_1）的乘积等于变化后压力（P_2）和容积（V_2）的乘积。以公式表示为：$P_1 \cdot V_1 = P_2 \cdot V_2$

以压力型体描仪为例，测试时，受试者坐在体积为 500 ~ 600L 的体描箱内，箱内设有呼吸流量描记仪用以测定呼吸流量并且在呼吸通路上安置阀门用于阻断气流。同时在呼吸通路上连接一压力传感器，用来测定口腔内压。在平静呼吸末（功能残气位）关闭阀门从而阻断气流，并嘱受试者继续吸气动作，这时在吸气相胸腔内容积（V）增加，而肺泡内压力（P_A）减少。同时由于会厌开放，口腔内压和肺泡内压相等。根据波义耳定律：$P_A \cdot V = (P_A - \Delta P_A) \cdot (V + \Delta V)$

$$V = (P_A - \Delta P_A) \cdot \frac{\Delta V}{\Delta P_A}$$

由于气道阻断后呼吸幅度小，与 P_A 相比 ΔP_A 可以忽略不计，因此：

$$V = P_A \cdot \frac{\Delta V}{\Delta P_A}$$

因此，可计算出功能残气量，并进一步计算出残气量。

3．肺容积改变的临床意义 肺容积受多种因素的影响，主要包括年龄、身高、体重、性别、体位等。因此其预计值是通过对大量正常人的测量，计算出肺容积和年龄、性别、身高以及体重的多元回归方程。测量时，通过输入测试者的年龄、性别、身高和体重等数据，经过计算即可得到预计值，正常参考值为预计值的 80% ~ 120%。检查时一般采用坐位或站立位。

肺容积改变：①肺叶切除术可以引起静态肺容量的减少，TLC、FRC、RV 均下降。VC 通常和有功能肺组织的切除量呈反比，其中右全肺切除术下降 55%，左全肺切除术下降 45%；②肺炎、肺部巨大占位性病变、胸腔积液均可造成有效肺容积的损失，使 VC、RV、FRC、TLC 下降；③胸廓和肺弹性回缩力对肺容积的影响：胸廓和肺弹性回缩力增加（肺顺应性下降）均可使 VC、TLC 下降，RV 可下降或正常，如肥胖者或肺纤维化患者。而肺弹性回缩力下降（顺应性增加）则可使 TLC、RV 增加，如肺气肿；④阻塞性气道疾病：如慢性阻塞性肺疾病、支气管哮喘等，当呼出气流严重阻塞时，肺内气体在呼气末不能充分呼出，形成肺内气体滞留，可出现 RV 增加，FVC 正常或降低，TLC 正常或增加。

（三）每分钟通气量和最大自主通气量

每分钟通气量（minute ventilation，VE）：即每分钟呼出或吸入的气量。VE= 潮气量 × 呼吸频率（VT×f）。最大自主通气量（maximal voluntary ventilation，MVV）：尽快最深呼吸 12 秒，乘以 5 所得出的每分钟最大通气量。MVV 常用于术前评价，为非特异性指标，是呼吸系统通气功能的总测试。受呼吸调控、呼吸肌力、胸肺顺应性、气道阻力及受试者配合等多种因素的影响。通常在阻塞性气道疾病、呼吸肌功能异常的患者 MVV 下降，而在轻中度限制性通气障碍时，由于患者常可通过浅快呼吸代偿降低的肺容量，因此 MVV 下降不明显。MVV 是与患者呼吸困难主诉相关性较好的指标。

二、流速 - 容量曲线

（一）测定方法及正常图形

最大呼气流速 - 容量曲线（图 4-4-2）是指受试者深吸气至 TLC 位后以最大的力量、最快的速度用力呼气，将该过程中呼出的气体容量及相应的呼气流速进行描记，就形成最大呼气流速 - 容量曲线（maximum expiratory flow volume curve，MEFV 或 V-V 曲线）。在呼气结束后立即以最快速度进行用力吸气直至 TLC 位，即形成流速容量环。V-V 曲线的高肺容积部分（> 75% VC）的最大呼气流速取决于受试者呼气时用力的大小，为最大呼气流速的用力依赖部分；低肺容积部分（< 75%VC）的最大呼气流速与受试者呼气用力的大小无关，为最大呼气流速的非用力依赖部分，有人称之为最大呼气流速的限速现象，主要取决于肺的弹性回缩力和外周气道的生理性能。

V-V 曲线的起始点容量和流速均为 0，在呼气开始时流速迅速上升达到峰值（峰流速），以后随着更多气体的呼出，其下降支呈直线或微凹弧线直至用力肺活量。V-V 环的吸气相在开始时流速上升亦较快，但不似呼气相迅速，下降支略缓，整体图形较饱满（图 4-4-2）。

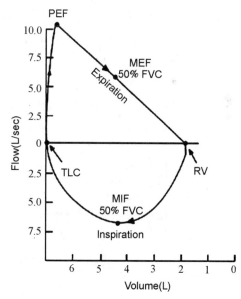

图 4-4-2　流速 - 容量环

（二）与 V-V 曲线相关的主要参数

1. 用力肺活量（forced vital capacity，FVC）　最大吸气后以最快速度最大力量用力呼气所能呼出的最大气量。

2. 第一秒用力呼气容量（简称一秒量 forced expiratory volumein 1.0 second，$FEV_{1.0}$）　用力呼气开始第 1 秒所呼出的气量，重复性好。用于支气管舒张试验、激发试验及气道阻塞程度分级。

3．第一秒用力呼气容量占用力肺活量的百分比［简称一秒率（$FEV_{1.0}\%$），$FEV_{1.0}$／FVC％］

这是诊断气道阻塞（气流受限）的指标。由于气道阻塞患者的 FVC 可能小于 VC（用力呼气可使气道阻塞严重者呼气末滞留在肺内的气体量增加，因此 FVC 可能小于 VC），为增加敏感性，可以采用 $FEV_{1.0}$／VCmax 代替。评价有无气道阻塞的界值为：70％，即 FEV1.0/FVC％ ＜ 70％ 可判定为阻塞性通气功能障碍。但 $FEV_{1.0}$／FVC％ 在青年时期最高，以后可随年龄增加逐渐下降，因此利用该标准判断阻塞性通气功能障碍，在年轻人可能会被低估，而在老年人则可能被高估。

4．用力呼气峰流速（peak expiratory flow，PEF）　受试者在最大用力呼气过程中的最高呼气流速，与努力程度密切相关。在严重阻塞性通气功能障碍时常明显下降。

5．最大呼气中期流速（maximum middle expiratory flow，MMEF）　受试者在用力呼气过程中自呼出 25％ ~ 75％ FVC 过程中的平均流速。是判断小气道功能的指标，其下降常见于小气道狭窄的情况，如阻塞性肺病。

（三）临床应用

1．V-V 曲线的作用：结合 VC、RV、TLC 和 FEV1.0/FVC％ 判断通气功能障碍的类型。

（1）阻塞性通气功能障碍：主要特征为 $FEV_{1.0}$／FVC％ 下降（＜ 70％），V-V 曲线的特征为峰值降低，下降支明显向内凹陷，而吸气相受影响不大。FVC 正常或降低（严重阻塞时）、RV 增加、TLC 正常或增加，如图 4-4-3 示。常见于慢性阻塞性肺疾病、支气管哮喘等。出现阻塞性通气功能障碍时需要吸入支气管舒张剂后再行检查（即支气管舒张试验），以更准确地判断阻塞的程度和原因。

（2）限制性通气功能障碍：限制性通气功能障碍即各种原因所致 TLC 下降。主要特征为 TLC 和 VC 下降（＜ 80％ 预计值）、$FEV_{1.0}$／FVC％ 正常或增加，V-V 曲线的特征为下降支陡直，基底部较窄（FVC 下降），如图 4-4-4 示。常见于肺纤维化、胸膜肥厚等。

（3）混合性通气功能障碍：主要特征为 $FEV_{1.0}$／FVC％ 下降并 VC 和 TLC 下降。

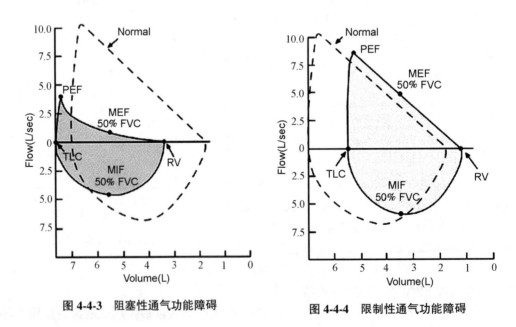

图 4-4-3　阻塞性通气功能障碍　　　　　图 4-4-4　限制性通气功能障碍

2．支气管舒张试验　当 FEV1.0/FVC％ 下降显示有气道阻塞时，为了评价气道阻塞的可逆性，在吸入沙丁胺醇（200μg）后 15 ~ 20 分钟，重复测定 $FEV_{1.0}$。按下述公式计算通气改善率：

$$通气改善率 = \frac{用药前 FEV_{1.0} - 用药后 FEV_{1.0}}{用药前 FEV_{1.0}} \times 100\%$$

$FEV_{1.0}$ 改善率 > 12%，同时 $FEV_{1.0}$ 改善的绝对值 > 200ml 为舒张试验阳性。常用于支气管哮喘的诊断。

3. 峰流速变异率（PEF 变异率）　可以利用简单的峰流速仪在一日内多次测定 PEF，每次重复测量三次，记录最大值，从清晨记录到睡前。按下述公式计算：

$$PEF 变异率 = \frac{日内最高 PEF - 日内最低 PEF}{1/2（日内最高 PEF + 日内最低 PEF）} \times 100\%$$

PEF 变异率 > 20% 对支气管哮喘有诊断意义。

4. 支气管激发试验　用于测定气道反应性，气道反应性是指气道对各种物理、化学或生物因子刺激的收缩反应。气道高反应性是支气管哮喘的重要特征。当哮喘患者处于缓解期，或为不典型哮喘（如咳嗽变异型哮喘），常规肺功能检查常常不能显示气道阻塞的存在（$FEV_{1.0}$/FVC% > 70%），需要进行支气管激发试验。

支气管激发试验的原理是用某种刺激使支气管收缩，根据所引起的支气管收缩程度对气道反应性进行判断。根据刺激性质的不同，可分为特异性刺激和非特异性刺激，前者如不同类型的变应原，后者如组胺、乙酰甲胆碱等药物、运动试验等。由于变应原激发试验危险性较大，临床很少应用。目前最常采用的激发试验为乙酰甲胆碱和组胺激发试验。

激发试验的方法：令受试者从小剂量到大剂量依次雾化吸入乙酰甲胆碱或组胺，并随即测定 $FEV_{1.0}$，直至 $FEV_{1.0}$ 较基础值下降 20% 时终止试验，并吸入支气管舒张剂。根据吸入的乙酰甲胆碱或组胺的浓度或累积的吸入总量，判断有无气道高反应性的存在。激发试验阳性对于支气管哮喘的诊断有重要意义。需要注意的是，病毒感染所致支气管炎、慢性阻塞性肺疾病、过敏性鼻炎等也可以出现激发试验阳性。另外，正在进行抗过敏治疗或过敏季节已过时支气管激发试验也可以阴性。

支气管舒张及激发试验前均需停用支气管舒张剂，如 β 受体激动剂、M 受体拮抗剂、茶碱类药物等，具体时间依药物半衰期不同而不同。激素及抗过敏药则无须停用。

5. V-V 环对上气道狭窄部位和性质的判断　V-V 环对于上气道（即隆突以上气道）狭窄部位和性质的判断具有重要价值。由于狭窄的部位和性质不同，可以表现为不同类型的 V-V 环：①上气道固定性狭窄：患者的吸气流速和呼气流速均受限，呼气相和吸气相 V-V 曲线均呈平台状改变（图 4-4-5）。见于气管内肿物、气管瘢痕性狭窄等；②上气道可变性狭窄：因狭窄部位处于胸腔内外的不同而不同。胸腔内可变性上气道狭窄主要影响呼气过程（图 4-4-6）。因为吸气时肺内压为负压，对胸内狭窄的气道形成牵拉，使狭窄程度改善，故吸气流速影响不大；呼气时，由于肺内压为正压，使得胸内的气道狭窄进一步加重，呼气流速受限。因此主要特征为呼气相 V-V 曲线呈平台样改变，而吸气相 V-V 曲线基本正常，见于气管软化、肿瘤等。胸腔外可变性大气道狭窄主要影响吸气过程（图 4-4-7）。由于吸气时气道内为负压，气道外的大气压和气道内的压力差使气道狭窄进一步加重，表现为吸气流速受限；呼气时，由于气道内为正压，气道狭窄可显著改善，呼气气流基本不受影响。因此

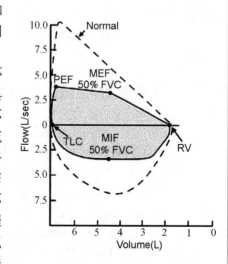

图 4-4-5　上气道固定性狭窄

主要特征为呼气相 V-V 曲线基本正常，而吸气相 V-V 曲线呈平台样改变，见于声带麻痹、会厌狭窄等。

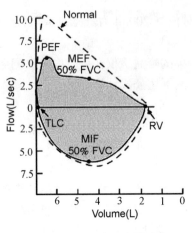

图 4-4-6　胸腔内可变性狭窄

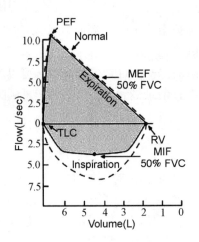

图 4-4-7　胸腔外可变性狭窄

第二节　弥散功能测定

弥散是指气体分子通过肺泡毛细血管膜进行交换的过程，影响因素包括两侧气体分子的分压差、气体分子的弥散能力、弥散面积、弥散膜厚度、肺泡毛细血管血流以及气体与血红蛋白结合力等。弥散功能以弥散量（diffusing capacity，D_L）表示，是指当肺泡毛细血管膜两侧气体分压差为 1.0mmHg 时，每分钟所能通过的气体量（ml）。气体在液体中的弥散速率与其分子量的开方成反比，与其溶解度成正比，据此计算可得出，CO_2 的弥散速率约为 O_2 的 21 倍，因此 CO_2 在通过肺泡毛细血管膜时几乎不受弥散障碍的影响，而弥散障碍主要影响 O_2。测定弥散量时采用的气体为 CO，因为 CO 透过肺泡毛细血管膜以及与血红蛋白结合的反应速率和 O_2 相似，而且正常非吸烟者血中 CO 的含量接近零。另外，CO 与血红蛋白的结合力是 O_2 的 210 倍，因此生理范围的 O_2 分压对 CO 的结合不形成干扰，更便于弥散功能的测定。

一、CO 弥散量的测定和计算方法

主要包括单次呼吸法和重复呼吸法。

1. 单次呼吸（single breath）法　测定时，受试者呼气至残气位后，吸入含有 0.3%CO、10%He、20% O_2 及 N_2 平衡的混合气至肺总量位，屏气 10 秒后呼气，在呼气过程中连续测定 CO 及 He 的浓度，计算出 D_LCO（SB）。当受试者 FVC < 1.5L 时，由于不能收集到足够的肺泡气，无法进行 D_LCO 的测定。

2. 重复呼吸（re-breathe）法　测定时，受试者呼气至残气位后，自储存袋内重复呼吸含有 0.3%CO、10%He、20% O_2 及 N_2 平衡的混合气，呼吸深度与肺活量相当，共 1 分钟，使储存袋内的气体和肺泡气体充分混合。连续测定储存袋内的 CO 浓度，计算出 D_LCO（RB）。重复呼吸法由于气体混合充分，因此测定结果受通气血流比例失衡的影响小，适用于阻塞性通气功能障碍的患者。由于该方法较复杂，一般不作为常规测定方法。

将 D_LCO 除以肺泡容积（V_A），即（D_LCO/V_A），称为弥散常数（diffusion constant）或比弥散量（specific diffusing capacity）（KCO），可以排除肺容积对弥散量测定的影响，主要判断

肺组织的弥散性能。

$$KCO= D_LCO/V_A$$

二、D_LCO 的意义

1. D_LCO 下降的原因　①弥散面积减少：肺气肿、肺叶切除、气道阻塞、肺栓塞；②弥散膜的厚度增加：多种原因的间质性肺病（特发性肺纤维化、结节病、石棉肺、肺泡蛋白沉着症等）；③血红蛋白携氧能力下降：如贫血、CO 中毒等。

2. D_LCO 增加的原因　①肺泡内出血：由于 CO 和肺泡内的血红蛋白结合，CO 终浓度下降，使测定值升高；②肺毛细血管血流量增加：红细胞增多、左向右分流、早期充血性心力衰竭。

第三节　术前呼吸功能检查及风险评价

胸部及上腹部手术对肺功能要求较高，尤其是需要进行肺叶切除的患者。肺功能检查对于患者能否耐受麻醉和手术，能否耐受肺叶切除等具有重要的指导意义。

一、术前肺功能测定的目的

1. 发现症状不典型的基础肺病，如慢性阻塞性肺疾病等
2. 对手术风险和效益进行评价
3. 协助制订围手术期的护理计划
4. 估计术后肺功能

二、风险评价（表4-4-1）

1. 阻塞型通气功能障碍是手术治疗最主要的危险因素，阻塞程度越重，出现术后并发症的危险越高。

2. 限制型通气功能障碍的患者对手术的耐受较好，但是不能耐受失去较多有功能的肺组织。

表4-4-1　术后风险评价

测定项目	危险性增加	高风险
FVC	< 50% 预计值	≤ 1.5 L
$FEV_{1.0}$	< 2.0 L 或 < 50% 预计值	< 1.0 L
MVV		< 50% 预计值
$PaCO_2$		≥ 45 mmHg

第四节　动脉血气分析

动脉血气分析（artery blood gas analysis，ABG）的指标包括 pH、$PaCO_2$、PaO_2、HCO_3^-、BE、SaO_2、阴离子间隙（anion gap，AG）等，可以反映肺的通气和换气功能，以及机体的酸碱状态。

一、概念

1．pH　血液酸碱度，是动脉血浆中氢离子浓度的负对数值，pH 是机体内代谢因素和呼吸因素对酸碱平衡综合影响的反应。pH 计算的 Henderson—Hasselbalh 公式如下：

$$pH=6.1+\log\frac{[HCO_3^-]}{PaCO_2\times0.0301}$$

H_2O 的解离常数是 6.1，pH 的正常参考值为 7.35～7.45。从公式可以看出影响 pH 的主要因素是血液中碳酸氢盐 / 碳酸缓冲对（HCO_3^-/H_2CO_3），正常情况下 HCO_3^-/H_2CO_3 为 20∶1，此时 pH 为 7.40。为维持正常的 pH，当其中一个发生变化时，另一个将通过机体的代偿而发生相应的变化，使其比值接近 20∶1。HCO_3^- 主要通过肾调节，H_2CO_3 主要通过呼吸调节。如由于呼吸因素使肺泡通气量下降时，$PaCO_2$ 将升高，此时机体为代偿其升高，将会出现血 HCO_3^- 的增加，该过程主要通过肾对 HCO_3^- 的重吸收完成。同样如果由于代谢因素造成 HCO_3^- 下降，出现代谢性酸中毒，机体为代偿 HCO_3^- 下降，将出现 $PaCO_2$ 的下降，该过程通过呼吸频率和呼吸幅度的增加来完成，即 Kussimaul 呼吸。

pH 的异常可以造成机体生理机能的障碍。pH＜7.35 表示体内以酸中毒为主，pH＞7.45 则表示体内以碱中毒为主。pH 正常时提示机体无酸碱失衡，或酸碱失衡已经代偿或存在复合性酸碱失衡。单纯通过 pH 的变化并不能确定是何种类型的酸碱失衡，应结合 $PaCO_2$、HCO_3^-、AG 等进行判定。

2．动脉血氧分压（PaO_2，mmHg）　动脉血中溶解的（非结合的）氧分子产生的压力。PaO_2 随年龄的增加而下降，其正常值可按下述公式计算：

$$PaO_2=100-(0.33\times\text{年龄})\pm5mmHg$$

PaO_2 低于正常参考值下限为低氧血症（hypoxymia）。PaO_2 低于 60mmHg 为呼吸衰竭的诊断标准。当 PaO_2 在 20mmHg 以下时，组织和血中的氧分压接近，因此组织不能从血液中摄取氧，有氧代谢不能进行，生命无法维持。

PaO_2 受通气和换气两个因素的共同影响，其中任何一种功能受损均可引起低氧血症。

3．动脉血氧饱和度（SaO_2，%）　氧合血红蛋白占能与氧结合的血红蛋白的百分比。其计算公式为：

$$SaO_2=\frac{HbO_2}{Hb}\times100\%=\frac{\text{血氧含量}}{\text{血氧结合量}}\times100\%$$

正常情况下，并非所有血红蛋白都和氧结合，SaO_2 的正常参考值为 95%～98%。SaO_2 可以通过无创的方法即脉氧仪进行测定，所测定的脉氧饱和度用 SpO_2 表示。需要对血氧水平进行持续监测时，SpO_2 比 PaO_2 更容易进行。其原理为测定手指皮下搏动的动脉血中血红蛋白对两种波长光的吸收情况，由于氧合血红蛋白和未氧合的血红蛋白对这两种波长的光的吸收不同，据此计算出 SpO_2。脉氧仪在皮肤灌注减低的情况下测定结果往往不可靠。同时由于仅仅使用两种波长的光进行测定，无法将异常血红蛋白（如碳氧血红蛋白、高铁血红蛋白）同氧合血红蛋白区分开来。因此在有大量异常血红蛋白存在的情况下，其所测得的 SpO_2 水平不能正确反映血氧含量。

SaO_2 和 PaO_2 的关系可以用血红蛋白氧解离曲线（oxygen disperse curve，ODC）反映。从氧解离曲线的图形可以发现 PaO_2 在 60mmHg 以上时，曲线平坦，SaO_2 在 90% 以上，即 PaO_2 有较大幅度变化时，SaO_2 的水平变化不大。当 PaO_2 在 60mmHg 以下时，曲线陡直，即 PaO_2 稍微下降，SaO_2 即明显下降。这种变化符合生理需要，在肺泡内进行气体交换时，由于氧分压高，SaO_2 高，氧易于和血红蛋白结合，便于氧的交换，在组织中的毛细血管，由于组织液中的氧分压低，SaO_2 低，氧和血红蛋白容易解离，为组织所利用。

ODC 受 pH、$PaCO_2$、2,3-DPG 等多种因素影响。其中 pH 对 ODC 的影响称为 Bohr 效应，pH 升高时 ODC 左移，pH 降低时 ODC 右移。ODC 的位置可以由 P50 表示，即 SaO_2 为 50% 时的 PaO_2 值。正常人 37℃，pH 7.40，$PaCO_2$ 40mmHg 时，P50 为 26.6mmHg。

4．动脉血氧含量（CaO_2，ml O_2/dl） 动脉血中的氧的总量，包括与血红蛋白结合的氧及溶解的氧之和。

$$CaO_2 = Hb（g/dl）× 1.34 × SaO_2 + PaO_2（mmHg）× 0.0031$$

氧在血中的物理溶解系数为 0.0031。即呼吸空气时，100ml 中物理溶解的氧仅为 0.3ml。CaO_2 的正常参考值为 19～21ml/dl。因此正常情况下物理溶解的氧量极少，主要通过血红蛋白携带和运输氧。在血液中存在大量不能结合氧的血红蛋白时，如 CO 中毒，则血红蛋白的携氧量将显著下降。此时进行高压氧治疗（3 个大气压），PaO_2 可达 2000mmHg，不但可以促使 CO 和血红蛋白的解离，而且物理溶解的氧量将达到 6.0ml/dl，可以满足机体代谢的需要。

因此，当患者贫血或血液中有高浓度的碳氧血红蛋白或高铁血红蛋白时，CaO_2 比 PaO_2 或 SaO_2 能更准确地反映血液的携氧量和组织的氧供情况。

5．动脉血二氧化碳分压（$PaCO_2$，mmHg） 动脉血中溶解的（非结合的）二氧化碳产生的压力。$PaCO_2$ 的正常参考值为 35～45mmHg，平均值为 40mmHg。CO_2 是有氧代谢的最终产物，经血液运送到肺再呼出体外。血液中的 CO_2 以物理溶解、化学结合和碳酸的形式存在。37℃时 CO_2 的物理溶解系数为 0.0308mmol/L·mmHg，当 $PaCO_2$ 为 40mmHg 时，溶解的 CO_2 量为 2.7ml/dl。

$PaCO_2$ 和肺泡通气量呈反比，由于 CO_2 的物理溶解量远远高于 O_2，其弥散速度是 O_2 的 21 倍。因此 $PaCO_2$ 基本不受弥散功能障碍的影响，是肺泡通气量的直接反映。$PaCO_2 >$ 50mmHg 为呼吸衰竭的诊断标准，说明肺通气功能严重障碍。

$PaCO_2$ 还是判断呼吸性酸碱失衡的重要指标。原发性 $PaCO_2$ 降低 < 35mmHg 为呼吸性碱中毒，原发性 PaO_2 升高 > 45mmHg 为呼吸性酸中毒。

6．碳酸氢根（bicarbonate，HCO_3^-） 是反映机体酸碱代谢状况的指标，受呼吸和代谢两种因素影响。正常参考值为 $24±3$mmol/L。代谢性酸碱失衡时，HCO_3^- 原发性的下降或升高。而慢性呼吸性酸碱失衡时，为了维持体内的酸碱平衡，由肾代偿性的重吸收 HCO_3^- 或排泌 HCO_3^- 增加。因此，在代谢性酸中毒和慢性呼吸性碱中毒时 HCO_3^- 下降，在慢性呼吸性碱中毒时，HCO_3^- 最低可降至 12mmol/L。代谢性碱中毒和慢性呼吸性酸中毒时 HCO_3^- 增加，慢性呼吸性酸中毒时 HCO_3^- 最高可升高至 45mmol/L。肾重吸收或排泌 HCO_3^- 需要一定的时间，一般在 3～4 天方达到高峰，因此在急性呼吸性酸碱失衡时 HCO_3^- 变化较小。

根据测定方法的不同可分为实际碳酸氢根（actual bicarbonate，AB）和标准碳酸氢根（standard bicarbonate，SB），前者是利用隔绝的血标本直接测定的浓度，而后者是动脉血在 38℃、$PaCO_2$ 40mmHg、SaO_2 100% 的条件下进行平衡后，所测的 HCO_3^- 水平。两者之间的关系可以通过下列的平衡式表述：

$$H_2O + CO_2 = H_2CO_3 = H^+ + HCO_3^-$$

$PaCO_2$ 正常时，对上述平衡式无明显影响，因此 AB 和 SB 接近。当 $PaCO_2$ 降低时，经平衡后，平衡式向左移位，SB < AB，见于呼吸性碱中毒和代谢性酸中毒。反之，当 $PaCO_2$ 升高时，经平衡后，平衡式向右移位，SB > AB，见于呼吸性酸中毒和代谢性碱中毒。比较 SB 和 AB 本身对酸碱失衡的判断帮助并不大，只是间接反映 $PaCO_2$ 的水平。目前血气分析仪给出的 HCO_3^- 值，是利用测定的 pH 和 $PaCO_2$ 通过 Henderson-Hasselbalh 公式计算得到，是判断酸碱失衡的重要指标。

7．碱剩余（base excess，BE） 是在 38℃、$PaCO_2$ 40mmHg、SaO_2 100% 条件下，将血液标本滴定至 pH 7.40 时所消耗酸或碱的量，正常参考值为 ±3.0mmol/L。其意义与 SB 的意

义相同。

8．二氧化碳结合力（carbon dioxide combining power，CO_2CP）　静脉血标本在室温下分离血浆，与含 40mmHg $PaCO_2$、100mmHg PaO_2 的气体进行平衡，然后测定血浆中所含的 CO_2 总量并减去物理溶解的 CO_2。正常参考值为 50% ~ 70%（22 ~ 31mmol/L）。因为 CO_2CP 为血浆中呈结合状态存在的 CO_2，反映体内的碱储备量，其意义同 SB。

9．肺泡—动脉血氧分压差（$P_A\text{-}aO_2$）　是指肺泡氧分压和动脉氧分压之差，可反映肺的换气功能。肺泡氧分压可根据下述公式计算：

$$P_AO_2 = FiO_2 \times (PB\text{-}47) - P_ACO_2/0.8$$

其中 PB 为大气压，FiO_2 为吸入氧浓度（在海平面呼吸空气的情况下为 20.9%），47 为饱和水蒸气的分压，P_ACO_2 为肺泡 CO_2 分压，由于 CO_2 弥散速率快，因此 P_ACO_2 和 $PaCO_2$ 相等，0.8 为呼吸熵。在呼吸空气的情况下，正常青年人 $P_A\text{-}aO_2$ 的正常值为 15 ~ 20mmHg，随年龄增加而增加，不超过 30mmHg。$P_{A\text{-}a}O_2$ 增加说明患者存在换气功能障碍。

10．阴离子间隙（anion gap，AG）　是血清中常规测得的阳离子总数与阴离子总数之差。计算公式为：

$$AG = Na^+ - (Cl^- + HCO_3^-)$$

AG 正常值为 8 ~ 16mmol/L。AG 主要包括乳酸、酮体、硫酸根、磷酸根、白蛋白等。正常情况下，血清白蛋白占 11mmol/L。AG 有助于判别代谢性酸中毒的原因。

二、低氧血症及其原因判定

低氧血症是指 PaO_2 低于正常水平。低氧血症主要由肺的通气功能和换气功能障碍引起，组织氧耗量过大（如重度感染、高热等）是少见的原因。肺部病变引起低氧血症的机制主要包括肺泡通气量下降、肺通气血流比例失调、弥散障碍及右向左分流。低氧血症不同于缺氧（hypoxia，即组织氧供不足），其特征为 PaO_2 下降。如果低氧血症程度不严重，如 SaO_2 > 90%，一般不会造成缺氧。而缺氧的原因除了严重低氧血症外，还可能有血液携氧能力下降（贫血、CO 中毒）、组织灌注不良（休克）或组织不能利用氧（氰化物中毒）等原因，而在这些情况下，PaO_2 常正常或接近正常，因此没有低氧血症并不等同于没有缺氧。

将 PaO_2 和 $PaCO_2$ 结合起来进行分析，可以对低氧血症的发生机制进行初步判断。低氧血症时，如果 $PaCO_2$ 升高，说明肺泡通气量下降，则低氧血症的发生原因主要为通气功能障碍，常见于重症慢性阻塞性肺疾病、各种原因所致的呼吸肌疲劳或呼吸肌瘫痪等。低氧血症时，如果 $PaCO_2$ 也降低，说明肺泡通气量较正常增加，说明通气功能尚能代偿，此时低氧血症的主要原因为换气功能障碍，主要发生机制包括肺通气血流比例失调、弥散障碍及分流。此时可通过吸氧（必要时呼吸纯氧）后的 PaO_2 结果对其发生机制进行进一步判断。吸氧后 PaO_2 迅速改善者其发生机制主要为通气血流比例失调、弥散障碍，常见于慢性阻塞性肺疾病、支气管哮喘、肺纤维化等。吸氧后 PaO_2 改善不明显，或吸纯氧亦不能有效改善者，为顽固性低氧血症。其主要发生机制为肺内分流，常见于急性呼吸窘迫综合征、重度肺水肿、急性大面积肺不张等。

另外 $P_{A\text{-}a}O_2$ 增加，提示换气功能障碍，而 $P_{A\text{-}a}O_2$ 正常提示通气功能障碍。

三、酸碱平衡的调节

在正常情况下机体代谢可产生大量的酸性物质，包括挥发酸（volatile acid）和固定酸（fixed acid）。代谢过程中产生的最多的酸性物质为 H_2CO_3，是 CO_2 和 H_2O 经组织细胞中碳酸酐酶的催化形成，由于 CO_2 可以通过呼吸排出体外，故称为挥发酸。蛋白质代谢所生成的酸性产物经由肾排出体外的为固定酸，包括磷酸、硫酸和尿酸等。

糖酵解和糖氧化过程所生成的酸性物质，如乳酸、三羧酸，以及脂肪代谢的酸性代谢中间产物，如 β 羟丁酸、乙酰乙酸等，这些酸性物质最终可氧化生成 CO_2 和 H_2O，并不影响体液的酸碱状态。当上述代谢过程出现异常时，则会出现上述酸性中间产物的堆积，产生代谢性酸中毒。

为了维持机体内环境的稳定，pH 在 7.35 ~ 7.45 这一非常狭窄的弱碱性范围内波动。正常情况下有多种机制保证 pH 的稳定，包括细胞外液缓冲系统、肺和肾的调节以及细胞内外液电解质的交换等。

1. 细胞外液缓冲系统　包括 HCO_3^-/H_2CO_3、磷酸盐缓冲对（Na_2HPO_4/NaH_2PO_4）、血浆蛋白缓冲系统（主要为白蛋白）和血红蛋白缓冲系统，均为弱酸和其共轭碱组成的缓冲对。其中 HCO_3^-/H_2CO_3 是最重要的缓冲系统，占全血缓冲总量的 50% 以上，同时由于构成缓冲对的两种成分可以分别通过肺脏和肾脏进行调节，因此是一个开放的缓冲系统，大大增强了其缓冲能力。当机体代谢产生的固定酸进入血液时，细胞外液中的 HCO_3^-/H_2CO_3 缓冲对即刻发生反应。同时平衡式 $H_2O+CO_2=H_2CO_3=H^++HCO_3^-$ 向左移动，生成的 H_2O 和 CO_2，CO_2 经肺排出体外。以此来达到稳定 pH 的作用。

血红蛋白缓冲系统占缓冲总量的 35%，主要作用为缓冲血中的碳酸。极少量（1/800）溶解于血浆中的 CO_2 弥散进入红细胞后，在碳酸酐酶的作用下和 H_2O 反应生成 H_2CO_3，后者进一步解离为 $H^++HCO_3^-$。H^+ 和还原型血红蛋白结合生成 HHb。碳酸酐酶的作用可以使 H_2CO_3 的生成速度增加 5000 倍。因此当血中 CO_2 增加时，将使平衡式 $H_2O+CO_2=H_2CO_3=H^++HCO_3^-$ 向右移动，生成 HCO_3^-，并移出红细胞外使血浆中的 HCO_3^- 增加。

2. 细胞内外液电解质的交换　酸中毒时 [H^+] 增加，H^+ 入胞而 K^+ 出胞，血浆 [K^+] 增加，肾排 K^+ 增强。呼酸时细胞内合成的 H_2CO_3 解离出 HCO_3^-，移入细胞外，为保持电解质平衡，Cl^- 进入细胞内，使血浆 [Cl^-] 下降，慢性呼酸时，肾脏回吸收 HCO_3^- 增加，[Cl^-] 将进一步下降。碱中毒时发生相反的变化，血浆 [K^+] 下降。

3. 肺的调节　正常人每分钟代谢产生的 CO_2 量约为 200ml，均经肺排出，若将这些 CO_2 均转换为碳酸，则是肾排出酸总量的 200 倍。肺是调节机体酸碱平衡的重要器官，$PaCO_2$ 和肺泡通气量成反比，因此 CO_2 可以通过肺泡通气量的改变进行调节，而肺泡通气量的大小受呼吸中枢的调节。

位于延髓的呼吸中枢接受来自中枢化学感受器和外周化学感受器（主动脉体和颈动脉体）的刺激。CO_2 可以自由通过血脑屏障，并且中枢化学感受器对 $PaCO_2$ 的变化非常敏感，其作用是通过 CO_2 和 H_2O 结合生成碳酸并解离出 H^+，对中枢化学感受器进行刺激来实现。因此在正常情况下呼吸的调节主要是通过脑脊液中 CO_2 的变化来实现的。当 CO_2 升高时，刺激呼吸中枢使呼吸加快加深，使肺泡通气量增加，排出过多的 CO_2；当 CO_2 下降时则发生相反的变化。但是当 $PaCO_2$ 显著增加时，就会对呼吸中枢产生抑制作用，此时对呼吸中枢的刺激主要通过缺氧来实现。极其严重的 CO_2 潴留可以严重抑制呼吸中枢，从而使肺泡通气量进一步下降，产生恶性循环，引发严重的呼吸性酸中毒。

外周化学感受器主要感知 PaO_2、$PaCO_2$、H^+ 的变化。低氧、高碳酸血症和 H^+ 增加均可刺激外周化学感受器使呼吸增快，反之亦然。由于 H^+ 不易通过血脑屏障，因此发生代谢性酸中毒时对呼吸的刺激作用首先通过外周化学感受器进行，以后才是中枢化学感受器。

肺脏对代谢性酸碱失衡的变化，反映较快，一般在 3 ~ 6 小时即可达到高峰。

4. 肾的调节　正常人每天经由肾排出的固定酸约 120 ~ 160ml。肾对酸碱平衡的作用主要是调节血浆的 HCO_3^- 水平。主要通过下述几个方面进行：

（1）近端肾小管上皮细胞泌 H^+：近端肾小管的上皮细胞管腔膜可进行 Na^+-H^+ 交换，即管腔中的 Na^+ 进入到上皮细胞内，而细胞中的 H^+ 进入到管腔中，两者的转运方向相反，称为逆向转运，这一过程由转运蛋白完成。由于细胞内的 Na^+ 通过 Na^+-K^+ATP 酶的作用不断泵出到周围组织中，因此使细胞内的 Na^+ 水平维持在较低水平，从而使管腔中的 Na^+ 通过浓度梯度易于转移到细胞内，使整个 Na^+-H^+ 交换呈现为主动转运的过程。

（2）远端肾小管上皮细胞泌 H^+：同近端小管不同，并无 Na^+-H^+ 交换，细胞通过 H^+-ATP 酶直接将 H^+ 泌入到管腔中，同时重吸收等量的 HCO_3^-。

（3）重吸收 HCO_3^-：肾每天滤过大约 4000mmol 的 HCO_3^-。为了吸收滤过的 HCO_3^-，肾小管必须分泌 4000mmol 的氢离子。80% ~ 90% 的 HCO_3^- 在远曲小管重吸收。近端肾单位重吸收其余的 HCO_3^- 并排泌代谢所产生的氢离子，以保持全身 pH 的稳定。虽然这些氢离子的量较小，每天 40 ~ 60mmol，但是肾必须将他们排出体外，以防止出现氢离子的正平衡，造成酸中毒。排泌的氢离子以可滴定酸和 NH_4^+ 的形式出现在尿中。如果肾功能正常，酸中毒时 NH_4^+ 的产生和排泌将增加。在慢性肾衰竭、高钾血症和肾小管酸中毒时，NH_4^+ 的产生和排泌将受到影响。

四、酸碱失衡的判定

酸碱失衡的判定需要结合病史和 pH、$PaCO_2$、HCO_3^-、AG 等综合判定。

1. 代谢性酸中毒（简称代酸）　代酸的原因包括内源性酸的产生增加（如乳酸和酮酸）、碳酸氢盐的丢失（如腹泻）、内源性酸的堆积（肾衰竭）和外源性酸的摄入。pH 下降引起通气代偿增加，临床上可表现为深大呼吸（Kussmaul 呼吸）。根据 AG 可将代酸分为高 AG 代酸和正常 AG 代酸（图 4-4-8）。

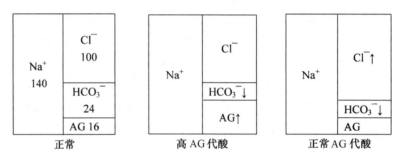

图 4-4-8　代酸时血浆中阴阳离子平衡示意图

* 图中 AG 正常上限为 16mmol/L

高 AG 代酸的四种常见原因包括：①乳酸酸中毒；②酮症酸中毒；③摄入毒素：乙二醇、甲醇等；④急慢性肾衰竭。前三种情况主要是有机酸的增加，后一种情况还包括无机酸的增加。由于引起 AG 增加为酸性产物所致，相同当量的 HCO_3^- 会和增加的 AG 结合，这样 HCO_3^- 将出现相应的下降，即 HCO_3^- 的下降值 =AG 的增加值。高 AG 代酸时如果 HCO_3^- 的变化和 AG 的增加不相当，则提示存在混合型酸碱失衡。HCO_3^- 下降值超过 AG 的增值时，为合并正常 AG 代酸；HCO_3^- 的下降小于 AG 的增值时，为合并代碱。举例说明：AG 为 26mmol/L 时，其较 AG 上限（16mmol/L）增加了 10mmol/L，因此 HCO_3^- 应相应下降 10mmol/L，其范围因为 10±3mmol/L，即在 7 ~ 13mmol/L 的范围内。如果实测的 HCO_3^- < 7mmol/L，提示体内存在引起 HCO_3^- 下降的其他因素，即正常 AG 代酸；而如果实测的 HCO_3^- > 13mmol/L，则提示存在引起 HCO_3^- 增加的其他因素，即代谢性碱中毒。

正常 AG 代酸，又称高氯代酸，由血液中 HCO_3^- 原发性下降引起。常见原因为：①胃肠道丢失 HCO_3^-，如腹泻、胰腺或小肠引流，由于酸性阴离子的排泄不减少，血 Cl^- 增加；②肾丢失 HCO_3^-，如肾小管酸中毒等。HCO_3^- 和 Cl^- 的交换使血 Cl^- 增加。因此在正常 AG 代酸时，[Cl^-] 增加值和 [HCO_3^-] 的下降大致相当。如果这两者之间不相当，则提示存在混合性的酸碱失衡。

代酸时通气发生代偿性变化，其计算公式为

$$PaCO_2= HCO_3^- \times 1.5+8 \pm 5$$

如果实测的 $PaCO_2$ 和计算值不同，则提示合并呼吸性酸碱失衡。举例说明，代酸患者的 HCO_3^- 为 10mmol/L 时，$PaCO_2$ 的代偿计算值应为 23 ± 5mmHg，即 18 ～ 28mmHg，若 $PaCO_2 <$ 18mmHg，则合并引起 $PaCO_2$ 下降的其他因素，即呼吸性碱中毒；而如果 $PaCO_2 >$ 28mmHg，则合并引起 $PaCO_2$ 增加的其他因素，即呼吸性酸中毒。

2．代谢性碱中毒（简称代碱）　代碱是由于体内 HCO_3^- 增加或细胞外液丢失酸（如呕吐丢失 HCl）。

代碱表现为动脉血 pH 和 [HCO_3^-] 增加，以及因为代偿性低通气所造成的 $PaCO_2$ 增高。常常伴有低钾、低氯血症。由于通气功能代偿性下降，[HCO_3^-] 较正常值每增高 10mmol/L，$PaCO_2$ 约增高 6mmHg。但是 $PaCO_2$ 和 HCO_3^- 之间的线性关系并不明显。

代碱包括产生阶段和维持阶段。产生阶段包括酸的丢失或体内碱增加，发生碱中毒。在正常情况下，肾排泌 HCO_3^- 的能力强大。代碱的持续存在说明肾不能像正常那样排出 HCO_3^-，此即代碱的维持阶段。主要影响因素为循环容量不足、肾小球滤过率降低或 Cl^-、K^+ 丢失等，使远曲小管对 H^+ 的排泌增加。通过输注生理盐水（NaCl）和 KCl 可以改善容量不足、增加肾小球滤过率，并补充 Cl^- 和 K^+，从而使碱中毒得以纠正，此种类型的碱中毒又称为容量依赖型碱中毒。原发性醛固酮增多症使肾排钾增加，其所造成低钾血症和碱中毒不能通过补充生理盐水等纠正，又称为醛固酮依赖性代碱。

相当一部分代碱的原因为医源性，如不恰当的补碱、使用利尿剂过量造成低钾低氯性碱中毒或机械通气时调节不当使慢性呼酸患者 $PaCO_2$ 下降过快等。

患者对代碱的代偿可以使 $PaCO_2$ 超过 40mmHg，但不能超过 50 ～ 55mmHg。

3．呼吸性酸中毒（简称呼酸）　原发性 $PaCO_2$ 增加引起呼酸。$PaCO_2$ 和肺泡通气量成反比，因此任何原因所致的原发性肺泡通气量下降均可引起呼酸。常见病因包括 COPD、重症哮喘等严重的肺病、呼吸肌疲劳或通气控制异常（镇静剂或吗啡过量抑制呼吸中枢）等。呼酸表现为 $PaCO_2$ 增加和 pH 降低。

急性呼酸时，由于肾尚未代偿，由细胞外液缓冲机制使 HCO_3^- 代偿性轻度增加，$PaCO_2$ 每增加 10mmHg，pH 下降 0.08，[HCO_3^-] 增加 1mmol/L。慢性酸中毒时（往往超过 48 小时）肾脏的代偿使 [HCO_3^-] 显著增加，$PaCO_2$ 每增加 10mmHg，pH 往往将只下降 0.03，[HCO_3^-] 增加 4mmol/L。如果 pH 的变化超过了急慢性呼酸时和 $PaCO_2$ 增加所发生的相应变化，则提示合并存在代谢性酸碱失衡。

4．呼吸性碱中毒（简称呼碱）　原发性肺泡过度通气使 $PaCO_2$ 降低，pH 增高，即为呼碱。呼碱的病因包括中枢神经系统受刺激（疼痛、焦虑、精神异常、发热、脑血管意外等）、低氧血症或组织缺氧、药物或激素（妊娠、水杨酸）、刺激胸部感受器（心衰、肺栓塞）和其他原因（败血症、机械通气等）。

当刺激因素使通气增加造成 CO_2 的排出超过机体代谢产生的 CO_2 时就会发生呼碱。急性呼碱时，如果 $PaCO_2$ 在 10 ～ 40mmHg，血浆 pH、[HCO_3^-] 和 $PaCO_2$ 成比例改变，$PaCO_2$ 每下降 10mmHg，pH 下降约 0.1，[HCO_3^-] 下降 2mmol/L。慢性呼碱时肾通过对铵和可滴定酸的排泌下降，滤过 HCO_3^- 的重吸收减少进行代偿。在血容量充足、肾功能正常的情况下，肾完全代偿需要数天时间。慢性呼碱时 $PaCO_2$ 每下降 10mmHg，pH 上升 0.03，HCO_3^- 将下降 4.5mmol/L。

（李海潮）

第五章 内镜检查

第一节 内镜的发展简史和基本原理

内镜术（endoscopy）是指通过一些器械对体内脏器进行观察，从而进行诊断与治疗。一百多年来临床医生不断探索准确观察内脏病变的诊断方法，内镜的发展过程体现了这种思路的演进过程，也反映了科学技术的进步对医学发展的影响。以胃镜为例，自1869年德国医生Kussmaul发明首台硬管式式胃镜以来，内镜发展经历了硬管式胃镜（rigid endoscope，1869—1932年），可屈式胃镜（flexible endoscope，1932—1957年），纤维内镜（fiberendoscope，1957—1983年）和电子内镜（videoendoscope，1983年以后）几个阶段。近几年又有微型电子内镜（midget videoendoscope）问世。内镜向微型摄影机化，操作自动化，图像识别智能化方向发展。

1957年美国医生Hirschowitz首先使用了光导纤维胃镜，日本学者进一步研制和开发了新型系列纤维内镜以后，内镜发展有了新的突破。良好的目镜和物镜、先进的冷光源保证了优质的导光和亮度，可调控的先端、扩大的视野角消灭了检查的盲区，不断改进的送水、送气和吸引装置，提高了插镜的效率和视野的清晰度，使操作十分灵巧而方便。通过摄影、录像可以记录各种病变，用于会诊、教学和资料保存。应用活检钳、细胞刷活检组织和脱落细胞，进行病理学检查，显著提高了诊断的准确性；各种治疗附件的使用可以进行镜下止血、息肉电切、异物取出、圈套结扎、管腔狭窄的扩张、支架置入等内镜下治疗，使纤维内镜不仅在消化道疾病的诊断和治疗，而且在其他临床专业的诊断和治疗上发挥了重大的作用。

随着电子技术的推广与普及，第一台电子内镜在1983年由美国Welch-Allyn公司发明问世，随之消化内镜诊疗技术取得突飞猛进的发展。它改变了原有纤维内镜由光学纤维导光与内视的性质，以其先端精细的电子耦合元件（charge-couple device，CCD）组成图像传感器，相当于用微型真空摄像管观察脏器、摄录图像，通过电缆传递和计算机图像处理，使电视荧光屏上彩色图像更加清晰逼真，不需用目镜窥察，可供多人同时观察。电子内镜避免了光导纤维断裂的缺点，图像内不会出现光导纤维断裂引起的黑点或亮度损失，分辨率更高。电子内镜与计算机图文处理系统的有机结合，更有利于诊断和治疗资料的储存、图像的采集、分析交流和会诊。目前电子内镜逐渐替代纤维内镜，成为现代腔内疾病诊断和治疗的先进手段。

除消化系统的食管镜、胃镜、十二指肠镜、小肠镜、结肠镜、胆管镜外，根据同样原理也发明制成了其他各种内镜，如呼吸系统的支气管镜、鼻镜、喉镜，还有宫腔镜、膀胱镜等，在临床上对于有管腔与体外相通器官的诊治方面广泛应用，所谓"无孔不入"；实际上对于无管腔与体外直接相通的器官诊治方面，腹腔镜、胸腔镜、纵隔镜、关节腔镜和脑室镜等亦在临床上大显身手，实为"无孔也入"。此外，内镜技术与其他技术结合，更发挥了各自的优势，如十二指肠内镜技术与X线造影技术结合产生内镜下逆行胰胆管造影（ERCP）技术及相应的治疗技术；将微型高频超声探头安置在内镜顶端，既可通过内镜直接观察腔内形态，又可进行实时超声扫描，获取管腔壁层次和邻近脏器的超声图像；内镜与超声结合开创了超声内镜（endoscopic ultrasonography，EUS）诊治技术，由于声路缩短，衰减降低，明显提高了图像分辨率。加之近年出现的色素内镜（chromoendoscopy）、荧光内镜（fluorescence endoscopy）、窄光谱内镜（narrow band imaging，NBI）、以及共聚焦内镜（confocal endoscopy）等，从对宏观病变的肉眼诊断至对微观病变的浸润深度、细胞荧光、细胞核大小分布等都可通过内镜获得可靠资料。同时由于内镜治疗技术的发展，广大患者也从微创治疗中得以获益。总之，内镜的硬件及内镜诊治技术已取得长足进步，内镜已成为当今许多专业在临床诊断和治疗中不可或缺的重要工具。

第二节　内镜的基本结构

内镜主要由主机和附件两部分组成。

一、内镜主机

纤维内镜是利用光学纤维全反射导光与传导图像，在功能上包括光学系统、机械系统和电子系统。电子内镜是用电子耦合元件（CCD）代替纤维内镜的导像束，将光信号转变为电信号。光线通过物镜聚集在 CCD 片上成像，进入摄像二极管转变为电信号，再通过输入增益器转变为图像。电子图像无须用胶片储存，可经电子计算机储存或作远程传递。电子内镜主机其他部分基本与纤维内镜结构组成相同（图 4-5-1）。目前临床上纤维内镜逐渐被电子内镜取代，在结构上包括以下部分：

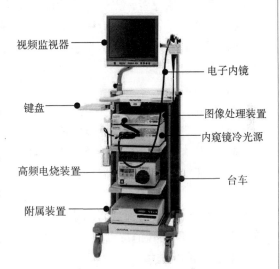

图 4-5-1　消化道电子内镜系统

1．操作部　是内镜主要部位，包括吸引按钮、送气送水按钮、角度钮、活检钳道口。

2．插入部　内含牵引钢丝、活检钳道、送气送水管、导光束、导像束、电缆。

3．弯曲部　可作上下左右四个方向弯曲，消除盲区观察。

4．先端部　包括物镜摄像装置、送气送水管出口、活检钳出口、抬钳器。

5．连接部　为内镜主机与光源联结部分，内含导光束、注气注水管和电路联结部分。

二、内镜附件

1．冷光源　是内镜的照明系统，包括灯泡、散热装置、送气装置、内镜摄影自动控制系统。灯泡分为卤素型和氙气型两种，后者光亮度增加了 1.5 倍，可获得日光型的照明效果。

2．内镜图像处理器　是将内镜获取的图像转换为电子信号，显示于监视器，是电子内镜系统的关键装置。

3．内镜诊断和治疗附件

（1）诊断用附件：活检钳、细胞刷、造影导管、诊断用染料喷洒管、灌洗管等。

（2）治疗用附件：电凝器、微波发生器、激光发生器、止血夹、高频电刀、注射针、圈套器、套扎器、消化道支架、气囊导管、碎石器、取石网篮、球囊、导丝、取异物钳等。

第三节 消化道内镜检查

一、上消化道内镜检查

上消化道内镜检查（upper gastrointestinal endoscopy）包括食管、胃、十二指肠的内镜检查。

（一）适应证

1. 上消化道症状原因不明者 如：吞咽困难、烧心、胸骨后疼痛、胃灼热、反酸、上腹部疼痛或不适、恶心、食欲缺乏等。

2. 上消化道出血原因不明，必要时急诊内镜检查。

3. 不明原因的消瘦、贫血，尤其是疑有上消化道肿瘤者。

4. 需内镜治疗者，先进行治疗前的检查。

5. 药物或手术治疗前后病变的对比观察。

6. 慢性病变的定期随访观察。

（二）禁忌证

1. 严重心肺疾患。

2. 休克、昏迷等危重状态。

3. 精神失常、检查不能合作者。

4. 食管、胃、十二指肠穿孔急性期。

5. 严重咽喉部疾患、腐蚀性食管炎和胃炎、巨大食管憩室、主动脉瘤及严重颈胸段脊柱畸形等。

6. 急性传染性肝炎或胃肠道传染病一般暂缓检查；肝炎病毒感染标志物检测阳性者、艾滋病患者应采取特殊消毒措施。

（三）术前准备

1. 填写内镜申请单和知情同意书。

2. 检查前禁食 8 小时。

3. 麻醉与镇静 内镜检查前 5 ~ 10 分钟用 2% 利多卡因喷雾或用利多卡因胶浆含服使咽部局部麻醉；对于个别精神紧张的患者，可酌情肌注镇静剂地西泮（安定）5 ~ 10mg，也可行无痛内镜检查，即用丙泊酚等药物进行全身静脉麻醉，解除患者的恐惧和不适。

4. 口服去泡剂 二甲硅油（dimeticone）等有清除泡沫和黏液作用，使视野清晰；去泡剂也可不用。

5. 检查内镜及附件有无故障。

（四）操作方法与观察要点

取左侧卧位，松解腰带，屈膝，头略后仰，轻咬牙垫。用前视型胃镜，左手持操作部，右手握住内镜插入部，调节上下弯角度钮使前端软管部略弯曲，将内镜插入口腔，在电视屏幕上观察，经舌根从一侧梨状窝进入食管 15cm 后，边注气边进镜，距门齿约 40cm 可见贲门，在其开大后进入胃腔，继续注气张开胃腔。其右上方为胃底穹隆部，左下方为胃体部。调节角度钮于左下进入胃体后右转镜身至胃体下部，略向上进入胃窦部，可见幽门，待其开放后进入十二指肠球腔，右旋镜身向右向上转入十二指肠降部肠腔。一般在进镜过程中边进镜边作初步观察，在退镜过程中按十二指肠降部、球部、幽门、胃窦、胃角、胃体、胃底、贲门、食管顺序和各方位进行系统性观察，注意黏膜形态变化和运动情况。根据需要摄影、录像、活检、直视下细胞刷检。退出胃镜时尽量抽气，避免引起腹胀。胃镜检查 2 小时后可进半流食。

（五）上消化道内镜检查常见病变

1．上消化道内镜检查基本病变

（1）壁和腔的病变：扩张、狭窄、痉挛、张力低下、变形、僵硬、疝、黏膜脱垂、憩室、瘘管、蠕动亢进、蠕动减弱、蠕动消失、反流等。

（2）可见的内容物：黏液、食物残渣、胆汁、血液、粪石、异物等。

（3）黏膜病变：黏膜粗糙、肥厚、萎缩、水肿、充血、质脆、苍白等。

（4）皱襞：皱襞集中、中断、融合、边缘侵蚀、变薄等。

（5）出血：出血性糜烂、点状出血、斑状出血、弥漫性出血、血管裸露、凝血块、血肿、大量出血、渗血、喷血、搏动性出血、滴血等。

（6）隆起性病变：息肉、肿瘤、颗粒状、壁外压性隆起、假性息肉、静脉瘤等。

（7）凹陷性病变：黏膜缺损病变、糜烂、撕裂、溃疡、裂隙、黏膜剥离、溃疡瘢痕等。

（8）平坦性黏膜病变：毛细血管扩张、浸润等。

2．食管内镜检查常见病变　食管炎、食管溃疡、食管撕裂、巴雷特（Barrett）食管、食管癌、乳头状瘤、食管静脉曲张、食管蹼、滑动性疝、食管憩室等（见彩图 4-5-2，彩图 4-5-3）。

3．胃内镜检查常见病变　胃出血、胃溃疡、吻合口溃疡、急性出血糜烂性胃炎、浅表性胃炎（非萎缩性胃炎）、萎缩性胃炎、疣状胃炎、胃癌、胃息肉、胃淋巴瘤、胃结石、胃扭转等（见彩图 4-5-4，彩图 4-5-5）。

4．十二指肠内镜检查常见病变　出血、十二指肠溃疡、十二指肠炎、十二指肠球变形、十二指肠乳头旁憩室、十二指肠乳头癌、胃切除后状态、输入袢、输出袢等（见彩图 4-5-6，彩图 4-5-7）。

二、下消化道内镜检查

下消化道内镜检查（lower gastrointestinal endoscopy）包括小肠镜（enteroscopy）、胶囊内镜（video capsule endoscopy，VCE）、结肠镜（colonoscopy）检查。因小肠镜检查操作较难及价格昂贵，临床应用尚不普遍。胶囊内镜已应用于临床，口服内置摄像与信号传输装置的智能胶囊后，其微型电子摄像装置沿消化道摄像并信号储存，经电子计算机处理重建图像后进行观察分析；胶囊内镜使用简单、无创，患者无痛苦，尤其对于小肠疾病的诊断有很好的价值。结肠镜检查已在临床广泛应用，本节予以简介。

（一）适应证

1．原因不明的腹泻、便秘、便血、下腹痛、贫血、腹部肿块、消瘦等。

2．钡灌肠或乙状结肠镜检查有异常者。

3．肠道炎症性疾病的诊断与随访观察。

4．结肠癌前病变的监视，癌肿的术前诊断、术后随访。

5．需经内镜下治疗者。

6．药物或手术治疗前后病变的对比观察。

（二）禁忌证

1．肛门、直肠严重狭窄。

2．急性重度结肠炎，如重症痢疾、溃疡性结肠炎及憩室炎等。

3．急性弥漫性腹膜炎及腹腔脏器穿孔。

4．妊娠。

5．严重心肺功能不全、精神失常及昏迷患者等。

（三）术前准备

1．填写内镜申请单和知情同意书。

2．检查前 1 ～ 2 日用少渣半流食，检查当晨禁食。

3．肠道清洁　可用口服清肠液，如：含聚乙二醇的清肠液，含钠和不吸收的阴离子缓泻剂如枸橼酸钠、磷酸钠、硫酸钠等。欲行内镜下高频电切息肉等内镜治疗时，应避免用甘露醇清肠或采取预防措施，防止甘露醇电解后产生的易燃气体在肠腔爆炸。

4．术前用药　对于个别精神紧张的患者可酌情肌注镇静剂地西泮（安定）5 ～ 10mg；也可静脉应用麻醉药行无痛内镜检查，消除病人的恐惧和不适，需有专业麻醉师现场麻醉管理与监护。

5．备有抢救设备及药品。

6．检查结肠镜器械有无故障。

（四）操作方法与观察要点

取左侧卧位，双腿屈曲靠近腹部。先行肛门直肠指诊了解肛周情况。插镜方法有双人操作法（two men method）和单人操作法（one man method）。插入前，肠镜前端涂些润滑油。双人操作时，术者操纵并下指令，助手进退肠镜。按照循腔进镜、少量注气、适当钩拉、去弯取直、防袢解袢、变换体位等原则不断深入，依次进入直肠、乙状结肠、降结肠、结肠脾曲、横结肠、结肠肝曲、升结肠、回盲部，可经回盲瓣口达回肠末段 15 ～ 30cm，边进镜边观察。退镜时再次逐段仔细观察，根据需要摄影、录像、活检。单人操作法，其操纵、插镜、观察均由术者完成，助手承担压迫腹部、活检等辅助工作。术者左手控制角度钮和吸引、注气注水，右手插镜、退镜和旋转镜身。单人操作法遵循"轴保持短缩法"，保持内镜的自由感，要求在直线状态下以最短距离到达回盲部，患者痛苦小，穿孔率低，操作更为协调省时，故单人操作法目前为大多数内镜医生采用。

（五）下消化道内镜检查常见病变

1．下消化道内镜检查基本病变

（1）壁和腔的病变：扩张、狭窄、痉挛、变形、僵硬、直肠脱垂、结肠憩室、瘘管、结节等。

（2）可见的内容物：黏液、血液、粪水、粪石、寄生虫等。

（3）黏膜病变：黏膜粗糙、水肿、充血、质脆、苍白、黑变等。

（4）出血：出血性糜烂、点状出血、斑状出血、弥漫性出血、凝血块、血肿、大量出血、渗血、滴血等。

（5）结肠、直肠隆起性病变：内痔、息肉、腺瘤、肿瘤、颗粒状、铺路石样结节、壁外性压迫等。

（6）结肠、直肠凹陷性病变：黏膜缺损病变、糜烂、溃疡、裂隙、黏膜剥离、溃疡瘢痕等。

（7）结肠、直肠平坦性病变：血管模糊、毛细血管扩张、结肠黑变病等。

2．结肠、直肠内镜检查常见病变　痔、溃疡性结肠炎、克罗恩病、大肠息肉、家族性大肠息肉病、大肠癌、憩室病等（见彩图 4-5-8，彩图 4-5-9）。

三、内镜逆行胰胆管造影

内镜逆行胰胆管造影（endoscopic retrograde cholangiopancreatography，ERCP）是在十二指肠镜直视下经十二指肠乳头注入造影剂做 X 线胰胆管造影检查，是胆道、胰腺等疾病的重要诊治手段之一。

（一）适应证

由于 ERCP 是具有一定风险的侵入性操作，随着非侵入性影像技术，尤其是磁共振胰胆管造影（magnetic resonance cholangiopancreatography，MRCP）的广泛应用，目前 ERCP 较少单独用于诊断性操作，更成为胆胰疾病治疗性操作的必须手段。所以行 ERCP 检查多在腹部 B 超、CT 或核磁检查之后，根据提示的病变确定检查的指征和重点。明确或疑有胆胰疾病均属 ERCP 适应证。

1．疑有胆道结石、肿瘤、炎症、寄生虫，梗阻性黄疸原因未明者。

2．疑有胰腺肿瘤、慢性胰腺炎或复发性胰腺炎原因未明者。

3．疑有胆总管囊肿等先天性畸形和胆胰管汇合异常者。

4．疑有十二指肠乳头癌、壶腹部肿瘤者。

5．疑有胰腺或胆道疾病需收集胰液、胆汁检验，或行 Oddi 括约肌测压者。

6．因胰腺或胆道疾病需行内镜下治疗者。

（二）禁忌证

1．全身状况极度不良不能耐受内镜检查者。

2．对碘剂过敏，无法进行造影检查者。必要时可改用非离子型造影剂，如优维显（Ultravist）。

3．精神异常或不合作者。

4．上消化道梗阻无法插镜。

5．急性胆道感染、急性胰腺炎（胆源性胰腺炎除外，梗阻性黄疸若能行乳头切开或鼻胆引流前提下则不属禁忌）。

（三）术前准备

基本上同上消化道内镜检查术前准备，填写 ERCP 申请单和知情同意书，检查十二指肠镜器械有无故障，做碘过敏试验，准备造影导管和造影剂、X 线机等。

（四）操作方法与观察要点

患者取左侧卧位（左手置于背后）或俯卧位。十二指肠镜为侧视镜，在口腔稍向下弯镜至咽部，保持直位后缓缓插入食管，至贲门后调角度扭向下，达胃体部、胃窦部，在幽门前方观其呈半月形时通过幽门，达十二指肠球部后进镜少许，并将镜身向右顺时针旋转 $60° \sim 90°$ 上调角度钮，经十二指肠上角达十二指肠降部，拉直内镜后，即可找见十二指肠乳头，经适当调整其最佳方位，辨明其开口后按需要选择胆管或胰管，插入造影导管，在 X 线荧光屏监视下缓慢注入造影剂并观察显影情况，初步判断病变。变换体位，带镜和退镜后拍摄 X 线造影片。

（五）十二指肠镜检查及 ERCP 常见病变

胆囊结石、胆总管结石、肝内结石、胆管癌、胆囊癌、原发性硬化性胆管炎、先天性胆总管囊肿、十二指肠乳头癌、胰腺癌、慢性胰腺炎、胰腺囊肿、胰胆管汇合异常等。

四、内镜术并发症

包括出血、穿孔、感染、ERCP 术后胰腺炎和其他意外。尽管发生率很低，检查前均应告知患者及家属并签署知情同意书，同时采取有效的预防措施和治疗措施。

（崔梅花）

第四节　呼吸内镜检查

一、支气管镜检查

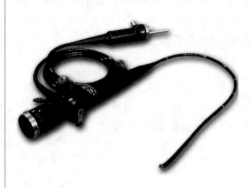

图 4-5-10　可弯曲支气管镜

支气管镜检查是经口或鼻置入支气管镜至下呼吸道，直接观察气管和支气管的病变，并根据病变进行相应的检查和治疗（图 4-5-10，图 4-5-11）。广义上包括硬质支气管镜（rigid bronchoscopy）检查和软性支气管镜（又称可弯曲支气管镜，flexible bronchoscopy）检查，而通常指软性支气管镜检查。应用设备可分为纤维支气管镜和电子支气管镜。目前多数医院采用电子支气管镜。

完整的支气管镜系统包括支气管镜、视频处理系统、监视器、电子计算机图像存储系统，常用的诊治附件有活检钳、毛刷、吸引管、球囊、异物钳等。

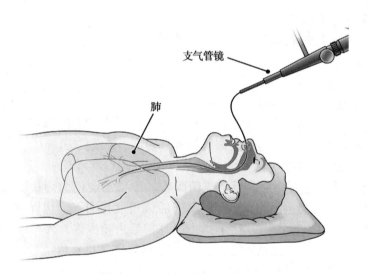

图 4-5-11　支气管镜检查示意图

（一）适应证

1. 不明原因的咯血、痰中带血。
2. 不明原因的慢性咳嗽。
3. 不明原因的喉返神经麻痹、膈神经麻痹。
4. 不明原因的局限性哮鸣音。
5. 痰中发现癌细胞或可疑癌细胞。
6. 肺部弥漫性病变、肺不张、肺部肿块、阻塞性肺炎、肺炎吸收不良、气管支气管狭窄、肺门和（或）纵隔淋巴结肿大、气道病变及不明原因的胸腔积液。
7. 异物吸入。
8. 支气管—肺感染性疾病的病原学检查。
9. 肺部手术前检查，指导手术部位和范围。
10. 胸部外伤后，怀疑气管支气管断裂。
11. 机械通气时的气道管理。

（二）禁忌证

1. 严重心肺疾病，如新近发生的心肌梗死、不稳定型心绞痛、心律失常、休克，难以纠正的呼吸衰竭。

2. 全身情况极度衰竭，不能耐受支气管镜检查。

3. 不能纠正的出血倾向。如凝血功能障碍、尿毒症及严重肺动脉高压。

4. 活动性大咯血。如非常必要行支气管镜检查，应首先建立人工气道，降低大咯血窒息的风险。

5. 麻醉剂过敏。

6. 严重的上腔静脉阻塞综合征或疑有主动脉瘤。

7. 惊厥或颅内高压。

8. 多发性肺大疱。

（三）术前准备

1. 仔细询问病史，进行体格检查并测量血压、心电图和影像学检查，充分了解病变部位。

2. 填写知情同意书，向患者详细说明检查的目的、过程、常见的并发症和配合检查的方法等，同时了解药物过敏史。

3. 对拟行活检的患者进行出、凝血时间和血小板计数检查。

4. 传染性疾病检查，包括肝炎病毒抗体、HIV 抗体和梅毒抗体。

5. 检查前 4 小时开始禁食，检查前 2 小时开始禁饮水，防止检查中发生呕吐和误吸。

6. 口腔有义齿者应在检查前取下。

7. 吸氧治疗并进行心电血压监护。

（四）操作步骤和操作内容

1. 操作步骤　患者仰卧位，根据病情需要也可选用半卧位或坐位；2% 利多卡因咽喉部麻醉后，经鼻或口（需轻咬牙垫）插入支气管镜；气道内经支气管镜注入利多卡因麻醉，总量不超过 8.2mg/kg（按 70kg 患者计算，2% 利多卡因用量不超过 29ml）；检查包括会厌、声门、主气管、隆突、左右主支气管、各叶段支气管及亚段支气管的全貌；通过电视屏幕观察气管支气管的形态、黏膜的色泽、软骨环的清晰度及气道黏膜和管腔内的病变，病变进行相应的检查并采集图片存档。

2. 操作内容

（1）刷检：经支气管镜工作孔道送入毛刷，对病变黏膜或病灶进行刷检获得细胞学标本；如重症或医院获得性肺炎的病原学诊断，尤其是呼吸机相关性肺炎或免疫抑制宿主肺部感染，可采用经支气管镜防污染保护毛刷（protected specimen brush，PSB），支气管镜至直视有分泌物或至 X 线片有病变的肺段支气管开口后，经支气管镜活检孔插入保护性毛刷；将保护毛刷伸出支气管镜末端 2 ～ 3cm，再推出内套管，顶掉毛刷末端的保护塞，内套管伸出外套管末端 1 ～ 2cm 后再推出毛刷，采集标本后依次退回毛刷和内套管，再将整个毛刷从支气管镜中拔出；用 75% 乙醇擦拭外套管末端，然后用无菌剪刀将毛刷前面部分剪掉，伸出毛刷，将毛刷头剪掉至于 1ml 生理盐水中充分震荡，使毛刷中的标本脱落后送检。

（2）黏膜活检或病灶活检：经支气管镜工作孔道送入活检钳，对病变黏膜或新生物进行钳取活检，得到组织病理学标本，应至少取 5 块活检标本。

（3）经支气管肺活检（transbronchial lung biopsy，TBLB）：TBLB 主要用于肺部弥漫性病变及周围型肺内局灶性病变，支气管镜直视下黏膜及管腔内无明显病变。用活检钳穿透支气管壁直接钳取肺组织，获得小块肺组织病理标本。其操作分为无 X 线引导和经 X 线引导两种方法。通常采用无 X 线引导的 TBLB，具体操作过程：将活检钳送至所选择的段支气管内，至遇阻力时将活检钳后撤 1 ～ 2cm，此时张开活检钳，嘱患者深吸气，同时活检钳再向前推进

1～2cm 至遇到阻力，再嘱患者深呼气，于深呼气末将活检钳夹闭并缓慢退出。在操作过程中，如患者感到胸痛，应退出活检钳，更换部位另行活检。

（4）支气管肺泡灌洗（bronchoalveolar lavage，BAL）：通过向肺泡内注入足量的灌洗液并充分吸引，得到支气管肺泡灌洗液（bronchoalveolar lavage fluid，BALF），在肺泡水平获得以下信息，如免疫细胞、炎症细胞、细胞学和感染微生物病原学资料，有助于弥漫性实质性肺病、局限性肺部病变和肺部感染的诊断。

（5）经支气管针吸活检（transbronchial needle aspiration，TBNA）：在气道内应用特制穿刺针对腔外某一病灶或淋巴结进行穿刺，透过气道壁后进入病灶或淋巴结内，反复抽吸，获取病变的细胞和（或）组织。TBNA 是一种非直视下的活检方法，需要操作者熟练掌握胸部淋巴结的解剖及与其相关的大血管的结构关系，避免损伤纵隔内重要脏器。目前超声内镜引导的经支气管针吸活检（endobronchial ultrasound guided transbronchial needle aspiration，EBUS-TBNA）已广泛应用于临床，其穿刺后标本获取率优于普通盲法 TBNA。

（6）经支气管镜治疗：经支气管镜工作孔道置入治疗用附件，可进行气道内治疗，包括：异物取出；通过直接钳取、激光、微波、高频电、氩等离子体凝固（argon plasma coagulation，APC）或冷冻技术，清除气道新生物，减轻气道狭窄；通过机械性球囊扩张或安放气道支架缓解气道狭窄；通过支气管镜局部注射化疗药物，治疗恶性肿瘤或支气管结核；置入覆膜气管支气管支架闭合支气管胸膜瘘；置入单向活瓣对非均质型肺气肿患者进行经支气管镜肺减容（bronchoscopic lung volume reduction，BLVR）、置入内照射导管进行局部放射治疗、支气管镜引导插管困难患者进行气管插管等。

（五）支气管镜下常见病变（见彩图 4-5-12）

1．常见基本病变

（1）管壁：充血、水肿、粗糙、糜烂、肥厚、溃疡、坏死、萎缩、瘢痕、出血、肉芽肿、变黑或黑斑、血管迂曲、结节、肉芽组织、管壁软化、支气管淋巴瘘、气管食管瘘、脓性分泌物、血性分泌物等。

（2）管腔：出血、变形、狭窄、闭塞、新生物、异物阻塞。

2．常见疾病　气管支气管良恶性肿瘤、支气管结核、气管支气管异物、气管支气管狭窄、气管软化、气管支气管闭塞、支气管结石、肺出血等。

（六）支气管镜检查并发症及其处理

支气管镜检查为有创检查，具有潜在危险，在检查前应向患者详细说明，征得患者的同意并签署知情同意书后方可进行检查，常见并发症及其处理如下：

1．麻醉相关并发症　局麻不充分可造成患者剧咳或喉痉挛，可在支气管镜直视下对会厌和喉部追加使用利多卡因。强行插入可能引起喉头水肿，重者出现呼吸困难，必要时需即行气管切开急救。利多卡因可经黏膜吸收，在有基础心脏病和慢性肝病患者易造成心血管和中枢神经系统的并发症，严重可致惊厥。利多卡因用量不超过 8.2mg/kg。

2．低氧血症　检查中动脉血氧分压下降 10～20mmHg，对静息动脉血氧分压 ≤ 60～70mmHg 的患者，在行气管镜检查前，应予吸氧并持续到检查结束。

3．喘息及气道痉挛　支气管镜的刺激可能发生广泛的支气管痉挛，对有支气管哮喘的患者，无论有无症状，均宜支气管舒张剂预防治疗。

4．发热和肺部感染　检查后一过性发热并不少见，无需处理。对持续发热或胸部 X 线片显示肺部浸润影增加时，应考虑继发肺部感染，需要使用抗生素治疗。

5．气胸　多见于 TBLB。活检钳插入过深，损伤脏胸膜所致。检查前需嘱患者出现胸痛立即举手示意，操作人员应松开活检钳，更换部位另行活检。如果发生气胸，按照自发性气胸处理。

6．咯血　是支气管镜检查最常见的并发症之一。操作中出血量超过 200ml 为大咯血，操作者不要退出支气管镜，应持续吸引积血，并将气管镜的前端嵌入出血的段支气管口内，注入冰盐水 2ml 和 1∶10 000 肾上腺素 2ml 反复灌洗，仍出血不止可注入 500 ~ 2000U 凝血酶局部止血，注意勿使出血流入正常支气管，以免血液凝固阻塞气道而窒息。仍出血不止，可局部使用气囊导管阻塞出血部位，全身静脉使用垂体后叶素。

7．心律失常和心脏骤停　存在基础心脏病患者易发生心律失常，强烈的刺激可能引起反射性心脏骤停，需积极进行心肺复苏。

8．其他并发症　食管 - 气管瘘、气管穿孔、气道梗阻窒息等，多与治疗性支气管镜操作有关，如激光治疗消融治疗。

二、超声支气管镜（ultrasonic bronchoscope）检查

将超声探头安放于支气管镜前端可以获得气管壁及气道外的组织结构超声图像，这使得获取气管壁外病变组织标本成为可能。20 世纪 90 年代首先出现辐射型超声探头，但不能进行超声引导下的实时针吸活检。2002 年首台凸式探头超声支气管镜问世，实现了实时超声支气管镜引导下经支气管针吸活检（endobronchial ultrasound guided transbronchial needle aspiration，EBUS-TBNA）。超声支气管镜检查系统包括超声支气管镜及超声水囊、超声波观测装置和专用穿刺针组成（图 4-5-13）。专用穿刺针包括针芯、手柄部、硬质部和插入部四部分，其最大插入部外径 1.8 mm；工作长度 700 mm；针径 22 G；最长出针距离 40 mm；穿刺针内配备针芯，避免穿过气道壁时的污染。

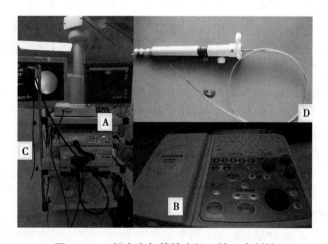

图 4-5-13　超声支气管镜主机、镜、穿刺针

A．LUCERA BF-260 系统；B．EU-C2000（超声主机）；C．BF-UC260F（超声镜）；D．专用穿刺针。

（一）适应证

1．纵隔及肺门肿大淋巴结的诊断。

2．肺癌的淋巴结分期。

3．纵隔病灶的活检。

4．气管支气管旁肺内肿块的活检。

5．纵隔囊肿的诊断。

（二）禁忌证

1．肺功能严重损害，无法耐受检查。

2．心功能不全、严重高血压或者心律失常。

3．全身状态极度衰竭。

4．出凝血功能严重障碍。

5．主动脉瘤。

6．哮喘发作或大咯血。

7．穿刺点有明显感染。

（三）术前准备

1．术前行胸部增强 CT 明确纵隔及肺门淋巴结增大的部位及大小，确定穿刺靶淋巴结。

2．安放超声用水囊　术前妥善放置超声探头专用水囊并排净水囊及镜体内气体。

3．穿刺吸引用的注射器内预先抽负压，备用。

4．其他准备同支气管镜检查。

（四）操作方法及观察要点

1．经口插入超声气管镜　患者仰卧位，2% 利多卡因咽喉部麻醉，轻咬牙垫，经口插入超声内镜。因超声内镜观察方向与插入方向呈 35°向前倾斜视角，故在声门裂上方位于 12 点方向时可将超声内镜插入气管。

2．超声检查　仔细观察内镜图像，向水囊内注入生理盐水，将超声探头轻轻贴于支气管壁，超声扫描寻找预定穿刺的淋巴结。打开多普勒图像确认淋巴结与周围血管的位置关系，扫描观察淋巴结内血流，测量淋巴结大小，微调内镜找出淋巴结的最大切面，在内镜图像上确认穿刺部位，请助手帮助在牙垫处固定超声内镜，防止穿刺点移位。

3．实时穿刺针吸活检　确认穿刺针完全收入外鞘内，固定针和鞘的调节旋钮；置入穿刺针，调节鞘管及穿刺针，以内镜视野下刚好可见穿刺针套管尖部为宜；在超声实时监视下进行穿刺，成功时可见病灶内穿刺针强回声；拔出针芯，连接并开启负压注射器吸引阀，将穿刺针在淋巴结或病灶组织内来回穿刺，一般不少于 10 次。如负压注射器内吸出血液时，应立即关闭负压，然后拔出穿刺针，内镜下进行止血处理。

4．针吸活检标本的处理　穿刺液涂片及冲洗液行细胞病理学检测，针吸出的组织标本采用常规 HE 染色方法进行检测及免疫组化鉴定。

（五）超声支气管镜下表现

超声支气管镜检查时可快速在气道内定位超声支气管镜能够穿刺的淋巴结，通过多普勒观察周围血管和淋巴结血流分布，确保安全精确地穿刺。如图 4-5-14 显示淋巴结超声支气管镜定位及穿刺图像。

（六）超声支气管镜检查并发症

EBUS-TBNA 具有很高的安全性，其并发症主要与支气管镜操作本身有关，常见的并发症如下：

1．出血　多由于穿刺损伤支气管内血管，这些少量出血在很短时间内可自行停止。因超声引导下避开纵隔内血管，因而发生大出血的概率明显减低，强调在超声影像不清时勿进行穿刺针吸活检。

2．气胸和纵隔气肿　既往有 COPD、肺大疱的患者，操作时剧烈咳嗽，气道阻力增高可导致气胸或纵隔气肿的发生，其与气管镜操作本身有关，与纵隔淋巴结和肺内肿块穿刺无关。

3．纵隔内感染　少见。穿刺针通过工作孔道受到污染，并可能传播至取样组织，造成穿刺部位感染，但较少见。此外，如穿刺部位本身是感染灶，如淋巴结结核，穿刺这些部位可能导致病原微生物外渗而引起新的感染，临床需加以注意。

4．对支气管镜的损害　使用活检穿刺针经支气管镜工作孔道时可能会损伤超声支气管镜，TBNA 前经内镜视野观察针鞘可预防该损伤；移除超声水囊时勿损伤超声传感器；超声支气管

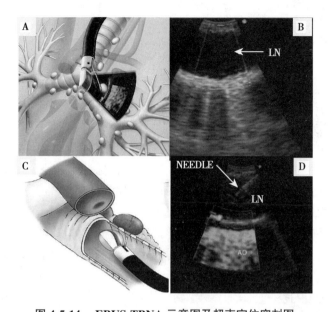

图 4-5-14 EBUS-TBNA 示意图及超声定位穿刺图

AC. 为超声支气管镜示意图；B. 超声淋巴结定位图；D. 超声引导淋巴结针吸活检

镜先端反复弯曲可导致光纤损耗，视野变暗。

三、内科胸腔镜检查（Medical thoracoscopy，又称为 Pleuroscopy）

内科胸腔镜是一项侵入性操作技术，主要用于经无创方法不能确诊的渗出性胸腔积液患者的诊治，其操作由内镜医生或内科医生在局部麻醉下进行，仅需要在胸壁做一个检查切口，置入胸腔镜后能够在直视下观察胸膜腔的病变并进行胸膜各层活检，因此，内科胸腔镜又称为单孔胸腔镜。这项技术的应用对肺胸膜疾病的诊断具有很重要的临床意义。

内科胸腔镜所用设备包括胸腔镜、光源和图像系统、胸壁穿刺器套管（trocar）、活检钳及术后所需胸腔闭式引流等物品。常用的胸腔镜包括：①前端可弯曲电子胸腔镜（图 4-5-15），其硬质杆部具有普通硬质胸腔镜的易操作性，而前端可弯曲部分可多方向观察胸腔内改变；②硬质胸腔镜：也就是外科胸腔镜所使用的硬质胸腔镜，有经验的医生同时使用可弯曲支气管镜观察胸腔内的变化。③可弯曲支气管镜代胸腔镜，它可在没有胸腔镜设备的地区进行胸膜疾病的诊断。

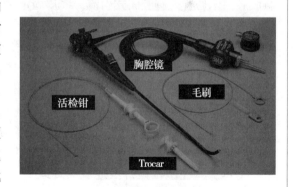

图 4-5-15 胸腔镜及附件

（一）适应证

1. 经多种无创方法仍不能明确病因的渗出性胸腔积液。
2. 肺癌或胸膜间皮瘤的分期。
3. 对恶性积液或复发性良性胸水进行胸膜固定术。
4. 部分自发性气胸中肺大疱凝固术。
5. 部分脓胸的脓液清除和引流。
6. 其他：需要在膈肌、纵隔和心包进行活检的病例。

（二）禁忌证

1．严重胸膜粘连和胸膜腔闭塞是绝对禁忌证。

2．相对禁忌证　包括出血性疾病、低氧血症、严重心血管疾病、持续的不能控制的咳嗽或极度虚弱者。

（三）术前准备

1．填写内科胸腔镜申请单和知情同意书。

2．仔细询问病史，进行体格检查并测量血压、心电图和影像学检查。

3．术前24小时内在患侧腋部进行胸水B超定位，标记穿刺点；如胸水量少且不能进行B超定位，则需要进行人工气胸，然后通过胸部X线片或肺部CT定位确定穿刺点。

4．进行出、凝血时间和血小板计数检查。

5．传染性疾病检查，包括肝炎抗体、HIV抗体和梅毒抗体。

6．检查前4小时开始禁食，检查前2小时开始禁饮水，防止呕吐和误吸。

7．吸氧治疗并进行心电血压监护。

（四）操作步骤和内容

1．操作物品准备　1%利多卡因5～20ml、消毒物品及术中器械、胸壁穿刺器套管、LTF-240型电子胸腔镜；辅助操作附件，包括活检钳、毛刷、胸液收集罐、消毒的滑石粉、胸腔闭式引流瓶等。

2．操作过程　取健侧卧位，切口选择在患侧腋部胸壁第4～8肋间，常用第6～7肋间。于穿刺点自皮下至胸膜逐层注入1%利多卡因5～20ml局部麻醉，疼痛明显者可静脉给予咪达唑仑和芬太尼镇静，同时进行心电血压和血氧饱和度监测。在穿刺处行10mm的切口，钝性剥离皮下各层至胸膜，置入穿刺套管，将胸腔镜经套管送入胸膜腔，按照内、前、上、后、侧、下的顺序观察脏层、壁层、膈胸膜和切口周围胸膜。可疑病变可进行活检。遇到胸腔粘连，可采用电凝或电切进行粘连带的松懈，注意观察出血。如恶性胸水或复发性良性积液需行胸膜固定术，常用3～5g消毒的干滑石粉通过硬质或可弯曲的带吸引器的雾化装置均匀喷入胸膜腔。术后置入胸腔闭式引流、缝皮固定引流管、留置胸腔闭式引流进行负压吸引。胸液和活检标本进行细胞学、病原学和病理学检查。术后行胸部X线片了解置管位置及胸腔变化。

（五）胸腔镜下常见疾病表现（见彩图4-5-16）

1．恶性肿瘤　壁层胸膜菜花样结节、葡萄串样结节、弥漫粟粒样结节、大小不等结节、多发结节融合呈团、胸膜肿块、白瓷片样局部隆起、红色充血结节、白色或灰色结节、溃疡样病变、局限性胸膜增厚、胸膜粘连。

2．结核　粟粒样结节、大小不等结节、弥漫性盐粒样结节、胸膜散布粘连带、胸膜粘连、弥漫性胸膜增厚等。

（六）胸腔镜检查并发症及其处理

内科胸腔镜检查是一项非常安全的侵入性操作，严重并发症少见，已报道死亡率为0.01%～0.6%。

1．良性心律失常、轻度高血压或低氧血症为常见并发症，可通过吸氧完全纠正。

2．活检后出血　多数可以自行止血；对于相对微小的持续出血，可以采用电凝来止血；血管损伤造成严重出血时，需紧急开胸手术止血。

3．活检后气胸、支气管胸膜瘘　少见，选择安全的穿刺点和小心的活检可以避免这一并发症。

4．气体栓塞　人工气胸造成的最危险的并发症，发生率<0.1%。

5．复张性肺水肿　发生危险很小，即使几千毫升胸腔积液在胸腔镜期间完全吸出，由于胸腔与大气相通，等量的气体很快会从胸壁穿刺套管中进入胸腔，使肺部不能完全复张。

6. 胸腔置管时间延长　出现脓胸时胸腔引流时间明显延长，甚至需要外科治疗。

7. 肿瘤种植转移　对于胸膜间皮瘤患者，胸腔镜手术后 10 ~ 12 天可进行局部放疗，预防穿刺点肿瘤种植。

8. 其他　皮下气肿、滑石粉胸膜固定术后发热、切口局部感染、切口皮肤感觉异常均可发生，可对症治疗。

（童朝晖）

第五篇

病历书写与诊断方法

第一章 病历书写

病历（medical record，medical note，medical chart）是医生对患者进行诊断和治疗等临床全部工作的真实记录。病历书写包括住院期间病历和门诊病历的书写。住院期间的病历又包括住院病历、住院志及病程记录、会诊记录、手术记录、转科记录、死亡记录等。病历书写既是住院医师的岗位职责，也是一项重要的临床基本功，年轻医生必须经过刻苦学习和反复实践才能熟练掌握。

第一节　病历的重要性

病历既是重要的医疗、教学和科研文件，又是具有重要法律效力的原始证据，因此在临床医疗、教学和科研工作及司法实践中有不可替代的关键地位。

一、重要的医疗文件

病历是临床医疗工作过程的全部记录，是在临床工作中对疾病进行诊断、治疗、预防和判断疾病预后的重要书面依据。其中住院病历和住院志是入院时在问诊、体格检查及实验室和其他检查的基础上，经过归纳加工整理而成，是临床作出初步诊断的书面依据，也是入院时患者情况的真实记录。在住院过程中，病历不但客观真实地记录了各项检查结果和病情变化，而且全面系统地记录了各级医师对病情的分析、疾病的诊断、治疗经过和疗效及对预后的估价，以及与患者及其家属等交流和沟通的情况。作为一份极其重要的医疗文件，病历是医疗质量、服务能力和学术水平的集中体现。

二、临床教学的宝贵资料

医学是一门具有高度实践性的科学。要学好医学理论，必须要紧密联系临床实践，而病历正是临床教学的宝贵资料。每份病历都是有关疾病诊疗的生动教材，一份优秀的病历甚至就是一本生动具体的医学教科书。每位医学生和年轻医生都要通过大量的病历书写和病历分析才能成长为一位合格的临床医生。

三、医学科学研究的宝贵资料

最初的临床医学科学研究是从个案病例报告（case report）开始的，而大宗病例的总结分析就是最基本、最实用的临床科研手段。其结果对临床工作可能有重要指导意义。这些科学研究的原始资料都是来源于病历，因此只有完整准确的合格病历才能为临床科研提供可靠资料。

四、医疗事故或医疗纠纷鉴定和司法审判工作的重要依据

在临床医疗过程中，及时、客观、详细的病历记录能有助于保护医患双方的合法权益。一旦发生医疗事故或医患双方产生医疗纠纷，病历就成为进行医疗事故技术鉴定或法律诉讼的原

始证明材料。若病历记录不完整、不准确就会严重影响医疗鉴定或司法审判工作，若病历丢失或有大量不规范的涂改，则医疗单位很可能就会败诉。

五、个人健康档案和医疗保险的依据

病历真实记录了个人就诊及健康体检资料，是评价个人健康状况和进行医疗保健的重要依据，也是医疗保险部门支付和报销医疗花费和保险金的依据。如果对病情记录不完整、不具体、不准确，医疗保险部门就可能会拒付相应款项；例如人血白蛋白和免疫球蛋白等特殊药品均只有在符合特定的病情和化验指标时使用才能报销。

六、病历书写是培养合格住院医师的重要途径

病历书写是在基础医学理论和临床医学知识指导下，对临床资料的综合、提炼、分析和加工的过程。病历书写的水平取决于写作者的临床知识、技能和临床思维能力，也取决于其熟练驾驭语言文字的功力。因此，病历书写水平也是医学生和住院医师的综合素质的集中反映。

第二节　病历书写的基本要求

一、病历内容的真实性、逻辑性、完整性

真实性是病历的生命。病历必须真实可靠地记录患者的病史、体格检查及各种辅助检查结果，并着重记录诊疗过程中患者的病情演变、治疗效果及不良事件，上级医师或会诊医师的意见，与患者及其家属的交流沟通的内容和结果。对上级医师或会诊医师的意见，一定要核对清楚和真正理解后再如实记录，这不仅决定了病历的质量和价值，而且也反映了一位医师的个人品德和工作态度。病历造假不仅是违背医学伦理和职业道德的不端行为，同时也是违法甚至是犯罪行为，因此应该成为不能逾越的红线。

逻辑性是病历的灵魂。病历不应该是包罗万象、简单堆砌、杂乱无章的流水帐，而应该是通过临床思维过程对客观资料进行综合、分析、判断所得出的内容翔实、条理分明、逻辑清晰的医疗文件。提倡在病历记录对病情、疗效、预后进行分析、判断和评估，但应以患者的具体病情和循证医学证据为依据，避免脱离实际地臆想和虚构。

完整性是病历的基石。病历内容一定要全面、完整，若发现遗漏应及时补充。应特别强调的是，病历中体现患者知情权、自主选择权的内容一定不能遗漏。尤其是对某些可能带来不良后果的检查方法、治疗方案（包括各种手术）等，应充分、客观、通俗地向患者和（或）家属解释其必要性、有效性和可能出现的不良后果，并比较各种方案的利弊，让患者或家属在真正理解的基础上签署知情同意书，并将沟通过程、内容及结果详细地记录在病历（病程记录）中。

二、格式规范

病历中的各部分如住院病历、住院志、病程记录、手术记录、转科记录、出院记录和死亡记录等都有一定的格式和要求（详见后），应严格遵照执行。

三、表述精练、准确，语言通顺，词语规范

在书写病历时，要运用规范化的汉语书写，应做到重点突出、层次分明、条理清楚、语言通顺、用词恰当。一般在问诊时要求尽量使用通俗语言，而避免使用医学词汇和医学术语，以

防止患者听不懂而影响问诊，但在书写病历时，则应使用通用的医学词汇和术语，如"喘不上气来"应写为"气短"或"呼吸困难"，"脖子长疙瘩"应写为"颈部淋巴结肿大"等。如果对患者的描述或其所用的医学术语有疑问，可以将采用患者自己的语言加上引号，如：患者自述曾患"急性黄疸性肝炎"（具体分型不详）。另外有些以人名命名的体征如"Babinski 征"也可写成规范的"巴宾斯基征"，但不能缩写成"巴氏征"等。

四、字迹清晰、规范，标点准确

病历是写给其他人看的，故其最基本的要求是书写规范、字迹清晰让人看懂，千万不要潦草让人看不懂，更不能任意涂改。书写过程中出现错字时，应当用双线划在错字上，将正确的字写在其上方，并签上修改者名字和日期；不得采用刮、粘、涂等方法掩盖或去除原来的字迹；有涂改者或错字太多者应重抄。病程记录等对初学者或记录者无把握时应先写草稿，待认真修改或经上级医师审阅后再抄到病历上；若上级医师对病程记录等有不同意见时，不要涂改，而是在后面单独写出个人意见，并注明日期、时间和签全名，以示负责。

现在越来越多的医疗单位允许采用计算机写病历，已不存在字迹潦草和涂改问题。但有的医生图省事，把其他病历的某一部分完全拷贝过来，未加任何核对和修改，因而出现性别、年龄、婚否等基本信息张冠李戴，甚至上下、左右等病变部位信息的错误，一定要避免。

正确应用汉语标点符号也很重要。应当注意，汉语的标点与英语者有所不同。英语中无"、（顿号）"，而一律用"，（逗号）"，但汉语中顿号与逗号意义是完全不同的，否定词后顿号隔开的内容继续否定，而逗号隔开的内容就不再否定，如"无恶心、腹泻"表示无恶心，也无腹泻；而"无恶心，腹泻"则指无恶心，但有腹泻。一般来说，表达一个完整意思的句子结束时应该用句号，其中各层意思之间用逗号；但表达比较复杂的内容时，各个部分之间可采用分号（；）分开。

五、病历书写完成的时间要求

门诊病历是边看门诊边书写，患者看完病，病历亦完成。由实习医师书写的住院病历和由住院医师书写的住院志一般均应于次日上级医师查房前完成，最迟亦应在患者入院后 24 小时内完成。危重和急诊患者住院，应立刻书写首次病程记录，并及时完成病历，需行急诊抢救或急诊手术的患者，住院医师简要询问病史和检查后，先写出首次病程记录，待手术完成后 6 小时内补写完成急诊住院志。对住院不满 24 小时者（如患者自动要求出院、转院或死亡者），可不写住院志，而是写住院出院志（住院志与出院记录合并）或住院死亡志（住院志和死亡记录合并）。

第三节　病历书写的种类、格式和内容

病历的书写包括门诊病历书写和住院期间病历书写两大类，它们分别都有特定的格式和内容。只有都按照规定去作，才能保证格式的统一整齐和内容的完整而不遗漏，也有利于不同地区间的学术和经验交流。

一、门诊病历

门诊病历由参加门诊的各级医师自己书写。尽管有各种不同类型的门诊，如普通门诊、专业门诊、专家门诊和特需门诊等，但书写的格式、内容和要求基本上是一样的。

（一）门诊病历书写的格式和内容

1. 初诊（first visit） 除封面应填写姓名、性别、出生年月日、婚姻、职业、住址、电话、过敏药物（儿科病历应注明患儿家长姓名、单位、住址和联系电话）等外，初诊病历应依次书写如下内容：

（1）就诊日期（年、月、日），急诊病历应注明具体时间（年、月、日、时、分），就诊科别。

（2）主诉。

（3）病史：包括现病史及相关的既往史、个人史和家族史等。

（4）体检：包括血压（体温、脉搏和呼吸次数书写与否可根据病情需要）、全身情况、重点体检结果（包括阳性体征和有关的阴性体征）。

（5）初步诊断或印象（写在右下角）。

（6）处理意见：包括实验室检查和特殊检查、治疗方法（药物的名称和用法、手术治疗等）、建议及疫情报告等。

（7）医生签名。

2. 复诊（return visit） 当患者再次来诊时，除首先记录就诊时间和就诊科别外，复诊病历依次书写如下内容：

（1）重点记录上次来诊后的病情变化、对治疗的初步反应及各项实验室和特殊检查的报告结果，也可对上次病史进行修正和补充。

（2）体检：重点记录上次阳性体征的变化及新出现的阳性体征。

（3）修正后的诊断（写在右下角）。

（4）处理意见：包括补充的实验室检查和其他特殊检查、治疗方法等。

（5）医生签名。

（二）门诊病历书写的要求

1. 门诊病历要求按照上述格式和内容规定书写，因为门诊时间有限，所以应力求简明扼要、重点突出。

2. 因为门诊病历是多学科共用，所以一定要注明科别。

3. 关于诊断一项，除十分明确者可写出肯定诊断外，初诊诊断不明确时，最好以"某症状或体征待查"的形式为宜，以待进一步检查确诊，避免误导，特别是下次找其他医生看病时犹然。如以发热为主诉来诊者，可写作"发热待查"，以淋巴结肿大来诊者，可写作"淋巴结肿大待查"等，若可能的话，最好在其后写出 1 ~ 2 个可能的诊断。若连续 3 次门诊不能肯定诊断，就应转上级医师或收住院确诊。

4. 门诊病历均需医生签全名。

二、住院期间病历

住院期间病历是指患者住院期间全部的有关病历资料，根据在住院期间病历中的先后顺序，依次包括：住院体温记录单、长期和短期医嘱单、住院病历（无实习医师时可缺此项）、住院志、病程记录、手术前讨论记录、手术同意书、麻醉记录、手术记录、术后病程记录、会诊记录、转科记录、出院记录或死亡记录、输血同意书，各种特殊检查报告单（如心电图、超声心动图、B 型超声、内镜检查、肺功能、骨髓检查、病理检查等）、特殊记录单（如糖尿病、血液病特殊记录单）、各种生化和常规化验粘贴单、中药处方等。其中有关部分将重点介绍如下。

（一）住院病历

住院病历是由实习医师完成的系统而完整的病历。

1. 住院病历的格式和内容（其中病史部分的详细内容见本书第二篇第三章）

住院病历

姓名	籍贯
性别	地址
年龄	入院日期
婚姻	记录日期
民族	病史陈述者
职业	可靠程度

病史

主诉

现病史

既往史

系统回顾

个人史

婚姻史

月经史和生育史

家族史

体格检查

T（体温）P（脉搏）R（呼吸）BP（血压）

全身状态：发育（正常、异常），营养（良好、中等、不良、过度），意识状态（清晰、嗜睡、模糊、谵妄、昏睡、昏迷），面容（无病容、急性或慢性病容），表情（自如、痛苦、忧虑、恐惧、无欲），体位（自主、被动、强迫），步态，是否与医生合作。

皮肤：颜色（正常、苍白、发红、发绀、黄染、色素沉着或脱失），温度与出汗，弹性，皮疹（无，若有则应写出类型和分布），皮肤脱屑，皮下出血（无，若有则应写出类型和分布），蜘蛛痣，水肿（无，若有则应写出部位和程度），溃疡与瘢痕，毛发（分布、多少、颜色）。

淋巴结：全身浅表淋巴结（无肿大，若肿大则应写出部位、数目、大小、压痛、硬度、活动度及局部皮肤红肿、瘘管、瘢痕等）。

头部：头颅：大小，外形，压痛，包块，头发（分布、多少、颜色）。

　　　　眼：眉毛（脱落），睫毛（倒睫），眼睑（内翻、下垂、运动、水肿），结膜（充血、出血、苍白、水肿、滤泡），眼球（突出、下陷、运动、压力），巩膜（黄染），角膜（混浊、溃疡、瘢痕、反射），瞳孔（形状、大小、对称、对光反射和集合反射）。

　　　　耳：耳廓外形，外耳道分泌物，乳突压痛，听力。

　　　　鼻：畸形，鼻翼扇动，阻塞，分泌物，出血，鼻窦压痛。

　　　　口：气味，口唇（颜色、疱疹、皲裂、溃疡），黏膜（发疹、出血、溃疡），牙齿（色泽与形状、龋齿、残根、缺齿、镶牙、义齿的有无，若有则应注明部位），牙龈（颜色、肿胀、溢脓、出血、铅线），舌（形态、舌质、舌苔、溃疡、运动、震颤、偏斜），扁桃体（大小、充血、分泌物、假膜），咽（颜色、分泌物、反射），喉（发音），腮腺（肿大、开口处红肿与分泌物）。

颈部：对称性，软硬度，有无颈静脉怒张，肝颈静脉回流征，颈动脉异常搏动，气管位置，甲状腺（大小、硬度、压痛、结节、震颤、杂音）。

胸部：胸壁（静脉曲张、皮下气肿、压痛），胸廓（对称性、畸形、胸骨压痛），乳房（对称性、大小、乳头分泌物，若有包块则应注明部位、大小、数目、外形、硬度、压痛、活动度）。

肺和胸膜：

视诊：呼吸节律和深度，呼吸运动，肋间隙增宽或变窄。

触诊：胸廓扩张度，语音震颤，胸膜摩擦感。

叩诊：叩诊音（清音、过清音、鼓音、浊音、实音及其部位），肺下界，肺底移动度。

听诊：正常呼吸音，异常呼吸音，啰音，语音共振，胸膜摩擦音。

心脏：

视诊：心前区隆起，心尖搏动的位置、强度、范围，心前区异常搏动。

触诊：心尖搏动的位置、强度、范围，震颤的部位与出现的时间，心包摩擦感。

叩诊：心脏浊音界，分别用左、右第 2、3、4、5 肋间（右侧一般无第 5 肋间）心界距前正中线距离（cm）表示，并写出左锁骨中线至前正中线的距离（cm）。

右侧（cm）	肋间	左侧（cm）
	II	
	III	
	IV	
	V	

左锁骨中线至前正中线距离（cm）

听诊：心率，心律（规整或不齐，若不齐时则应描述其特点），心音（强度、性质、分裂、比较 P_2 与 A_2、额外心音），杂音（部位、性质、出现时间、传导、强度及与体位、呼吸、运动的关系），心包摩擦音。

桡动脉　脉率，脉律（规则、不规则、脱落脉、脉搏短绌），紧张度与动脉壁状态，强弱，脉波（奇脉、交替脉、无脉）。

周围血管征　毛细血管搏动征，枪击音，Duroziez 双重杂音，水冲脉，动脉异常搏动。

腹部

视诊：外形（平坦对称、膨隆、凹陷），呼吸运动，腹壁静脉（曲张与血流方向），腹壁皮肤（皮疹、色素沉着、腹纹、瘢痕、疝、脐、体毛分布），胃型、肠型和蠕动波，上腹部搏动，腹围测量（有腹水时）。

触诊：腹壁紧张度、压痛和反跳痛，肝（大小，若增大则应测量，并注明质地、表面和边缘情况、压痛、搏动），脾（正常肋下触不到，触及时应注明大小、硬度、压痛、表面和边缘情况），胆囊（大小、形态、压痛），肾（大小、形态、硬度、压痛、移动度），膀胱（充盈时能触及），肾及输尿管压痛点，胰（正常不能触及），腹部包块（部位、大小、形态、质地、压痛、移动度、搏动及包块与邻近脏器和组织的关系），液波震颤。

叩诊：肝（上界、下界、叩击痛），脾（大小、叩击痛），胃泡鼓音区，移动性浊音，肋脊角叩痛，膀胱叩诊。

听诊：肠鸣音（频率、音调、强度），振水音，血管杂音，摩擦音。

肛门、直肠：肛裂，痔疮，肛瘘，脱肛，直肠指诊（狭窄、包块、压痛、局部波动感、前列腺肿大及压痛、指套表面有无黏液和血迹）。

外生殖器：根据临床病情需要，选作如下有关检查：

　　男性：畸形，阴茎（包皮、龟头、尿道口），阴囊（睾丸、附睾、精索、鞘膜积液、疝）。

　　女性：检查时必须有女医护人员在场，必要时由妇科医生检查，包括外生殖器（阴阜、大阴唇、小阴唇、阴蒂，阴道前庭）、内生殖器（阴道、子宫、输卵管、卵巢）。

脊柱：后凸，前凸，侧凸，活动度，压痛及叩击痛。

四肢：畸形，杵状指（趾），静脉曲张，水肿，肢端肥大，肌肉萎缩，肢体瘫痪或肌张力增高，关节（红肿、压痛、积液、脱位、活动受限、畸形、强直，应注明病变关节部位），骨折。

神经系统：深反射（肱二、三头肌反射、膝反射、跟腱反射），病理反射（Babinski 征、Chaddock 征、Oppenheim 征、Gorden 征、Hoffmann 征），脑膜刺激征（颈强直、Kernig 征、Brudzinski 征），Lasegue 征。必要时查浅反射（角膜反射、腹壁反射、提睾反射）及运动、感觉和脑神经等其他神经系统检查。

专科情况：如外科情况，妇产科情况，眼科情况，耳鼻喉科情况等。

实验室及其他检查

记录患者住院前近期内所作的与诊断和治疗有关的实验室检查和其他检查结果，并注明检查的时间和地点。

摘要

综合病史、体格检查及实验室和其他检查中与疾病有关的重要的阳性或阴性资料，以提示可能的诊断和鉴别诊断，使各级医师能通过阅读摘要迅速地了解病情。

初步诊断：病名，综合征

或突出症状和体征待查

医师签名

（二）表格式住院病历

表格式住院病历的内容与上述住院病历完全相同，只是除主诉和现病史外的全部内容的书写均采用表格式，这样既简明扼要、又规格统一，既避免漏项、又减轻工作量。表格式住院病历的具体格式在不同医疗单位、不同临床专业均不尽相同，一般按表格填写即可。

（三）再住院病历

患者再次住入同一医疗机构时书写的病历称再住院病历。患者如果再次住院，应注明本次住院为第几次，例如若为第 3 次住院，就应书写为"第 3 次住院病历"。再住院病历的具体书写格式、内容和要求如下：

1. 如果因同一疾病复发或继续治疗而住院，例如急性白血病缓解后的复发或缓解后需反复地强化治疗，再住院病历的病史部分应包括过去住院病历摘要及上次出院后至本次住院前的病情变化和治疗情况；而既往史、系统回顾、个人史、婚姻史、月经史和生育史、家族史等，若无新的变化均可以从略。体格检查、实验室及其他检查、摘要部分则与一般住院病历相同。

2. 如果患者因新患疾病住院，则应按一般住院病历的格式和内容书写，过去住院所患疾病应记入既往史和系统回顾中。

（四）住院志

住院志也称入院记录，由住院医师完成。住院志的内容与住院病历基本相同，只是其特点是重点突出，简明扼要，可以按照住院病历的标题顺序分段书写，但不必逐项写出标题，而且住院志无系统回顾和摘要两部分。

（五）病程记录

1. 首次病程记录　指患者住院后的第一次病程记录，必须由接诊医师于当日（夜）下班前完成。具体记录的内容要求如下：

（1）一般项目：包括患者的姓名、性别、年龄及由于何种原因于何时收入院。

（2）本患者特点：将病史、体检（包括阳性体征和重要的阴性体征）要点和实验室及其他检查的重要结果简明扼要地分条概括描述，强调要高度概括和突出该患者的特点。注意一定不能将住院病历或住院志中的内容大段拷贝过来。

（3）进行初步地讨论和分析，提出主要的初步诊断、诊断依据和鉴别诊断及次要的诊断和依据。

（4）提出进一步的检查内容和具体治疗措施。

2. 一般病程记录　指患者在住院期间的病情变化和诊疗经过的全部真实记录。

（1）一般病程记录的内容：①患者的自觉症状及一般情况如饮食、睡眠、大小便和精神状态等；②病情变化（包括症状、体征的改变）及各项实验室和其他检查的重要报告结果，以及对这些情况的分析意见；③对临床诊断的修改或补充及其依据；④治疗情况，包括对主要治疗的疗效和不良反应、重要医嘱的更改及其原因；⑤上级医师查房意见，各科会诊的意见；⑥各种重要的诊疗操作，包括各种穿刺如胸腔穿刺、腹腔穿刺、骨髓穿刺、腰椎穿刺、肾穿刺、肝穿刺、甲状腺穿刺等及内镜检查、心导管检查、各种造影检查和安装起搏器、肾透析、气管切开、同步直流电转复治疗等；⑦患者、家属或单位有关人员对医院的希望、建议和意见，主管医师和上级医师向患者、家属或单位有关人员介绍有关病情的情况及征求对诊断和治疗计划的意见等。

（2）对一般病程记录的规范性要求：①入院后3天每天应当记录一次，以后根据病情变化，一般应每1～2天记录一次，病情稳定者也至少3天记录一次。手术后者应连续记录3天，以后视病情而定。而急重抢救病例则应随时记录，并应注明具体记录时间（几时几分）。②接到实验室等有关科室报告危机值时（如血钾过低或过高），要随时记录针对危机值的分析解读、采取的紧急措施及其效果；即使认为不需采取紧急措施（如肝硬化脾大脾功能亢进者血小板 $< 30 \times 10^9/L$），也应记录其理由（慢性血小板减少、并无皮肤瘀点瘀斑或穿刺点渗血等现象）。③入院24小时内应有上级医师对病情的初步分析意见；每周要记录两次主治医师查房意见，一次主（副）主任医师查房意见。④每月要作一次阶段小结，若有交（接）班记录和转科记录时可代替阶段小结。

（3）对一般病程记录的技术要求：

①一般按照SOAP顺序来写：即症状（subjective）、体征/检查结果（objective）、分析（assessment）及下一步计划（plan）。

②突出重点（topical）：不一定每次病程记录都要面面俱到记录患者的情况，而是关注患者的主要问题，可以是某一症状、体征、实验室或影像检查异常等。

③突出变化（dynamic）：对不管症状、体征还是辅助检查结果描述，不要用"绝对值"，而要用"比较级"，以突出动态变化。例如：今日患者体温升至（降至/仍在）38℃，咳嗽较前减轻（加重/仍重），右肺底湿啰音较前减少（增多/仍多），白细胞总数降至（升至/仍在）$9 \times 10^9/L$，胸部X线片示右下肺部阴影缩小（增大/无明显变化）等。

④突出逻辑性（logical）：不管是分析病情变化还是治疗决策改变，均应突出逻辑性。例如：患者体温和外周白细胞、中性粒细胞均较前降低，咳嗽减轻、痰量减少，肺部啰音减少、胸部X线片右上阴影范围变小，说明目前静脉应用抗生素治疗有效，考虑继续治疗3天，如果病情无反复，可以改为口服抗生素治疗；或抗生素治疗已3天但上述症状、体征、化验及胸部X线片表现加重，故考虑更换抗生素。或静脉抗生素治疗已3天，体温降低、咳嗽减轻，

但外周血白细胞较前升高、肺部啰音增多、胸部 X 线片示右下肺部阴影增大，故考虑目前抗生素治疗效果不佳，请示上级医师更换抗生素。

⑤承前启后（response）：上一次病程记录提到检查或治疗变更，这一次病程记录应该有回应，例如：细菌培养结果回报、更换药物后的治疗效果等，并提出下一步检查 / 复查或治疗计划。即使该项检查尚没有结果甚至尚未做该项检查，也应提及结果尚未回报，或说明未做检查的原因（预约、禁忌证、患者拒绝）。

⑥总之，病程记录既要全面系统、又要重点突出，既要有病情实录、又要有分析比较和处理意见，以清晰地展现患者的病情变化、诊疗效果及下一步计划。病程记录切忌写成流水账，或用大量篇幅抄写化验数据或检查报告，没有任何分析判断，看不出诊疗思路和逻辑性。

（六）会诊记录

1. 专科会诊　患者在住院期间出现其他科室问题或诊疗需要其他科室协助时，可书写会诊申请单，请有关科室专科医师会诊。会诊申请单应重点书写患者的病历摘要及会诊的目的和要求。专科医师会诊后，应把会诊意见记录在会诊单内，其内容包括简单病史、专科检查情况、诊断及进一步检查和治疗意见等。

2. 集体会诊　对疑难或垂危患者需要多科进行集体会诊时，会诊记录应由所在科室的主管住院医师负责，应准确记录各科会诊医师对病情的分析意见和诊疗建议，并写在病程记录页内。

（七）转科记录

转科记录包括转出记录和转入记录两种，均写在病历记录页内，不要另写专页。

1. 转出记录　患者住院期间出现其他科室情况，而且成为主要问题时，经相关科室会诊同意转科后，应写转出记录。如消化性溃疡患者在住消化内科病房期间突然发生胃穿孔，危及生命应紧急手术治疗，经外科会诊后可转外科治疗，此时消化内科住院医师应写转出记录；其内容应包括主要病情，在消化内科诊疗经过，转科原因及注意事项等。

2. 转入记录　患者由其他科室转入时，应写转入记录。如上面的外科住院医师应写转入记录，转入记录的内容与住院志相似，但重点包括转科前的病情、转科原因、转入时体格检查情况及进一步检查和治疗等。转入记录应在转入后 24 小时内完成。

（八）出院记录

出院记录是患者的住院总结，在患者出院后 24 小时内完成，具体记录的内容要求如下：

1. 一般项目　包括患者的姓名、性别、年龄、入院日期、出院日期、住院天数。

2. 入院时病情摘要和诊断　入院时病情摘要包括入院时简要病史、体征和化验结果，要求简明扼要。

3. 住院期间病情变化及诊疗经过　这是出院记录的核心，应全面、概括、条理、突出变化。

4. 出院时情况　包括出院时的症状、体征、重要化验结果和治疗效果。

5. 出院时诊断。

6. 出院时医嘱和注意事项　特别应注明出院时的带药情况和需要到门诊复查时应注意的问题。

（九）死亡记录

死亡记录是患者死亡后的病情总结，应在患者死亡后 24 小时内完成。记录内容除像出院记录那样包括一般项目、入院时病情摘要、住院期间的诊疗经过外，重点应包括病情转危的过程和原因、抢救治疗的经过、死亡的原因和最后诊断。若死亡时仍诊断不清或有争议的病历，应积极争取尸体解剖（autopsy），并将尸体解剖报告与死亡记录放在一起。

（十）知情同意书和通知书

1. 在临床诊疗过程中，凡是可能出现并发症或医疗风险等的特殊检查、特殊治疗（包括手术治疗）等，均应详细填写知情同意书。其内容包括特殊检查、治疗或手术等的项目名称和内容、目的、可能会发生的并发症和风险等。知情同意书必须有患者本人或家属、法定代理人的签字。

2. 在临床诊疗过程中，当患者病情危重并随时都会发生生命危险时，应填写病重或病危通知书，通知书的内容包括患者病情的危重情况、近期可能会发生的生命危险及可能采取的治疗和抢救措施等。通知书必须有患者家属或法定代理人的签字，并一式两份，一份放在病历中，另一份由患者家属或法定代理人保存。

（贾继东）

第二章 诊断疾病的步骤和临床诊断的思维方法

　　诊断疾病是临床医生将所获得的各种资料进行整理、分析、评价，然后对患者所患疾病提出符合临床思维逻辑的推理及反复地再实践验证，最后得出符合事实的结论判断。它通过三个步骤来完成：①深入调查研究，搜集病历资料；②归纳分析综合，提出初步诊断；③临床实践，确立和修正诊断。诊断疾病是医生最基本的临床实践活动，也是医生认识疾病、认识疾病客观规律的过程。能否正确及时地进行诊断疾病，则反映了医师的医学知识、临床技能和临床思维方法的掌握和运用情况。

第一节　诊断疾病的步骤

一、深入调查研究，搜集病历资料

　　深入调查研究，搜集病历资料是诊断疾病的第一步，正确的诊断来源于真实可靠的病历资料，而真实可靠的病历资料则来源于深入周密的调查研究。熟练掌握问诊、体格检查和实验室检查及其他检查等调查研究的方法，被证明是经典的搜集病历资料的可靠方法。

（一）问诊

　　问诊是医生获取病史的重要手段。约半数以上的疾病可以通过详尽而完整的病史得出初步诊断，如心绞痛—胸骨后及心前区疼痛，3～5分钟内逐渐消失，舌下含服硝酸甘油片在数分钟内疼痛可缓解。而有些患者虽然单凭问诊还是不足以做出明确诊断，但可为诊断提供重要的依据和线索，可提示医生进行体格检查时的查体重点和需要进一步进行哪些实验室检查。不过要特别强调指出，通过问诊采集到的病史资料必须全面系统、真实可靠，要反映出疾病的动态变化及个体特征，才能为诊断提供线索和依据，否则会得到相反的结果。因此问诊实际上是一种艺术，又包含着责任和经验，应该认真学习和把握。

（二）体格检查

　　体格检查所发现的体征，是疾病发生和发展过程中的客观反应，与通过问诊采集到的病史相辅相成，相互补充，从主观和客观两方面反映疾病的本质，为疾病诊断提供可靠的资料。但要注意在体格检查时一定要全面系统、完整、重点突出、规范准确，才能不漏过任何一个细微的可疑线索。

（三）实验室及其他检查

　　根据问诊的症状和体格检查的体征所提供的线索，作必要的实验室及其他检查，无疑能为疾病的诊断提供更多的客观依据，使本来难以作出诊断的某些疾病得以诊断。但要注意千万不能单靠某项检查结果来诊断疾病，例如单凭化验丙氨酸转氨酶（alanine transaminase，ALT）增高就诊断肝炎，这是错误的，因为有多种疾病都会引起 ALT 增高。

二、归纳分析综合，提出初步诊断

在上述可靠地搜集病历资料的基础上，将所搜集到的第一手资料进行分析、评价及归纳整理，经过"去粗取精、去伪存真、由此及彼、由表及里"的加工过程，再结合医学理论和临床专业知识进行分析综合，提出初步诊断。在进行归纳分析综合、提出初步诊断时，常常会遇到许多困难，尤其是对初学者更是明显，因此掌握和遵循如下要点是非常重要的。

（一）客观事实与主观推理

主观推理都一定要以客观事实为依据，医学中的客观事实就是各种主观和客观的临床表现（包括症状、体征）、各种实验室及其他检查结果，主观推理就是寻求其临床意义。如心尖部听到舒张中晚期的隆隆样杂音，就表示心脏有二尖瓣狭窄，就是临床诊断风湿性心脏瓣膜病的重要依据。当然临床情况是复杂的，必须以客观事实为依据，综合评价判断分析，才能得出正确的结论。

（二）临床表现的多样性与主要矛盾

临床上一个疾病常常可有多种不同的临床表现，可包括原发病（primary disease）表现和继发病（secondary disease）表现，可以呈典型的临床表现，也可以呈不典型的临床表现，临床医生必须从表现的多样性中找出哪些是原发病表现，哪些是继发病表现，哪些是主要表现，哪些是次要表现，抓住主要矛盾，则诊断会迎刃而解。例如一风湿性心脏瓣膜病二尖瓣狭窄合并关闭不全而发生全心衰竭的患者，临床表现可以有食欲缺乏、恶心、腹胀等消化系统症状，也可以有心悸、气短、呼吸困难、咳嗽等呼吸系统及心血管系统的症状，查体可发现全身多项异常体征如颈静脉怒张、两肺底对称性的湿性啰音、心脏扩大、心尖部可闻及舒张期隆隆样杂音和 3/6 级收缩期吹风样杂音、肝大、肝颈静脉回流征阳性、下肢水肿等。从症状和体征看非常复杂，但其中最主要的表现是心脏扩大和心脏杂音等风湿性心脏病本身的表现，而其余均为心力衰竭后引起的表现，如左心衰竭的小循环淤血可引起气短、呼吸困难、咳嗽和两肺底对称性的湿性啰音，右心衰竭的体循环淤血可引起消化系统症状和颈静脉怒张、肝大、肝颈静脉回流征阳性、下肢水肿等，如此分析就抓住了主要矛盾，使之主次分明，条理清楚，容易得出初步诊断。

（三）人体的整体与局部的关系

人体是一个有机的整体，在分析和认识某些临床表现时，一定要注意整体与局部的关系。局部病变可以引起全身反应，如下肢局部丹毒，丹毒可引起高热和食欲下降等全身中毒反应，而整体病变也可以以局部病变的形式表现出来，如系统性红斑狼疮是一种全身性风湿性疾病，早期可以以面颊部对称性蝶形红斑的形式表现出来，若不注意该症状，则易在分析综合提出初步诊断时发生困难。

（四）疾病共性与个体表现的关系

书本上对疾病的描述是多少年来人们对疾病认识的经验总结，是疾病的共性表现，任何个体患者的表现都很难与书本上的描述完全一致，这与患者的个体情况如年龄、病期和是否进行过治疗等相关。因此在分析判断时，应在掌握共性表现的基础上，抓住个性表现特点，进行全面对照分析，以防止不必要的漏诊和误诊。

三、反复临床实践，确立和修正诊断

认识常常不是一次就能完成的，初步诊断是否真正符合患者的客观实际和所患疾病的本质，还需要在临床实践中验证，若按照初步治疗案处理后达到了预期目的，则说明初步诊断是正确的，经验证后即可确立诊断。例如一老年女性患者，因牙齿不好，很少吃肉类和蔬菜，即使吃蔬菜也是煮得很烂才吃，时间久后则发生贫血，查体发现面色苍白、舌乳头萎缩呈牛肉舌，化验血常规呈大细胞性贫血，因此临床初步诊断为营养性巨幼细胞贫血，根据此诊断给口服叶酸和肌肉注射维生素 B_{12} 治疗，半个月后明显改善，一个月后基本恢复正常，临床验证正确，因此诊断明确。若按初步诊断，制订方案处理后未达到预期目的，则可能是搜集的病历资料有问题，或疾病本身的特点还未表现出来，或疾病的特点虽然已表现出来，但因不典型等原因尚未被重视或发现，这就需要在反复的临床实践中，细致客观地观察病情变化，主动进行新的更具有针对性的实验室及其他检查，及时否定或改变原来的诊断，对疾病重新认识，以确立符合客观实际的新诊断。例如上述病例若经过半个月治疗后虽有好转，但继续治疗贫血不再进一步改善，因此考虑贫血必然还有其他原因，根据患者饮食不好，考虑是否合并因摄入不足而致的体内缺铁，于是有针对性地化验血清铁和血清铁蛋白，结果均低于正常，加用铁剂治疗后，贫血逐步纠正，经过反复验证，最后确诊为混合性贫血（营养性巨幼细胞贫血合并缺铁性贫血）。此患者开始主要表现为营养性巨幼细胞贫血，缺铁表现不是特别明显，从而被忽视，当应用叶酸和维生素 B_{12} 治疗巨幼细胞性贫血好转时，因为铁的利用增加，而使原已缺铁的情况进一步加重，导致贫血不能继续改善，只有加用铁剂治疗后贫血才得以纠正。因此通过反复临床实践验证，最后才确立诊断并进行修正诊断。

第二节 临床诊断的思维方法

临床诊断的思维方法是指医生在临床上如何认识疾病和判断疾病所采用的一种逻辑推理方法。临床疾病相当复杂，表现各异，临床上可以有内科疾病、外科疾病、妇产科疾病、儿科疾病、眼科疾病、耳鼻喉科疾病、口腔科疾病、皮肤科疾病及精神科疾病等，可以有器质性疾病（organic disease）和功能性疾病（functional disease）。有传染性疾病（infective disease）和非传染性疾病。亦有急性病和慢性病等。同一种疾病在不同患者身上可以有不同的表现，而不同种疾病在不同患者身上可能会有相同的表现，局部的病变可以引起全身反应，而全身的病变也可以以局部病变的形式表现出来，有些患者是按照书本上的经典描述发病，而更多的则是以五花八门的不典型表现发病，如何在这纷繁复杂的情况中，抓住关键环节和主要矛盾而看到疾病的本质，作出符合客观实际的准确诊断，除要有丰富的医学知识和临床专业技能外，掌握正确的临床诊断思维方法是十分必要的。

一、临床诊断思维方法的基本要点和原则

（一）坚持科学的实事求是原则

疾病诊断学实际上是一门与生命攸关的科学，因此其前提必须是从实际出发，以科学的精神，严肃认真的态度，实事求是地客观地对待临床资料，严禁用主观臆测和先入为主的主观片面违反客观事实的思维方法去任意取舍，从而以保证诊断的相对客观准确性。

（二）简化思维程序"一元论"原则

在选择或确定疾病诊断时，应尽量用一个疾病来解释所有的临床表现，即"一元论"。因为在临床上，在同一时间内，在同一个患者身上同时患多种不同疾病的可能性是很小的，因此医生应该尽量用一个疾病去概括和解释患者的全部表现。如一老年患者发生骨痛伴病理性骨折、贫血、蛋白尿伴肾功能不全、球蛋白增高等表现，诊断时就不能并列诊断为骨科疾病、血液病、肾疾病、肝病等，而用多发性骨髓瘤一个疾病就可以概括和解释全部表现。但临床上也确实存在有一个患者身上同时患几种疾病的情况，此时则不能牵强附会地硬是用一种疾病去概括和解释，而应该是实事求是地分清主次，逐一列出几种疾病的诊断。

（三）用发病率和疾病谱的观点选择诊断的原则

在同一个患者身上出现的同一种临床表现可能会见于多种不同的疾病。如上消化道出血可见于食管疾病（如食管炎、食管癌、食管贲门黏膜撕裂综合征）、胃十二指肠疾病（如消化性溃疡、急性胃黏膜病变、胃癌、胃血管异常等）、肝硬化门脉高压症、胆道出血及全身性疾病出血等，但其中最常见的是消化性溃疡、肝硬化门脉高压症、急性胃黏膜病变和胃癌，而其他疾病则少见或罕见，因此在临床考虑诊断的时候，首先要选择常见病，其次再考虑少见病或罕见病，这样肯定会增加诊断成功的概率，尤其在基层医院和首诊医院更是如此。当然在一些大型医院，因为经常接诊一些在其他医院不能确诊的疑难病例，若是常见病或比较容易诊断的疾病，估计可能会早已诊断出来，这时考虑一些少见病、罕见病或怪病，可能会提高诊断的准确率，但这时也应首先想到一些不典型的常见病的可能性。

（四）器质性疾病与功能性疾病的原则

临床上有些表现既可以由器质性疾病引起，也可以由功能性疾病引起，这时应首先考虑器质性疾病，待经过认真检查和严密观察除外后，方可考虑功能性疾病，以免贻误治疗良机，造成不良后果。例如临床表现为咽下困难的患者，可以由食管癌等器质性疾病引起，也可以由食管功能性疾病引起，临床医生应该首先考虑前者，立即进行食管钡餐造影或食管镜检查，若是食管癌，则能及时发现，立即手术根治，以免当作功能性食管病而贻误手术良机，导致癌症广泛转移无法治疗的不良后果。若经过检查不是器质性食管病，也不会影响功能性食管病的治疗效果和预后。

（五）可治愈的疾病与难治或不可治愈的疾病的原则

临床上有些表现既可以由可治愈的疾病引起，也可以由难治或不可治愈的疾病引起，这时应首先考虑可治愈的疾病，因为经过及时恰当的处理会迅速好转，乃至痊愈，以免延误病情给患者造成痛苦和不良后果。如一全血细胞减少的患者，经骨髓检查发现红系有巨幼样变，可能是最容易治疗的营养性巨幼细胞贫血，也可能是难治的甚至会变成急性白血病的骨髓增生异常综合征（myelodysplastic syndrome，MDS），这时应首先考虑营养性巨幼细胞贫血，给叶酸和维生素 B_{12} 治疗，有些患者就可能会很快恢复正常，如果对这些患者首先当作 MDS 治疗，不但不会好转，相反会因为治疗不当而逐渐加重，若治疗不好转再考虑 MDS，这样即使确定为 MDS，亦不影响其治疗和预后。

（六）急危重病与一般性疾病的原则

临床上有些表现既可以由急危重病引起，也可以由一些一般性疾病引起，这时应首先考虑急危重病而进行紧急治疗，以免延误诊断而造成不可挽回的生命危险。例如左侧胸痛患者，可以由非常危重的急性心肌梗死引起，也可以由左侧胸壁病变或肋间神经炎等一般性疾病引起，在诊断时就应首先排除急性心肌梗死的可能性，若患者真的是患急性心肌梗死，而未及时采取一系列抢救措施，患者就会有生命危险，若不是急危重病，再按一般性疾病治疗也不迟。

（七）经验医学与循证医学的原则

在临床诊断思维中，临床经验是非常重要的，俗话说"大夫越老越值钱"，在某种意义上讲就是越老越有经验。有时在急诊室的老护士一眼能看出的危重患者，而新毕业的年轻医生却看不出来，凭的就是经验，这是直接经验。作为刚刚步入临床学习的医学生来说，在逐步积累个人经验的同时，应尽快学习掌握书本知识，即间接经验，也同样重要，这些在某种意义上讲都是经验医学。循证医学指出经验医学尚有一定局限性，只有将临床经验与临床科学研究所获得的客观证据结合起来，才能使临床的诊断（包括治疗）水平达到客观科学的高度。所谓循证医学就是遵循科学证据的一门新兴医学，通过随机对照试验、多中心和大系列临床证据研究及系统评价等，以提供最可靠、高质量的临床诊断方法和治疗措施的证据，从而大大提高临床诊断（包括治疗）决策的科学性和有效性。

总之，以上介绍的临床诊断思维方法要点和原则，在临床实践中证明是非常行之有效的，对初学者来说从一开始就要在临床医疗实践中加强这方面的训练，这对以后的整个临床医疗生涯会起到无法估量的作用。

二、临床诊断错误的原因分析

临床诊断的确立是经过"实践-认识"和"再实践-再认识"的复杂过程，任何一个环节发生偏差都会造成临床诊断的错误，医生的责任就是要尽量减少和避免错误，而且要及时纠正错误，实现救死扶伤的崇高目的，因此分析造成临床诊断错误的原因是极端重要的。

（一）客观原因

主要是由于疾病或患者本身的因素及医疗条件等造成诊断上的困难，除医疗条件可以通过努力改善外，其余因素是难以避免的。

1. 疾病因素　①罕见或少见疾病；②疑难病例，病情异常复杂；③临床表现极不典型。

2. 患者因素　①无法采集病史（患者健忘、痴呆或昏迷，而又无家属和单位人员陪护）；②患者伪造病史；③因各种原因不能进行满意的检查。

3. 医疗条件限制如医疗检查设备条件差，某些重要检查不能做等。

（二）主观原因

除了个别由于不责任心不强等问题外，主要是由于医生本身的业务水平低和诊断思维上的问题造成的，这些都是可以完全避免的。

1. 医生业务水平低，医学专业知识差，而且在医学知识日新月异的情况下又未及时进行知识更新，再加上缺乏临床经验，因此容易出现诊断错误，特别是对复杂、疑难的少见病犹然。

2. "实践-认识"有误　①病史资料不完整或欠真实可靠，以此作为诊断的依据，必然会发生错误。如一个血管内溶血引起尿色发红的患者，常因问诊不仔细而把血红蛋白尿误认为血尿。而实际上血尿是尿色浑浊不透明，而血红蛋白尿是均匀一致和透明，两者虽然都是尿隐血阳性，但血尿可见较多红细胞，而血红蛋白尿的红细胞应在正常范围内，若不看尿红细胞数也易将血红蛋白尿误认为血尿，将患者以血尿待查，考虑急性肾炎收入肾内科。同样由于病史资料问题，有时将咯血误诊为呕血或将呕血误诊为咯血。②主观臆测和先入为主的主观片面的思维方法，任意取舍病历资料，导致误诊。

3. "再实践-再认识"有误　对临床变化观察不细致和化验检查不及时或误差，也常会延误诊断，特别是当初步诊断不肯定时。如一个风湿性心脏瓣膜病患者，因发热疑为活动风湿住院，住院期间因发现杂音明显变化而检查确诊为亚急性感染性心内膜炎，正由于仔细观察提供线索而确诊，否则会考虑活动风湿延误诊断治疗。又如一个患血小板减少性紫癜患者，疑为系统性红斑狼疮（systemic lupus erythematosus，SLE）引起的血小板减少，但在应用大剂量肾上腺皮质激素治疗前未及时检查抗核抗体（antinuclear antibody，ANA）谱，而在治疗过程中查ANA谱已阴性，所以就一直诊断为特发性血小板减少性紫癜，在肾上腺皮质激素减量后复查ANA谱为阳性，结合临床最后诊断为SLE。

第三节　临床疾病诊断的内容与格式

一、临床疾病诊断的内容

临床疾病诊断是医生认识疾病的总结，是下一步制订治疗方案的重要依据。为了有利于预防和治愈疾病，临床疾病诊断应包括如下内容：

（一）病因诊断（etiological diagnosis）

这是临床疾病诊断的一项最重要内容，因为病因决定疾病的性质和预后，查明病因是治愈疾病和有效地预防疾病的前提。如肺炎球菌肺炎、冠状动脉粥样硬化性心脏病等诊断都有病因诊断的内容。但有些疾病的病因至今尚未阐明或未完全阐明，如大多数癌症，这就给治疗和预防带来很大困难，应是今后努力研究和攻克的方向。

（二）病理解剖诊断（diagnosis of pathological anatomy）

这包括病变所在的部位、范围、器官和组织的结构改变及其结构改变的性质。如支气管扩张、二尖瓣狭窄、十二指肠溃疡等诊断都有病理解剖诊断的内容。

（三）病理生理诊断（pathophysiological diagnosis）

是指疾病引起的脏器功能变化和人体的各种反应，是判断预后和进行劳动能力鉴定的重要依据。如心功能不全、肾衰竭等都是病理生理诊断的内容。

（四）疾病的分型和分期（type and stage of disease）

同一疾病的不同类型（type）和病期（stage）的治疗和预后是不同的。如霍奇金淋巴瘤（Hodgkin lymphoma）的淋巴细胞为主型一般预后就较淋巴细胞消减型好，Ⅰ期的治疗主要是以放射治疗为主，而Ⅳ期则以化学治疗为主。

（五）并发症的诊断（diagnosis of complication）

并发症是由原发疾病进一步发展变化而导致的疾病，其发生机制与原发疾病密切相关。如胃溃疡（原发疾病）引起的出血、穿孔、梗阻和癌变（并发症）等。

（六）伴发疾病的诊断（diagnosis of concomitant disease）

是指与主要疾病同时存在而病因和发生机制等互不相关的疾病。如主要疾病是肝硬化，伴发疾病是鼻窦炎、龋齿等，它们互不相关，但伴发疾病对整个机体和主要疾病也可能会发生影响，因此在书写诊断时也要一一列出。

（七）临床综合诊断（clinical comprehensive diagnosis）

有些疾病一时难以明确诊断，临床上常以其突出症状或体征为主题的"待诊"方式来处理，如发热待查（诊）、腹泻待查（诊）、黄疸待查（诊）、血尿待诊等，尽量根据收集的资料分析综合，提一些诊断的可能性，按可能性的大小排列，反映诊断的倾向性。如发热待查：①伤寒；②淋巴瘤待排除。

二、临床疾病诊断的格式

（一）初诊尚难明确诊断时的疾病诊断格式

若初次看病，疾病诊断尚难以明确时，应写为患者来看病的"主要症状或体征"待诊的形式，如来看病的主要症状是发热或腹痛，就书写为发热待诊或腹痛待诊，来看病的主要体征是脾大，就书写为脾大待诊等。若能提出可能的诊断，则应在某某待诊的下面写 1～2 个疾病的诊断名称，可能性最大的写在前面。举例如下：

发热待诊

　　上呼吸道感染？

　　肺部感染？

（二）诊断明确时的疾病诊断格式

若临床诊断已经确定，则主要疾病排在第一位，按诊断内容顺序书写，并发症和伴发疾病依次写出。举例如下：

1. 风湿性心脏瓣膜病——病因诊断

　　　　　二尖瓣狭窄伴关闭不全——病理解剖诊断

　　　　　心脏扩大病——病理解剖诊断

　　　　　心房颤动——病理生理诊断

　　　　　心功能Ⅳ级 ——病理生理诊断

2．亚急性感染性心内膜炎——并发症

3．慢性咽炎——伴发疾病

（刘新兰）

导　尿　术

导尿术（catheterization）是通过导尿管将尿液引出体外，为临床诊断和治疗疾病的一种常用手段。

一、适应证

1. 尿潴留导尿减压。
2. 留尿做细菌培养。
3. 留置保留导尿或准确记录尿量。
4. 危重病人抢救。
5. 盆腔器官术前准备。
6. 膀胱病变、膀胱测压、注入造影剂或探测尿道有无狭窄等。

二、术前准备

1. 无菌导尿包1个，内有无菌孔巾，大、中、小三种型别导尿管各1根，润滑油、试管（留标本用）、治疗盘、尿液容器，无菌持物钳，无菌手套。
2. 皮肤黏膜消毒液，0.5%聚维酮碘、2%红汞或0.1%苯扎溴铵或1%氯己定任备一种。
3. 保留导尿时必须备有输液管夹、胶布、外接盛尿塑料袋。

三、方法

1. 清洁外阴　患者先用肥皂液清洗外阴；男性患者要翻开包皮清洗。
2. 消毒　患者取仰卧位，两腿屈膝外展，臀下垫油布或塑料布。用0.5%聚维酮碘（或0.1%苯扎溴铵，或1%氯己定）棉球消毒，女性由内向外、自上而下消毒外阴，每个棉球只用1次，然后外阴部盖无菌孔巾。男性则自尿道口向外消毒阴茎前部，然后用无菌巾裹住阴茎，露出尿道口。
3. 插入导尿管　术者戴无菌手套站于患者右侧，按下列程序操作：①以左手拇、示二指挟持阴茎，女性则分开小阴唇露出尿道口，再次用苯扎溴铵棉球，自上而下消毒尿道口与小阴唇；男性自尿道口向外旋转擦拭消毒数次。②将阴茎提起使其与腹壁成60°角。右手将涂有无菌润滑油之导尿管慢慢插入尿道，导尿管外端用止血钳夹闭，将其开口置于治疗盘中。男性约进入15～20cm，女性则分开小阴唇后，从尿道口插入约6～10cm，松开止血钳，尿液即可流出（见彩图附录1）。③需做细菌培养或做尿液镜检者，留取中段尿于无菌试管中送检。

如需留置导尿时，则以胶布固定尿管，以防脱出；外端以止血钳夹闭，导尿管口接上留尿无菌塑料袋，挂于床侧。

4. 拔出导尿管　将导尿管夹闭后再徐徐拔出，以免管内尿液流出污染衣物。

四、注意事项

1．严格无菌操作，预防尿路感染。

2．插入尿管时动作要轻柔，以免损伤尿道黏膜。若插入时有阻挡感可稍将导尿管退出后更换方向再插，因为男性尿道有 2 个弯曲（耻骨前弯、耻骨后）和 3 个狭窄部位，应按解剖特点，变换阴茎位置，以利于插入。如见有尿液流出时再深入 2cm，勿过深或过浅，切忌反复抽动尿管。

3．选择导尿管的粗细要适宜，对小儿或疑有尿道狭窄者，宜选择细尿管。

4．对膀胱过度充盈者，排尿宜缓慢，以免骤然减压引起出血或晕厥。

5．测定残余尿时，嘱患者先自行排尿，然后导尿。残余尿量一般为 5～10ml，如超过 100ml，示有尿潴留。

6．需要留置导尿时，应经常检查尿管固定情况，有无脱出，留置时间 1 周以上者需用生理盐水或含低浓度抗菌药液每日冲洗膀胱一次；每隔 5～7 日更换尿管一次，再次插入前应让尿道松弛数小时，再重新插入。

7．长时间留置导尿管时，拔管前 3 天应定期钳夹尿管，每 2 小时放尿液一次，以利拔管后膀胱功能的恢复。留置导尿现多采用前端带充气套囊的 Curity 乳胶导尿管，成人一般用 14 号导管，插入后经侧管注气（4～5ml）固定。此尿管耐腐蚀，组织相容性好，刺激性小，可留置 1 个月左右。

（胡桂才）

肾穿刺活体组织检查术

肾穿刺活体组织检查术（肾活检，renal biopsy）是诊断肾疾病尤其是肾小球疾病的必不可少的重要方法。对明确肾疾病病理类型、确定诊断、指导治疗及判定预后有重要意义。

一、适应证

1．明确的适应证

（1）原发性肾病综合征；

（2）肾小球肾炎导致的急进性肾衰竭；

（3）有肾异常表现的系统性疾病；

（4）蛋白尿伴异常的尿沉渣；

（5）持续性或复发性肾小球性血尿，伴或不伴蛋白尿；

（6）移植肾：当移植肾原因不明的肾功能降低；当移植肾出现排异反应，临床治疗效果不好，难以决定是否要切除移植肾时；当怀疑原有肾疾病又在移植肾上出现时；

（7）不明原因的急性肾衰竭，肾大小正常且无梗阻因素时。

2．可能有意义的适应证

（1）单纯性肾小球性蛋白尿＞1.0g/d，但尿沉渣正常；

（2）缓慢进展的肾小管间质疾病；

（3）肾大小正常的病因不清的肾衰竭；

（4）遗传家族性的肾小球疾病（Alport 综合征、薄基底膜综合征、Fabry's 病）；

（5）糖尿病肾病（无视网膜病变或有尿沉渣异常的非胰岛素依赖性糖尿病）。

二、禁忌证

1．绝对禁忌证　①孤立肾；②有明显的出血倾向；③严重高血压；④精神疾病；⑤肾感染；⑥体位不良：过度肥胖、大量胸腹水或因病情重患者不能合作者；⑦肾肿瘤；⑧肾位置过高或游走肾；⑨慢性肾衰竭；

2．相对禁忌证　如果患者有出血倾向、高血压、肾感染、胸腹水等被矫正，病情稳定能合作者也可进行肾活检。

三、方法

1．选择穿刺针　多用 Menghini 型穿刺针和 Tru-cut 型穿刺针等，前者为负压吸引穿刺针；另有手动、半自动和自动穿刺针等，一人操作。

2．体位　患者取俯卧位，腹部肾区相应位置垫以 10～16cm 长布垫，使肾紧贴腹壁，避免穿刺时滑动移位。

3．选择穿刺点　选择右肾下极或左肾下极外侧缘。多用 B 超定位，测右肾下极或左肾下极至皮肤的距离及肾厚度。一般先选右肾下极，约相当于第 1 腰椎水平，第 12 肋缘下 0.5～2.0cm，距脊柱中线 6～8cm。近年来多用 B 超穿刺探头引导下实时定位，采用自动穿刺针，直视下可见穿刺针尖部位，准确定位于肾下极，1 秒钟内自动穿刺针套管针快速自动切割肾下极，组织长约 1.2～2.0cm，突出优点是定位更为准确、并发症少，穿刺成功率高。

4．消毒局麻　超声探头应提前用甲醛熏蒸消毒，耦合剂消毒或用生理盐水替代。以定位穿刺点为中心常规消毒局部皮肤。铺消毒洞巾，在穿刺点用 2% 利多卡因 2～3ml 局麻皮肤和皮下组织。

5．穿刺针刺入　用小尖刀切开穿刺点皮肤一个小口，将穿刺针刺入，在 B 超穿刺探头监视下缓慢进针，当看到针尖部分快要接触到肾被膜时（肾的下极），嘱患者憋气观察肾不再移动，立即快速将穿刺针刺入肾被膜并放枪自动穿刺针自动完成肾的切割取材，随后拔出肾穿针，嘱患者正常呼吸（见彩图附录 2）。助手加压压迫穿刺点 5 分钟以上。

6．肾组织处理　穿刺取出的肾组织最好由在场的病理技师用放大镜观察肾组织内有无肾小球。将组织分切后送光镜（10% 甲醛固定）、免疫荧光（标本放在小瓶内生理盐水纱布上，−20℃冻存待检，72 小时完成）、电镜（2%～4% 戊二醛固定）检查。

四、注意事项

1．术前准备　应做出、凝血时间和血小板、血红蛋白及部分活化凝血活酶时间、凝血酶原时间、肾功能检查；尿常规、中段尿细菌培养排除上尿路感染；训练患者呼吸屏气动作；肾 B 超了解肾的大小及活动度也可排除孤独肾、多囊肾等；有严重高血压时先控制血压；严重肾衰竭者应于穿刺前透析数次，穿刺前 24 小时停止透析。

2．术后观察处理　卧床 24 小时，嘱患者不要用力活动；密切观察血压、脉搏及尿色变化，如有肉眼血尿时，应延长卧床时间，多饮水直至肉眼血尿消失或明显减轻。一般在 24～72 小时内肉眼血尿可消失，持续严重肉眼血尿时应予补液防止血块形成堵塞尿路，并可用垂体后叶素处理。

五、并发症

1．血尿　镜下血尿的发生率几乎 100%，在 1～2 天内自行消失可不作为并发症看待。肉眼血尿的发生率一般不超过 5%，多数在 1～2 天内自行消失，但也有持续时间长者，发生多与穿刺过深有关。

2．肾周血肿　肾穿刺后发生肾周血肿十分普遍，经 CT 检查证实其发生率达 48%～85%。多数无临床症状，在 1～2 周内可自行吸收。

3．感染　肾穿刺后感染发生率在 0.2% 以下。多因无菌观念不严格，或原先的肾感染在穿刺后扩散所致，严重的感染可造成肾脓肿及败血症。

4．动静脉瘘　是由于穿刺时造成的动静脉直接短路，多发生在高血压、慢性肾衰竭等患者的肾穿刺后，多数能自行闭合。术后因动静脉瘘而致血尿者约占 5%，血尿的发生多为延迟发生。

5．损伤其他脏器　穿刺损伤的其他脏器多为肝、脾，常因肝脾大穿刺前未能发现，或穿刺点的选择不当和进针过深所致。现在为 B 超穿刺探头引导下实时定位穿刺，已极少有此并发症发生。

6．肾撕裂伤　常因穿刺针达到肾被膜外进行穿刺时患者没有屏住气肾移动所致。

（胡桂才）

胸膜腔穿刺术

胸膜腔穿刺术（thoracentesis）简称胸穿。

一、适应证

1．胸腔积液或气胸者，抽取胸水或气体，减轻压迫症状。
2．抽取胸腔积液了解其性质，为诊断提供依据。
3．胸腔内局部给药治疗。

二、术前准备

1．摄胸部 X 线片或 B 超检查定位。
2．穿刺点应选择胸部叩诊实音最明显的部位，游离性积液一般选择肩胛下线或腋后线第 7～8 肋间，必要时也可选腋中线第 6～7 肋间或腋前线第 5 肋间。包裹性积液要依据胸部 X 线片或 B 超定位穿刺点。

三、方法

1．患者面向椅背取坐位，两前臂放置在椅背上，前额伏在前臂上。病情严重不能坐起者，可取半卧位，患侧前臂应上举到枕部。
2．戴无菌手套，常规消毒皮肤，铺消毒洞巾。
3．检查胸穿针及胶皮管是否通畅，用止血钳夹住胶皮管远端备用。
4．用 2% 利多卡因自穿刺点沿下一肋骨的上缘自皮肤至胸膜壁层逐层浸润麻醉，麻醉时应先回抽再推药，防止麻药进入血管。
5．麻醉满意后术者用左手拇指和食指固定穿刺点皮肤，右手执穿刺针穿刺，觉有突破感后，将注射器与胶皮管接好，此时打开止血钳后抽取液体。注射器满后，再用止血钳夹闭胶管，反复抽液（见彩图附录 3）。记录抽出液量，可分别送常规、生化、细菌培养、抗酸染色和脱落细胞等检查。
6．抽液结束后，快速拔出穿刺针，用无菌纱布压迫片刻后，胶布固定。

四、注意事项

1. 应避免在第 9 肋间以下穿刺,以免穿透膈肌误伤腹腔脏器。

2. 操作中避免空气进入胸腔,始终保持胸腔内负压。

3. 术中密切观察患者情况,如有头晕、面色苍白、心悸、出汗、胸闷等胸膜反应或出现连续性咳嗽和咳泡沫性痰、气短等现象时,应立即停止抽液,并皮下注射 0.1% 肾上腺素 0.3 ~ 0.5ml,进行吸氧等其他对症处理。

4. 抽液不能过多、过快,首次抽液量不应超过 600 ~ 800ml,以后每次也不应超过 1000ml。如为诊断性抽液 100ml 左右即可,如为脓胸抽脓,每次尽量抽干净。

5. 治疗恶性胸腔积液,可注射抗肿瘤药物或硬化剂诱发化学性胸膜炎,促使胸膜脏层与壁层粘连,闭合胸腔。方法是尽量抽净胸腔积液后注入用生理盐水稀释的药物。嘱患者卧床 2 ~ 4 小时,并不断变换体位,让药物在胸腔内分布均匀。

（刘晓菊 包海荣）

胸膜活体组织检查术

胸膜活体组织检查术（pleura biopsy）简称胸膜活检。方法有经皮胸膜活检、经胸腔镜胸膜活检和开胸胸膜活检三种,其中以经皮胸膜活检为最常用。

一、适应证

1. 不能确定病因的渗出性胸腔积液,尤其是疑为恶性胸腔积液者。
2. 胸膜病变需明确诊断者。

二、术前准备

1. 摄胸部 X 线片、胸部 B 超或 CT 检查定位。
2. 穿刺点应选择胸部叩诊实音最明显的部位,包裹性积液要依据胸部 X 线片、B 超或 CT 定位穿刺点;胸膜病变最明显部位。

三、方法

1. 患者面向椅背取坐位,两前臂放置在椅背上,前额伏在前臂上。病情严重不能坐起者,可取半卧位,患侧前臂应上举到枕部。

2. 戴无菌手套,常规消毒皮肤,铺消毒洞巾。

3. 用 2% 利多卡因在下一肋骨上缘的穿刺点自皮肤至胸膜壁层逐层进行局部浸润麻醉。

4. 用改良的 Cope 针于穿刺点将套管针与穿刺针同时刺入胸壁,到达胸膜腔后拔出针芯,先抽积液,然后将套管针后退至胸膜壁层,即刚好未见胸液流出处,固定位置不动。胸膜病变者穿刺针固定在病变中央。

5. 将钝头钩针插入套管并向内推进达到壁层胸膜,调整钩针方向,使其切口朝下,针体与肋骨成 30 角;左手固定套管针,右手旋转钩针后向外拉,即可取下小块（1 ~ 2mm）胸膜壁层组织。如此改变钩针切口方向,重复切取 2 ~ 3 次。将切取组织放入 10% 甲醛或 95% 乙醇中固定送检。

四、注意事项

1．严重衰竭者、有凝血机制障碍，血小板 $< 60 \times 10^9$/L 者禁忌。
2．术中、术后需严密观察有无气胸、出血、继发感染等并发症。

（刘晓菊　包海荣）

经皮肺穿刺术

经皮肺穿刺术（percutaneous lung biopsy，PLB）是一种用于获取病变标本定性诊断，或通过经皮肺穿刺局部治疗肺部疾病的诊疗技术。

一、适应证

1．不能确诊的肺部结节、纵隔及肺部占位病变。
2．原因不明的肺部弥漫性病变。
3．胸膜或胸壁肿块。
4．需要获取肺部感染的细菌学标本。
5．需要局部治疗的中晚期肺癌和肺部良性疾病。

二、禁忌证

1．患者身体状况禁忌穿刺　包括：①严重的心肺功能不全或全身极度衰竭者；②有出血倾向者；③严重心律失常者；④严重的肺动脉高压者；⑤不能控制咳嗽或不配合者。
2．疑为血管病变　如动、静脉血管畸形、动脉瘤者。
3．穿刺针经过的部位有肺大泡、肺囊肿者。

三、术前准备

1．术前心电图、血常规、出凝血时间检查有无禁忌。
2．术前可服用地西泮 10mg，或可待因 30mg。

四、方法

1．术前应经胸部 CT 或超声定位。并在 CT 或超声引导下选取合适的体位确定进针部位、方向和深度。
2．戴无菌手套，常规消毒皮肤，铺消毒洞巾。
3．用 2% 利多卡因在下一肋骨上缘的穿刺点自皮至胸膜壁层进行逐层局部浸润麻醉。
4．选择 16 ~ 20G 肺穿刺针配合自动或半自动活检枪采集标本行病理学检查。术者以左手食指与中指固定穿刺部位的皮肤，右手将穿刺针向内推进通过定位针或直接穿刺，当针尖接近预定活检部位，嘱患者屏气，压下活检枪的击发装置，向后拉动扳机一次，取出活检组织并立即放入 10% 甲醛溶液中送检。若需继续取样重复上述过程。
5．选择 19G，10 ~ 15cm 长的穿刺抽吸针采集标本行细胞学检查。术者以左手食指与中指固定穿刺部位的皮肤，右手将带针芯的针向病变部位推进，待确定穿刺针刺入病灶后，嘱患者屏气，移去针芯，接 20ml 注射器保持负压抽吸，并做扇状抽动针头，幅度在 0.5 ~ 1.0cm

范围内，反复移动 3～5 次，然后缓慢放空负压，迅速拔出针头，即刻将抽吸针中的吸引物均匀涂于载玻片上送检。

6．拔出穿刺针后，覆盖无菌纱布，稍用力压迫穿刺部位片刻，用胶布固定后嘱患者静卧。

五、注意事项

1．严格掌握适应证和禁忌证。
2．术后需严密观察有无气胸、出血、继发感染等并发症。

（刘晓菊　包海荣）

腹膜腔穿刺术

腹膜腔穿刺术（abdominocentesis）简称腹穿，是常用于腹水患者的诊疗技术，用于判定腹水的性质及其病因，或行腹腔内给药，当有大量腹水时可穿刺放液减轻症状。

一、适应证

1．腹水原因不明者，抽取腹水化验或行病理检查，明确诊断。
2．大量腹水引起腹胀或呼吸困难者，适量放腹水缓解压迫症状。
3．腹腔内给药用于治疗。

二、禁忌证

肝性脑病前兆、粘连性结核性腹膜炎、包虫病、卵巢肿瘤和明显出血倾向者。

三、术前准备

向患者解释穿刺目的，做好知情同意；术前嘱患者排尿，避免刺伤膀胱。

四、方法

1．患者依据病情可取平卧位、侧卧位或半卧位。
2．定位穿刺点　一般取左下腹脐与髂前上棘连线的中、外 1/3 交界处，此处不易损伤血管脏器；也可选择脐与耻骨连线中点上方 1.0cm 偏左或偏右 1.5cm 处，此处无重要器官；诊断性穿刺，有时选择侧卧位，在脐水平线与腋前线或腋中线的延长线相交处，或叩诊浊音明显处；少量积液时可在 B 超引导下定位穿刺。
3．戴无菌手套，常规消毒皮肤，铺消毒洞巾，用 2% 利多卡因自皮肤到腹膜壁层麻醉。
4．检查腹穿针及胶皮管是否通畅，用止血钳夹住胶皮管远端。术者左手固定皮肤穿刺点，右手持穿刺针与穿刺点垂直方向进针，针尖抵抗感突然消失，表明进入腹腔，将注射器接入胶皮管，松开止血钳后抽腹水，反复抽液时可由助手固定穿刺针。记录抽出液体量，分别送常规、生化、培养和病理等检查。
5．放腹水后拔出穿刺针，用无菌纱布覆盖穿刺部位，压迫数分钟后用胶布固定。大量放腹水后，需用多头腹带包扎，以防腹压骤降、内脏血管扩张引起血压下降或休克。

五、注意事项

1．严格无菌操作，防止腹腔感染。术前、术后应测量腹围，检查腹部体征。

2．术中要密切观察患者的面色、生命征及症状反应，如有心悸、头晕、面色苍白、胸闷憋气等症状，应立即停止操作，并做相应处理。

3．放腹水量不宜过多、过快，首次放腹水量一般不超过 1500 ～ 2000ml，肝硬化患者一次放腹水不超过 3000ml，过量放腹水可诱发肝性脑病或电解质紊乱。

4．抽腹水如果不通畅，可以将穿刺针稍作移动或稍变换体位。

5．术后患者应取平卧位，穿刺点位于上方以免腹水外漏。对有大量腹水、腹腔张力较大的患者，穿刺针先进入皮下，稍向周围移动一下针头再刺入腹腔，避免自皮肤到壁层腹膜的针眼位于一条直线上，从而防止腹水渗漏（见彩图附录 4）。如仍有渗漏，可用蝶型胶布加压固定。

（崔梅花）

三腔二囊管压迫止血术

三腔二囊管压迫止血术（balloon tamponade，BT）是利用充气的气囊分别压迫胃底和食管下段的曲张静脉，以达到止血目的。

一、适应证

食管胃底静脉曲张出血药物治疗无效，或因大量出血内镜下治疗难以实施时作为内镜治疗前的过渡疗法，以获得内镜止血的时机。

二、禁忌证

1．绝对禁忌证　近期接受过食管 - 胃连接部手术。

2．相对禁忌证　近期接受过硬化治疗，心力衰竭，呼吸衰竭，心律失常。

三、术前准备

1．对患者及其家属做好解释工作，取得患者理解及合作，填写知情同意书。

2．检查三腔二囊管各管腔是否通畅，并标记，测气囊充气量和压力，胃囊充气 150 ～ 200ml，用血压计测压力维持在 60 ～ 80mmHg，食管囊充气 100 ～ 150ml，压力维持在 20 ～ 40mmHg。检查充气后气囊的形状，膨胀是否均匀，置水中检查是否漏气。

四、方法

1．操作者戴无菌手套。

2．将三腔二囊管涂上石蜡油润滑以利插管，并抽尽囊内气体。

3．在患者鼻腔处涂石蜡油，将三腔二囊管从一侧鼻腔中缓慢插入，到咽喉部时嘱患者做吞咽动作，使三腔二囊管顺势插入，顺利送至达 65cm 标记处为止。胃管内抽出胃内容物或向胃内注气能听到胃内气过水声证明三腔二囊管插入胃内，特别是反应差的患者一定要确定三腔二囊管在胃内方可向胃内注入液体。

4．注射器向胃囊内注气 150～200ml，并用止血钳夹住以免漏气，将三腔二囊管向外牵拉至有轻度弹性阻力，表示胃气囊压于胃底贲门部，再以 0.5～0.8kg 重物通过滑轮持续牵引三腔二囊管，角度呈 45　左右（顺着鼻腔方向）；或以宽胶带固定于患者面部（见彩图附录 5）。

5．食管囊充气　胃气囊充气后压迫观察止血效果，如果胃囊先充气压迫后无活动性出血，则食管囊不必充气，以减轻并发症及患者痛苦，约 80% 的食管下段出血可由压迫胃底而达到止血目的，因为压迫胃底的同时可阻断大部分食管静脉的回流。胃气囊压迫后如仍有继续出血，可向食管囊注气 100～150ml，以压迫食管下段下 1/3 位置。

6．三腔二囊管中心胃管接胃肠减压器，可以向胃腔内注入止血药物，以及观察止血效果。

7．气囊连续压迫期间，胃囊压迫 24 小时、食管囊压迫 12 小时需放气一次，20～30 分钟后再充气。

8．气囊压迫一般以 3～5 天为限，如继续出血可适当延长。出血停止后，放气观察 24 小时，如无出血可拔管。拔管时嘱患者口服石蜡油 20～30ml，抽空囊内气体；如为双囊压迫，先抽空食管囊气体，再抽空胃囊内气体，将胃管向胃腔内送入 3～5cm 后再缓慢拔出。

五、注意事项

1．操作最好在呕血的间歇期进行，向清醒患者说明操作目的，取得患者配合，避免胃液及血液大量反流进入气管引起窒息。

2．胃囊压迫 24 小时、食管囊压迫 12 小时后需放气减压，以防气囊压迫过久引起黏膜糜烂。

3．牵引沙袋等重物不宜过重，以防压迫太重引起黏膜糜烂或引起气囊滑脱移位。

4．防止鼻翼压迫性坏死，最好用牵引装置，鼻腔与胃管接触部位垫以棉垫防止长期压迫致黏膜坏死。

5．加强护理，严密观察病情变化，慎防气囊上滑堵塞咽喉，防止窒息的发生，如充气后患者出现呼吸困难，必须及时放气。

六、并发症

1．提拉过紧胃囊滑入食管下段，或食管囊充气后引起心律失常、胸痛、憋气、烦躁。
2．压迫局部黏膜发生溃疡。
3．吸入性肺炎。
4．再出血。
5．窒息。

（崔梅花）

心包穿刺术

心包穿刺术（pericardiocentesis）指经皮肤将穿刺针穿入心包腔，用于抽取心包腔内积液、积血或心包腔内注药，从而诊断和治疗心包疾病的临床操作技术。

一、适应证

1．诊断性穿刺　用于确定心包积液的性质及病原，从而明确病因诊断与病理诊断。

2．治疗性穿刺　①抽取积液或积血，缓解急性或大量心包积液引起心脏压塞时的症状；②对于感染性心包炎（化脓、结核），穿刺抽取积脓，然后心包腔内注射抗生素等药物。

二、术前准备

1．向患者解释心包穿刺的必要性和大致过程以消除顾虑，嘱其在穿刺过程中且勿咳嗽或深呼吸。精神紧张者可于术前半小时给予镇静剂或镇痛剂。

2．了解患者的常规检查情况，有无出血倾向，是否使用抗凝药等。

3．与患者及家属签署知情同意书。

4．术前须进行心脏超声检查，确定积液量、穿刺部位、穿刺深度及方向。

5．建立静脉通路。

6．备常用急救药品，如阿托品、多巴胺。

7．如为诊断性穿刺，需要准备各种装积液的试管或器皿，填好相应的检查申请单，必要时提前联系好相关的检查科室。

8．术前应备好心电图机或心电监护仪，穿刺应在心电图监护下进行。

9．器械准备

（1）消毒包；

（2）单腔管套装：包括穿刺针、导丝、扩张管、单腔管（或猪尾巴管）；

（3）10ml 注射器 1 ～ 2 支、试管及细菌培养管、容器、消毒手套；

（4）药品：2% 利多卡因 5ml、生理盐水。

三、方法

1．穿刺部位　有多个穿刺点（图附录6）。常用心尖部穿刺点，根据膈位高低不同，可选择左侧第5肋间或第6肋间心浊音界内 1 ～ 2cm。也可在剑突与左肋弓缘夹角处进针。有条件者直接尽量采用 B 超下定位。

2．患者取坐位或半坐位，头侧位或盖以手术巾，仔细叩出心浊音界，确定穿刺点，做好标记。或者直接采用 B 超定位标记。

3．术者及助手均戴无菌手套，常规消毒局部皮肤，铺消毒洞巾，自皮肤至心包壁层以 2% 利多卡因局部麻醉。

4．穿刺过程　使用连接注射器的18F薄壁穿刺针。取胸骨剑突与左肋弓交点处为穿刺点，穿刺方向与腹前壁成30°～ 40°角，针刺向上、后、左（相当于左肩方向）。穿刺针缓慢推进，边进针边抽吸（负压），待针尖有突破感后表示已穿过心包壁层，至吸出液体时即停止前进，如果同时能感到心脏搏动提示针尖已抵心脏表面，

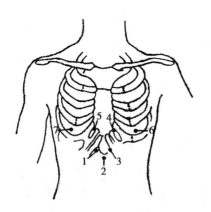

图附录 6　心包穿刺的常用部位
1 ～ 3. 剑下径路；4. 胸骨左缘第五肋间；5. 胸骨右缘第五肋间；6. 心尖部径路；7. 右侧积聚大量液体时的径路

将针回退少许，以免触及心肌或损伤冠状动脉。送入导丝至心包腔（有 X 线透视确认最好），然后沿导丝送入扩张管扩张皮肤、皮下组织。撤出扩张管，沿导丝送入单腔管或猪尾巴导管（图附录 7）。

从心尖部进针时，进针方向自下而上，向脊柱并稍向心脏方向缓慢刺入，剑突下进针时，有突破感并抽出液体提示进入心包腔。其他操作同上。

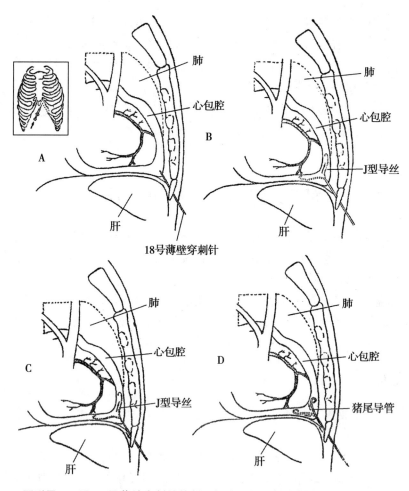

图附录 7　用 18 号薄壁穿刺针从剑下径路进行心包穿刺的矢状面示意图

A.穿刺针与额状面成 30°～ 40°角度进入,如有突破感或抽到液体提示穿刺针远端已进入心包腔,不要再轻易进针,以防损伤心肌或冠状动脉。B.通过穿刺针送入 J 型导丝(软头)到心包腔;C.保留导丝,拔出穿刺针;D.沿导丝送入扩张管,对皮肤或皮下组织进行扩张,撤出扩张管,沿导丝送入单腔管或猪尾巴导管。但应始终保持导丝末端露在导管外面,导管到位后撤出导丝,保留导管在心包腔。

5．为了便于操作和闭合导管,在导管的尾部连接一个三通,注射器通过三通抽液。为了保证不受穿刺损伤的影响,先抽吸 5ml 左右的液体弃之,然后再抽取液体分别注入备好的试管中,送常规、生化、细菌及病理检查。抽液的速度不宜过快,同时记录抽吸的液量。第一次抽液不宜超过 200 ～ 300ml。

6．抽液结束后如需要保留导管,则将导管尾部封闭,同时在穿刺部位的皮肤处消毒、无菌纱布覆盖并固定导管。如不需要保留导管,抽液后可缓慢拔出导管,压迫 2 ～ 3 分钟,再次皮肤消毒后敷以消毒纱布,然后用胶布固定。

四、注意事项

1．心包穿刺有一定的危险性,要严格掌握适应证。积液量少时,应在心电图监护下,由有经验的医师操作或指导。

2．麻醉要充分,避免疼痛刺激引起神经反射性休克。

3．抽液要缓慢,第一次抽液不宜超过 200 ～ 300ml,以后增到 300 ～ 500ml。患者已经发生心脏压塞时,穿刺成功后尽快先抽出 50 ～ 100ml 液体,降低心包腔内压力,稳定患者血流动力学。

4．术中要及时闭塞管道（关闭三通或加闭胶管），以免空气进入。

5．如抽出液体为鲜血，应轻轻回撤穿刺针，再次抽液。不能抽出液体时，应立即停止抽液，拔出穿刺针，严密观察有无心脏压塞症状出现。如果为导管操作时出现心包内积血，则抽出血液是正常的，尽量结合 X 线透视下注入造影剂来判断穿刺针或导管的位置。

6．术中、术后均应密切观察呼吸、血压、脉搏及面色等变化。

（王　斌）

深静脉穿刺术及中心静脉压测定

深静脉穿刺又称大静脉穿刺，是临床常用技术。通过大动脉穿刺，可以进行抽血、输注液体、血制品和进行中心静脉压（central venous pressure，CVP）测定。另外，深静脉穿刺也是多种心导管检查和治疗技术的基础。

中心静脉压是指右心房及上腔静脉、下腔静脉胸腔段的压力，正常值为 50 ~ 120mmH$_2$O，与静脉压不同，测定中心静脉压（见彩图附录 8）可确切反映患者的血容量、心功能与血管张力的综合情况。

一、适应证

1．需要快速输注液体、血制品，尤其是低血容量（失血性）休克、感染性休克患者需大量快速补液时。

2．需要长期、反复输注的刺激性大的药物（如抗肿瘤药物），或行肠道外全静脉营养者需要静脉输入高渗、高刺激性溶液（如脂肪乳、高糖、氨基酸），经大静脉输入，外周静脉容易发生静脉炎。

3．中心静脉压监测，主要用于急性循环功能不全或血容量的监测，尤其是危重患者抢救或体外循环手术时。一般选取颈内和锁骨下静脉测压。

4．床边血滤患者。

5．多种心导管检查和治疗技术均需深静脉穿刺和置管，如右心导管术、血流动力学监测（漂浮导管插入术）、永久和临时心脏起搏器置入、射频消融术、先天性心脏病的封堵术以及大静脉疾病和肺动脉疾病的介入治疗等。

二、术前准备

1．向患者解释深静脉穿刺和置管的必要性和大致过程以消除顾虑，必要时与患者及家属签署知情同意书。

2．器械准备

（1）消毒包或消毒棉签、碘酒；

（2）单腔管套装：包括穿刺针、导丝、扩张管、单腔管（或双腔管）；

（3）10ml 注射器 1 支；

（4）压力监测套装：包括压力传感器（压力换能器）、压力连接管、三通、连续冲洗系统（管路及压力袋）、多功能监护仪。

（5）药品：2% 利多卡因 5ml，生理盐水，肝素。

三、方法

1. **深静脉穿刺**　深静脉穿刺及置管以股静脉、锁骨下静脉、头静脉较常用。需要置管的病人，一般采用改良 Seldinger 穿刺方法（图附录 9），该方法不仅适用于静脉，也适用于动脉穿刺、置管。

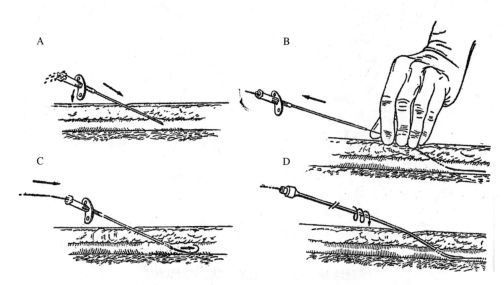

图附录 9　改良 Seldinger 穿刺、插管技术

A. 将单件穿刺针以 30°～ 40° 角穿刺血管，现在更多采用带注射器穿刺针负压进针；B. 回血后送入导丝进血管腔；C. 手指压迫穿刺部位防止出血，保留导丝，撤出穿刺针；D. 沿导丝送入导管或鞘管，旋转进入血管腔，撤出导丝，保留导管在血管腔。

（1）股静脉穿刺

①患者仰卧，下肢伸直并略外展外旋。

②局部常规消毒，铺无菌单，术者立于患者右侧，戴无菌手套，左手食指和中指在腹股沟韧带下方中部扪到股动脉搏动最明显的部位，并予以固定。右手持注射器，在腹股沟韧带中部下 2 ～ 3 cm 处股动脉的内侧 0.5 ～ 1cm 处穿刺。穿刺时针体与皮肤成 30°～ 45° 角、穿刺针头斜面向上朝向肚脐或心脏方向（图附录 10）。

③穿刺过程中应采用负压进针，进针深度 2 ～ 4cm。抽到回血后，左手固定针头，右手可抽血用于检验。如无回血可缓慢回撤，边抽负压边缓慢退针，如顺利抽到回血提示穿刺成功，因为有时针穿透静脉壁后在回撤的过程中重新回到静脉腔。如穿刺不成功可适当改变方向重复穿刺。

（2）锁骨下静脉穿刺（图附录 11）

1）患者取卧位，头转向对侧，为使静脉充盈可抬高床脚 15°～ 25°，还可避免穿刺成功后进气、发生空气栓塞。

2）一般选择锁骨中点外下方 2 ～ 3cm 处穿刺，如果穿刺不成功可选择锁骨内 1/3 和中 1/3 交界处，锁骨下缘 1 ～ 2cm 处穿刺。

3）穿刺针头指向锁骨内侧头上缘，针与胸壁约成 30° 角，避免刺伤胸膜。进针时可使注射器内保持轻度负压，进入 3 ～ 4cm 如见顺畅回血，提示穿刺成功。如果穿刺不成功，将针退至皮下，针尖稍上抬（不超过喉头水平）再次穿刺。

（3）颈内静脉穿刺

颈内静脉全长较粗，起源于颅底，全程均被胸锁乳突肌覆盖，下行至胸锁关节处与锁骨

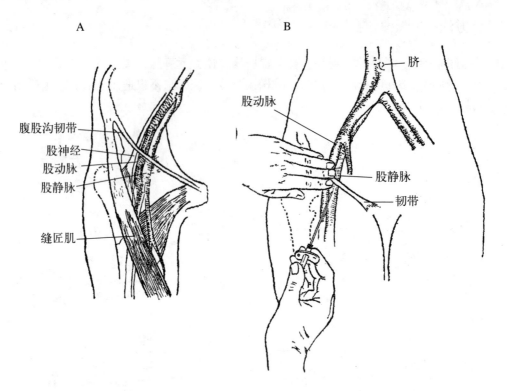

图附录 10 股静脉解剖及股静脉穿刺示意图

A. 股三角处股神经、股动脉和股静脉的解剖关系；B. 股静脉穿刺时，穿刺针的方向

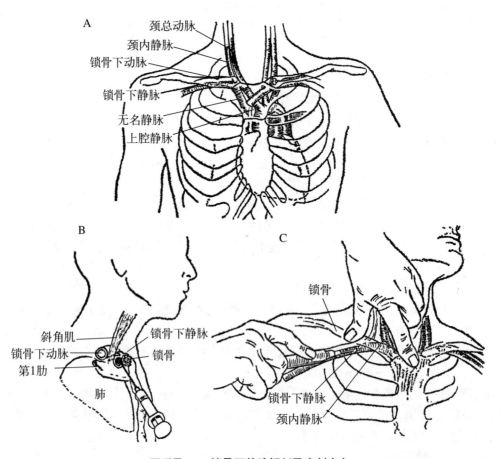

图附录 11 锁骨下静脉解剖及穿刺方向

A. 锁骨下静脉及其周围结构的解剖定位；B. 锁骨下静脉、动脉和胸膜尖解剖关系纵截面图，提示进针方向；C. 在锁骨中 1/3 下方与正中线成 20°～30°角进针穿刺锁骨下静脉。

下静脉汇合成无名静脉，再下行于对侧无名静脉汇合成上腔静脉进入右心房。临床上颈内静脉穿刺置管常选用右侧，因右侧无胸导管而且右颈内静脉至无名静脉入上腔静脉段几乎为一直线，且右侧胸膜顶较左侧低，穿刺操作简单，并发症发生率低。

穿刺时患者取仰卧头低位，右肩部垫高，头后仰充分伸展颈部，面部略转向对侧。颈内静脉穿刺的进针点和方向，可分别在胸锁乳突肌的前、中、后三个部位进针。

1）前路：操作者于胸锁乳突肌的中点前缘相当于甲状软骨上缘水平触及颈总动脉搏动，并向内侧推开颈总动脉，在颈总动脉外缘 0.5cm 处进针，针干与皮肤成 30°～40° 角，针尖指向同侧乳头或锁骨中、内 1/3 交界处（图附录 12A）。

2）中路：颈内静脉在锁骨与胸锁乳突肌的锁骨头和胸骨头形成的三角区的中心位置，在此三角的顶点向足端方向进针，直接指正好位于，进针时针干与皮肤呈 30° 角并大致与中线平行（图附录 12B）。穿刺未成功者需将针尖退到皮下，再向外偏斜 10° 左右指向胸锁乳突肌锁骨头以内的后缘，常能穿刺成功。

3）后路：在胸锁乳突肌的后缘中下 1/3 的交点或在锁骨上缘 3～5cm 处作为进针点，针干与体表接近水平，在胸锁乳突肌的深部向胸骨上窝方向进针（图附录 12C）。

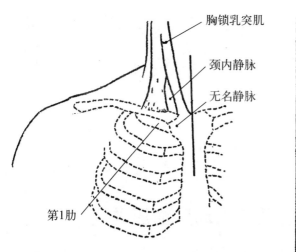
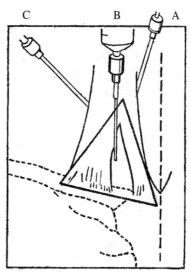

图附录 12　颈内静脉与体外解剖标志的关系　锁骨及胸锁乳突肌、锁骨头上方形成一个三角形，颈内静脉走行其中央。

A. 示在前中位穿刺颈内静脉，用手将颈动脉移开后，在锁骨上方约 5cm 处胸锁乳突肌前缘的中点进针；B. 示在三角形的中央穿刺颈内静脉；C. 示后外侧位颈内静脉穿刺，在锁骨上方约 5cm 处胸锁乳突肌外缘进针。

2. 置管：穿刺后顺畅抽出血液提示穿刺成功，保留穿刺针，取下注射器后左拇指立即堵住针尾口，防止空气进入。插入导引钢丝（导丝），缓慢退针，沿导丝送入扩张管先进行扩张，然后撤出扩张管置入鞘管或其他导管（如单腔管）。一般需插入 10～12cm，然后保留导管、拔出导丝，连接三通、肝素帽。缝合固定导管于皮肤上，覆盖无菌纱布封闭。静脉输液时将导管的三通或肝素帽与输液装置连接。

3. 压力监测：有两种方式进行静脉压力监测。

（1）通过压力延长管连接到压力转换器，再通过监护仪显示出压力数字，与动脉压力监测的连接相似。压力的连接方式同动脉压测定（见动脉穿刺部分）。但监护仪上的压力参数设置，需要将压力的量程调得比较窄（如 −10～30mmHg）。

（2）导管通过压力延长管直接连接到一个开放的保持垂直的透明软管或玻璃管上，以右心房水平确定"0"点，软管或玻璃管上高出"0"点的高度代表静脉压，通常用 mmH_2O 表示。水柱与汞柱的压力换算为：$1mmHg = 13.6mmH_2O$。要保留肝素盐水定期冲洗管路，防止形成血栓堵塞管腔。由于此种测量方法的管路呈现开放式，污染的机会增多。此方法不适合动脉压测定。

四、注意事项

1．不同部位深静脉的穿刺有不同的优缺点，应根据临床需要和穿刺的熟练程度选择。

（1）一般认为上腔静脉压较下腔静脉压更准确，特别是在腹内压增高时。因此，以测压为主要目的时，应首选上腔静脉系统的深静脉穿刺，如锁骨下静脉、颈内静脉。

（2）股静脉穿刺安全，但不容易固定，测压不太准确，而且容易污染。下肢活动增多时容易脱出。

（3）导管在锁骨下静脉容易固定，不影响患者活动，但穿刺锁骨下静脉时，容易误伤肺和锁骨下动脉，从而引起气胸、血胸等。

（4）颈内静脉穿刺相对较安全，放置好导管后相对容易固定，但不及锁骨下静脉。穿刺时容易损伤颈总动脉、气管，但引起气胸的机会比锁骨下静脉穿刺少见。

2．每次测压后将倒流入测量管内的血液冲洗干净，防止导管内形成血栓，以保持静脉导管的通畅。

3．如测压过程中，静脉压突然出现显著波动性升高时，常提示导管尖端进入右心室，应立即退出一小段后再测。

4．如导管阻塞无血液流出，可用输液瓶中液体冲洗导管或变动其位置，若仍不通畅，则用肝素或枸橼酸钠冲洗。

5．测压管留置时间不宜过长，3天以上时，需用抗凝剂冲洗，一般不超过7天，以免发生静脉炎或血栓形成。

（王　斌）

动脉穿刺置管及有创动脉血压监测

经体表穿刺动脉，将动脉导管置入动脉内直接测量动脉内血压的方法，与临床常见的无创血压监测相比，有创动脉血压监测可以提供连续、可靠、准确的监测数据，适合危重患者常规监测。

一、适应证

1．心外科术后及各类危重患者有创动脉压监测，尤其是无创血压难以监测者。

2．抽动脉血进行血气分析。

3．进行经动脉的各种血管和心脏造影及介入治疗。

二、术前准备

1．向患者解释动脉穿刺的必要性和大致过程以消除顾虑，必要时与患者及家属签署知情同意书。

2．器械准备

（1）消毒包或消毒棉签、碘酒；

（2）单腔管套装：包括穿刺针、导丝、扩张管、单腔管（或猪尾巴管）或动脉鞘管；

（3）10ml 注射器 1 支，进行血气分析检查时需备抗凝针管或专用注射器；

（4）压力监测套装：包括压力传感器（压力换能器）、压力连接管、三通、连续冲洗系统（管路及压力袋）、多功能监护仪。

（5）药品：2% 利多卡因 5ml，生理盐水，肝素。

三、方法

1. 穿刺部位　常用于桡动脉、股动脉、腋动脉、肱动脉、足背动脉，其中首选桡动脉，其次为股动脉。

2. 动脉穿刺方法　以桡动脉和股动脉为例。

（1）桡动脉穿刺：用于单纯抽血和压力监测时，可首选左侧桡动脉；用于动脉造影或介入治疗时，常采用右侧桡动脉。桡动脉穿刺前应进行 Allen 试验（见四、注意事项）。

1）患者取平卧位，前臂伸直，掌心向上并固定，腕部垫一小枕手背屈曲 60°。

2）在桡骨茎突的近端摸清桡动脉搏动，常规消毒皮肤，术者戴无菌手套，铺消毒洞巾，在桡动脉搏动最清楚的远端用 1% 利多卡因做浸润局麻至桡动脉两侧，以免穿刺时引起桡动脉痉挛。

3）桡动脉穿刺，有两种方法：

①穿刺针直接穿刺动脉：在腕褶痕上方 1cm 处摸清桡动脉后，用 22F 穿刺针穿透皮肤到皮下，然后向着桡动脉明显搏动处穿刺，针体与皮肤呈 30° 角。当针头穿过桡动脉壁时有突破感，并有血液呈搏动状涌出，证明穿刺成功。送入导丝，然后沿导丝送入动脉鞘管或单腔管，单腔管尾部连接三通。

②套管针穿刺动脉：用带有注射器的套管针从引针孔处进针，套管针与皮肤呈 30° 角，与桡动脉走行相平行进针，当针头穿过桡动脉壁时有突破坚韧组织的落空感，并有血液呈搏动状涌出，证明穿刺成功（图附录 13）。此时即将套管针放低，与皮肤呈 10° 角，再将其向前推进

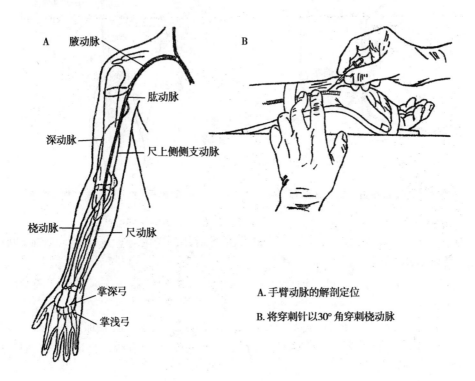

A. 手臂动脉的解剖定位

B. 将穿刺针以 30° 角穿刺桡动脉

图附录 13　桡动脉走行及穿刺

2mm，使外套管的圆锥口全部进入血管腔内，用手固定针芯，将外套管送入桡动脉内并推至所需深度，拔出针芯。套管针尾部接三通，进行抽血或压力监测。也可沿套管送入导丝，沿导丝送入鞘管或单腔管，单腔管尾部连接三通。

　　4）将外套管或单腔管（或动脉鞘管）通过三通、压力延长管连接压力传感器和冲洗装置（图附录14示肱动脉测压），便于测压。穿刺部位用无菌敷料覆盖。

　　5）固定好穿刺针，必要时用小夹板固定手腕部。

　　6）拔管时动作要轻柔，拔管后局部压迫 5～15 分钟，待止血后加压包扎。或者拔管后直接用桡动脉压迫器止血。

　　（2）股动脉穿刺

　　1）患者仰卧，下肢伸直稍外展。

　　2）穿刺点：股动脉穿刺点位于腹股沟韧带中点下方 1～2cm 的动脉搏动处。

　　3）局部消毒、1% 利多卡因浸润麻醉。

　　4）右手持薄壁单件穿刺针，针头斜面向上，在定位好的股动脉搏动最强点的正上方与皮肤成 30°角刺入，一般进针深度 2～5cm，可有突破感（图附录15）。有压力较高的血液喷出提示针已刺入股动脉。

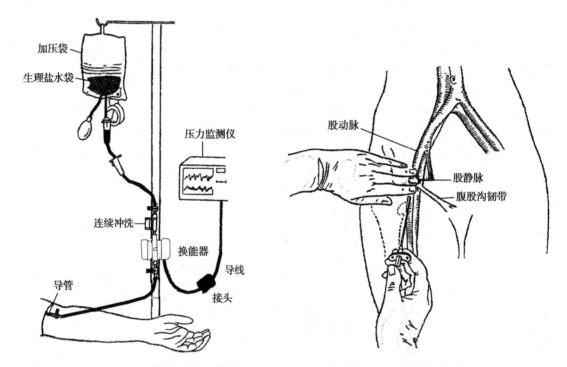

图附录 14　通过肱动脉置管进行有创动脉压测定　　　　图附录 15　股动脉穿刺示意图

　　5）通过穿刺针送入导丝，然后保留导丝撤出穿刺针，再沿导丝送入单腔管或动脉鞘管。此时可进行抽血检验。

　　6）将单腔管或动脉鞘管通过三通、压力延长管与压力传感器相连，排气、调整压力"0"点后即可测压。

　　7）拔管时动作要轻柔，拔管后局部压迫 15～20 分钟，待止血后加压包扎、沙袋压迫，常规患者需要平卧 6～24 小时（视抗凝治疗情况）。也可采用封堵器封堵，可大大缩短患者平卧的时间。

四、注意事项

1. 桡动脉穿刺置管需要特殊注意事项

（1）桡动脉置管前需做 Allen 试验，判断尺动脉是否有足够的血液供应。检查时检查者压迫患者的桡动脉与尺动脉，嘱患者反复握拳直至手掌发白，检查者松开患者的桡动脉或尺动脉，观察患者手部循环及颜色恢复情况，然后对另一动脉重复相同检查。手部颜色在 6 秒钟之内恢复者为 Allen 试验阴性。Allen 试验阴性者，方可行桡动脉穿刺置管术。Allen 试验阳性者禁忌行同侧桡动脉穿刺置管。

（2）固定置管肢体时，切勿行环形包扎或包扎过紧。

（3）穿刺置管后密切观察术侧远端手指的颜色与温度，当发现有缺血征象如肤色苍白、发凉及有疼痛感等异常变化，应及时拔管。

2. 局部出血、血肿　穿刺失败及拔管后要有效地压迫止血，尤其对应用抗凝药的患者。经股动脉穿刺置管者，拔管后压迫止血应在 20 分钟以上，并用宽胶布加压覆盖。必要时局部用绷带加压包扎，30 分钟后予以解除。

3. 测压时注意事项

（1）直接测压与间接测压之间有一定的差异，一般认为直接测压的数值比间接法高出 5 ~ 20mmHg；不同部位的动脉压差，仰卧时，从主动脉到远心端的周围动脉，收缩压依次升高，而舒张压依次降低，因此不同部位动脉的压力波形也不同（图附录 16）。由于压力由主动脉向外周动脉的传导速度比血流快，压力传播速率为 10m/s，而血流速率为 0.5m/s，故身体各部位的动脉波形有差别，越远端的动脉压力脉冲到达越迟，上升支越陡，收缩压越高，舒张压越低，但重搏切迹越不明显。

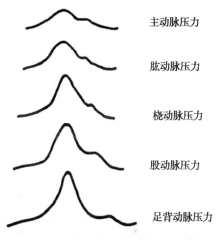

主动脉压力

肱动脉压力

桡动脉压力

股动脉压力

足背动脉压力

图附录 16　不同部位动脉压力波形

（2）需要用肝素生理盐水冲洗测压管道，防止凝血的发生。

（3）校对零点，换能器的高度应与心脏在同一水平；采用换能器测压，应定期对测压仪校验。

4. 保持测压管道通畅，严防动脉内血栓形成。除了肝素盐水持续冲洗测压管道外，尚应做好以下几点：

（1）每次经测压管抽取动脉血后，均应立即用肝素盐水进行快速冲洗，以防凝血。

（2）管道内如有血块堵塞时应及时予以抽出，切勿将血块推入，以防发生动脉栓塞。

（3）动脉置管时间长短也与血栓形成呈正相关，在患者循环功能稳定后，应及早拔出。

（4）防止管道漏液，如测压管道的各个接头应连接紧密，压力袋内肝素生理盐水袋漏液时，应及时更换，各个三通应保持良好性能等，以确保肝素盐水的滴入。

5. 置管时间一般不应超过 7 天，应每 1 ~ 2 天换一次药，一旦发现感染迹象应立即拔除导管。

（王　斌　张　萌）

肝活体组织穿刺术

肝活体组织穿刺术（liver biopsy）简称肝活检，是通过肝穿刺获取肝组织标本进行病理学检查，协助诊断肝疾病的技术操作。

一、适应证

1．原因不明的肝大。
2．原因不明的黄疸。
3．原因不明的肝功能异常。
4．明确肝占位性病变的性质。
5．代谢性肝病如脂肪肝、淀粉样变性、血色病等疾病的诊断。

二、禁忌证

1．凝血功能明显异常。
2．右侧胸腔积液或中等量以上的腹水。
3．疑为肝血管瘤、肝包虫病者。
4．严重贫血、重度黄疸或一般情况极差者。

三、术前准备

1．向患者解释穿刺目的，做好知情同意，嘱患者练习屏气方法（在深吸气后呼气末屏住呼吸片刻）。
2．查血常规、出凝血功能和血型，必要时备血。如有凝血异常需暂缓操作，待纠正后再行穿刺。胸部 X 线片注意有无肺气肿、胸膜肥厚。
3．术前停用抗凝药，并肌注维生素 K_1，每日 10mg，连续 3 天。
4．术前禁食 12 小时，术前 1 小时口服或肌注地西泮 5 ~ 10mg。
5．目前临床上有多种型号穿刺针，常用的有抽吸式活检针、带套管针、无负压切割针、活检枪，也有用腰穿针或 6 ~ 8 号针头，用胶皮管与 20ml 注射器连接后直接穿刺。

四、方法

1．患者取仰卧位，身体靠右侧床沿，背部垫一薄枕，右臂上举置于枕后。
2．定位穿刺点，一般取右侧腋前线第 8 肋间或腋中线第 9 肋间叩诊肝实音处穿刺（见彩图附录 17），也可 B 超定位下穿刺。
3．戴无菌手套，常规消毒皮肤，铺消毒洞巾，用 2% 利多卡因在穿刺点自皮肤至肝被膜逐层麻醉。
4．用尖头手术刀在局麻后的皮肤穿刺点切一个小口，将活检针沿垂直胸壁方向刺入皮肤，嘱患者深呼气末屏气。在患者屏气同时，术者双手持针按 B 超所定方向和深度将穿刺针迅速刺入肝内获取组织，并迅速拔出，深度不超过 6.0cm。依据所选的活检针特点不同，可采用不同的肝组织活检方法。
5．拔针后穿刺点盖无菌纱布，用手按压创面 5 ~ 10 分钟，待无出血后用碘酊消毒，无菌纱布覆盖，胶布固定，用小砂袋压迫穿刺点，并以多头腹带包扎束紧。
6．从针内取出肝组织条，10% 甲醛液固定送病理检查。

五、注意事项

1. 术后患者卧床休息 24 小时，密切观察生命征，如有脉搏增快细弱、血压下降、烦躁不安、面色苍白、出冷汗等内出血现象，应紧急处理。

2. 应避免腹腔内出血、周围脏器损伤、肿瘤细胞种植等并发症，一旦出现立即处理。

3. 穿刺后如局部疼痛，应仔细查找原因，若为一般组织创伤性疼痛，可给止痛剂；若发生气胸、胸膜性休克或胆汁性腹膜炎，应及时处理。

（崔梅花）

肝穿刺抽脓术

肝穿刺抽脓术（liver abscess puncture）是指对肝脓肿进行穿刺协助诊断和治疗的技术操作。

一、适应证

各种原因引起的肝脓肿的诊断和治疗。

二、术前准备

1. 术前准备同肝活体组织穿刺术，一般采用 50ml 注射器用胶皮管与穿刺针连接，检查穿刺针是否通畅。

2. 如果疑为阿米巴肝脓肿时，穿刺前应先用氯喹、甲硝唑等抗阿米巴药物治疗 3 ～ 4 天，减轻肝肿胀及肝充血后再行穿刺；若疑为细菌性肝脓肿，则在有效抗生素控制的基础上再行穿刺治疗。

三、方法

1. 患者取仰卧位，身体右侧靠床沿。

2. 选择穿刺点，穿刺部位同肝活体组织穿刺术。如有明显压痛点，可在压痛点明显处穿刺。如压痛点不明显或病变位置较深，则应在 B 超脓腔定位后再行穿刺。

3. 戴无菌手套，常规消毒局部皮肤，铺消毒洞巾。用 2% 利多卡因沿与穿刺点垂直方向进针，逐层麻醉至肝被膜。

4. 用止血钳夹住与穿刺针连接的胶皮管远端，左手固定皮肤，右手将穿刺针先刺入皮肤，嘱患者先吸气，然后在呼气末屏住呼吸，此时将穿刺针缓慢刺入肝，如有抵抗感突然消失提示穿刺针已进入脓腔。

5. 将 50ml 注射器接于橡皮管上，松开止血钳后开始抽脓。如果脓液黏稠不宜抽出，则可注入无菌生理盐水稀释后再抽。

6. 如果穿刺不顺利，可调节进针的深浅位置，或将针头退至皮下稍变换一下针头方向再行穿刺。抽脓时，要尽量将脓腔抽干净，特别是深部位置。如脓腔大需反复抽脓，也可在脓腔内留置引流管以持续引流排脓。抽脓过程中，不需用止血钳固定穿刺针，可让针随呼吸摆动，以免损伤肝组织。

7. 抽脓完毕，用无菌纱布按压穿刺点，快速拔出穿刺针。小砂袋压迫，并用多头腹带包扎固定。

四、注意事项

1．患者术后卧床 8 ～ 12 小时，密切观察血压、脉搏，有无出血征象、误伤其他器官等并发症。

2．有出血倾向、严重贫血、全身衰竭的患者慎重穿刺。

3．穿刺时要抑制咳嗽及深呼吸，以免针头刺伤肝组织引起出血。

4．穿刺后局部疼痛可用止痛剂；如果右肩部剧痛伴气促，注意有无膈肌损伤，应立即处理。

（崔梅花）

骨髓穿刺术

骨髓穿刺术（bone marrow puncture，BMP）简称骨穿。是采集骨髓液的一种常用诊断技术。其穿刺液主要用于检查骨髓细胞增生程度、细胞组成及细胞形态学变化、细胞遗传学检查（染色体分析）、造血干细胞培养以及寄生虫和细菌学等检查，以协助临床诊断。

一、适应证

1．各类血液病的诊断、分期和疗效的评估。

2．了解非血液系统肿瘤（实体肿瘤性疾病）是否有骨髓侵犯或转移。

3．原因不明的肝、脾、淋巴结肿大者。

4．某些感染性疾病或发热待查以及寄生虫病需要骨髓病原生物学培养或涂片寻找病原体，如骨髓涂片寻找疟原虫。

5．诊断某些代谢性疾病，如尼曼 - 匹克病（Niemann-Pickdisease），高雪（Gaucher）病，只要骨髓中找到相应的特征性的 Niemann-Pick 细胞和 Gaucher 细胞，就能确诊。

6．为骨髓移植提供足量的骨髓液。

二、禁忌证

1．血友病。

2．严重凝血功能障碍者，当骨髓检查并非为唯一确诊手段时则不宜做此项检查。

三、术前准备

1．术前应做出凝血时间测定，有出血倾向的患者操作时要特别注意。

2．向患者或家属告知穿刺的目的，操作过程中可能出现的情况（如抽吸骨髓液时可能有酸沉不适感），并让患者或家属签署知情同意书。

四、方法

1．确定穿刺部位　①髂前上棘穿刺点：位于髂前上棘后 1 ～ 2cm 较平的骨面，易于固定，操作方便，安全性好。②髂后上棘穿刺点：位于腰 5 和骶 1 水平旁开约 3cm 处一圆钝的突起处，骨髓成分优于髂前上棘，且患者看不到，减少了恐惧感，为常用穿刺点。③胸骨穿刺点：相当于第 2 肋间隙胸骨体的中线部位，胸骨骨髓液含量丰富，当其他部位穿刺失败或仍不能明确诊断时，需做胸骨穿刺。④其他穿刺点：不常用，如腰椎棘突穿刺点、胫骨穿刺点。

2．体位　若行髂前上棘或胸骨穿刺患者取仰卧位，行髂后上棘则取俯卧位或侧卧位，确定穿刺点并做标记。

3．戴无菌手套，常规消毒局部皮肤，铺消毒孔巾。

4．麻醉　自皮肤至骨膜采取 2% 利多卡因局部麻醉：①自皮肤至骨膜做逐层局部浸润麻醉。②针到骨膜，要求以穿刺点为中心，取左右前后 3 ～ 4 个点进行推注，对骨膜进行多点麻醉，防止穿刺点与麻醉点不符引起患者疼痛。

5．穿刺：将骨髓穿刺针的固定器固定在距针尖约 1.5cm 处，左手食指及拇指固定穿刺部位，右手持针，与骨面呈垂直方向刺入，当针尖接触骨面时，则以穿刺针为轴心反复旋转缓缓钻刺骨质，有突破感且穿刺针已固定在骨内时，表示已进入骨髓腔（见彩图附录 18）。当胸骨穿刺时，则要将骨髓穿刺针的固定器固定在距针尖约 1cm 处，用左手的拇指和示指固定穿刺部位，右手持针，将针头斜面朝向髓腔，针尖指向患者头部与骨面成 30°～ 40°角，缓慢旋转刺入约 0.5 ～ 1cm，穿刺针固定在骨内即可。

6．抽取骨髓液　拔出针芯，接干燥的 10ml 注射器，迅速抽吸骨髓液约 0.1 ～ 0.2ml，即刻停止（注射器针栓部分见到骨髓液即可）。抽吸时患者可感到一种轻微的锐痛。如未能抽出骨髓液，可重新插上针芯，再旋转钻入少许或退出少许，重新接注射器抽吸。

7．制片　取下注射器，插入针芯，将抽取的骨髓液迅速滴于载玻片上，由助手快速涂片 6 ～ 8 张。如需作骨髓培养，则再接上注射器抽吸骨髓液约 2ml 放入培养瓶中。

8．拔针　抽吸完毕，取无菌纱布放于针孔处，将穿刺针拔出，随即将纱布盖住针孔，按压 3 ～ 5 分钟（具体时间视出血情况而定），用胶布固定。

五、注意事项

1．注射器与穿刺针必须干燥，以免发生溶血。

2．胸骨穿刺不要用力过猛，以免穿透内侧骨板。

3．抽取骨髓液时的负压回抽力量亦从小逐渐增加，切忌用力过大致骨髓液抽取过多，导致骨髓液稀释。

4．反复抽吸时应及时插入针芯，以免针腔被堵或骨髓液流出。

5．骨髓液抽出后应立即涂片，否则会很快凝固，影响涂片及分类。

（黄　琰）

骨髓活体组织检查术

骨髓活体组织检查术（bone marrow biopsy，BMB）简称骨髓活检。是用针刺的方法抽取骨髓活体组织进行病理学检查的一种诊断技术。

一、适应证

1．多次骨穿抽吸失败或取材不良，特别是骨髓干抽（dry tap）者。

2．骨髓增殖性疾病，特别是骨髓纤维化的诊断。

3．实体性恶性肿瘤的骨髓转移。

4．骨髓增生异常综合征和再生障碍性贫血的鉴别诊断，前者可见到前体细胞异常定位（ALIP）现象。

5．血液系统恶性肿瘤如淋巴瘤、急性白血病、多发性骨髓瘤等诊断困难时。

二、禁忌证

血友病及有严重凝血功能障碍者，为防止局部严重迟发性出血，不宜做此种检查。严重的血小板减少症（血小板低于 10×10^9/L）并不是禁忌证。

三、术前准备

1．出血倾向较重怀疑有凝血功能障碍者需要做出凝血时间检测。

2．术前向患者或家属说明活检的意义、过程、可能出现或需要注意的问题，如活检操作中可能有酸痛不适感，活检后 3 天穿刺部位不能沾水，并要求患者或家属签署知情同意书。

3．需要准备无菌消毒骨髓活检包一个，内有骨髓活检针，骨髓活检针的结构包括 4 部分：针管（前端有沟槽，内径 2mm）、针座、接柱（长 1.5cm 和 2.0cm 各一个）和具有内芯的手柄。

四、方法

1．选择髂后上棘或髂前上棘穿刺点（见彩图附录 19）。戴无菌手套、消毒、铺消毒洞巾、麻醉同骨穿。

2．首先将具有内芯的手柄插入针座和针管中，然后左手拇指和示指将穿刺部位皮肤压紧固定，右手持活检针的手柄与骨面呈垂直方向以顺时针方向旋转进针至一定深度，穿刺针能固定不倒即可，握住手柄拔出针芯，在针座后端连接 1.5cm 或 2.0cm 接柱（视所取骨髓活检块的长短而定），再插入针芯，继续按顺时针方向进针约 1.5 或 2.0cm（即进针长度与相应的接柱长度相同）后，再转动针管 360°，针管前端的沟槽即可将骨髓组织断离（见彩图附录 20）。

3．按顺时针方向将针退出体外，拔出针芯，取下接柱，再缓慢轻轻插入针芯，即可用针芯推出一直径 2mm、长 1.5～2.0cm 的圆柱形组织块，放入 10% 甲醛或 95% 乙醇固定液中送检。余步骤同骨穿。

五、注意事项

1．开始进针不宜过深，使活检针能固定不倒即可，否则不易取得满意的骨髓组织。

2．进针与退针时不要反复旋转，应均保持顺时针方向，以保证骨髓组织块的完整性。

3．由于活检针内径较大，一般不用于同时抽取骨髓液做涂片检查，容易因骨髓液抽取过多导致稀释。

（黄　琰）

淋巴结穿刺术

淋巴结穿刺术（lymph node puncture，LNP）所获取的抽出液，经涂片进行细胞学或病原学检查可协助诊断各种原因引起的淋巴结肿大。

一、适应证

各种原因不明的淋巴结肿大，如感染、肿瘤及反应性增生等。

二、方法

1. 一般选择肿大较明显的淋巴结，且在易于穿刺的部位。

2. 常规消毒局部皮肤和术者的手指。

3. 左手拇指和示指固定淋巴结，右手持带有 18 ~ 19 号针头的 10ml 干燥注射器，将针头沿淋巴结长轴直接刺入淋巴结内，深度依淋巴结大小而定，然后边退针边用力抽吸，利用负压将淋巴结内的液体和细胞成分吸出。

4. 固定注射器内栓并拔出针头，取下注射器充气后重新接针头，并将针头内的抽出液冲至载玻片上，制成均匀的涂片送检。

5. 术后，穿刺部位覆盖无菌纱布，胶布固定。

三、注意事项

1. 淋巴结穿刺术宜空腹进行，以免抽出物中脂质过多影响染色。

2. 如抽取标本不满意时，可由原穿刺点重新刺入，并可调整穿刺针方向反复抽吸，只要不发生出血直到取得抽取物为止。

3. 选择易于固定且远离大血管的较大淋巴结为宜。

4. 涂片前应注意抽出物的性状，如颜色、黏稠度、有无干酪样坏死等。

（黄　琰）

淋巴结组织活检术

淋巴结组织活检术（lymph node biopsy）是采取有创伤的方法取到淋巴结组织做病理检查的诊断技术。

一、适应证

全身或局部淋巴结肿大，怀疑有白血病、淋巴瘤、结核、肿瘤转移或结节病等。

二、方法

1. 选择穿刺部位　一般选择肿大明显且操作方便的淋巴结。对全身浅表淋巴结肿大者，尽量少选择腹股沟淋巴结。疑有恶性肿瘤转移者，应按淋巴结引流方向选择相应组群淋巴结，如胸腔恶性肿瘤者多选择右锁骨上淋巴结；腹腔恶性肿瘤者多选择左锁骨上淋巴结；盆腔及外阴恶性肿瘤者多选择腹股沟淋巴结。

2. 戴无菌手套，常规消毒局部皮肤，覆盖消毒洞巾，局部麻醉，常规方法摘取淋巴结。

3. 摘取淋巴结后，立即置于 10% 甲醛或 95% 乙醇中固定，并及时送检。

4. 根据切口大小适当缝合数针后，以 2% 碘伏棉球消毒后，敷以无菌纱布，并用胶带固定。

三、注意事项

1. 操作时应仔细，避免伤及大血管。

2. 如果临床诊断需要，可在淋巴结固定前，用刀片切开淋巴结，将其剖面贴印在载玻片上，染色后显微镜检查。

（黄　琰）

腰椎穿刺术

　　腰椎穿刺术（lumbar puncture，LP）简称腰穿。是一种检测脑脊液压力和性质及鞘内注射药物的常用诊疗技术，对颅内感染、出血、肿瘤及恶性肿瘤的颅内侵犯具有诊断意义，通过腰穿可以测定颅内压力，了解蛛网膜下腔是否阻塞，还可向椎管内注射药物，治疗相应疾病。

一、适应证

　　1. 中枢神经系统感染，如化脓性脑膜炎、结核性脑膜炎、隐球菌性脑膜炎等。
　　2. 动态观察脑脊液变化以助判断病情、预后及指导治疗。
　　3. 需椎管内注射抗生素和化疗药物，如结核性脑膜炎、隐球菌性脑膜炎和脑膜白血病等。
　　4. 颅内原发肿瘤及恶性肿瘤的颅内侵犯。
　　5. 了解有无蛛网膜下腔出血和阻塞，对于蛛网膜下腔出血，因 CT 常能明确诊断，可免除腰穿，若临床仍怀疑诊断，应行腰穿帮助鉴别。
　　6. 注入放射性核素行脑、脊髓扫描，以观察蛛网膜下腔、蛛网膜下腔和脑室系统情况的疾病。

二、禁忌证

　　1. 疑有颅内压升高，后颅窝有占位性病变者。
　　2. 休克、衰竭或濒危状态的患者，严重躁动不安不能合作或严重脊柱畸形者。
　　3. 严重凝血功能障碍，血小板较低且有出血倾向者。
　　4. 穿刺局部有炎症。

三、术前准备

　　1. 向患者或家属交代腰椎穿刺目的、操作过程和可能的风险。沟通成功后签署知情同意书。
　　2. 检查患者眼底，判断是否存在眼底水肿，查看患者头颅 CT 及 MRI 影像。

四、方法

　　1. 体位　患者侧卧于硬板床上，靠近床沿，背部与床面垂直，头向前胸屈曲，双手抱膝使其紧贴腹部，躯干呈弓形，若患者不能配合，可由助手在患者前面，一手挽患者头部，另一手挽双下肢腘窝处用力抱紧，使脊柱尽量后凸以增宽椎间隙，便于进针。
　　2. 定位　成人脊髓大多终止于腰 1 椎体下缘，少数终止于腰 2 和腰 3 椎间隙，故一般选择双髂嵴最高点连线与后正中线的交会处为穿刺点（相当于第 3～4 腰椎间隙），有时也可选择在上一或下一腰椎间隙进行。
　　3. 消毒和麻醉　戴无菌手套，常规消毒局部皮肤，直径大于 15cm，盖消毒洞巾，自皮肤至椎间韧带以 2% 利多卡因局部麻醉：先打皮丘，而后垂直进针，边进边回抽（不可先完全进针后边退针边进药！），回抽无回血证实针头不在血管内，方可推药，以免药入血液循环引起心律失常等反应。退针时右手食指扶住针尾与注射器乳头接头处，以防止注射器和针头脱离。

4．穿刺进针　术者以左手固定穿刺点皮肤，右手持针，针尖稍斜向头部，以垂直于背部的方向缓慢刺入，成人进针深度约 4 ~ 6cm，儿童约 2 ~ 4cm，穿刺针经过的组织依次为皮肤、皮下组织、棘上韧带、棘间韧带、黄韧带、硬脊膜、蛛网膜，当针头穿过黄韧带与硬脊膜时可有 2 次落空感，此时可将针芯慢慢抽出，转动针尾，即可见脑脊液流出（见彩图附录 21），穿刺过程中注意患者情况，与患者适当交流。

5．脑脊液压力测定　将连接压力表的测压管与穿刺针连接，让患者双腿略伸，肌肉放松，测量脑脊液压力。正常侧卧位脑脊液压力为 80 ~ 180mmH$_2$O 或 40 ~ 50 滴 / 分钟，高于 200mmH$_2$O 提示颅内压增高，低于 70mmH$_2$O 提示颅内压降低，低颅压患者放出脑脊液后应注入等量生理盐水，防止术后头痛加重。

6．压腹压颈试验　若想了解蛛网膜下腔有无阻塞，可进一步做奎肯试验（Queckenstedt test），又称压颈试验，需注意的是行奎肯试验前先做压腹试验：助手用手掌深压腹部，压力迅速上升，解除压迫后，压力迅速下降，说明穿刺针头确实在椎管内。然后做压颈试验：即测初压后，由助手按压压迫一侧颈静脉约 10 秒，再压另一侧，最后同时按压双侧颈静脉，正常时脑脊液压力迅速升高一倍左右，解除压迫后 10 ~ 20 秒，压力降至原水平，则奎肯试验阴性，示蛛网膜下腔通畅，若压迫颈静脉后，脑脊液压力不升高，奎肯试验阳性，示蛛网膜下腔完全阻塞，或施压后，脑脊液压力缓慢升高且放松后缓慢下降，也为奎肯试验阴性，但有蛛网膜下腔不全阻塞。

7．收集脑脊液　撤去测压管，收集脑脊液约 2 ~ 5ml 分送常规、生化及细菌学检查。

8．操作结束，将针芯插入针管内拔出穿刺针，覆盖消毒纱布，胶布固定。

9．去枕平卧　嘱患者去枕平卧或俯卧 4 ~ 6 小时，以免引起术后低颅压头痛，为减轻腰穿后头痛，应嘱患者多饮水，必要时可静脉输入生理盐水。

五、注意事项

1．严格掌握禁忌证，必要时先做眼底检查。

2．术中患者出现呼吸、脉搏及意识改变时，应立即停止操作，并作相应处理。

3．穿刺中若不见脑脊液流出，可转动针尾，仍不见流出可拔出少许或进针少许，等待流出，仍不见可能存在进针方向欠准确，应将穿刺针缓慢退至皮下重新操作。数次穿刺不成功，应更换椎间隙。

4．针芯要缓慢抽出，特别是颅内压偏高时，可用针芯半堵针孔，使脑脊液缓慢流出，以防脑脊液迅速流出造成脑疝。

5．收集脑脊液标本要及时送检，防止细胞分解导致结果不准确，当穿刺不顺利时可能混入红细胞，一般应将最后一管脑脊液用作一般性状和显微镜检查。

6．椎管内注药时，要先放出等量的脑脊液，然后再注入等量的药物，应边推边放以脑脊液稀释药物，于 5 ~ 10 分钟内缓慢注入。

7．颅内压增高者禁做奎肯试验。

（黄　琰）

前列腺检查及按摩术

前列腺检查（examination of prostate）是通过直肠指诊间接检查前列腺或通过 B 超进行检

查，本节主要介绍前者。检查时应注意前列腺的大小、形状、硬度，有无结节、触痛、波动感以及正中沟的情况等。若怀疑为慢性前列腺炎，则需进行前列腺按摩（massage of prostate）以取得前列腺液作细菌培养和实验室检查。此术亦可作为治疗方法应用。

一、方法

1．检查前应排空膀胱。

2．患者可取膝胸位或截石位，如患者病情严重或衰竭也可取侧卧位。

3．术者戴手套或指套，指端涂液体石蜡或凡士林湿润。

4．在取膝胸位时左手固定患者臀部，右手示指在肛门口处轻轻按摩后再缓缓插入，避免肛门括约肌紧张收缩，指端进入肛门口 5cm 左右时，在直肠前壁处可触及前列腺，注意其大小、形状、硬度，有无结节及触痛，以及中间沟情况。

5．怀疑为慢性前列腺炎，要行前列腺按摩时，以手指末端做由外向内、自上而下纵向按摩 4～5 次，然后再将手指移至腺体的上部顺中间沟向下挤压将前列腺液挤入尿道口流出，收集标本送检（图附录 13）。

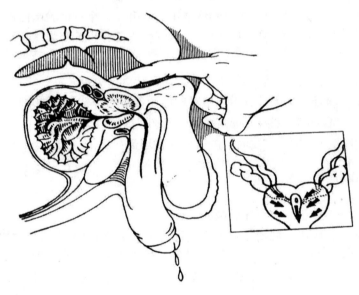

图附录22

二、注意事项

1．怀疑结核、脓肿和肿瘤，以及急性前列腺炎，禁忌行前列腺按摩。

2．按摩时手法要正确，要按一定方向进行，不应往返按摩，用力要适当，太重会引起疼痛，太轻不能刺激前列腺液产生使检查失败。

3．一次按摩失败或检查阴性，如有临床指征，需隔 3～5 天再重复检查。

4．如发现前列腺压痛明显或质地坚硬、出现硬结等，应做进一步检查。

（胡桂才）

眼底检查法

　　眼底检查法（ophthalmoscopy）是利用检眼镜对玻璃体、视网膜、脉络膜和视神经疾病所进行的一项常规和重要的检查方法。许多全身性疾病，如高血压病、糖尿病、肾病、妊娠高血压症、结节病、某些血液病及中枢神经系统疾病往往也会发生眼底的病变，而眼底检查也可为这些疾病的诊断提供重要的依据。目前一般采用直接检查法，实用，方便，且眼底所见为正像。

一、原理

检眼镜手柄中装有电源，前端为接有凸透镜及三棱镜的光学装置，三棱镜上端有一观察孔，下有一可转动的镜盘，镜盘上装有 1 ~ 25 屈光度的凸透镜（以黑色"+"标示）和凹透镜（以红色"–"标示），用于矫正检查者和患者的屈光不正，以便清晰地看到眼底。镜盘上的凸透镜是使光源发射出的光线聚焦，增强光度，而三棱镜是将聚焦的光线屈折射入患者眼内，以便观察眼底的图像。

二、方法

1. 检查宜在暗室进行，患者坐位，向正前方直视，检查者坐立位均可，检查右眼时，检查者位于患者的右侧，右手持镜，右眼观察，检查左眼时则相反。

2. 检查眼底前，先用彻照法检查眼的屈光间质是否混浊。一般将镜盘拨到 +8 ~ +10 屈光度处，距受检眼 10 ~ 20cm，将检眼镜的光线与患者视线呈 15°角射入受检眼的瞳孔，正常时呈橘红色反光。如反光中有黑影，提示屈光间质有混浊，并可根据黑影的移动方向判断混浊的部位，可让患者转动眼球，如黑影与眼球的转动方向一致，则混浊位于晶体前方，如方向相反，则位于玻璃体，如位置不动，则混浊在晶体。

3. 将镜盘拨回到"0"，并将检眼镜移近到受检眼前约 2cm 处，同时根据需要拨动镜盘至看清为止。首先将光线自颞侧约 15°处射入，检查视乳头，再按视网膜动静脉分支，分别检查各象限，检查眼底周边时，瞩患者上下左右各方向注视，转动眼球或变动检眼镜角度，最后瞩患者注视检眼镜光源，检查黄斑部。观察内容包括：①视乳头的形状、大小、光泽、边缘是否清晰；②视网膜动静脉血管的粗细、行径、管壁反光、分支角度及动静脉交叉处有无压迫或拱桥现象，正常动脉与静脉管径之比为 2：3；③黄斑部的大小、中心凹反射是否存在，有无水肿、出血、渗出及色素紊乱等；④视网膜有无水肿、渗出、出血、剥离及新生血管等。

4. 眼底检查记录通常以视神经乳头、视网膜中央动静脉行径及黄斑为标志描述眼底病变的部位，以视乳头为标准，即病变距视神经乳头有多少 P.D（P.D 为视乳头直径，一般为1.5cm），病变范围也以若干 P.D 表示。记录眼底病变隆起或凹陷的程度以若干屈光度（D）表示，一般三个屈光度（3D）等于 1mm。

三、注意事项

1. 眼的屈光间质有混浊不能看清眼底时，需进一步作裂隙灯检查。
2. 对小儿或瞳孔过小不易窥入时，常需散瞳观察，散瞳前须排除青光眼。

（黄　琰）

结核菌素纯蛋白衍生物（PPD）试验

结核菌素 PPD 试验（tuberculin purified protein derivative experiment）是用于诊断结核菌感染所致Ⅳ型超敏反应的皮肤试验。对诊断活性结核病和测定机体细胞免疫功能有参考意义。

一、适应证

1．为儿童接种卡介苗提供依据　结核菌素 PPD 试验阳性，表明体内已感染过结核菌，无需再接种卡介苗，阴性者是卡介苗的接种对象。

2．为测定免疫效果提供依据　一般在接种卡介苗 3 个月以后，应做结核菌素 PPD 试验，了解机体对卡介苗是否产生免疫力。结核菌素 PPD 试验阳性，表示卡介苗接种成功，反之需重新再进行卡介苗接种。

3．用于诊断与鉴别诊断　结核菌素 PPD 试验对青少年儿童及老年人结核病的诊断和鉴别诊断有重要作用，是普遍运用的辅助检查手段。

4．用于测定机体细胞免疫功能。

二、禁忌证

1．体温 38℃ 以上及各种传染病患病期及其恢复期。

2．心血管系统疾病、肾病、肝病等各种疾病的急性期以及身体极度衰弱者。

3．有癫痫史、癔症史及精神不正常者。

4．肌内注射易出现晕厥者。

5．全身性皮肤病及过敏体质者。

6．其他预防接种不到 2 周者。

三、术前准备

1．询问病史，了解有无禁忌。

2．配置 PPD 皮试液。

四、方法

1．选左臂前臂屈侧中上部 1/3 皮肤无瘢痕处进行试验。

2．局部 75% 乙醇消毒，用 1.0ml 注射器和 4.5 号针头（针头斜面不宜太长），吸取稀释液 0.1ml（5TU）皮内注射，使成 6～8mm 大小圆形皮丘。

3．试验后于 48～72 小时观察和记录结果。具体做法为：手指轻摸硬结边缘，测量硬结的横径和纵径，得出平均直径 = （横径 + 纵径）/2，而不是测量红晕直径。局部无硬结或硬结平均直径 < 5mm 为阴性，5～9mm 为一般阳性 / (+)，10～19mm 为中度阳性 / (++)，≥20mm 或虽 < 20mm 但局部出现水泡、破溃及淋巴管炎为强阳性反应 / (+++)。

五、注意事项

1．注射后，在原地休息片刻，无不适再离开。

2．注射部位不能用手抓挠、搓揉，以免感染发炎，也不能涂抹任何药物及其他化学物质如花露水、风油精等，以免影响结果判断。

3．注射后 48～72 小时观察反应，提前或推迟规定时间会影响结核菌素 PPD 试验结果的准确性。

（刘晓菊　包海荣）

主要参考文献

1．邝贺龄．内科疾病鉴别诊断学．第五版．北京：人民卫生出版社，2006

2．临床执业医师 / 医师资格考试指导用书专家编写组．国家医师资格考试实践技能应试指南．北京：人民卫生出版社．2013

3．欧阳钦．临床诊断学．第二版．北京：人民卫生出版社．2010

4．刘正湘，吴杰．临床心电图全解．第三版．北京：科学出版社．2010

5．刘延玲，熊鉴然主编．临床超声心动图学．第二版．北京：科学出版社．2007

6．李兆申，邹多武．胃肠道疾病内镜诊断与治疗学．北京：人民卫生出版社．2009

7．王洪武主编．电子支气管镜的临床应用．北京：中国医药科技出版社．2009

8．王洪武，金发光，柯明耀主编．支气管镜介入治疗．北京：人民卫生出版社．2012

9．Greenwald JL 著．徐丛剑，等译．Writing a History & Physical．病历书写（英汉对照）．人民军医出版社．2006

10．教育部医学教育临床教学研究中心专家组．中国医学生临床技能操作指南．北京：人民卫生出版社，2012

11．Swartz MH.Textbook of Physical Diagnosis：History and Examination.4th ed.Health Science Asia，Elsevier Science，2002

12．Allan MA. Mosby's Crash Course Series：History and Examination.2nd ed. Mosby，2004

13．Bickley LS，et al. Bates' Guide to Physical Examination and History Taking，10th ed，Lippincott Williams & Wilkins，2009

14．Surawicz B，Knilans TK．Chou's Electrocardiography in Clinical Practice. 5th ed. Philadelphia：W.B.Saunders Company，2001

15．Halperin M L，Goldstein M B. Fluid，Electrolyte，and Acid-Base Physiology. 3rd ed. 1999，Harcourt Publishers Limited.

16．Thomas D. DuBose，Jr. Acidosis and alkalosis. Joseph Loscalzo. Harrison's pulmonary and critical care medicine. New York：McGraw-Hill，2010

中英文专业词汇索引

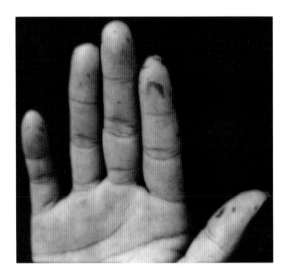

彩图3-2-2　手掌指色素沉着

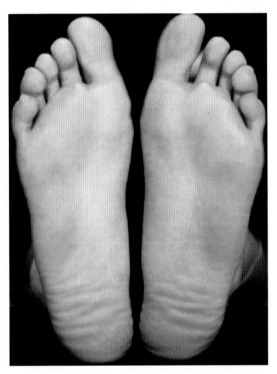

彩图3-2-1　足底胡萝卜素血症

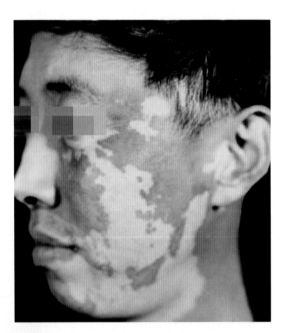

彩图3-2-3　白癜风

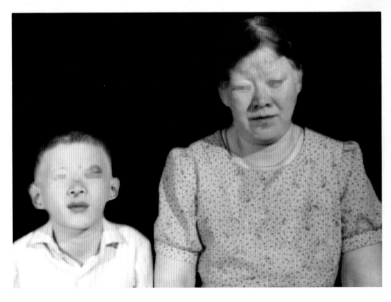

彩图3-2-4　母子白化病患者

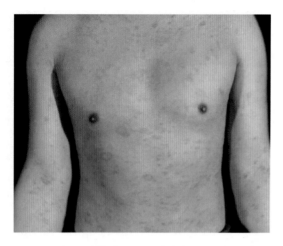

彩图3-2-5　玫瑰疹

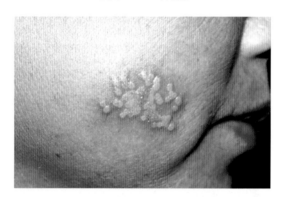

彩图3-2-7　疱疹

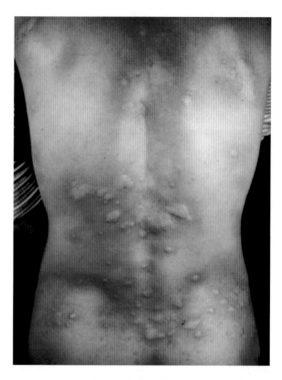

彩图3-2-6　荨麻疹

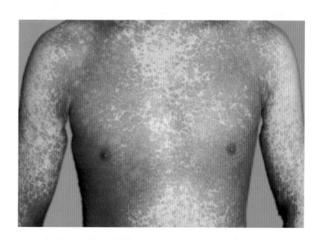

彩图3-2-9　紫癜

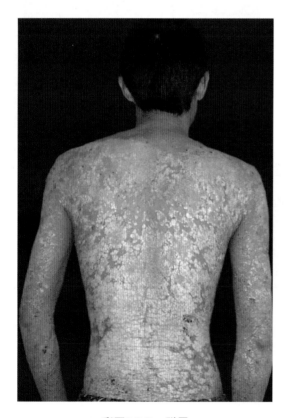

彩图3-2-8　脱屑

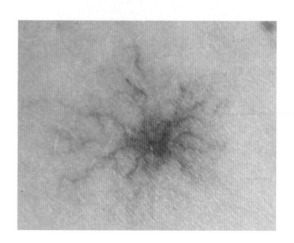

彩图3-2-10　蜘蛛痣

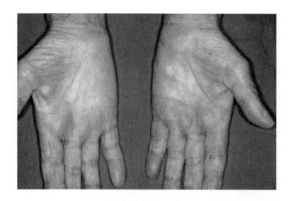

彩图3-2-11　肝掌

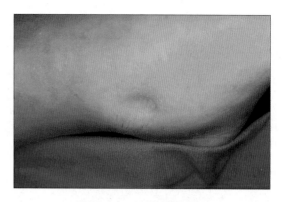

彩图3-2-12　指凹性水肿

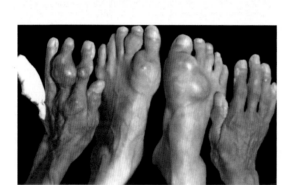

彩图3-2-13　痛风结节

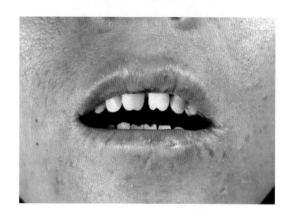

彩图3-3-12　Hutchinson齿

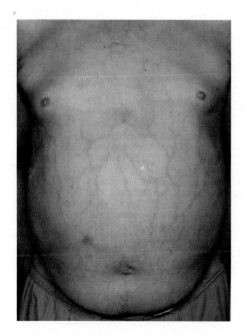

彩图3-6-8　腹壁静脉曲张（肝硬化门脉高压）

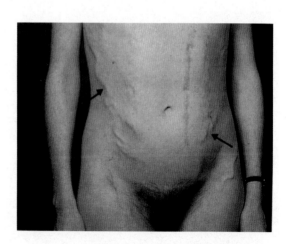

彩图3-6-9　腹壁静脉曲张（上腔静脉梗阻）

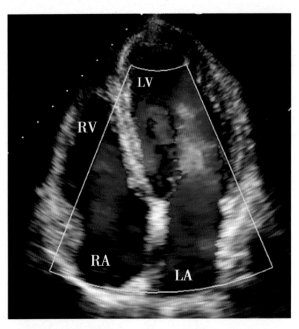

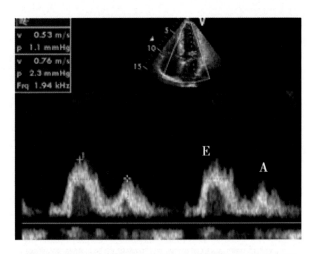

彩图4-3-14B　二尖瓣血流频谱：正常二尖瓣血流频谱
呈正向双峰波形E峰和A峰，E＞A，应用频谱可以测量
血流速度

彩图4-3-14A　彩色多普勒超声心动图显示二尖瓣与三
尖瓣舒张期血流（二、三尖瓣舒张期血流朝向探头方
向显示为红色）

LV-左心室，LA-左心房，RV-右心室，RA-右心房

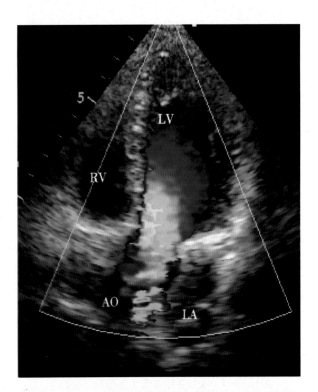

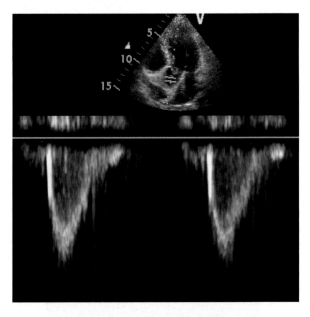

彩图4-3-15B　主动脉瓣血流频谱：
呈收缩期负向单峰波形

彩图4-3-15A　彩色多普勒超声心动图显示主动脉瓣口
血流。血流背离探头方向，呈蓝色；升主动脉血流速度
快产生混叠呈现花色血流

LV-左心室，LA-左心房，RV-右心室，AO-主动脉

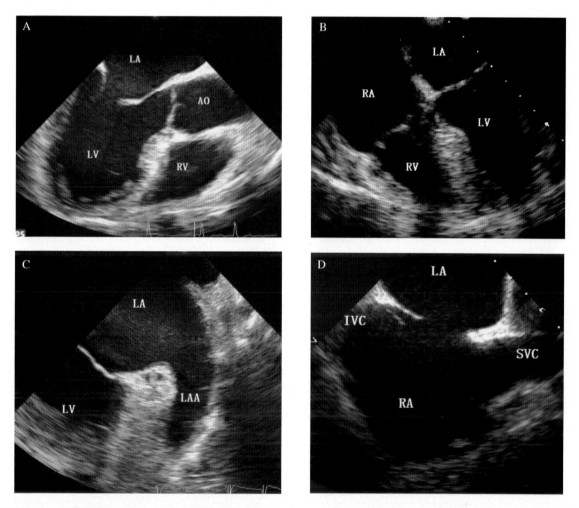

彩图4-3-16 经食管超声心动图：**A**左室长轴切面，**B**四腔心切面，**C**左心耳长轴切面，**D**房间隔切面（房间隔缺损患者）

LV-左心室，LA-左心房，RV-右心室，R右心房，AO-主动脉，LAA-左心耳，SVC-上腔静脉，IVC-下腔静脉

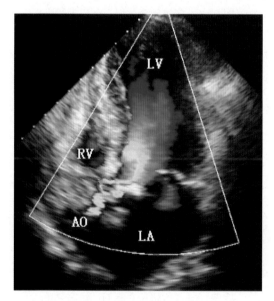

彩图4-3-19B 主动脉瓣狭窄：彩色多普勒显示狭窄主
动脉瓣口血流明显增快

AV-主动脉瓣，LV-左心室，LA-左心房，RV-右心室，
AO-主动脉

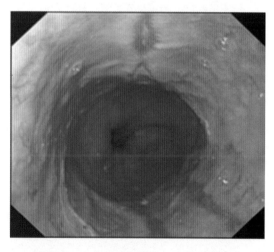

彩图4-5-2 内镜检查举例：反流性食管炎

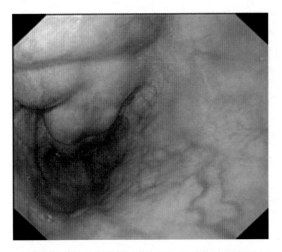

彩图4-5-3　内镜检查举例：食管静脉曲张

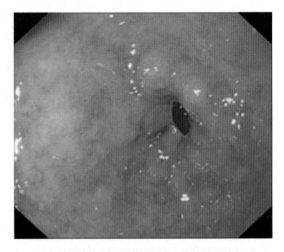

彩图4-5-4　内镜检查举例：萎缩性胃炎

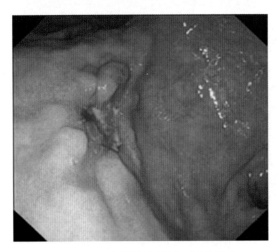

彩图4-5-5　内镜检查举例：胃窦早癌

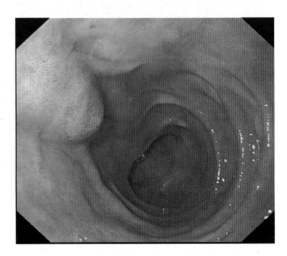

彩图4-5-6　内镜检查举例：十二指肠乳头

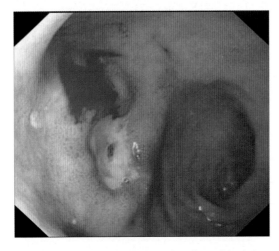

彩图4-5-7　内镜检查举例：十二指肠球部溃疡

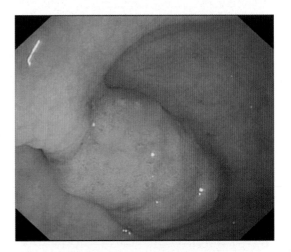

彩图4-5-8　内镜检查举例：结肠息肉

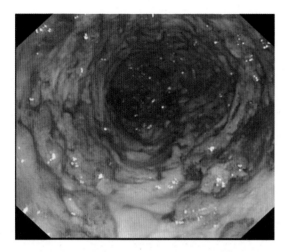

彩图4-5-9　内镜检查举例：溃疡性结肠炎

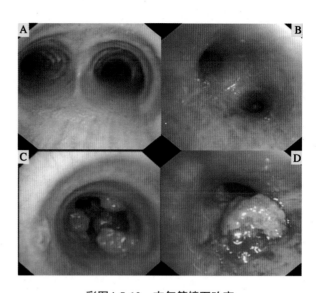

彩图4-5-12　支气管镜下改变

A．正常支气管镜下表现；B．支气管黏膜充血和水肿；
C．支气管乳头状瘤；D．支气管恶性肿瘤

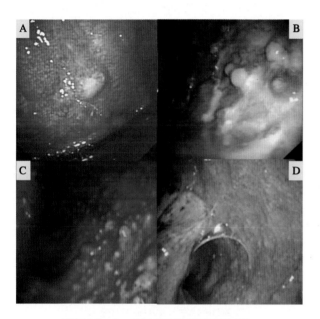

彩图4-5-16　常见疾病胸腔镜下表现

A、B．胸膜恶性肿瘤；C、D．胸膜结核

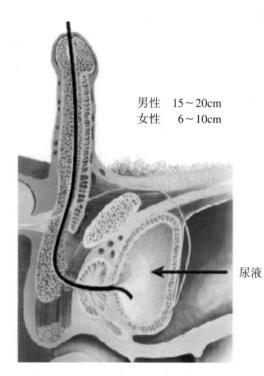

男性　15～20cm
女性　6～10cm

尿液

彩图附录1　导尿术示意图

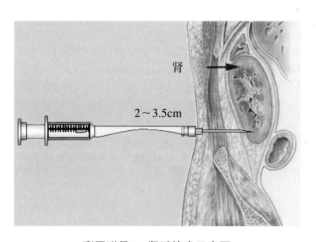

肾

2～3.5cm

彩图附录2　肾活检术示意图

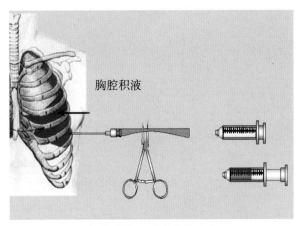

胸腔积液

彩图附录3　胸穿操作示意

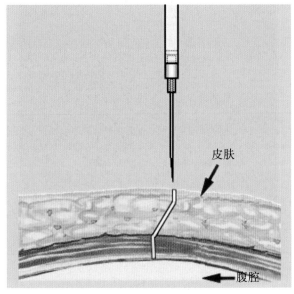

皮肤

腹腔

彩图附录4　大量腹水腹穿进针示意图

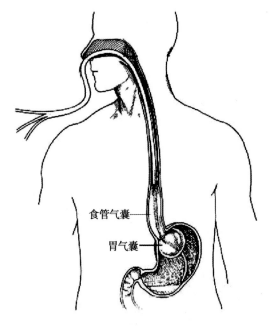

食管气囊

胃气囊

彩图附录5　三腔二囊管压迫止血术示意图

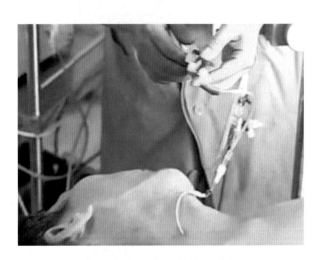

彩图附录8　中心静脉压测定

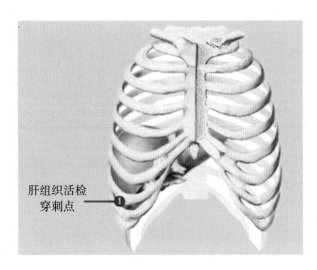

肝组织活检
穿刺点

彩图附录17　肝组织活检穿刺点示意图

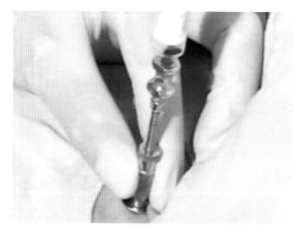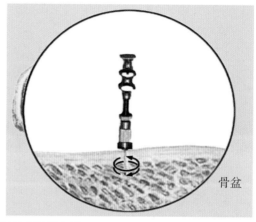

彩图附录18　骨髓穿刺术及示意图

骨盆

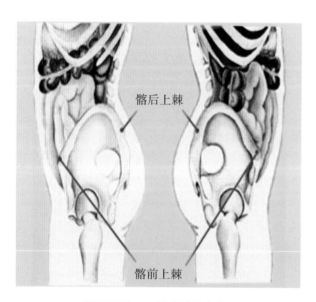

髂后上棘

髂前上棘

彩图附录19　骨髓活检定位图

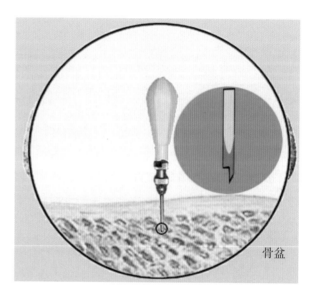

骨盆

彩图附录20　骨髓活检操作示意图

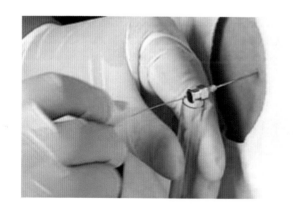

彩图附录21　腰椎穿刺术